AF466097

CHIRURGIE

DE

PAUL D'ÉGINE.

Paris. — Imprimerie de L. MARTINET, rue Mignon, 2.

CHIRURGIE

DE

PAUL D'ÉGINE

TEXTE GREC

RESTITUÉ ET COLLATIONNÉ SUR TOUS LES MANUSCRITS
DE LA BIBLIOTHÈQUE IMPÉRIALE,
ACCOMPAGNÉ DES VARIANTES DE CES MANUSCRITS ET DE CELLES
DES DEUX ÉDITIONS DE VENISE ET DE BALE,
AINSI QUE DE NOTES PHILOLOGIQUES ET MÉDICALES;

AVEC

TRADUCTION FRANÇAISE EN REGARD,

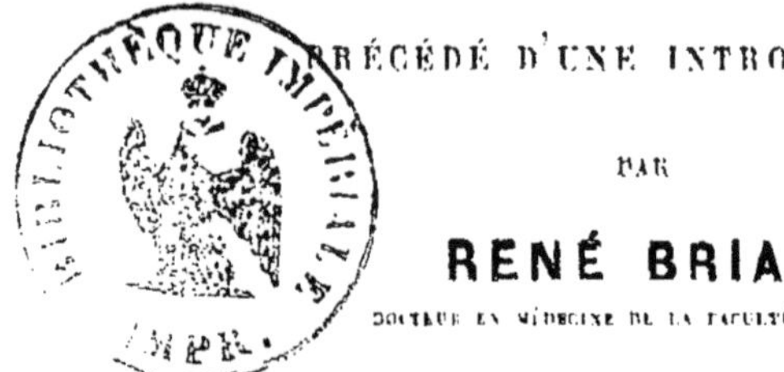

PRÉCÉDÉ D'UNE INTRODUCTION

PAR

RENÉ BRIAU

DOCTEUR EN MÉDECINE DE LA FACULTÉ DE PARIS.

Il n'est pas de développement, le plus avancé de la médecine contemporaine, qui ne se trouve en embryon dans la médecine antérieure.

M. LITTRÉ. (Introd. aux *Œuv. d'Hipp.*, p. 223.)

PARIS,

LIBRAIRIE DE VICTOR MASSON,

17, PLACE DE L'ÉCOLE-DE-MÉDECINE.

M DCCC LV.

A

MONSIEUR C. B. HASE,

MEMBRE DE L'INSTITUT,
PRÉSIDENT DE L'ÉCOLE IMPÉRIALE ET SPÉCIALE DES LANGUES ORIENTALES VIVANTES,
PROFESSEUR A LA FACULTÉ DES LETTRES,
CONSERVATEUR DES MANUSCRITS A LA BIBLIOTHÈQUE IMPÉRIALE,
COMMANDEUR DE LA LÉGION D'HONNEUR, ETC., ETC

C'est aux savantes leçons que je vous ai entendu professer à l'École des langues orientales; c'est à l'extrême bienveillance avec laquelle vous avez facilité mes recherches, en mettant à ma disposition les documents confiés à votre garde; enfin c'est aux encouragements qui m'ont été prodigués par l'amitié dont vous voulez bien m'honorer, que je dois d'avoir pu accomplir ce travail.

Veuillez donc en agréer la dédicace comme une faible marque de ma profonde et inaltérable gratitude.

Paris, le 5 janvier 1855.

R. Briau.

PRÉFACE.

Je dois déclarer, en commençant, que l'idée première du travail que je publie ne m'appartient pas. Un de mes bons amis, le docteur Demarquay, jeune chirurgien des hôpitaux de Paris, qui avait senti en plusieurs occasions le besoin de remonter aux sources de la science, se trouvant mal satisfait des éléments qu'il avait à sa disposition, me pria à différentes reprises de publier une traduction de la *Chirurgie de Paul d'Égine*. Je finis par céder à ses bienveillantes sollicitations, sans avoir encore la conscience des obstacles de toute sorte que j'aurais à vaincre pour faire un travail vraiment utile. M'étant donc procuré à la bibliothèque de l'Arsenal l'édition grecque publiée à Bâle en 1538, édition qui, par un hasard véritablement singulier, n'existe pas à la Bibliothèque impériale, je me mis avec ardeur à la besogne, n'ayant alors d'autre projet que de publier une traduction française aussi exacte que possible du texte grec imprimé; mais dès les premières lignes je fus arrêté par des difficultés auxquelles je n'avais pas d'abord pensé. En effet, je m'aperçus bien vite que le texte que j'avais sous les yeux, bien qu'imprimé pour la seconde fois, contenait des lacunes et de nombreuses erreurs de mots qui en rendaient le sens obscur, fautif et parfois tout à fait inintelligible. C'est alors que la pensée me vint de recourir aux véritables sources pour résoudre les problèmes que je rencontrais.

La Bibliothèque impériale est riche en manuscrits de notre auteur. Dix-neuf d'entre eux, écrits à différentes époques et contenant la chirurgie, furent mis successivement sous mes yeux, et les différences que je constatai dès les premiers mots furent assez nombreuses et assez importantes pour me faire comprendre l'impossibilité de suivre le plan que je m'étais d'abord tracé; et il me fut démontré que je n'avais point en réalité de texte suffisant pour faire une traduction satisfaisante. Je l'avoue, en présence d'un semblable embarras, ma bonne volonté fut prise de défaillance, et je fus sur le point de renoncer à mon travail. Mais en considérant combien sont peu répandus, parmi les contemporains, les procédés opératoires de la chirurgie ancienne, de quels obstacles sont entourées les recherches sur ce sujet, combien de fois de jeunes chirurgiens laborieux se sont égarés, en poursuivant comme nouvelles des idées déjà explorées, puis abandonnées par suite de la stérilité des résultats qu'elles donnaient, perdant ainsi leur temps et leurs efforts; enfin, combien il serait utile de vulgariser parmi nous les méthodes des anciens maîtres, afin de nous enrichir de leur expérience et afin que tous les sentiers déjà parcourus fussent bien connus, le courage me revint en vue de l'utilité qui devait, suivant moi, résulter de mon travail. Je pris donc la résolution de revoir en entier le texte de la *Chirurgie de Paul d'Égine*, de collationner mot à mot tous les manuscrits que j'avais à ma disposition, d'en relever toutes les variantes et de les comparer avec l'édition de Bâle; puis, à l'aide de ces éléments, de reconstituer un texte qui servirait de base à tout mon travail. Et pour que le fruit de ces pénibles recherches fût permanent, pour qu'il fût toujours possible de recourir aux mêmes sources que moi et de vérifier à l'instant l'exactitude de ma traduction, en même temps que pour permettre à ceux qui ne seraient pas satisfaits de ma manière de voir, de la corriger sans peine, je résolus de publier en notes au bas des pages toutes les variantes que je rencontrerais dans les manuscrits et dans les deux éditions imprimées.

C'est ce travail que j'ai accompli avec tout le zèle et tout le soin dont je suis capable, et que je présente au public. Dieu me garde de croire cependant que j'ai résolu tous les problèmes, aplani toutes les difficultés, et que j'ai rendu mon auteur aussi accessible à mes contemporains qu'il l'était sans doute aux chirurgiens de son temps! Cela ne peut pas être l'ouvrage d'un seul homme; le concours de plusieurs est indispensable, non pas pour toucher ce but, mais pour en approcher. Car pour comprendre parfaitement un auteur ancien en quelque genre que ce soit, il faudrait être familiarisé non pas seulement avec la langue, mais avec les idées, les mœurs, les habitudes, les croyances et les institutions de son temps, connaissance absolument impossible. On peut approcher indéfiniment de ce résultat, mais sans jamais l'atteindre.

La nature de mon travail ne me permettait pas de discuter toutes les questions qui demanderaient à l'être. La concision de mon auteur, malgré sa clarté, exigerait de longs commentaires. Mais si je m'étais laissé aller au désir d'expliquer tout ce qui ne me paraissait pas suffisamment précis, j'aurais été entraîné à faire de longues dissertations, et j'aurais noyé le texte dans un déluge de notes et d'arguments qui l'aurait fait perdre de vue par le lecteur. Il m'a semblé plus sage d'éviter les commentaires et de confier à l'intelligence des chirurgiens, à qui ce livre est adressé, le soin de les faire eux-mêmes. J'ai seulement tâché de leur faciliter ce travail, en leur mettant sous les yeux tous les éléments que j'ai pu rencontrer, et en leur épargnant autant que possible toutes les recherches que j'ai été moi-même obligé de faire.

Je dois dire que, bien qu'il existe des manuscrits de *Paul d'Égine* en Allemagne, en Italie et en Angleterre, je n'ai pas cru devoir recourir à ces sources. Outre les dépenses considérables qu'il m'aurait fallu faire pour les collationner, le nombre de ceux que j'avais à ma disposition m'a paru suffisant pour donner un bon texte de mon auteur. Cette collation d'ailleurs pourra toujours être faite, et venir compléter celle déjà si variée dont je publie le résultat. Toutefois je ne la crois pas indispensable à l'intelligence de cet ouvrage. Je ne sais si je m'abuse ; mais je pense que presque toutes les difficultés provenant seulement de la lexicographie de *Paul d'Égine* peuvent être levées à l'aide du texte et des variantes que je soumets au public.

Quant à ma traduction, les lecteurs la jugeront. Je n'ai rien à en dire, sinon que j'ai cherché à la rendre aussi littérale et aussi claire que possible. J'ai essayé de m'identifier avec mon auteur autant que le permettait la nature de ce travail. Quoique j'aie en grande estime les qualités littéraires et que je prise fort le précepte d'Horace : *Omne tulit punctum qui miscuit utile dulci*, il m'a semblé que n'ayant pas à exprimer mes propres pensées, mais à rendre dans ma langue maternelle celles d'un auteur étranger, je devais avant tout me préoccuper d'être exact. Heureux si, après avoir acquis cette première et indispensable qualité de l'exactitude, j'ai pu la revêtir d'une forme qui rende la lecture de ce livre agréable et attrayante ! La traduction d'un auteur ancien est plus difficile que celle d'un contemporain, parce que l'expression de la pensée diffère de plus en plus à mesure que les temps ou les distances séparent davantage les auteurs de leurs interprètes. Telle phrase qui était claire et lumineuse pour les Grecs anciens, offre aujourd'hui des difficultés presque insurmontables au traducteur qui veut la faire passer dans une langue moderne. C'est là ce qui rend si ingrat et si pénible tout travail de traduction.

Il m'était impossible de ne pas faire précéder la *Chirurgie* de Paul d'une introduction qui fît connaître la vie et la personne de ce chirurgien, autant du moins que le permettent le peu de documents qui soient arrivés jusqu'à nous, ainsi que d'une courte appréciation de sa manière d'écrire, de ses ouvrages, de l'influence qu'ils ont eue sur les hommes de son siècle et des temps postérieurs. J'aurais dû peut-être aussi retracer à grands traits les principales phases de la chirurgie antérieure ; mais j'avoue que j'ai été effrayé de ce qu'un pareil travail pouvait avoir de long et de pénible. En effet, malgré les travaux de Dujardin et de Peyrilhe, qui sont à mes yeux d'une grande valeur, une bonne histoire des progrès de la médecine opératoire et de la pathologie externe est encore à faire. Je vais plus loin : les éléments indispensables pour marquer siècle par siècle chaque pas de la science chirurgicale ne sont point encore réunis d'une manière complète et satisfaisante. C'est pourquoi, quelle que fût l'érudition des hommes illustres que je viens de nommer, leurs ouvrages n'ont point cette clarté et cette méthode qui permettent de classer et de suivre les diverses opérations et leurs perfectionnements successifs, de saisir avec facilité la découverte des signes précis et les différents traitements adoptés avant l'emploi de la main. Personne ne pourra accomplir parfaitement cette tâche, tant qu'on n'aura pas d'abord rassemblé tous les fragments appartenant plus ou moins directement à la chirurgie, qui sont épars dans les grandes compilations, dont une partie des textes n'a même jamais été imprimée. L'homme qui aurait le courage de relever dans ce but et de publier dans un recueil *ad hoc* tous les morceaux de chirurgie disséminés dans les œuvres des écrivains grecs, rendrait un immense service à la science, et aurait plus fait pour son histoire que les Freind, les Leclerc, les Schulze, les Goelike, les Dujardin, les Peyrilhe et beaucoup d'autres qu'il serait trop long d'énumérer, malgré leurs immenses recherches. Mais il est malheureusement à craindre que ce bénédictin de la science chirurgicale ne se fasse longtemps attendre.

Une observation que j'ai eu occasion de faire dans le cours de mes recherches a surtout servi à me convaincre de l'extrême utilité qu'aurait une publication faite dans le sens et dans le but que je viens d'indiquer. En effet, en étudiant avec attention l'histoire des opérations chirurgicales qui se trouve dans l'ouvrage de Kurt-Sprengel, j'ai été frappé des nombreuses erreurs que renferme cette histoire, en ce qui concerne surtout deux auteurs avec lesquels je me suis particulièrement familiarisé : je veux dire Celse et Paul d'Égine. Bien qu'il soit évident qu'il a lu leurs écrits, cependant il se trompe souvent en décrivant leurs procédés opératoires ; et, sous ce rapport, on doit le lire avec méfiance. On se convaincra de la vérité de mon observation si l'on compare ce qu'il dit avec le texte de ces auteurs. Ma remarque s'applique également à des ouvrages contemporains émanant d'écrivains recommandables et justement estimés, mais qui n'ont peut-être pas suffisamment étudié les écrits des auteurs dont ils parlent, ou du moins qui ne les ont pas lus avec toute la réflexion et toute la maturité désirables. Cela s'explique au reste par la multiplicité des détails que comportent les méthodes chirurgicales, détails dont il ne faut rien oublier sous peine d'inexactitude. Cet inconvénient ne se rencontre pas à beaucoup près au même degré dans les histoires de la médecine proprement dite. Là, en effet, il y a de grandes divisions de sectes, d'écoles et de doctrines. On peut y négliger beaucoup de particularités sans dénaturer le fond des choses : c'est un tableau où les grandes masses ont seules de l'importance. Il n'en est pas de même en chirurgie : rien n'y doit être oublié ; chaque omission y engendre une erreur ; l'oubli d'un détail peut donner le change sur un procédé opératoire et prêter à un auteur un précepte qui ne lui appartient pas. C'est là évidemment la cause des inexactitudes que je viens de signaler.

Si je n'ai entrepris de publier que le livre de la *Chirurgie de Paul d'Égine*, ce n'est pas que j'aie peu d'estime pour le reste de son œuvre ; mais c'est que ce livre est incontestablement le plus important et le plus intéressant de tous, comme l'ont d'ailleurs remarqué tous ceux qui se sont occupés de cet auteur. Toutefois mon opinion est que l'œuvre chirurgicale de Paul laissera quelque chose à désirer, tant qu'on ne publiera pas aussi les quatrième et cinquième livres de son ouvrage, dans lesquels il traite des maladies externes et des plaies, en tant qu'elles peuvent être guéries par les médicaments et sans l'emploi de la main. Ils renferment véritablement la pathologie externe des anciens; et à ce titre ils sont un prélude en quelque sorte nécessaire à la médecine opératoire. Si je ne me suis pas fait illusion sur l'utilité du travail que je livre en ce moment au public, et si les chirurgiens, mes juges, pensent, comme j'en ai l'espérance, que j'ai fait une œuvre digne d'encouragement, malgré la longueur et l'âpreté d'un pareil labeur accompli au milieu des soucis quotidiens et des tracas que me donne la nécessité absolue dans laquelle je me trouve d'exercer ma profession pour vivre, je poursuivrai ma tâche, et sans me reposer, après ce premier travail, je ferai pour le quatrième et le cinquième livre ce que j'ai fait pour celui-ci.

INTRODUCTION.

CONSIDÉRATIONS GÉNÉRALES.

Plus on lit et plus on médite les écrits des anciens médecins en se plaçant au point de vue de la médecine opératoire, plus on est étonné des résultats auxquels ils sont parvenus, si l'on considère surtout le peu de progrès qu'avait fait chez eux la science anatomique. La hardiesse de leurs opérations, la multiplicité de leurs ressources, leurs inventions merveilleuses, l'étendue de leur génie, tout vous saisit, vous surprend et vous oblige à reconnaître la profonde vérité de cette idée déjà bien des fois exprimée par de grands écrivains, que « il n'est pas un développement le plus avancé de la médecine contemporaine qui ne se trouve en embryon dans la médecine antérieure [1]. » Cela devrait être, pour tout homme désireux de connaître à fond la science, un motif puissant d'étudier les premiers maîtres, de se familiariser avec le peu d'écrits qu'ils nous ont laissés et de bien se pénétrer de leurs idées. Malheureusement il n'en est point ainsi, et aujourd'hui moins que jamais on se préoccupe de leurs doctrines et de leurs méthodes ; moins que jamais on suit le précepte général donné par Horace dans un but purement littéraire, et qui pourtant s'applique également aux sciences et aux arts :

. . . . Vos exemplaria græca
Nocturna versate manu, versate diurna. »

Dans les siècles qui ont précédé le nôtre, le respect des

[1] Littré, Introduction aux *Œuvres d'Hippocrate*, p. 223. Voyez aussi *Leçons de M. Andral*, recueillies et publiées par le docteur Tardivel.

anciens, poussé jusqu'à une espèce de fanatisme, faisait que l'on cherchait tout dans leurs écrits; le « *magister dixit* » s'appliquait à tout, et la constatation de ce fait a fourni à Molière une bonne partie des excellentes plaisanteries qu'il a dirigées contre les médecins. Par une réaction fâcheuse, aujourd'hui on cherche tout dans les faits, dans la pratique, et rien dans les écrits et les doctrines des premiers maîtres : deux exagérations aussi funestes l'une que l'autre aux progrès de la science. La première, parce qu'elle donne tout à l'autorité, sans rien laisser à la spontanéité et à l'initiative individuelle; la seconde, parce qu'en rompant la tradition elle accumule les faits sans les unir par leurs liens naturels, morcelle la science, laisse dans l'oubli les expériences déjà tentées, les efforts accomplis, et engage dans des voies téméraires et purement empiriques les esprits aventureux. « La science, dit M. Littré [1], n'est jamais ni un fruit spontané, ni la création d'une époque ou d'un homme, mais un héritage que nous avons reçu et que nous transmettons. »

En effet, rien ne s'improvise dans le vaste champ des sciences: une découverte en amène une autre; un enchaînement naturel plus ou moins apparent met tous les progrès du même ordre dans la dependance les uns des autres, et fait procéder par une genèse universelle un développement nouveau d'un développement antérieur. Ce sont ces relations intimes, ces liaisons sans fin qui constituent le progrès indéfini et l'agrandissement perpétuel des connaissances humaines.

Telle idée éminemment féconde se trouve quelquefois déposée dans un livre pendant un temps plus ou moins long, et y reste à l'état d'inertie et de stérilité, parce qu'elle ne rencontre point les circonstances favorables à son accroissement. Mais si un homme supérieur vient à arrêter son esprit sur cette idée, il en comprend la portée, se l'assimile, la fertilise par son génie, lui

[1] *Loc. cit.*, p. 176.

communique une impulsion vigoureuse, et fait bientôt l'admiration du monde par les immenses résultats qu'il sait lui faire produire. Qui ne serait saisi de surprise et d'admiration, par exemple, en lisant dans Celse cette simple phrase perdue au milieu de son ouvrage? Il parle des hémorrhagies et des moyens de les arrêter par diverses applications locales, telles que les compresses vinaigrées, et continue ainsi : *Quod si illa quoque profluvio vincuntur, venæ quæ sanguinem fundunt apprehendendæ, circaque id quod ictum est duobus locis deligandæ intercidendæque sunt, ut et in se ipsæ coeant et nihilominus ora præclusa habeant*[1] : « Si ces moyens n'arrêtent pas l'hémorrhagie, il faut » saisir les vaisseaux qui donnent du sang et les lier en deux en- » droits dans le lieu où se trouve la blessure; puis on les coupe » entre ces deux ligatures, afin qu'ils se resserrent et que leurs » ouvertures demeurent fermées. » Il est certainement impossible d'indiquer avec plus de précision la grande et féconde découverte de la ligature des artères; et cependant pour la faire arriver à produire toutes ses conséquences, il a fallu quinze siècles d'incubation et le génie d'Ambroise Paré.

La lecture et l'étude des anciens ont donc déjà cet avantage d'attirer l'attention des hommes réfléchis sur les idées utiles et fécondes qui y sont simplement exprimées sans aucun des développements qu'elles peuvent comporter. Mais elles en ont d'autres encore. C'est là en effet que se trouve déposée l'empreinte des premiers pas de la science et des tâtonnements des premiers maîtres; c'est là seulement qu'on peut trouver le premier terme de la comparaison des progrès de l'art à ses différentes époques, comparaison si propre à éclairer l'esprit, à féconder les idées et à provoquer des inductions positives. C'est là aussi qu'est exposé le tableau des résultats acquis, des efforts tentés par ceux qui nous ont précédés, efforts heureux ou

[1] Celse, lib. v, sect. 26, ch. 21.

malheureux, mais dont l'examen a pour conséquence : dans le premier cas, de fortifier notre jugement et d'assurer notre marche dans une voie tracée par une longue expérience ; dans le second cas, de nous montrer les fausses routes et d'empêcher les esprits ardents de s'égarer dans des tentatives déjà faites, et de se livrer à d'inutiles travaux pour arriver en définitive à des conclusions déjà posées, mais dont l'oubli a fait justice. « Combien, dit Dujardin, en lisant cette histoire, on pourra trouver de découvertes modernes qui ne sont rien moins que des découvertes, à moins qu'on ne les suppose avoir été faites deux fois [1] ! » Ces travaux, ainsi perdus dans des essais regrettables, auraient pu, en changeant de but et d'objet, avoir peut-être des suites plus profitables à la science et plus utiles à leurs auteurs. Un autre avantage enfin de l'étude des anciens est de perpétuer les traditions scientifiques et de faire de nos connaissances une chaîne non interrompue, dont chaque anneau est un progrès, et qu'on peut ensuite embrasser d'un coup d'œil.

Toutefois, malgré mon admiration pour les travaux des médecins de l'antiquité, je suis loin d'être le détracteur des modernes, et c'est avec un véritable enthousiasme que je considère les découvertes et les progrès faits dans les sciences médicales depuis trois siècles. Mais l'époque même de cette renaissance de la médecine et surtout de la chirurgie, après un long engourdissement, n'est-elle pas une présomption que les écrits des Grecs et des Latins doivent y avoir eu une grande part ? N'est-ce pas, en effet, après la publication de ces œuvres en langue vulgaire que l'art des opérations a fait surtout de grands pas ? Et en vérité, il ne pourrait en être autrement, car si les faits et les circonstances sont variables, les principes généraux qui les expliquent et les coordonnent sont immuables et forment dans chaque branche de nos connaissances une base

[1] *Histoire de la chirurgie*, préface, p. xvij.

inébranlable, sur laquelle toutes les découvertes nouvelles viennent s'appuyer. Or ces vrais principes généraux de la science médicale étaient précisément déposés dans les écrits qui, après avoir été pendant de longues années cachés aux Occidentaux, leur furent tout à coup révélés au XVe siècle.

Il faut le dire pourtant, cette révélation des ouvrages anciens ne fut certainement pas la seule cause de la rénovation chirurgicale dont Ambroise Paré est la personnification la plus complète. A part le génie de cet illustre chirurgien, plusieurs circonstances, dont il est impossible de méconnaître l'influence, eurent une part directe à ce grand mouvement et produisirent une véritable révolution dans l'ensemble des faits qui avaient jusque-là été l'objet de l'observation des praticiens. La plus importante de ces circonstances, et c'est une considération qui n'a été encore développée par personne, que je sache, fut le changement complet produit dans l'art de la guerre par l'invention des armes à feu. En effet, cette découverte avait produit tout un nouveau système de blessures et de plaies, un ensemble de phénomènes aussi imprévus, aussi neufs que les armes même qui les produisaient. La profondeur et la gravité de ces plaies en apparence si petites; la marche variée et souvent singulière et surprenante des balles à travers les tissus; le broiement des os et l'enlèvement même des membres entiers par les boulets; l'immensité des désordres produits et leurs complications; la contusion et l'attrition des chairs résultant du choc des masses métalliques lancées par la poudre, ainsi que les eschares qui en sont la suite; la commotion du système nerveux et la stupeur qui viennent compliquer ces blessures; l'entrée de fragments de vêtements dans le trajet des projectiles: toutes ces circonstances étaient autant de nouveautés qui ne ressemblaient à peu près en rien à ce qu'on avait vu dans la chirurgie antérieure. Au lieu de blessés présentant le corps hérissé de flèches et de javelots qu'on avait l'habitude de rencontrer sur le champ de bataille, on n'y trouvait plus que des patients frappés par des projectiles invisibles qui restaient souvent cachés dans la plaie avec d'autres corps étrangers, et qui y exerçaient d'autant plus de ravages, que la chirurgie, alors pleine de timidité et d'inexpérience, n'osait les y aller chercher.

Il résulta de là que l'extraction des traits et des flèches, qui formait une des principales sections de la chirurgie ancienne, perdit tout à coup la plus grande partie de son importance. Cette série d'observations entièrement nouvelles de phénomènes formidables, devant lesquels les procédés connus étaient frappés d'impuissance, et le plus souvent même inapplicables, offrit aux chirurgiens un champ inattendu et considérable à défricher. Dès lors, tout en se renfermant dans les mêmes principes généraux, il fallait entrer dans un système d'application tout à fait neuf, et créer pour ainsi dire de toutes pièces les procédés capables de remédier à ces blessures jusque-là inconnues. La nécessité des grandes opérations devenait beaucoup plus fréquente qu'autrefois. Les amputations des membres surtout, ces opérations si redoutées des anciens, qui ne consentaient à les pratiquer que dans des occasions suprêmes, devenaient de jour en jour plus impérieusement indiquées; et l'urgence de ressources plus puissantes que celles qui avaient été mises généralement en usage jusque-là dut préoccuper vivement tous les chirurgiens intelligents et véritablement animés du désir d'être utiles. Les accidents pour lesquels on réclamait leurs secours ayant complétement changé de nature, toute leur attention dut être absorbée par la nécessité de trouver une pratique nouvelle, ou du moins de modifier les anciennes méthodes pour les approprier aux besoins actuels.

Sans aucun doute, c'est à cet enchaînement, à ce concours d'événements sans analogues dans l'histoire du monde, qu'on a dû le renouvellement de l'art opératoire, qui ensuite a profité des grandes découvertes anatomiques et physiologiques des XVIe, XVIIe et XVIIIe siècles ; car toutes les branches des connaissances humaines furent entraînées dans cet immense mouvement intellectuel. Je suis d'autant plus fondé à dire que les plaies d'armes à feu, conjointement avec la vulgarisation des livres des anciens maîtres, sont le véritable point de départ de la renaissance chirurgicale, que la généralisation de la ligature des artères a précédé la découverte de la circulation du sang, au lieu d'en être le corollaire, et qu'elle a été par conséquent, non point le résultat de ce merveilleux progrès de la physiologie, mais uniquement la suite de la grande fréquence des amputations de membres rendues urgentes par la gravité et l'étendue des désordres que causaient les blessures des nouveaux projectiles employés à la guerre.

Qu'on le remarque, en effet, le plus grand danger de ces graves opérations avait pour cause l'imminence des hémorrhagies, suite inévitable de la section des vaisseaux artériels. On connaissait le moyen d'arrêter ces hémorrhagies par la ligature ; mais une induction sévère et logique n'avait pas généralisé l'emploi de ce remède indispensable. La nature des blessures et des plaies qu'ils rencontraient dans leur pratique journalière n'imposait que rarement aux chirurgiens de l'antiquité l'urgence absolue de faire ces amputations, et leur génie ne fut point suffisamment stimulé pour arriver à l'application constante, dans ces cas, des moyens qu'ils possédaient pour arrêter les hémorrhagies. Certes, si les anciens hésitaient devant les amputations de membres, il ne viendra à l'idée de personne de croire qu'ils fussent effrayés de la grandeur de ces opérations. Leur hardiesse à cet égard fut au moins égale à celle des modernes, et la vraie raison qui les rendait pusillanimes dans ces circonstances, c'est que leur expérience ne trouva point un aliment suffisant pour se développer sur ce sujet, parce que la rareté des cas d'amputation ne leur permit pas de saisir l'indication précise qui s'offrait alors d'employer le remède qu'ils avaient trouvé contre ces hémorrhagies dont ils éprouvaient avec raison tant de frayeur. Il ne fallait pour lever cet obstacle rien moins qu'une révolution radicale dans l'art de la guerre, et par suite, dans l'ensemble des blessures qui avaient été jadis l'unique objet de l'observation des praticiens, révolution qui rendit les amputations d'une nécessité pour ainsi dire quotidienne.

Aussi est-ce dans les camps, au milieu des armées, que le célèbre chirurgien du XVIe siècle passa une partie de sa vie et fit ses remarques les plus capitales. Il est très vraisemblable que la pratique civile ne l'aurait point aussi heureusement inspiré, malgré son génie incontestable. La ligature des vaisseaux était connue depuis l'école d'Alexandrie; seulement son emploi n'avait pu encore être généralisé. Tous les auteurs anciens qui se sont occupés de chirurgie en parlent et la recommandent. C'est ainsi que dans plusieurs cas bien précis et décrits par Celse, par Paul d'Égine et par plusieurs autres écrivains, la ligature des artères était le but ou la circonstance principale d'un certain nombre d'opérations. Je citerai, par exemple, l'opération de l'anévrysme [1], ainsi que l'ablation de certaines tumeurs pendant ou avant laquelle ils prescrivent de pratiquer la ligature des vaisseaux [2]. Bien plus, ils recommandent de faire la ligature préalable, même dans les amputations de membres, ces opérations qu'ils pratiquaient si rarement et qu'ils redoutaient plus que toutes les autres, comme on en a la preuve par le silence presque complet que Paul d'Égine garde sur ce sujet. En effet, Archigène d'Apamée dit en propres termes dans son chapitre sur les amputations. « Il faut lier ou coudre les vaisseaux qui portent le sang à la partie qu'on doit amputer [3] ». De telle sorte qu'il ne manquait véritablement à cette méthode que

[1] Paul d'Égine, *Chirurgie*, ch. 37. — Aétius, *Tetrabiblos*, serm. 3, ch. 10.

[2] Paul d'Égine, *ibid.*, ch. 35, 51, 64, 88, etc. — Conf. Celse, lib. V, sect. 21, 26; lib. VII, sect. 19, 22, etc., etc.

[3] Ἀποβροχιστέον οὖν, ἢ διαῤῥαπτέον τὰ φέροντα τῶν ἀγγείων ἐπὶ τὴν τομὴν, etc. Cocchi, *Collection de Nicétas* (Florence, 1754, p. 157).

sa généralisation pour l'élever à la hauteur d'une des plus belles créations de la chirurgie ancienne; et c'est pour avoir comblé cette lacune qu'Ambroise Paré aura des droits éternels et incontestables à notre admiration. Si donc les anciens n'ont pas pu arriver à généraliser la ligature des vaisseaux, c'est qu'ils n'eurent pas, comme les modernes, l'occasion sans cesse renaissante de sa nécessité, circonstance qui, au contraire, servit admirablement le génie du chirurgien français.

Au reste, le passage suivant démontre clairement que la découverte d'Ambroise Paré lui fut suggérée par la méditation des cas où les écrivains anciens prescrivaient de faire la ligature des vaisseaux. Je l'emprunte à l'introduction de M. le professeur Malgaigne. « Un jour, dit-il [1], qu'il discutait sur ce sujet (l'emploi du cautère actuel contre l'hémorrhagie) avec Étienne de Larivière et François Rasse, tous deux chirurgiens de Saint-Côme, il leur soumit cette idée si simple et si lumineuse, que, puisqu'on appliquait bien la ligature aux veines et aux artères dans les plaies récentes (suivant le précepte de Celse et de Paul d'Égine cité plus haut), rien n'empêchait de l'appliquer également après les amputations. Tous deux se rangèrent de son avis. Il ne fallait plus que trouver une occasion. Elle se présenta au siége de Damvilliers. Un gentilhomme de M. de Rohan avait eu la jambe broyée d'un coup de coulevrine; Ambroise Paré fit l'amputation, et, pour la première fois, il n'appliqua pas le cautère. Il eut le bonheur de sauver son malade, qui, tout joyeux d'avoir échappé au fer rouge, disait qu'il en avait été quitte à bon marché. » Voilà par quel procédé un homme supérieur sait agrandir et systématiser, de manière à en faire une méthode vraiment neuve, une idée ancienne qui n'a pas rencontré encore les occasions favorables à ce développement au moyen duquel seulement elle peut donner tous les fruits qu'elle recèle en germe.

[1] Introduction aux *Œuvres d'Ambroise Paré*, p. 246.

Ainsi donc, gardons-nous avec un soin égal des deux exagérations que je signalais tout à l'heure. Il faut lire et méditer les ouvrages de nos anciens maîtres, non point pour y trouver une pratique toute faite et pour abriter notre indolence derrière leur autorité, mais pour comparer leurs idées avec nos idées modernes, pour suivre pas à pas les développements successifs de la science, pour étudier les faits qu'ils nous ont transmis, pour nous enrichir de leur expérience, et enfin pour démêler et apprécier tout à la fois les erreurs et les vérités, les idées fécondes et les pensées stériles qu'ils ont déposées dans leurs écrits.

Les œuvres de plusieurs des médecins anciens ont été l'objet de travaux et de commentaires considérables. Mais quoique Paul d'Égine ait été fort souvent cité dans les écrits des chirurgiens de toutes les époques, cependant son texte n'a été le sujet d'aucune étude spéciale depuis les deux éditions imprimées que nous possédons, et dont la plus récente porte la date de 1538. C'est uniquement dans les traductions arabes et latines de cet auteur, et surtout dans la *Chirurgie française* de Dalechamp, qu'ont été prises les mentions plus ou moins exactes de ses procédés chirurgicaux, qui se trouvent disséminées dans les divers ouvrages de médecine opératoire et de pathologie externe. Ainsi que je l'ai expliqué dans la préface ci-dessus, c'est l'insuffisance de ces deux éditions imprimées, comme aussi des différentes versions latines et françaises, qui m'a déterminé à publier cette nouvelle édition du *Traité de chirurgie*. Mais avant de donner mon texte et ma nouvelle version, je dois entrer dans quelques détails sur la bibliographie de mon auteur, et dire d'abord quelques mots de sa personne et de ses écrits.

PAUL D'ÉGINE, SA VIE ET SES ÉCRITS.

I. — SA VIE.

Il nous reste très peu de documents sur la personne et sur la vie de Paul d'Égine. Malgré la célébrité dont il a joui de son vivant comme praticien, malgré le crédit et la renommée que ses ouvrages ont acquis après sa mort, nous sommes réduits à quelques notes éparses dans ses propres écrits et dans les plus anciens manuscrits, ainsi qu'à de courtes mentions d'un petit nombre d'écrivains du moyen âge, pour avoir sur les principales circonstances de sa vie des notions encore très incomplètes. Les médecins de l'école arabe eux-mêmes, qui ont tiré un si grand parti de ses livres, nous laissent sans renseignements sur sa personne. Ibn-abou-Océibia et l'auteur du *Kitâb al fihrist*, dans les notices biographiques qu'ils ont laissées sur la plupart des médecins de l'antiquité, ne donnent sur Paul d'Égine que des notices sans valeur historique et dont on ne peut tirer aucun éclaircissement. Je vais passer en revue le petit nombre de notes et de documents qui nous restent, et je tâcherai, en les analysant, d'éclairer quelques particularités intéressantes de la vie de notre auteur.

M. Dezeimeris, dans la courte notice qu'il a consacrée à Paul[1], s'exprime ainsi : « Paul d'Égine, le dernier auteur parmi les Grecs qui se soit rendu célèbre en chirurgie, était né à Égine, comme l'indique son nom. Les historiens ont beaucoup varié sur l'époque de sa naissance. Les uns la font remonter aux IVe, V^{e} et VIe siècles; d'autres la fixent au commencement du VIIe. On ne sait ni sous quels maîtres, ni dans quelle école il puisa les

[1] *Dictionnaire historique de la médecine*, t. III, p. 680.

connaissances solides qui caractérisent ses écrits. Il vit celle d'Alexandrie, et c'est lui qui nous l'apprend. Mais à quelle époque de sa vie? Est-ce comme disciple, comme maître, ou simplement comme voyageur? C'est ce qu'on ne saurait dire. » Voilà tout ce que l'ancien bibliothécaire de la Faculté de médecine de Paris a trouvé à dire d'un homme dont les écrits ont cependant à ses yeux une haute valeur; car, en parlant de sa *Chirurgie* un peu plus loin, il affirme que nul autre ouvrage de l'antiquité ne présente l'art à un degré aussi avancé et n'en traite tous les points d'une manière aussi complète. Comme on le voit, il pose toutes les questions relatives à la personne de notre auteur non-seulement sans les résoudre, mais même sans en discuter aucune. Certes cela est assez étrange de la part d'un savant qui a composé un dictionnaire historique de la médecine, et qui a eu à sa disposition des documents qu'il a été impossible à d'autres écrivains de se procurer [1]. Reprenons une à une toutes ces questions, et voyons pourtant s'il n'y aurait pas moyen d'en éclaircir au moins quelques-unes.

L'épithète constamment ajoutée au nom de Paul dans tous les manuscrits et une tradition non interrompue, dont nous retrouvons les traces à différentes époques, ainsi que nous le verrons plus loin, ne peuvent laisser aucun doute sur le lieu de sa naissance. Il vit le jour dans l'île d'Égine. Quant à l'année où il naquit, il est absolument impossible de la fixer d'une manière précise; cependant nous verrons tout à l'heure qu'il y a des raisons suffisantes pour affirmer qu'elle ne peut être reculée plus loin que le commencement du VIIe siècle. Il est pourtant vrai que quelques biographes et historiens, André Goelike [2], et Daniel Leclerc [3],

[1] Je fais ici allusion au manuscrit de Peyrilhe, qui devait former le second volume de son *Histoire de la chirurgie*, et le troisième de celle de Dujardin et Peyrilhe. Il paraît que ce manuscrit est la propriété de M. le professeur Paul Dubois, à qui j'en ai fait en vain la demande.

[2] *Historia chirurgiæ*, p. 70.

[3] *Histoire de la médecine*, édition de la Haye, 1729, p. 565.

entre autres, le font vivre vers l'an 420, sous l'empereur Théodose le Jeune, et que René Moreau [1] le recule même jusqu'à l'année 360. Mais les uns et les autres ne donnent aucune preuve à l'appui de leur assertion; et pour la réfuter d'une manière péremptoire, nous nous servirons des propres paroles de Paul d'Égine. En effet, au livre IIIe de son ouvrage (chap. 28), où il traite du coryza et de la toux, il s'exprime ainsi : Ἀλέξανδρος δὲ καὶ λίθον τινὰ βαρὺν οἷον τὸν ἐν τοῖς οὐρητικοῖς γινόμενόν φησιν ἐπὶ χρονίας ἀνενεχθῆναι βηχός, etc. : « Alexandre » rapporte qu'une pierre aussi pesante que celles qui viennent » dans les urines fut rejetée dans un accès de toux chronique. » Or cet Alexandre mentionné par Paul n'est autre qu'Alexandre de Tralles; car, au livre V^e (chap. 4) de ses œuvres, il raconte dans les termes suivants ce fait d'un calcul expulsé par la toux : Ἔπτυσέ τις ἀνὴρ λίθον τὴν ἰδέαν ἀκριβῶς, οὐχὶ παχὺν χυμὸν καὶ γλίσχρον, ἀλλ'ὄντως λίθον, οὐ τραχὺν ἀλλὰ καὶ πάνυ λεῖον, καὶ σκληρὸν, καὶ ἀντίτυπον, ὥστε καὶ κτύπον ποιεῖν ῥιπτόμενον τῇ γῇ. Οὗτος ὁ ἀνὴρ πολὺν χρόνον ὀχληθεὶς ὑπὸ τῆς βηχὸς, οὐκ ἠδυνήθη τοῦ βήσσειν ἰσχυρῶς ἀπαλλαγῆναι ἕως ὅτου τὸν λίθον ἀνέπτυσεν [2] : « Un homme cracha une pierre parfaitement dis» tincte, non point une humeur épaissie et visqueuse, mais une » véritable pierre. Elle n'était pas raboteuse, mais très lisse, » dure et résistante, de telle sorte que, jetée à terre, son choc » était bruyant. Cet homme, tourmenté depuis longtemps par » la toux, ne put être délivré de ses efforts de toux que par l'ex» puition du calcul. »

Ainsi donc, Paul d'Égine, sans aucun doute, cite Alexandre de Tralles dans ce passage. Il le fait encore dans beaucoup d'autres [3], quoiqu'il ne le nomme pas toujours. La conséquence

[1] *De missione sanguinis in pleuritido.* Paris, 1622.

[2] Ἀλεξάνδρου Τραλλιανοῦ ἰατροῦ βιβλία δυοκαίδεκα. Paris, Robert Estienne, 1548.

[3] Voyez livre III, ch. 78; livre VII, ch. 5; id., ch. 11; id., ch. 12.

de ce fait, c'est qu'il vécut après lui. Mais l'époque où florissait ce dernier écrivain est parfaitement fixée. Tout le monde sait qu'un de ses frères, Anthemius de Tralles, fut un des architectes à qui l'empereur Justinien confia la construction de l'église de Sainte-Sophie à Constantinople, édifice commencé en 532 et achevé en 552, la première année du patriarcat d'Eutychius. Il résulte de là nécessairement que la naissance de Paul n'a pu avoir lieu avant la seconde moitié du VIe siècle. Un autre document que nous allons maintenant examiner démontrera qu'il florissait vers le milieu du VIIe siècle.

Il s'agit d'un passage consacré à notre auteur dans l'*Histoire des dynasties*, par Grégoire Aboulfaradj [1]. Cet historien, qui fut à la fois médecin et évêque, après avoir raconté la mort de l'empereur Héraclius et la prise d'Alexandrie par Amrou, continue ainsi : *E medicis autem qui hoc tempore floruerunt, fuit Paulus Ægineta, medicus suo tempore celebris. Insigniter autem peritus fuit in mulierum morbis, multumque illis curæ impendit. Convenire ipsum solebant obstetrices, et eum de rebus quæ mulieribus post partum acciderent consulere, quibus respondere dignabatur et quid facerent in iis de quibus quæsierant indicare; unde eum* alkawâbeli (*quod est obstetricium*) *appellarunt. Scripsit librum de medicina in novem distinctum tractatus, quem transtulit* Honain-ebn-Ishaak, *et librum de affectibus mulierum* : « Parmi les médecins qui s'illustrèrent à cette époque, se trouve Paul Æginète, médecin » célèbre en son temps. Il fut surtout très habile dans les maladies des femmes et il leur prodigua ses soins. Les accoucheuses avaient l'habitude de venir le trouver et le consulter » sur les accidents qui surviennent aux femmes après l'accouchement. Paul daignait leur répondre et leur indiquer les » moyens convenables aux cas qui lui étaient soumis ; de là vint

[1] *Historia dynastiarum*, édition Pococke, Oxford, 1663, p. 114 et 115.

» que ces sages-femmes l'appelèrent *alkawâbeli* (القوابلى), » c'est-à-dire, *accoucheur*. Il écrivit sur la médecine un » livre divisé en neuf traités, qui a été traduit (en arabe) par » Honain-ebn-Ishaak, et un livre sur les maladies des fem- » mes. »

En analysant ce passage de l'historien arabe, nous constatons d'abord que Grégoire Aboulfaradj fixe l'époque où Paul d'Egine était dans tout l'éclat de sa renommée vers la fin du règne d'Héraclius et les premières années de son successeur; en effet, il place cette notice avant le khalifat d'Othman qui commença l'an 23 de l'hégire (644 de J.-C.), c'est-à-dire deux ans après la mort de l'empereur grec. Cela semblerait contredire l'opinion de Fabricius [1], qui cependant prend à témoin Aboulfaradj, et qui place Paul d'Égine au temps de Constantin Pogonat, c'est-à-dire vers 680. Mais il est possible que Fabricius ait eu en vue l'époque de la mort de notre auteur et non point le temps où il florissait, ce qui ferait disparaître toute dissidence. Quoi qu'il en soit, il me paraît incontestable, en suivant le témoignage de l'historien des dynasties, rendu plus certain encore par les raisons que nous avons données plus haut, que Paul était à son apogée vers le milieu du VIIe siècle.

Nous tirerons une autre conséquence de ce témoignage, pour répondre à une des questions que se fait M. Dezeimeris dans la note citée plus haut : c'est que Paul fit ses études de médecine à l'école d'Alexandrie. Portal [2] l'affirme sans nous dire où il a pris cette conviction. Éloy [3] exprime la même opinion, en ajoutant qu'il y copia une partie des ouvrages d'Alexandre de Tralles; mais il ne donne aucune preuve à l'appui de ces deux assertions. Quant à moi, en me fondant, d'une part, sur plusieurs endroits de l'ouvrage de Paul, où il nous apprend lui-

1 *Bibliotheca græca*, t. XII, édition de 1724, p. 575.
2 *Histoire de l'anatomie et de la chirurgie*, t. Ier, p. 123.
3 *Dictionnaire de la médecine ancienne et moderne*, in-4°, t. III, p. 494.

même qu'il résida dans cette ville, et notamment au livre IV (chap. 49), dans lequel, en parlant des remèdes contre les fistules, il s'exprime ainsi : ἄλλο ὃ ἔλαβον ἐν Ἀλεξανδρείᾳ, « autre re- » mède que j'ai appris à Alexandrie [1] ; » en considérant, d'autre part, que, puisqu'il était déjà un médecin célèbre vers 640, et que d'ailleurs l'école d'Alexandrie fut anéantie par l'invasion arabe vers la même époque, il est nécessaire que le séjour de Paul en cette ville ait eu lieu dans les années antérieures, je me range avec pleine conviction à l'avis des auteurs que je viens de citer. En effet, on ne comprend pas ce qui aurait pu attirer notre auteur dans une ville prise et pillée par les barbares, dépouillée de son école, de sa bibliothèque et de tous les établissements qui avaient fait sa réputation scientifique, et lorsque déjà lui-même était arrivé à l'âge mûr ayant une grande renommée de praticien. Il est au contraire naturel de penser qu'il y alla lorsque Alexandrie était pour ainsi dire la seule ville grecque qui, par l'éclat de son enseignement et par la collection de livres de médecine qu'elle renfermait, fût en position d'attirer de toutes les parties de l'empire les jeunes gens avides d'instruction ; lorsque lui-même était jeune, désireux d'apprendre et de se fortifier dans la science dont il devait être plus tard un des maîtres. Ces considérations ne me paraissent pas de nature à laisser un doute dans l'esprit sur la question qui nous occupe.

La notice d'Aboulfaradj nous apprend ensuite que Paul d'Égine s'était fixé pour exercer son art, et qu'il se livra à la pratique des accouchements et des maladies des femmes. C'est le premier exemple, à ce que je crois, que nous puissions trouver dans les auteurs anciens, d'un homme exerçant l'art des accouchements. Ce concours de sages-femmes qui se faisait

[1] Voyez aussi livre IV, ch. 25, et livre VII, ch. 17, où il s'exprime d'une manière analogue.

autour de lui, et le prix qu'on attachait à ses conseils, prouvent combien sa réputation d'habileté était répandue et solidement établie. On l'appelait par excellence l'*accoucheur* (*al kawâbeli*). Mais quoique cette qualification appartienne à l'idiome sémitique, il ne faudrait pas en conclure que Paul exerçait son art dans un pays arabe. L'expression employée par Aboulfaradj n'est évidemment qu'une traduction de l'appellation grecque appliquée à notre chirurgien. Nous reviendrons plus loin sur d'autres circonstances signalées dans le passage que nous venons d'examiner, et qui se rapportent aux écrits publiés par Paul.

Il se rencontre ici une difficulté à résoudre; elle a encore rapport au temps où vécut notre auteur, et présente aussi à un autre point de vue quelque intérêt. Aharoun ou Aaron, qui était prêtre chrétien et médecin à Alexandrie, sous Héraclius, au commencement du VIIe siècle, écrivit, sous le nom de ***Pandectes***, une compilation médicale dont les ouvrages des médecins grecs avaient fait tous les frais. Or ce livre, dont l'Arabe Rhazès a copié plusieurs fragments, parle, pour la première fois, de la petite vérole, tandis que Paul, qui, d'après les preuves que nous avons données, vivait quelque temps après Aharoun, ne fait aucune mention de cette maladie. Comment est-il possible qu'un médecin aussi exact et aussi instruit que l'était notre auteur ait omis de parler d'une affection importante et remarquable comme la petite vérole? J'avoue que cette objection présente quelque chose de spécieux et aurait une valeur très réelle, s'il n'était pas démontré par des preuves positives que Paul ne peut pas avoir vécu avant le médecin auteur des Pandectes. Toutefois, si l'on considère que notre écrivain grec a eu surtout en vue de résumer dans un *compendium* succinct la doctrine des anciens, lesquels, suivant lui, n'avaient rien omis de ce qui est relatif à l'art; que la petite vérole était peu ou n'était pas du tout connue dans le monde grec, puisqu'aucun des écrivains de cet empire n'en fait mention, même longtemps après Paul d'Égine, eux qui sont si empressés de rapporter en détail les histoires des pestes et autres épidémies, on comprendra que Paul ne l'ait point connue ou n'en ait point parlé, faute de l'avoir observée. Comme cette maladie fut apportée dans l'empire grec par les sectateurs du Coran, et que le premier auteur qui la décrive est précisément un homme de race sémitique qui écrivit en syriaque, il est facile de s'expliquer qu'un auteur grec ne se soit pas cru autorisé à en faire mention, lors même qu'on admettrait qu'il en aurait entendu parler. On connaît, en effet, le respect exclusif de notre auteur pour la science de ses compatriotes, et le mépris que ceux-ci professaient en général pour les connaissances des autres peuples, qu'ils appelaient tous indistinctement barbares. Du reste, ces observations s'appliqueraient à beaucoup d'autres auteurs, si l'on admettait comme certain, que la Gaule et l'Italie furent ravagées par la petite vérole au commencement du VIe siècle, ainsi que l'ont avancé quelques écrivains dont ce n'est ni le lieu ni le moment de discuter les opinions. La difficulté soulevée par cette question est donc plus spécieuse que réelle, et ne mérite pas de nous arrêter plus longtemps. En tout cas, je dois ajouter que Goelike, Daniel Leclerc et René Moreau, qui font vivre Paul aux IVe et Ve siècles, ne se servent nullement de cet argument pour étayer leur opinion.

Plusieurs manuscrits donnent à notre auteur le titre de *iatrosophiste;* d'autres le qualifient de *périodeute*, c'est-à-dire, médecin ambulant. Il paraîtrait, en effet, qu'il fit de longs voyages, à l'imitation de son prédécesseur Alexandre de Tralles. Outre l'épithète que lui donnent ces manuscrits, et qui est déjà une forte présomption en faveur de cette opinion, puisqu'en définitive cette qualification ne peut être autre chose que la consécration d'une tradition ancienne, basée sur quelque fait réel, on trouve en tête des œuvres de Paul, dans de très anciens manuscrits [1], l'épigraphe suivante sous forme de distique ïambique :

Παύλου πόνον με γνῶθι, τοῦ γῆς τὸ πλέον
Διαδραμόντος, φύντος ἐκ γῆς Αἰγίνης.

« Connaissez le travail de Paul qui parcourut la plus grande » partie de la terre et qui naquit à Égine. »

Pierre Duchâtel [2] ne fait aucune difficulté d'affirmer que cette épigraphe est de l'auteur lui-même. J'avoue que je n'oserais être aussi affirmatif ; je l'oserais d'autant moins que dans plusieurs manuscrits très complets et très corrects cette épigraphe manque, tandis que dans d'autres elle est remplacée par une élucubration poétique dont nous parlerons plus loin, qui évidemment ne peut provenir de Paul, mais est l'œuvre de quelque copiste admirateur du médecin grec. Toutefois ce n'est pas là un motif pour ne tenir aucun compte des faits qu'elle énonce. On n'invente pas de semblables faits pour le plaisir de faire un distique. Cette épigraphe d'ailleurs est d'ancienne date, puisque nous la trouvons dans un manuscrit du XIe siècle : sa concordance avec le titre de *périodeute*, donné généralement à notre auteur, consacre certainement une tradition sérieuse et réelle qui a pour base une circonstance vraie. Aussi je crois être en droit, en m'appuyant sur ces deux documents, d'affirmer que Paul d'Égine passa en effet quelques années de sa vie à voyager.

Haller [3] va plus loin : il dit en propres termes que notre auteur vécut à Rome et à Alexandrie : *Romæ et Alexandriæ vixit* (certe in Latio, ex lib. VI, cap. 25, monente Cel. Vogelio). Il m'a été impossible de découvrir où cet historien a trouvé la preuve de cette assertion ; il indique bien Cel. Vogel, mais je n'ai pu me procurer aucun ouvrage de cet auteur pour vérifier

[1] Voyez plus loin : *Notice sur les manuscrits de Paul d'Égine.*

[2] « Præter Græciam omnium artium parentem, remotissimas orbis regiones pera » gravit, quod ipsius de se breviter senariis operi suo præfixis testari voluit. » (*Petri Castellani vitæ illustrium medicorum*, Anvers, 1618.)

[3] *Bibliotheca chirurgica*, ad verbum PAULUS ÆGINETA.

la citation d'Haller. Au reste, si Vogel n'a pour appuyer cette opinion que le texte du chapitre 25, livre VI, auquel il renvoie, j'avoue que cette preuve n'a aucune valeur à mes yeux. En effet, dans ce chapitre, Paul parle du trochisque de Musa, qui était à la vérité un médecin romain, probablement le même que le médecin de l'empereur Auguste; mais cette mention d'un remède portant le nom d'un Romain ne peut en aucune manière prouver que Paul vint à Rome; et c'est faire un étrange abus des citations que d'en tirer de pareilles conséquences.

Il ne serait pas difficile de trouver dans les écrits de notre auteur des indices plus propres que celui-là à étayer la conjecture d'Haller et de Vogel. Dans plusieurs passages il donne les dénominations latines des remèdes qu'il indique[1]; et même dans son chapitre sur les poids et mesures, il donne en même temps les mesures et les poids égyptiens, attiques et romains. Tout cela prouve une connaissance réelle des choses et des habitudes de la péninsule italique, et donnerait quelque probabilité à l'opinion des auteurs dont je viens de parler. Mais il est possible aussi que Paul ait pris toutes ces notions dans d'autres auteurs, et il n'y a véritablement aucun argument positif pour démontrer le fait qu'il voyagea en Italie et qu'il visita Rome. Au reste, je viens de mettre sous les yeux du lecteur tout ce que j'ai pu trouver de relatif à la question qui nous occupe; je lui laisse le soin de prononcer, ne trouvant pas moi-même, dans les passages que je viens de citer et dans l'objection qu'on peut y faire, des éléments suffisants pour affirmer ou pour nier.

[1] Θάψου ᾗτινι οἱ βαφεῖς χρῶνται, ἣν οἱ Ῥωμαῖοι ἑρβαρωβίαν καλοῦσι.—βοτάνης χρυσιζούσης, ἣν Ῥωμαῖοι ῥωβίαν καλοῦσι : « Le thapsus dont se servent les teinturiers, et que » les Romains appellent *herba rubia*.—La plante à couleur d'or que les Romains nomment *rubia*. » (Paul d'Égine, liv. III, ch. 2.)— Τότε ὀξύγαλα καὶ τὴν παρὰ Ῥωμαίοις καλουμένην μέλκαν : « Et le petit-lait, et ce que les Romains appellent *melca*. » (Ibid., liv. III, ch. 37.) — Σμίλαξ, ἣν ἔνιοι θύμιον, Ῥωμαῖοι δὲ τάξιον καλοῦσι : « Le smilax, que quelques-uns nomment *thymium*, et que les Romains appellent *taxium*. » (Ibid., liv. V, ch. 30). — Ἔστι δὲ καὶ παρὰ Ῥωμαίοις ἄλλη τις βεττονίκη καλουμένη, ἣν ὁ Διοσκορίδης κέστρον ὀνομάζει : « Il y a encore chez les Romains une autre bétoine que » Dioscoride appelle *kestron*. » (Ibid., liv. VII, ch. 3, *ad litteram* B.)

Fabricius[1] rapporte, d'après un certain Gaspard Barthius, sur lequel il m'a été impossible de me procurer aucun éclaircissement, que Paul d'Égine était chrétien. Il ajoute que cet auteur n'en donne aucune preuve. Le fait peut être considéré comme fort vraisemblable, en raison du temps et des pays où notre auteur a vécu; mais il n'est pas possible de le démontrer, attendu qu'il n'y a pas un mot dans tous ses écrits qui soit relatif à la religion.

Tels sont les détails bien incomplets que j'ai pu me procurer sur la personne de notre auteur, par des recherches minutieuses et prolongées. La perte de deux de ses ouvrages, celui sur les maladies des femmes dont parle Grégoire Aboulfaradj, et celui sur le régime des enfants dont M. Wenrich[2] fait mention, nous prive sans doute de bien des notions intéressantes que nous aurions trouvées dans ces ouvrages spéciaux qui étaient l'unique fruit de la pratique de Paul et de sa longue expérience. Cette perte si regrettable nous reporte involontairement à ces époques de décadence scientifique où l'on n'estime pas assez les sciences pour leur sacrifier beaucoup de temps, et où par conséquent on méprise les traités spéciaux pour chercher une érudition toute faite dans des compilations générales. C'est ainsi qu'on s'explique tout à la fois la conservation du traité général de médecine de Paul et la perte de ses deux ouvrages sur les affections des femmes et sur l'hygiène des enfants. L'un donnait la science médico-chirurgicale tout entière sous forme de manuel; les autres ne traitaient que des points particuliers et restreints.

Après avoir ainsi analysé tous les documents relatifs à la personne de notre auteur, je passe maintenant à l'examen des questions qui se rapportent à ses écrits.

[1] *Loc. cit.*

[2] *De auctorum Græcorum versionibus et commentariis syriacis, arabicis, armeniacis, persicisque commentatio*, auctore Joanne Georgio Wenrich. Lipsiæ, 1842, p. 295.

II. — SES ÉCRITS EN GÉNÉRAL.

Je considérerai d'abord ses écrits dans leur ensemble, et je suivrai leur marche jusqu'aux temps modernes, réservant à un autre article tout ce que j'ai à dire de spécial sur le *Traité de chirurgie.*

Si l'on s'en rapporte à la notice de Grégoire Aboulfaradj, que nous avons transcrite plus haut, Paul avait publié deux ouvrages distincts : 1° Le *Traité de médecine* qui nous est resté, 2° un livre *Sur les maladies des femmes.* Cependant M. J. G. Wenrich[1] parle d'un troisième *Traité sur le régime des enfants;* mais je crois qu'il a été induit en erreur par une mention incomplète de l'auteur arabe Ibn-abou-Océibia. En effet, ce dernier paraît croire que le *Traité de médecine* n'est autre chose qu'un écrit sur l'éducation des enfants et sur la manière de les soigner quand ils sont malades. Voici comment il s'exprime : « Paul Éginète : parmi ses ouvrages se trouve le *Kenâsh al Tseriâ;* c'est un *Traité sur l'éducation des enfants* et *sur la manière de les soigner quand ils sont malades.* » C'est là une confusion à laquelle les auteurs arabes sont fort sujets et qui a échappé à l'attention de M. Wenrich. Elle a pu venir de ce que les premiers chapitres de l'ouvrage de Paul d'Égine sont en effet relatifs au régime des enfants, et l'écrivain arabe en aura conclu que c'était là l'objet de tout l'ouvrage. Cette seule observation me porte à croire que Paul n'avait publié que les deux écrits dont parle Grégoire Aboulfaradj.

De ces deux ouvrages, un seul est parvenu jusqu'à nous; c'est le premier que l'auteur lui-même appelle *Mémorial* (ὑπόμνημα). Les auteurs arabes l'intitulent : *Kenâsh al Tseriâ* (كناش الثريا), c'est-à-dire, *Recueil des Pléiades*[2]. J'ai dû cher-

[1] *Op. cit.*, p. 295.

[2] Voyez manuscrit arabe de Ibn-abou-Océibia; il porte le n° 673 dans le Cata-

cher à savoir d'où les Arabes avaient pu tirer ce titre singulier de l'ouvrage de Paul ; et je crois en avoir trouvé l'explication dans une épigraphe qui se lit en tête du manuscrit grec, n° 2208 et qu'on trouvera plus loin dans la notice que je consacre à ce manuscrit [1]. On sait que la Pléiade était pour les anciens une constellation de sept étoiles brillantes. Or l'ouvrage dont nous parlons est divisé en sept livres, et « il a été nommé *Pléiade*, dit l'auteur de l'épigraphe, en conformité avec les étoiles du Chariot, parce qu'il contient et embrasse la science, comme cette constellation embrasse le pôle. » Au reste, ce n'est pas une chose nouvelle que ces comparaisons d'écrivains avec les étoiles. Elles étaient très usitées chez les anciens, et l'on peut voir dans Fabricius [2] les noms de poëtes composant plusieurs phalanges de sept, et formant autant de pléiades. De nos jours même on donne le nom de *pléiades* à des réunions de poëtes ou d'écrivains du même pays.

D'après la notice de Grégoire Aboulfaradj, le livre de Paul aurait été divisé en neuf traités distincts, *in novem distinctum tractatus*, lisons-nous dans la traduction de Pococke. Or, comme tous les manuscrits grecs, ainsi que les deux éditions de Venise et de Bâle, n'en contiennent que sept, on devrait en conclure que deux de ces traités ne seraient pas venus jusqu'à nous. Mais cette conclusion ne peut pas se soutenir en présence du texte précis de Paul lui-même, qui, à la suite de sa préface que nous

logue du supplément arabe de la Bibliothèque impériale, catalogue rédigé par les soins de M. Reinaud, conservateur adjoint au département des manuscrits de cette Bibliothèque. Le passage de ce manuscrit, auquel j'emprunte ces détails, se trouve au f° 61.

Voyez aussi le manuscrit du *Kitâb al fihrist*, n° 1400 *bis* du même supplément, au f° 143 verso.

Les renseignements que j'ai puisés dans ces deux manuscrits m'ont été obligeamment fournis par le professeur d'arabe littéral à l'École des langues orientales vivantes, M. Reinaud.

[1] Voyez plus loin : *Notice des manuscrits de Paul d'Égine*, manuscrit désigné par H.

[2] *Bibliotheca græca*, édition de Harles, vol. II, p. 317 et 318.

examinerons tout à l'heure, déclare positivement que son ouvrage est divisé en sept livres : Τίνες οἱ σκοποὶ τῶν ἑπτὰ τῆς ὅλης πραγματείας βιβλίων, etc. : « Quel est l'objet des sept livres qui » composent l'ouvrage entier ? » Cela est péremptoire et ne laisse aucune place au doute. Pour expliquer l'assertion d'Aboulfaradj, Fabricius [1] dit que les Arabes trouvèrent le sixième et le septième livre trop longs et les divisèrent chacun en deux, ce qui porta à neuf le nombre de ces livres. Cette explication n'est qu'une simple conjecture, difficile à admettre pour quiconque a quelque connaissance de la littérature arabe. D'ailleurs je crois avoir le moyen de résoudre complétement cette difficulté.

En effet, dans le *Kitâb al fihrist*, dont l'auteur vivait plusieurs siècles avant Aboulfaradj, il est dit que le traité de médecine de Paul, intitulé *Kenâsh*, est en sept livres. Cette assertion renverse immédiatement la conjecture de Fabricius. J'en conclus, en outre, que le manuscrit d'Aboulfaradj, dont Pococke a fait usage pour sa traduction, renfermait une faute de copiste ; et cela est d'autant plus manifeste, que les mots qui, en arabe, signifient sept et neuf, ne se distinguent entre eux que par les points diacritiques, lesquels sont souvent omis ou déplacés. Ainsi : سبع, *seb'*, sept ; تسع, *tis'*, neuf. L'erreur était donc facile, et le manuscrit du *Kitâb al fihrist* [2] que j'ai consulté prouve évidemment qu'elle a eu lieu. Ainsi, pour les Arabes comme pour les Grecs, le livre de Paul était divisé en sept livres. Je ne veux point omettre de dire que les conseils et les lumières de M. Reinaud m'ont encore ici été d'un grand secours pour résoudre cette difficulté.

Pour familiariser les lecteurs avec les intentions de notre auteur, je crois devoir mettre ici sous leurs yeux la préface dont il a fait précéder son ouvrage, et dans laquelle il rend compte des

[1] *Bibliotheca græca*, édition de 1724, vol. XII, p. 575.

[2] Le *Kitâb al fihrist* a pour auteur Aboulfaradj Mohammed-ibn-Ishaak, surnommé al Nadym, qui écrivait à Bagdad l'an de l'hégire 377, de J.-C. 987.

motifs et du but pour lesquels il l'a entrepris, ainsi que du plan suivant lequel il l'a exécuté.

Οὐχ ὡς τῶν παλαιοτέρων ἐν τοῖς [1] κατὰ τὴν τέχνην τι παραλελοιπότων τήνδε τὴν πραγματείαν [2] ἐποιησάμην, ἀλλὰ συντόμου χάριν διδασκαλίας [3]· τουναντίον γὰρ ἐκείνοις μὲν [4] ὀρθῶς τε [5] καὶ ἀνελλιπῶς [6] ἅπαντα πεφιλοπόνηται. Οἱ δὲ νεώτεροι πρὸς τῷ [7] μηδὲ τὴν ἀρχὴν ἐπιχειρεῖν ἐντυγχάνειν αὐτοῖς, ἔτι μὴν [8] καὶ ἀδολεσχίαν αὐτῶν [9] κατηγοροῦσιν. Ὅθεν ἐπὶ τὸ παρὸν ἥκω σύνταγμα [10], τοῖς μὲν, ὡς εἰκὸς [11], ἔχειν αὐτὸ βουλομένοις ὑπόμνημα γενησόμενον [12], ἐμοὶ δέ γυμνάσιον. Ἄτοπον γὰρ τοὺς μὲν [13] ῥήτορας τοῖς συντόμοις τε καὶ συνεκδήμοις ὑπ' αὐτῶν ὀνομαζομένοις χρῆσθαι δικανικοῖς συντάγμασιν, ἐν οἷς ἁπάντων ἐμφέρεται [14] τῶν νόμων τὰ κεφάλαια πρὸς τὸ τῆς χρείας ἕτοιμον, ἡμᾶς δὲ τούτων καταμελεῖν [15]· καίπερ ἐκείνων μὲν οὐ πρὸς ὀλίγον μόνον, ἀλλ' ἤδη [16] καὶ συχνὸν ὑπερτίθεσθαι χρόνον πρὸς ἐπίσκεψιν δυναμένων· ἡμῶν δὲ μηδαμῶς ἢ

Je n'ai pas composé cet ouvrage par la raison que les anciens auraient omis quelque chose de ce qui est relatif à l'art, mais pour avoir un résumé de la doctrine; car tout a été au contraire parfaitement et complétement élaboré par eux. Toutefois les modernes, outre qu'ils ne cherchent pas du tout à se familiariser avec les anciens, les accusent encore de loquacité : c'est pourquoi j'ai fait le présent ouvrage pour servir à ceux naturellement qui voudront l'avoir comme mémorial, et pour m'exercer moi-même. En effet, il est absurde que les rhéteurs aient à leur disposition des traités abrégés de jurisprudence qu'ils appellent leurs compagnons de voyage, dans lesquels le résumé de toutes les lois est disposé pour un usage immédiat, tandis que nous négligeons une pareille ressource; et cependant ils ont la faculté d'ajourner une discussion non-seulement à un court intervalle,

1 ἐν τοῖς omis d. LP. — 2 παγκρατείαν P. — 3 ἐπεὶ μηδὲ συντ... διδασκαλίας ἦν τοῦτο. τουναντ... HK., διδασκαλείας E.— 4 μὲν omis dans P., ὡραίως pour ὀρθῶς LP.— 5 τε omis d. A. — 6 ἀνελλειπῶς ABFNOVeBa. — 7 πρὸς τὸ AEFLOP. — 8 μὲν FVeBa. — 9 αὐτῶν omis dans VeBa. — 10 σύνταγμα omis d. O. — 11 εἰκὸς omis d. LP. — 12 γινόμενον EF., τοῖς pour ἐμοὶ dans LP. — 13 μὲν omis d. O. — 14 ἐκφέρεται FJ. — 15 καταμελλεῖν E., μελεῖν H. — 16 ἤπερ pour ἤδη P.

πάνυγε σπανίως [17] τὴν τοιαύτην ἐχόντων ἐξουσίαν · τὰ [18] γάρ τοι τῆς χρείας ἐπί τινων νοσημάτων ἀπαραίτητον πολλάκις ἔχει [19] τὴν ἀγωνίαν · διόπερ ὀρθῶς Ἱπποκράτης ὀξὺν ἀπεφήνατο [20] τὸν καιρόν. Ἐκείνους [21] μὲν γὰρ ἐν μόναις σχεδὸν ταῖς πόλεσι κατεπείγει τῶν πραγμάτων τὸ [22] χρήσιμον, ἔνθα [23] καὶ τῶν βίβλων [24] ἄφθονός ἐστιν εὐπορία · τοῖς δὲ ἰατροῖς οὐκ ἐν πόλεσι μόνον, ἢ ἀγροῖς [25] ἢ καί [26] τισιν ἐρήμοις [27] χωρίοις, ἀλλ' ἤδη καὶ κατὰ θάλασσαν πολλάκις ἐν αὐταῖς ταῖς [28] ναυσὶν ἐξαιφνίδιος [29] νοσημάτων ἀνάγκη προσπίπτει [30], ἐφ' ὧν ἡ ἀναβολὴ θάνατον ἢ πάντως γε κίνδυνον ἔσχατον ἀπεργάζεται.

mais même à un long délai, tandis que nous n'avons jamais, ou du moins très rarement, cette liberté; car une nécessité impérieuse nous oblige souvent à agir sans retard dans quelques maladies : aussi Hippocrate dit avec raison que l'occasion est pressante. Les rhéteurs sont pressés, par l'urgence des affaires, presque uniquement dans les villes où il y a de riches collections de livres; tandis qu'à nous, médecins, non seulement dans les villes, dans les campagnes, et même quelquefois dans les déserts, mais encore sur mer et dans les vaisseaux, il incombe subitement une obligation impérieuse de soigner des maladies dans lesquelles le retard amène la mort, ou au moins un péril extrême.

Πάσας δὲ τὰς [31] ἰατρικὰς μεθόδους, ἢ τὴν κατὰ μέρος ἅπασαν ὕλην διὰ μνήμης ἔχειν τῶν χαλεπωτάτων, ἢ καὶ παντάπασιν ἀδυνάτων [32] ἐστί · διόπερ τήνδε τὴν ἐπίτομον [33] ἐκ τῶν ἀρχαίων συνεστησάμην [34] συναγωγήν. Οὔτε γὰρ ἐμὰ παρεθέμην ἐν αὐτῇ γεννήματα [35], πλὴν ὀλίγων δή τινων

Toutefois il est très difficile, et même tout à fait impossible, de retenir dans sa mémoire toutes les méthodes iatriques, ou toute leur substance détaillée, et c'est pour cela que j'ai composé, d'après les anciens, ce recueil abrégé. En effet, je n'y ai point mis mes propres conceptions, excepté un petit

[17] ἀνθρωπίνους pour σπανίως P. — [18] τὸ pour τὰ N. — [19] ἐχόντων P. — [20] ἀπευφήνατο F. — [21] ἐκείνοις E, ἐκεῖνα F. — [22] τι pour τὸ LP. — [23] ἔνθεν LP. — [24] βιβλίων ABEFJLOPVeBa. — [25] ἢ ἀγροῖς omis d. O. — [26] ἢ ἄλλοις τισίν A., ἢ καὶ ἐνερήμοις LP. — [27] ἀγρίοις pour ἐρήμοις d. E. — [28] ταῖς omis dans EF. — [29] ἐξαιφνήδιος O., αἰφνίδιος EFLP. — [30] περιπίπτει E., προσπίπτειν F. — [31] LP. omettent depuis θάνατον jusqu'à δὲ τὰς inclusiv. — [32] τῶν ἀδυνάτων K. — [33] ἐπιτομὴν VeBa. — [34] συνεστησαμένα F., ἐνεστησάμην ABEJOPVeBa., ἀγωγὴν H., οὕτως pour οὔτε O. — [35] καὶ

ὅσαπερ ἐν τοῖς τῆς τέχνης ἔργοις εἶδόν[36] τε καὶ ἐπείρασα[37], πλείοσι δὲ τῶν ἐνδόξων ἐντετυχηκὼς[38] καὶ μᾶλλον Ὀριβασίῳ, καὶ αὐτῷ πᾶσαν ἀπανθίσαντι βίβλον, ἐν ᾧ[39] πᾶσαν τὴν ὑγιεινὴν διήλθομεν ὑποτύπωσιν (τῶν[40] γὰρ μετὰ Γαληνὸν καὶ ἔτι νεωτέρων ἐγένετο), τὰ κάλλιστα τούτων ἐπελεξάμην[41], μηδὲν ὡς οἷόν τε νόσημα[42] παραδραμών.

nombre des choses que j'ai vues et expérimentées dans la pratique de l'art; mais, familiarisé avec la plupart des auteurs célèbres, notamment avec Oribase, qui a lui-même recueilli dans les autres le livre entier dans lequel il nous donne en détail le tableau des moyens de conserver la santé, car il vivait après Galien et même à une époque bien plus moderne, j'ai choisi dans ces auteurs ce qu'il yavait de meilleur, n'omettant, autant que possible, aucune maladie.

Ἡ μὲν γὰρ[43] ἑβδομηκοντάβιβλος αὐτοῦ τοῦ Ὀριβασίου πᾶσαν μὲν[44] ἐν ἑαυτῇ περιέχει τῆς τέχνης ὑπόθεσιν, ἀλλ' οὐκ[45] εὐπόριστος ἅπασιν ἡ πραγματεία πολύστιχος[46] ὑπάρχουσα. Ἡ δὲ ταύτης ἐπιτομὴ[47] πρὸς Εὐστάθιον τὸν υἱὸν αὐτοῦ γραφεῖσα, πολλῶν εἰς τὸ παντελὲς λειπομένη[48] νοσημάτων, ἀτελῆ τὴν τῶν λοιπῶν[49] περιέχει θεωρίαν, πὴ μὲν αἰτίων, πὴ δὲ διαγνώσεων[50], ἐνίοτε δὲ καὶ τῆς αὐτάρκους[51] ἐστερημένη θεραπείας[52],

Effectivement, l'*Hebdomecontabiblos* d'Oribase renferme, à la vérité, toute la matière de l'art, mais tous ne peuvent pas se procurer cet ouvrage à cause de sa grande étendue; et quant à l'abrégé de ce livre qu'il a écrit pour son fils Eustathe, outre qu'il omet beaucoup de maladies, l'examen des autres y reste incomplet, soit pour l'étiologie, soit pour le diagnostic; quelquefois même on n'y trouve pas ce qui est nécessaire pour la thérapeutique, comme aussi d'au-

πλὴν LP. — [36] εἶδα NO. — [37] ἐποίησαν pour ἐπείρασα LP. — [38] τετυχηκόσι LP. — [39] ὑφ' ᾧ K. — [40] ἃ pour τῶν EF. — [41] LP. omettent depuis καὶ αὐτῷ πᾶσαν jusqu'à ἐπελεξάμην inclusivement, et remplacent par : καὶ αὐτοῦ τοῦ Ἀλέξανδρος ἐξελεξάμην. — [42] νοσημάτων NVeBa., νόσημα omis d. F. — [43] γὰρ omis d. P., ἑβδομηκοστήβιβλος LP. — [44] μὲν omis d. ABEFJLNOPVeBa , ἐν omis d. J. — [45] ἀλλ' οὖν LP., ἀλλ' οὐκ ἄπορός τε EF. — [46] παράστοιχος LP. — [47] ἡ δὲ τῶν τῆς ἐπιτομῆς πρὸς LP. — [48] λειπομένην F. — [49] LP. omettent depuis γραφεῖσα jusqu'à τῶν λοιπῶν, et remplacent par : γραφῆς ἁπλὴν τὴν τῶν λοιπῶν. — [50] πὴ δὲ γνώσεων E. — [51] τὴν αὐτάρχως LP., ἐστερημένης K., ἐστερημένην LP. — [52] θεωρίας pour θεραπείας A., θεραπείαν LP.

ὥσπερ οὖν ἑτέρων[53] εἰς μνήμην[54] ἐληλυθότων.

Τὸ δὲ παρὸν[55] σύγγραμμα διαγνώσεις τε καὶ αἰτίας καὶ θεραπείας ἁπάντων περιέχει τῶν νοσημάτων, ὁμοιομερῶν[56], ὀργανικῶν, ἐν λύσει συνεχείας θεωρουμένων, οὐ κεφαλαιωδῶς μόνον, ἀλλὰ καὶ κατὰ τὸ[57] ἐγχωροῦν πλάτος. Πρὸ[58] δέ γε τούτων τὴν ὑγιεινὴν ἅπασαν[59] ἐξεθέμεθα δίαιταν· ἔσχατον δὲ τὸν περὶ τῶν ἁπλῶν τε[60] καὶ συνθέτων φαρμάκων ἐποιησάμεθα λόγον.

tres choses qui devraient être mentionnées.

Or le présent écrit contient le diagnostic, les causes et la curation de toutes les maladies similaires, instrumentales*, ou appartenant à des solutions de continuité, et cela non pas seulement sommairement, mais avec l'étendue possible. Avant cela, nous avons exposé le régime entier à l'aide duquel on conserve la santé, et, en dernier lieu, nous avons discouru sur les médicaments simples et composés.

Dans cette courte préface, l'auteur nous fait connaître clairement sa pensée, son plan et la manière dont il entend mener à bout son entreprise. Ainsi, résumer aussi brièvement que possible la science telle qu'elle a été élaborée par les anciens, pour lesquels il professe un grand respect, tel est son but principal. Il fait un choix parmi les maîtres de l'art, prenant ses descriptions tantôt dans l'un, tantôt dans l'autre, n'ayant égard qu'à la supériorité pratique, sans discuter les théories ou les systèmes, sans préférence pour une école plutôt que pour l'autre. On peut même dire qu'il ne suit aveuglément les opinions de personne; car il critique Hippocrate et Galien, et les réfute même comme un homme à qui la pratique a donné des convictions arrêtées. Il le fait avec sobriété et dans les limites qui lui sont tracées par la

53 ὡς ἑτέροις εἰς μν... HK., ὥσπερ ἑτέροις O. — 54 εἰς μνῆμα A., εἰς μνήμην μόνον LP. — 55 τὸ δὲ ὁρῶ συγγ... LP. — 56 ἐμοὶ μὲν καὶ τῶν ὀργ... L., ἐμοὶ δὲ καὶ τῶν ὀργαν... P. — 57 τὸ omis d. P., ἐγγοῦν pour ἐγχωροῦν LP. — 58 πρὸς P. — 59 πάσων pour ἅπασαν LP. — 60 τῶν ἁπλῶν τε omis d. P.

* Voy. dans Castelli, *Lexicon gr. lat. med.*, la définition de ces deux mots au mot Instrumentum. Voy. aussi Galien, *De diff. morb. cap.*, cap. 3 et 4.

nature même de son livre et par la concision dont il se fait une loi. Aussi, quoique l'ouvrage de Paul soit, à proprement parler, une compilation, on se tromperait gravement sur le caractère de ce livre, si on le considérait comme une compilation servile. Il n'est pas plus une compilation que tous les traités généraux de pathologie ou de médecine opératoire qui sont entre les mains de tout le monde aujourd'hui. Un homme n'invente pas la science, il en fait le tableau plus ou moins étendu, et c'est ce qu'a fait Paul, à sa manière, et en citant les auteurs dont il rapporte les procédés et les méthodes; car, outre le choix judicieux des écrivains qu'il cite, il donne, quand il y a lieu, ses propres appréciations et les résultats de son expérience. Sous tous ces rapports ses écrits doivent être nettement distingués de ceux des autres compilateurs, tels qu'Aétius, Oribase et même de celui de Celse à un certain point de vue; et cela seul suffirait déjà pour lui donner un intérêt que ne peuvent avoir les ouvrages qui se bornent uniquement à rassembler et à rapporter les idées des autres avec leurs propres paroles. Mais il a d'autres titres à notre attention, et un des principaux se tire de l'époque où il a été composé.

En effet, il ferme l'ère de la médecine grecque classique, en la résumant tout entière d'une manière concise, il est vrai, mais aussi complète que possible. Après notre auteur, l'école grecque est finie et la science tombe dans les ténèbres du moyen âge, pour ne plus projeter de lumières que bien des siècles après, lorsque refleuriront les lettres grecques dans l'occident de l'Europe. Quelle que soit la réputation qu'on ait voulu faire aux médecins arabes, ils ne peuvent à aucun titre être regardés comme les continuateurs de la médecine grecque classique. Car l'école arabe, et je saisis avec empressement cette occasion de le dire, n'eut rien d'original, rien de spontané, rien qui lui fût propre, pas plus en médecine qu'en philosophie. Malgré l'éclat dont brilla cette école pendant près de quatre siècles, tant en Asie qu'en Espagne, il faut qu'on le sache, elle ne fut qu'un reflet bien pâle et bien décoloré du génie grec à qui cet éclat fut emprunté. Les commentateurs arabes furent plus ou moins intelligents, plus ou moins ingénieux, profitèrent avec plus ou moins de jugement des riches trésors que les traducteurs firent passer dans leur langue, mais tous furent dénués d'esprit d'initiative et d'originalité : leurs ouvrages ne furent que d'imparfaites copies, que d'arides commentaires des écrits helléniques, dont les textes mêmes leur étaient inconnus.

Héritiers collatéraux des richesses littéraires et scientifiques de la Grèce, les Sémites se contentèrent de jouir de cette bonne fortune, comme des gens qui n'étaient pas en état d'en apprécier la valeur; pas plus qu'aujourd'hui encore, ils ne peuvent apprécier les magnifiques et splendides développements de l'industrie européenne; leur génie infécond associé à la mâle raison des Grecs ne retira de cette adultération qu'un produit hybride, dépourvu de caractère et frappé de stérilité, qui ne put transmettre aux Occidentaux qu'une image incomplète et défigurée de la grande école hellénique.

Aussi depuis que les études orientales se sont acclimatées dans nos pays, depuis qu'on a pu lire dans leurs textes mêmes les livres des Arabes, leur réputation a considérablement diminué; et M. Ernest Renan n'a fait que résumer l'état actuel de l'opinion des savants de l'Europe, quand il a déclaré que *nous n'avons rien ou presque rien à apprendre ni d'Averroès, ni des Arabes* [1]. Et lorsque un peu plus loin il ajoute : « La philosophie chez les Sémites n'a jamais été qu'un emprunt extérieur et sans fécondité, une imitation factice de la philosophie grecque [2], » nous pouvons hardiment substituer le mot *médecine* au mot *philosophie*, et appliquer à leur école médicale le jugement que porte

[1] *Averroès et l'averroïsme*, essai historique par Ernest Renan (Paris, 1852), Préface.

[2] *Ibid.*, *ibid.*

le savant orientaliste sur leur école philosophique. C'est que les peuples sémitiques sont surtout remarquables par l'imagination : autant ils ont été puissants dans les conceptions religieuses et poétiques, et dans les choses de pure imagination, autant ils ont été stériles dans les sciences en général, et surtout dans les sciences médicales et philosophiques. Leur plus grand mérite, sous le rapport médical, a été de faire connaître, encore bien qu'imparfaitement, la médecine grecque aux nations occidentales, longtemps avant qu'elles aient pu en avoir une connaissance directe par la lecture du texte des auteurs [1]; et il faut bien l'avouer, cette notion si incomplète, communiquée par les Arabes aux Occidentaux, ne fut point infructueuse, et il lui revient une grande part dans le mouvement scientifique qui eut lieu en France et en Italie aux XIIIe et XIVe siècles.

C'est donc avec raison que je disais tout à l'heure qu'un des principaux titres du livre de Paul à notre intérêt se tire de l'époque où vécut l'auteur. J'ajoute : et de la manière dont ce livre a été composé. En effet, contenant sous un médiocre volume les résultats de la science pratique et de l'expérience de tous les médecins antérieurs, il présentait, dans un moment où toutes les choses intellectuelles étaient en décadence, un résumé, un *compendium* succinct, mais fidèle, de toute la médecine, fait par un homme fort instruit, très intelligent et expérimenté. Il rendit l'acquisition de la science facile aux esprits indolents et déjà demi-barbares de cette époque, et servit ainsi à entretenir quelques lueurs des lumières acquises, dans des temps où les

[1] Jérôme Gemuseus avait déjà exprimé une opinion analogue dans son *Épître à Ph. de Cossé*, évêque de Coutances, en tête de son édition du texte de Paul d'Égine, où il dit « que s'il n'a manqué aux maîtres de l'école arabe ni jugement dans le choix des guides, ni art à les imiter, ils sont cependant bien loin de leurs modèles. Les Arabes n'ont rien fait que par les Grecs, et cependant c'était aux Arabes qu'on allait demander la science, de sorte qu'elle n'arrivait chez nous qu'en passant par eux. »

Voyez aussi les *Lettres de Pétrarque*. On sait que cet illustre poëte avait été initié à la connaissance de la littérature hellénique par le Grec Barlaam.

intelligences, énervées et détournées des études paisibles par d'autres préoccupations, se trouvaient dans l'impossibilité de produire quelque chose de saillant et de nouveau dans le domaine médical.

C'est pour cela sans doute que Paul d'Égine fut un des premiers auteurs grecs traduits par les Arabes. Son ouvrage est un de ceux dont ils tirèrent le plus de profit. Aussi est-ce avec pleine raison que Kurt Sprengel dit, en parlant des médecins arabes, que Paul était leur oracle [1]; et que Freind, de son côté, affirme qu'Albucasis copie cet auteur sans le nommer [2]. Il semble qu'en composant son ouvrage, il avait le pressentiment de la décadence littéraire et scientifique qui allait avoir lieu, tant il prend soin de nous dire qu'il veut que son livre soit portatif, que chacun puisse l'avoir partout avec soi, et que cependant il ne veut rien omettre de ce qui a rapport à l'art. Il atteignit certainement son but par l'extrême concision de son style, par sa clarté, par sa méthode, par le choix judicieux qu'il fit des résultats de l'expérience des siècles, confirmée par la sienne propre, et par la sobriété dont il usa dans l'examen et dans la critique des opinions des autres maîtres. Son ouvrage est de ceux qu'on aurait mis entre les mains de la jeunesse studieuse, pour l'initier à la connaissance de la médecine, si les ravages des invasions et des guerres avaient pu laisser un asile aux études médicales.

Le seul ouvrage qui nous reste de Paul d'Égine, contenant le résumé de toute la science médico-chirurgicale dans l'état où elle se trouvait au VIIe siècle de notre ère, est divisé en sept livres ou traités, dont le premier contient l'art de conserver la santé; le second traite des fièvres, ou, pour me servir de son expression, des maladies des parties similaires; le troisième, des affections internes en tant qu'elles sont localisées; le qua-

[1] *Histoire de la médecine*, vol. IX, p. 220.

[2] *Histoire de la médecine*, 1re partie.

trième, des maladies externes, qui occupent plusieurs parties, ainsi que des entozoaires; le cinquième, des plaies, des morsures, des venins et des poisons; le sixième, de la chirurgie; le septième, des médicaments simples et composés. Il a renfermé dans ce cadre toutes les connaissances médicales acquises avant lui. Mais comme à son époque la science était déjà riche de faits et que les travaux publiés depuis Hippocrate, c'est-à-dire dans l'espace d'environ mille ans, avaient considérablement agrandi son domaine, puisque Oribase, pour en présenter un tableau complet, n'avait pas employé moins de soixante-dix livres, notre auteur, pour atteindre son but, qui était de faire un Manuel, et en même temps pour ne rien laisser passer de nécessaire, dut élaguer tout ce qui n'avait pas un but essentiellement pratique. Aussi est-ce avec un véritable intérêt qu'on le voit lutter avec tant d'avantage contre la difficulté d'être tout à la fois clair et concis, complet et bref.

Grâce à son esprit méthodique et à l'ordre judicieux qu'il met dans ses descriptions, il vient à bout de surmonter toutes ces difficultés; et après l'avoir lu, on s'étonne de voir tant de choses contenues dans si peu de mots. Cette concision si remarquable ne nuit en aucune manière à la clarté. On peut même avancer sans crainte que cette dernière qualité est une de celles qui brillent le plus dans ses écrits : car si parfois il se rencontre des passages obscurs, il est évident que cela vient, ou de quelques fautes de copistes, ou de l'ignorance dans laquelle nous sommes de quelques détails de la pratique des anciens. Sous ce rapport, tous les écrivains de l'antiquité peuvent nous présenter le même défaut, à quelque ordre d'ailleurs qu'ils appartiennent. L'obscurité n'est pas en eux, elle est tout entière en nous. Paul sait admirablement fractionner un sujet pour en reprendre ensuite chaque section séparément, et en faire un tableau dont l'esprit le moins attentif peut saisir tout à la fois les détails et l'ensemble. C'est ainsi qu'il commence par définir son sujet, puis il le divise en plusieurs parties, s'il y a lieu ; donne l'explication de chacune de ses divisions, en pose les limites naturelles; fait une description générale d'abord, entre ensuite dans les particularités essentielles; cite les opinions des maîtres et les approuve ou les rejette, et donne enfin les préceptes qui lui paraissent les meilleurs. Telle est la marche logique dont il se départ bien rarement. Ce procédé est évidemment celui qui lui permet le moins de s'égarer, tout en lui laissant la liberté de dire tout ce qui est nécessaire.

Le style de Paul se ressent inévitablement de l'état de décadence dans lequel se trouvaient les lettres grecques au temps où il écrivait. Je ne sais s'il s'est préoccupé beaucoup d'être élégant. Dans tous les cas, les matières sur lesquelles il s'est exercé ne le comportaient pas beaucoup : pour faire un recueil aussi serré, aussi précis, il n'y avait guère de possibilité de viser à l'élégance, et il ne s'agissait pas pour lui de faire une composition littéraire. Toutefois sa diction est pure, et le mot propre lui fait rarement défaut. Son style me paraît avoir les qualités du genre didactique qui convient aux recueils scientifiques abrégés. Je sais bien que sous ce rapport d'autres ouvrages de médecins anciens se distinguent par une couleur littéraire fort remarquable, et qu'Arétée, entre autres, s'élève quelquefois jusqu'à la hauteur du style poétique. Mais qui sait si ce n'est pas souvent aux dépens de la vérité médicale? Quant à Celse, qui a mérité d'être appelé le Cicéron des médecins, on sait que ce fut un polygraphe à qui tous les genres de composition littéraire étaient familiers, et qui écrivit sur la médecine comme il avait écrit sur l'agriculture et sur la rhétorique. Les passages où il est question de lui dans les auteurs de son temps, tels que Columelle [1], Pline [2] et Quintilien [3], donnent même lieu de douter très sérieu-

[1] *De re rustica*, lib. I, cap. 1 ; lib. III, c. 17 ; lib. IV, c. 8, édit. Panckoucke.
[2] Liste des auteurs en tête de l'*Histoire naturelle*, même édition.
[3] *Institut. orat.*, lib. XII, cap. ultimum, *in fine*, même édition.

sement s'il était véritablement médecin, c'est-à-dire s'il avait étudié la médecine autrement qu'en philosophe.

J'ai entendu des savants estimables avancer que Paul n'avait pas mis un mot de lui dans son ouvrage, et que les passages mêmes où il parle à la première personne sont copiés textuellement dans les auteurs, de sorte que le pronom personnel ne se rapporterait pas à lui, mais à l'écrivain qui lui aurait fourni son article. On affirmait que cela était surtout vrai des trois premiers livres qui seraient entièrement copiés. Je n'ai pas besoin d'insister beaucoup pour démontrer combien cette assertion est peu fondée. Outre le passage si précis de la préface que j'ai transcrite plus haut, dans lequel l'auteur déclare qu'il n'a point mis dans son livre ses propres conceptions, *excepté quelques-unes des choses* QU'IL A VUES ET EXPÉRIMENTÉES DANS LA PRATIQUE DE L'ART, il ne faut qu'avoir jeté un coup d'œil sur son livre pour être convaincu qu'il n'est pas copiste. Ainsi, dans le chapitre 1er, livre II, il dit : « Nous nous servirons de nouveau et principalement du recueil abrégé d'Oribase, fait d'après Galien, et aussi de quelques autres auteurs, *et nous ajouterons un très petit nombre de choses omises par eux : καὶ ἡμεῖς ἐλάχιστά τινα παραλελειμμένα προσθήσομεν.* » Déjà dans le livre Ier, chapitres 41 et 46, il rapporte des faits de sa propre pratique. Il en est de même dans le livre III, chapitre 3, et surtout dans le livre VI, chapitre 78, qui se termine par une observation de l'auteur, dans laquelle il donne des détails sur un cas particulier de fistule à l'anus. Mais il y a plus, ce que Paul prend dans les autres auteurs il ne le copie pas souvent textuellement, il l'arrange presque toujours à sa manière; et si l'on compare les endroits des auteurs qu'il cite et dont les ouvrages sont venus jusqu'à nous, avec ce qu'il leur prend, on voit que s'il leur emprunte le fond, il en change presque constamment la forme. C'est, du reste, ce qu'ont remarqué avant moi presque tous les écrivains qui ont parlé de notre auteur et qui n'ont pas manqué de mentionner qu'on ne pouvait en aucune façon le considérer comme un compilateur servile. J'ai voulu relever ici cette grave erreur qui changerait complétement la physionomie de Paul d'Égine, au détriment de la vérité et de l'équité.

Il faut croire qu'à part la brillante réputation que Paul d'Égine avait acquise par sa pratique, les ouvrages qu'il laissa obtinrent également une très grande célébrité. En effet, deux cents ans environ après sa mort, ils furent traduits en arabe en même temps que les écrits de Galien et d'Hippocrate, et ce n'était pas un médiocre honneur que d'être mis ainsi sur la même ligne avec le père de la médecine et son savant commentateur, de préférence à tous les autres médecins grecs qui avaient laissé des ouvrages. L'homme qui contribua le plus à communiquer aux peuples sémitiques les connaissances scientifiques de la Grèce fut Honain-ebn-Ishaak, médecin chrétien, Syrien d'origine, qui vécut vers l'an de l'hégire 260, de J.-C. 873, sous le khalifat de Almotawakkel. Son maître en médecine avait été Jahiah-ebn-Masouiah, plus connu en Occident sous le nom de Jean Mesué: ce dernier pratiquait à Bagdad[1].

Depuis longtemps déjà les khalifes avaient ranimé en Orient le goût des lettres et encourageaient ceux qui se livraient à l'étude. Almotawakkel, désireux de voir ses sujets se familiariser avec les sciences des Grecs, invita Honain, qui était également versé dans la connaissance des deux langues, à traduire en arabe leurs principaux ouvrages scientifiques. Encouragé par les largesses de son souverain, celui-ci fit plusieurs voyages à Constantinople, et en rapporta un grand nombre de manuscrits traitant de toutes les parties de la philosophie. C'est ainsi que ce traducteur infatigable fit connaître aux Arabes Hippocrate, Galien, Paul d'Égine, Euclide et l'Almageste de Ptolémée[2].

[1] Voyez Aboulfaradj, *op. cit.*, p. 171 et suiv.
[2] Voyez Wenrich, *op. cit.*, et d'Herbelot, *Bibliothèque orientale.*

A partir de ce moment, notre auteur fut continuellement cité et surtout commenté par les médecins arabes. Le premier qui en fasse mention est Jahiah-ebn-Serapion, appelé aussi Serapion le jeune [1]. On ne sait pas au juste en quel temps il vivait. René Moreau [2] le place dans le VIIIe siècle et vers l'an 762, ce qui est évidemment une erreur. D'autres le font vivre dans le Xe siècle [3]. Quoi qu'il en soit, dans le *Breviarium*, il parle d'une composition pharmaceutique de Paul d'Égine : *Paulus Alagintie addebat in ea cassie lignee*, etc. Il n'est pas difficile de reconnaître dans cette orthographe assez barbare la transcription arabe du nom de notre auteur, qui, dans cette langue, s'appelle *Boulous* ou *Foulous*, *Aladjeniti* ou *Alagentia* (بولوس الاجانيطى).

La traduction arabe de Paul d'Égine ne servit pas seulement à faire connaître ses œuvres chez les Orientaux. En effet, il arriva pour notre auteur ce qu'on avait vu pour d'autres écrivains grecs ; il fut traduit en latin sur cette version arabe [4]. La langue grecque était devenue si étrangère aux peuples de l'Occident pendant le moyen âge, qu'on ne connaissait pas même de nom le plus grand nombre des écrivains illustres qui avaient porté si haut la gloire littéraire de la Grèce ; si bien que ce furent les Arabes qui nous initièrent les premiers à la connaissance de quelques auteurs de ce pays. Mais on peut juger ce qu'est une *traduction d'une traduction*. Celle de Paul, dont l'auteur est resté inconnu, était tellement barbare, qu'elle ne put servir à faire connaître notre auteur. Il est cependant très probable que

[1] *Practica dicta breviarium.* Venise, 1477, f° 61, verso, traité VIIe, ch. 9.

[2] *De missione sanguinis in pleuritide.*

[3] *Biographie médicale* à la suite du *Dictionnaire des sciences médicales*, édition Panckoucke.

[4] Georges Schenckius, *Bibliothèque médicale*, p. 433. « Extat alicubi vetus et barbara translatio ejusdem (Pauli). » Voyez aussi Fabricius, *Bibliotheca græca*, loc. cit. — Il me reste quelques scrupules à l'endroit de cette version latine. Cependant l'assertion de Fabricius est trop imposante pour que j'ose la révoquer en doute sans preuves positives.

c'est dans cette version latine que Mathieu Sylvaticus étudia notre médecin grec ; car il le cite assez souvent dans ses *Pandectes* [1]. J'ai fait de vaines recherches pour la trouver. Georges Schenckius, qui en parle, n'indique pas où il l'a vue.

Les progrès des Turcs en Europe et l'anéantissement définitif de l'empire de Constantinople ayant fait émigrer en Occident un grand nombre de Grecs, ces exilés y introduisirent avec des manuscrits nombreux le goût des belles-lettres et le désir de remonter à la source des sciences dont ils étaient possesseurs. Tout le monde sait que c'est à ce grand événement, ainsi qu'à la découverte de l'imprimerie, qui eut lieu à peu près dans le même temps, qu'on doit la résurrection des lettres grecques et la diffusion des connaissances scientifiques dans l'Europe occidentale. Il arriva ainsi en Italie, en Allemagne et en France, un certain nombre de manuscrits de Paul d'Égine ; et cet auteur fut, avec Hippocrate et Galien, un de ceux qu'on imprima les premiers. L'édition *princeps* fut publiée à Venise en 1528. Elle contient tout ce qui restait des œuvres de Paul, c'est-à-dire le Mémorial ou Manuel en sept livres, dont nous avons donné ci-dessus la préface. Quant à l'ouvrage sur les maladies des femmes, il était déjà perdu, et probablement depuis longtemps. Cette édition, comme on doit le penser, est fort défectueuse, et c'est avec raison qu'Hoffmann a pu dire [2], qu'elle n'a d'autre mérite que sa rareté : *Nihil aliud pretii editioni principi adjudicant nisi raritatem.* Elle est, en effet, remplie de fautes qui en rendent la lecture pénible, difficile, et qui dénaturent souvent la pensée de l'auteur. Tous les commentateurs de Paul d'Égine s'accordent pour exprimer cette opinion [3].

Plusieurs écrivains ont pensé qu'une seconde édition de cet ouvrage était sortie des presses de Venise en 1534 ; mais Hoff-

[1] *Liber cibalis et medicinalis Pandectarum;* Lyon, 1478.

[2] *Hoffmannii Lexicon bibliogr.*, art. Paulus Æginata.

[3] Voyez Gonthier d'Andernach, préface de la version latine, et Gemuseus, *loc. cit.*

mann[1] et Renouard[2] ont démontré que ce qu'on avait pris pour une seconde édition était tout simplement un exemplaire de la première qui se trouvait réuni avec l'édition d'Aétius, publiée en cette année (1534). La véritable seconde édition de Paul d'Égine est celle qui sortit de l'imprimerie d'André Cratander, à Bâle, en 1538. Elle fut rédigée par les soins de Jérôme Gemuseus, savant médecin, qui déclare, dans son épître dédicatoire, qu'elle est le résultat de la collation de manuscrits très anciens. Il est certain qu'en quelques points elle est préférable à la première. Mais on se tromperait beaucoup si l'on prenait à la lettre l'assertion de l'éditeur, qui déclare que son édition a été tellement corrigée et augmentée, qu'on peut dire avec raison que l'ouvrage semble pour la première fois voir le jour.

Dans cette même épître qu'il adresse à Philippe de Cossé, évêque de Coutances, il ajoute encore, que si l'on compare sa publication avec celle des Aldes, on pourra à bon droit s'écrier : *Quantum mutatus ab illo!!!* Il faut bien l'avouer, c'est là de l'enthousiasme d'éditeur, et le livre est bien loin de mériter de semblables éloges. En effet, l'incorrection est flagrante à chaque page, les fautes y fourmillent, et l'altération fréquente du texte démontre que Gemuseus n'a pas eu les meilleurs manuscrits à sa disposition. Il ne faut qu'avoir parcouru cette publication pour demeurer convaincu qu'une bonne édition de Paul d'Égine est encore à faire. Il n'est même pas toujours heureux dans les corrections qu'il a cru devoir faire subir au texte de l'édition des Aldes. C'est ce que Fabricius et Cornarius n'ont pas manqué de faire remarquer. « Je m'aperçois, dit le premier, que beaucoup de choses pourraient être améliorées et rendues plus pures dans cette édition de Bâle, et Cornarius fait observer qu'en cherchant à la rendre plus correcte, l'éditeur a rendu plus

[1] *Ibid.*, loc. cit.

[2] *Annales des Aldes.* Paris, 1825

vicieux certains passages : *Video tamen.... non pauca etiam in hac Basileensi editione meliora et integriora dari posse; eamque dum Paulum studet emendare, vitiosius interdum quædam expressisse notat Cornarius*[1]. »

Ainsi donc, jusqu'à ce jour, le texte de notre auteur n'a été publié que deux fois ; et depuis 1538 personne ne s'est mis en peine de le faire imprimer de nouveau. En revanche, les versions latines ont été nombreuses et leurs publications se sont multipliées. Outre celle dont nous avons déjà parlé sur la foi de Georges Schenckius, et qui fut faite sur la traduction arabe, il en parut deux en 1532 : l'une à Bâle, faite par Albanus Torinus, dans laquelle il manque le sixième livre, qui fut publié à part l'année suivante, à cause de son importance; l'autre à Paris, faite par Gonthier d'Andernach. Dans les années suivantes, ces deux versions furent réimprimées, tantôt seules, tantôt avec des notes et des commentaires. En 1556, Cornarius publia sa traduction à Bâle, chez Hervagius. Il ne peut entrer dans le plan que je me suis tracé de donner ici la bibliographie complète de toutes les réimpressions de ces trois versions : on peut en voir la liste détaillée dans le *Lexique* d'Hoffmann, et cette nomenclature ne pourrait que fatiguer mes lecteurs. J'ajouterai seulement que ces versions sont complètes et comprennent l'ouvrage entier de Paul d'Égine. Je ne dois pas omettre de mentionner ici qu'un auteur anglais, sir Adams, a traduit dans ces derniers temps, en anglais, les sept livres de Paul d'Égine. Cette traduction a été publiée dans les années 1845-1847 par les soins et aux frais de la Société de Sydenham. Elle est accompagnée de commentaires fort volumineux sur lesquels je n'ai point d'opinion à émettre. Je constate seulement que cette traduction a été faite sur les textes imprimés, et qu'elle ne révèle aucun travail particulier de révision sur les manuscrits.

[1] *Bibliotheca græca*, loc. cit.

A mon avis, la meilleure de toutes les interprétations latines de notre médecin grec est sans contredit celle de Cornarius. Le style en est généralement clair et facilement intelligible, autant du moins que le permettaient les textes qu'il avait sous les yeux. Sa latinité est bonne relativement, et ses corrections souvent heureuses. C'est aussi celle que Henri Estienne a choisie pour l'insérer dans sa collection, intitulée : *Artis medicæ principes*. Les versions de Torinus et de Gonthier d'Andernach, au contraire, sont souvent obscures, embarrassées, pénibles à lire, esquivant les difficultés au lieu de les aborder de front, et parfois elles sont encore plus difficiles à comprendre que le texte lui-même.

Mais outre ces diverses traductions complètes, chacun des traités séparés de l'ouvrage a été l'objet de versions et de publications particulières. Le lexique bibliographique d'Hoffmann en donne la liste détaillée ; et je renvoie à cet ouvrage ceux de mes lecteurs qui voudront être éclairés sur ce sujet. Je me contenterai seulement de faire remarquer que plusieurs de ces versions partielles ont précédé la publication du texte faite par les Aldes. Celle du premier livre, entre autres, ouvrage de Guillaume Copo, vit le jour dès l'année 1510.

Enfin, le *Traité de chirurgie*, qui est seul l'objet de mon travail, a été traduit en français par Pierre Tolet, chirurgien de l'hôpital de Lyon, en 1540[1]. Mais ce chirurgien ne savait pas le grec, et sa traduction fut faite sur une version latine. Je ne puis en donner une meilleure idée qu'en citant ici un passage de la préface qu'il a mise en tête de son interprétation : « Proesme au » chyrurgien francoys. Saiches amy, qu'en traduisant le sixiesme » liure de chyrurgie de Paulus Ægineta, docteur excellent, et » approuué par les medecins modernes (lequel toutesfois ie ne » tiens au nombre des medecins anciens) i'ay trouué grande

[1] A Lyon, chez Étienne Dolet.

» perplexité et certain langage amphybologicque. Ce que ne » pense procéder de l'autheur, mais de l'interpreteur latin : » combien que l'autheur ait uoulu estre brief et euiter toute » prolixité de langaige........ pour plus facile intelligence ay » entrelassé quelque déclaration mienne, oultre la lettre de l'au- » theur...., etc., etc. »

Dans une épître qu'il adresse à M. Squironis, docteur royal, etc., il donne les motifs pour lesquels il a entrepris son travail : « Deux choses m'ont incité (mon singulier précepteur » et amy) à traduire en langue francoyse le liure de chyrurgie » de Paulus Ægineta. L'une, la continuelle prière (pour leur né- » cessité et usage) des compaignons chyrurgiens de la uille de » Lyon. L'aultre (et la principale) a esté pour ce que maintenant » plusieurs autheurs antiques et modernes sont illustrés et pu- » bliés par nostre langue uulgaire. »

Après ce qu'on vient de lire, il me reste peu de chose à dire de cette traduction de Pierre Tolet : faite sur une version latine, elle n'est qu'une traduction d'une traduction. En outre, l'auteur y a ajouté des commentaires, ce qui lui enlève toute fidélité. Au reste, elle est tellement tombée dans l'oubli, que personne ne la connaît et ne la lit. J'ai même quelques raisons de croire qu'à son apparition elle n'eut pas le moindre succès.

Il n'en fut pas de même d'une autre traduction faite par Jacques Dalechamps [1], et publiée à Paris en avril 1610. Jusqu'à nos jours, cette version a été la seule à l'aide de laquelle on a connu et étudié la chirurgie de Paul d'Égine, quoique Dalechamps n'ait pas mis le nom du médecin grec au titre de sa publication; et cependant ce qu'il dit lui-même dans sa préface aurait dû mettre en méfiance les lecteurs un peu difficiles, puisqu'il convient de n'avoir eu à sa disposition qu'un texte dépravé

[1] *Chirurgie française*, recueillie par M. Jacques Dalechamps, docteur en médecine et lecteur ordinaire à Lyon, avec figures, notes, et les *Commentaires* de M. Jean Girault, chirurgien juré. Paris, chez Ollivier de Varennes, 1610, in-4°.

et incorrect, ainsi que des traductions infidèles. Voici à cet égard comment il s'exprime dans cette préface : « Ce seroit véritable-» ment un grand avantage pour nous que les escrits de Leoni-» das, Megès, Antylus, Soranus et autres de tel estoffe, desquels » Galien, Paul, Aèce confessent libéralement avoir entendu, » copié et transcrit plusieurs choses, ne fussent péris par l'injure » du temps, ou que Galien eust laissé à la postérité sa chirurgie » qu'il auoit promise. Le cours des ans nous a priués de ceste » félicité ; le temps goulu a engouffré tout cela. Il ne nous de-» meure autre chose de tels monumens et si précieux que quel-» ques pièces arrachées çà et là dans Aèce et ce sixiesme liure » de Paul, *Epitome* ou *Abbrégé de tout ce que les anciens auoyent » mis en lumière sur cest argument*, liure fort incorrect et de-» praué en son grec, assez légèrement et inconsidérément tourné » des traducteurs en plusieurs endroits, difficile à entendre et » déclarer, ou pour ce qu'on a excogité quelque autre procédure » qui a esté jugée plus aysée, etc., etc. »

On le voit, Dalechamps se plaint de l'incorrection du texte et de l'infidélité des traducteurs. Mais il est cependant tombé souvent dans le défaut qu'il leur reproche, d'avoir substitué leurs propres idées à celles de l'auteur, quand ils ne le comprenaient pas bien. Il a surtout abusé de l'amplification en ajoutant plus d'une fois au texte grec et en l'allongeant d'une manière peu mesurée. Aussi je suis convaincu que sa traduction n'aurait point eu de succès, s'il ne l'avait pas fait suivre de commentaires souvent fort instructifs et qui dénotent un homme versé dans la connaissance et dans la pratique de son art. Je n'ai pas pu relever toutes les erreurs dans lesquelles ce traducteur est tombé, cela ne pouvait entrer dans le plan de mon travail ; et si je l'ai fait quelquefois, c'est uniquement dans le but de justifier ma version, en discutant le sens donné par les divers interprètes de mon auteur, et en les comparant les uns avec les autres ainsi qu'avec le sens adopté par moi. Au reste, je dois le dire, les erreurs auxquelles je fais allusion ne sont point le fait de Dalechamps, dans le plus grand nombre des cas : elles tiennent à ce qu'il n'avait pas un texte correct à sa disposition ; et cette raison explique pourquoi j'ai été forcément entraîné à remanier complétement mon auteur et à faire une collation détaillée de tous les manuscrits. Sans ce travail préliminaire obligé, toute traduction nouvelle devenait inutile.

Le coup d'œil historique que je viens de jeter sur les œuvres de Paul d'Égine, et qui m'a permis d'en suivre les destinées depuis leur apparition jusqu'à nos jours, démontre que dans tous les temps ces écrits ont attiré l'attention et l'intérêt des médecins, que leur réputation a constamment été au niveau de celle des maîtres de la science, et enfin que, sous le rapport chirurgical surtout, ils restent en possession d'une renommée de valeur qu'aucun autre écrivain grec ne peut leur disputer. Cette célébrité dont ils ont toujours été entourés n'est point un éclat factice et emprunté, elle ne résulte point de circonstances fortuites et extrinsèques ; ils ne la doivent qu'à leur valeur réelle et positive, qu'à la science profonde, au jugement éclairé, à l'expérience vaste et judicieuse de leur auteur. S'ils ont eu quelques rares détracteurs, cela tient à la fausse idée que ces hommes avaient conçue de leur nature, à ce qu'on s'est persuadé bien à tort qu'ils n'étaient, comme tant d'autres, qu'une servile compilation, et cela parce qu'on ne les avait pas lus ; car, dès les premières lignes on a la preuve que l'auteur y a déposé les fruits de sa longue et fertile pratique en même temps que le résultat de ses nombreuses lectures.

III. — LE TRAITÉ DE CHIRURGIE EN PARTICULIER.

Jusqu'ici je me suis occupé de l'œuvre entière de Paul d'Egine, sur laquelle il m'a paru nécessaire de donner quelques éclaircissements. J'ai maintenant à parler du *Traité de chirurgie* qui est seul l'objet du travail que je publie, et qui, à tous égards, est pour nous le plus important de l'ouvrage. Ce livre de Paul est sans contredit, avec celui de Celse, tout ce que l'antiquité nous a laissé de plus complet sur la médecine opératoire. Bien que ni l'un ni l'autre ne soient des ouvrages originaux, comme ils présentent un résumé net et précis de la pratique chirurgicale à deux époques remarquables et distantes l'une de l'autre d'environ six cents ans, ils nous sont également précieux, en ce qu'ils nous permettent de constater les progrès et les développements successifs de l'art depuis sa naissance jusqu'à son sommeil pendant la nuit du moyen âge.

Entre ces deux auteurs, il y a bien encore d'autres écrivains en possession d'une renommée plus ou moins éclatante qui se sont occupés de chirurgie. Ainsi, on trouve dans Galien, dans Soranus, dans Oribase, et dans Aétius, entre autres, des pages intéressantes sur des points particuliers de l'art opératoire. Aétius surtout renferme dans son énorme compilation un grand nombre de morceaux de chirurgie qui ont droit à notre attention. Mais aucun de ces écrivains n'a rassemblé dans un recueil particulier le fruit de ses lectures ou de sa pratique; et c'est justement pour l'avoir fait, que Celse et Paul d'Égine ont tant d'importance à nos yeux, et se recommandent d'une manière toute spéciale à notre intérêt et à notre examen.

Sous le rapport purement chirurgical, le livre d'Aétius a l'immense inconvénient d'avoir disséminé sans ordre et sans méthode, comme sans suite, les diverses maladies externes et les procédés d'opération, au lieu de les rassembler dans un cadre particulier, suivant un plan bien tracé; de telle sorte que les recherches y sont difficiles, toutes les matières y étant en quelque sorte confondues et mélangées. En outre, l'art opératoire paraît n'avoir occupé l'auteur que d'une manière tout à fait secondaire; il semble n'y attacher que peu d'importance, et ce n'est que d'une manière pour ainsi dire accessoire qu'il copie dans les chirurgiens antérieurs les procédés d'opération même les plus importants. On est étonné d'y voir complétement omises des parties capitales de la chirurgie, telles que les fractures et les luxations, tandis qu'on y trouve, au contraire, décrites avec complaisance, des opérations qui ne méritent guère d'attirer l'attention. Enfin, il est visible, par les omissions nombreuses qu'on y remarque, par le peu de soins que met l'auteur à décrire les opérations, par la complaisance avec laquelle il s'étend au contraire sur les sujets purement médicaux, que la chirurgie ne le préoccupait nullement, et qu'il voulait passer sous silence toutes les parties de l'art qui n'appartenaient qu'à la médecine opératoire proprement dite.

Quant aux ouvrages qui nous restent d'Oribase, ils n'offrent presque aucun intérêt au point de vue chirurgical. Les livres *De laqueis* et *De machinamentis*, qui font partie de ses œuvres, ainsi que deux autres livres, *De fractis* et *luxatis*, qui se trouvent dans la collection de Nicétas, publiée par Cocchi, sont les seuls qui aient un rapport direct avec la médecine opératoire; et pour le reste, la plupart des observations que je viens de faire sur la compilation d'Aétius s'appliquent avec plus de raison encore, si c'est possible, à celle d'Oribase. C'est, du reste, dans un sens analogue qu'en parlent le plus grand nombre des auteurs qui se sont occupés de la littérature médicale ancienne; et je ne puis mieux faire que de citer ici ce que dit à ce sujet un des meilleurs historiens de la chirurgie. Voici de quelle manière Peyrilhe caractérise les écrivains dont je viens de parler [1]: « Parmi les compilateurs médecins, les uns, tels qu'Oribase, » ont réduit un auteur en *épitome*, en gardant les propres » termes et les expressions de l'auteur original, uniquement » occupés d'en concentrer le sens avec les moindres change- » ments possibles.

[1] *Histoire de la chirurgie*, p. 733.

» Quelques autres, comme Aétius[1], se contentèrent de faire » des centons, ou, pour me servir d'une expression de Baillet, » des rapsodies de plusieurs auteurs dont ils empruntèrent les » morceaux qui convenaient à leur dessein. Il en est enfin qui » ont fait un choix judicieux des meilleures choses dont ils ont » enrichi leurs propres découvertes. Tels ont été Celse à quelques » égards, Aurelianus et Paul d'Égine. »

Ce jugement de Peyrilhe donne la mesure exacte du mérite et des qualités qui appartiennent à ces auteurs, et confirme pleinement les considérations que j'ai émises précédemment. Ainsi, pour avoir une idée exacte et précise de la chirurgie ancienne, il faut s'en tenir à Celse et à Paul d'Égine. Ils sont les seuls qui nous en aient laissé un recueil à peu près complet, séparé du reste de la médecine, et qui nous donnent les particularités essentielles des opérations généralement pratiquées à leur époque. C'est là qu'est pour nous le principal mérite de ces deux écrivains, et ce mérite est si bien senti, même de nos jours, que les chirurgiens contemporains ne manquent jamais de les citer et de recourir à eux toutes les fois qu'ils veulent faire l'historique d'une opération, ou juger un fait dont la nouveauté peut paraître contestable.

Je ne prétends pas dire pourtant que les traités de Celse et de Paul d'Égine soient le dernier mot de l'art opératoire chez les anciens, et qu'ils nous initient à tout ce que les chirurgiens qui les ont précédés savaient et pouvaient faire. L'extrême sobriété de détails dont ils usent, et la nécessité où ils s'étaient placés d'être extrêmement concis, nous privent évidemment d'une foule de notions spéciales au défaut desquelles rien ne peut suppléer. Aucune particularité n'est indifférente en chirurgie, et la conjecture ne peut en aucune manière remplacer la description.

[1] Il est bon de rappeler ici que le texte d'Aétius n'a jamais été imprimé tout entier. Cet auteur n'est connu que par la version latine complète qu'en a donnée Cornarius.

Mais tout incomplets qu'ils sont sous ce rapport, ils nous permettent cependant d'apprécier les résultats généraux auxquels la science était arrivée de leur temps, de connaître leurs moyens de diagnostic et les éléments de leur pathologie externe, de juger le plus ou moins de hardiesse de leurs résolutions, ainsi que la valeur des signes sur lesquels ils se basaient pour opérer ou pour s'abstenir, enfin d'avoir une idée positive de leur manuel opératoire.

Si l'on considère l'état de morcellement et de spécialisation dans lequel se trouvait alors la pratique de la chirurgie, nous devons nous estimer heureux que les ravages du temps, qui ont détruit tant d'autres ouvrages, aient laissé à notre disposition des recueils qui, en définitive, contiennent l'ensemble des principaux progrès que l'art avait faits dans l'antiquité. En effet, l'immense majorité des chirurgiens se livrait à la pratique exclusive d'une spécialité restreinte. Il y avait des lithotomistes, des oculistes, des herniaires, des dentistes, des auristes, etc.; et certes ce n'a pas été un des moindres obstacles au progrès de la science, et surtout à son enseignement par les livres que son extrême morcellement dans la pratique. Sous ce rapport encore les traités de Celse et de Paul d'Égine nous offrent un intérêt particulier, qu'aucun autre ouvrage, parmi ceux des anciens qui ont été conservés, ne peut nous présenter.

S'il est vrai que Celse n'ait pratiqué ni la médecine ni la chirurgie, comme on a peut-être le droit de le conclure d'après les passages indiqués plus haut de Columelle, de Pline et de Quintilien, et je dirai même d'après certains endroits de son ouvrage, on ne peut du moins contester qu'il ait été parfaitement au courant de la science, qu'il l'avait étudiée dans tous ses détails, et qu'il était très versé dans la lecture des écrivains iatriques les plus célèbres, tant de la Grèce proprement dite que de l'école d'Alexandrie et de Rome. Cela ressort évidemment du préambule qui se trouve au commencement du livre Ier de son ouvrage, où il fait l'historique abrégé des principales sectes ou écoles médicales, de leurs opinions, de leurs discussions et des changements successifs qui eurent lieu dans les doctrines iatro-philosophiques. Dans un autre passage [1] il rapporte les noms de ceux qui ont enrichi le domaine de la chirurgie et qui avaient laissé sur cet art des écrits plus ou moins importants, dont il a certainement profité pour composer son recueil. On peut donc, à bon droit, considérer son *Traité chirurgical* comme le résumé succinct de tous les progrès qu'avait faits la médecine opératoire depuis les temps historiques jusqu'à l'ère chrétienne.

Paul d'Égine, de son côté, quoique livré à la pratique active, n'était pas moins familiarisé avec les ouvrages des maîtres antérieurs, ainsi qu'on en a la preuve non-seulement par tous les noms qu'il cite, mais encore par les procédés opératoires qu'il décrit d'après les autres et quelquefois sans les nommer. Nous en avons d'ailleurs pour caution ses propres paroles [2], par lesquelles il nous apprend que la lecture et l'étude des médecins célèbres lui étaient familières. Mais en outre on voit dans ses écrits l'homme véritablement épris de son art : l'amour de la science respire dans ses paroles; il est visible qu'il l'avait étudiée et qu'il la pratiquait avec passion, que par conséquent rien de ce qui s'y rapporte ne lui était indifférent. Ajoutons que ses voyages avaient dû mûrir beaucoup son expérience et le mettre au courant de tout ce qui se faisait dans les principaux centres médicaux de son temps. Placé dans de telles conditions, il n'est pas douteux qu'il ait fait mention dans son *Compendium* de toutes les nouveautés utiles et acceptées, de tous les progrès qui s'étaient produits avant lui. Ces considérations nous donnent le droit de conclure qu'on peut, avec ces deux auteurs, avoir un tableau restreint, mais exact, de l'état de la chirurgie chez les anciens.

Il me semble qu'il n'est point hors de propos d'attirer ici

[1] Celse, liv. VII, Préface.
[2] Voyez plus haut, préface de Paul d'Égine.

l'attention du lecteur sur les principaux faits chirurgicaux qui se produisirent pendant la période de six cents ans qui sépare Celse de Paul d'Égine, afin d'en déduire les progrès accomplis dans la médecine opératoire, et de faire ressortir la marche que suivit la science jusqu'à l'époque où les invasions barbares l'anéantirent momentanément.

Dans ses sept premiers chapitres, Paul décrit des opérations dont on ne trouve guère de traces dans Celse. Il y a surtout un chapitre consacré à l'hydrocéphale, dont l'auteur grec signale les différentes espèces admises de son temps, et pour lesquelles il prescrit l'ouverture de la collection. Cette ouverture n'est point décrite, mais seulement mentionnée dans l'auteur latin.

Viennent ensuite les opérations pratiquées dans les maladies des yeux; elles sont longuement décrites dans les deux écrivains, et l'on ne voit pas que la chirurgie ait beaucoup modifié ses procédés dans l'intervalle de temps qui les sépare. Toutefois l'hypopyon est passé sous silence dans Celse, et Paul en parle, en se contentant de copier Galien et de rapporter d'après lui le mode de succussion mis en honneur par Justus, et l'incision de la cornée. Je remarque, au sujet de l'égilops, que le médecin grec rapporte, sans l'adopter, la perforation de l'os unguis comme une opération commune de son temps. Dans l'ectropion, Celse recommande une incision semi-lunaire ayant les pointes tournées vers la mâchoire, tandis que Paul prescrit une incision en forme de *lambda* dont la pointe est tournée vers le globe de l'œil et dont la partie large aboutit à la rangée ciliaire; il excise ensuite la portion qui se trouve entre les jambes du *lambda*, et réunit par deux points de suture. C'est le procédé d'Antyllus.

Dans le chapitre de la mutilation des lèvres, des oreilles et du nez, l'auteur latin décrit clairement l'autoplastie, en disant de quelle manière on amène une portion d'une partie voisine sur celle qui est écourtée : *Neque enim*, dit-il, *creatur ibi corpus*, *sed ex vicino adducitur*. Chose singulière! cette opération, si féconde en résultats, tomba bientôt en oubli, si bien qu'il n'en est plus parlé dans Paul d'Egine; car au chapitre du *coloboma*, il se contente de rafraîchir les bords de la mutilation et de les rapprocher quand cela est possible. Ici la science avait fait un pas en arrière.

L'article de Celse sur l'extraction des dents montre combien l'art du dentiste était peu avancé à son époque, et quelle fausse idée on avait sur cette opération. Ainsi cet auteur veut qu'on ébranle peu à peu la dent douloureuse jusqu'à ce qu'elle vacille. Il déclare qu'il y a extrême danger à enlever une dent qui est solide dans l'alvéole; il indique mille précautions dirigées contre ces dangers imaginaires, et prouve bien ici qu'il ne parle que d'après les autres. Le médecin grec, au contraire, décrit en quelques mots tout ce qui est relatif à cette opération, sans oublier d'indiquer qu'on doit limer les dents trop longues.

Quoique la trachéotomie ait été pratiquée avant Celse par Asclépiade qui en est l'inventeur, au dire de Cœlius Aurelianus[1], cependant cet écrivain n'en dit pas un mot. Il est probable qu'elle tomba en désuétude jusqu'au temps où Antyllus la remit en honneur. Paul d'Égine, en rapportant le procédé opératoire de ce chirurgien célèbre, pose nettement l'indication de cette opération, en disant qu'il ne faut la faire que quand le larynx est obstrué par une maladie survenue dans cet organe ou dans les parties avoisinantes, et qu'il faut se garder de la pratiquer dans les suffocations qui ont pour cause une affection pulmonaire. C'est là un progrès dont l'honneur revient en partie à notre auteur.

L'extirpation des tumeurs strumeuses est décrite avec détail dans Paul, qui donne d'excellents préceptes applicables à l'enlèvement de beaucoup d'autres tumeurs, tant pour montrer les

[1] *Acut. morb.*, lib. III, cap. 4. — Conf. Arétée, *Acut. morb.*, lib. I, cap. 7.

contre-indications à l'opération que pour donner les moyens d'éviter les gros vaisseaux et les nerfs, et de lier les premiers, si par hasard on les ouvre pendant la dissection des tumeurs. Celse, au contraire, n'en dit pas un mot, non plus que du cancer opérable [1], et de quelques autres tumeurs dont l'auteur grec s'occupe en divers endroits. On voit que les chirurgiens étaient devenus plus hardis et plus résolus.

Mais l'opération qui prouve le mieux leur sage hardiesse, en même temps qu'elle constitue le progrès le plus positif et le plus sérieux de la chirurgie pendant le temps qui sépare Celse de Paul d'Égine, est certainement celle qui fut appliquée à la guérison de l'anévrysme, je veux dire la ligature de l'artère au-dessus et au-dessous du sac anévrysmal. L'auteur latin, qui ne distingue pas les artères des veines, quoique cette distinction fût établie bien avant lui (et pour le dire en passant, ce n'est pas là un des moindres arguments à l'appui de l'opinion qui veut que Celse n'ait pas pratiqué la médecine), l'auteur latin, dis-je, ne fait aucune mention de l'anévrysme. Galien [2] distingue déjà les anévrysmes spontanés des anévrysmes traumatiques; et Aétius [3] décrit sommairement la manière d'opérer l'anévrysme survenu au pli du bras à la suite d'une saignée malheureuse, après avoir toutefois déploré l'impuissance de l'art dans les anévrysmes qui ont un autre siége. Il prescrit de découvrir l'artère brachiale environ trois ou quatre travers de doigt au-dessous de l'aisselle, de la saisir avec un crochet mousse et d'y appliquer deux ligatures, puis de la couper entre les deux liens, et de remplir la plaie avec de la fleur d'encens. Cette opération préparatoire une fois faite, on attaque alors avec

[1] Au sujet du cancer, il dit seulement que les Grecs en distinguent plusieurs espèces, et que la langue latine n'a pas de mots pour les exprimer. (Liv. V, sect. 26, ch. 31.)

[2] Voyez Paul d'Égine, *Chirurgie*, ch. 37.

[3] *Tetrabiblos*, IV, serm. 3, c. 10.

sécurité l'anévrysme du pli du bras, sans craindre désormais, dit-il, l'éruption du sang. On ouvre la tumeur, on évacue tous les caillots sanguins, et l'on cherche l'artère qu'on lie avec deux fils et que l'on coupe entre les deux ligatures, après quoi on remplit la plaie de remèdes suppuratifs. Déjà, un peu auparavant, Aétius [1] avait indiqué la torsion comme moyen d'arrêter l'hémorrhagie dans les plaies faites aux artères.

Tel était l'état de la science lorsque Paul d'Égine lui fit faire un nouveau pas en supprimant la ligature préparatoire. Mais ce n'est pas le seul progrès que son expérience ait imposé à cette opération. D'abord il conseille d'opérer tous les anévrysmes situés dans les membres ou à la tête; il veut qu'on s'abstienne seulement dans ceux des aisselles, des aines, du cou et dans ceux des autres parties qui seraient très volumineux. Son procédé pour opérer les anévrysmes spontanés est simple: il consiste à isoler l'artère, à la lier au-dessus et au-dessous de la tumeur, à faire une ouverture au sac pour le vider, et à appliquer un pansement suppuratif. Sa méthode pour opérer les anévrysmes traumatiques diffère de celle-ci, en ce que ses deux ligatures comprennent la peau et les tissus. L'auteur grec prouve dans ce chapitre qu'il était un chirurgien consommé, car il n'est pas douteux, pour moi, qu'il soit le véritable auteur des procédés qu'il décrit. Je sais bien que Kurt Sprengel [2] n'est pas de cet avis, et qu'il attribue à Antyllus cette opération de l'anévrysme, en se fondant sur un passage de Rhazès. Mais j'avoue d'abord que l'autorité de Rhazès sur ce point ne me paraît pas imposante. L'inexactitude habituelle aux Arabes, quand il s'agit surtout de questions de chronologie ou de bibliographie, doit inspirer une grande méfiance et une légitime suspicion sur les opinions qu'ils expriment relativement à des attributions de cette espèce, et dans le cas présent, nous pouvons combattre

[1] *Ibid.*, serm. 2, c. 51.
[2] *Histoire de la médecine*, vol. VII, p. 336.

directement l'assertion de Sprengel par des arguments positifs. En effet, si Antyllus avait fait une pareille découverte, pourquoi Aétius n'en aurait-il pas parlé dans le chapitre qu'il consacre à l'anévrysme? D'ailleurs ici Paul d'Égine parle à la première personne et en son propre nom : Quant à nous, dit-il, voici comment nous distinguons, etc., etc... ἡμεῖς δὲ διακρίνομεν,... ce qu'il ne fait jamais avec le pronom personnel quand il ne s'agit pas de sa propre observation. Du reste, Peyrilhe a parfaitement senti la force de ces raisons, et il déclare que le chirurgien grec parle ici d'après son expérience, et que le procédé opératoire lui appartient complétement.

Dans le chapitre consacré à la phlébotomie, Paul défend, sauf nécessité indispensable, de saigner les enfants avant quatorze ans et les vieillards après soixante ans. Celse [1], au contraire, dit que c'est à tort que les anciens défendaient de saigner les enfants et les vieillards. Il ajoute avec une grande raison, que ce n'est pas l'âge, mais la force du malade qui importe. Il veut donc qu'on saigne l'enfant et le vieillard s'ils sont vigoureux. Je ne sais sur quel fondement Étienne Pasquier, et en général les médecins de la renaissance, ont prétendu qu'au dire des anciens, la saignée était mortelle chez les enfants, et ont attribué à l'Arabe Averroès la découverte qu'on pouvait saigner les enfants, erreur que Freind [2] a relevée. Le passage de Celse, qui est formel à cet égard, avait sans doute échappé à ceux qui ont accrédité cette erreur, ou plutôt l'autorité des Arabes, qui était encore grande à cette époque, faisait négliger l'étude des véritables maîtres.

[1] Liv. II, sect. 10.

[2] *Histoire de la médecine*, 2e partie. — E. Renan, *Averroès*, p. 34. « Combien de siècles, dit Étienne Pasquier (*Lettres*, t. II, liv. 19, p. 548), avons-nous exercé la médecine, estimants qu'il ne falloit saigner un enfant jusques à ce qu'il eust atteint l'aage de quatorze ans, et que la saignée leur estoit auparavant ce temps non un remède, ains la mort! Hérésie en laquelle nous serions encore aujourd'huy sans Averroës, Arabe, qui le premier se hasarda d'en faire l'espreuve sur un sien fils, aagé de six à sept ans, qu'il guérit d'une pleurésie. »

On trouve ensuite dans Paul d'Égine une série de huit chapitres qui n'ont point d'analogues dans l'auteur latin. De ce nombre sont celui qui prescrit l'amputation du sein hypertrophié chez les hommes, et celui dans lequel il est question du cancer aux seins et de la manière de l'opérer d'après Galien. Il ne faut point oublier de constater ce nouveau progrès chirurgical fait après l'époque de Celse.

Je passe sans m'arrêter sur les procédés de suture dans les plaies abdominales, ainsi que sur les articles consacrés aux hernies. L'absence de connaissances anatomiques précises chez les anciens rendait leur manière d'envisager et d'opérer la hernie grossière et barbare. Celse, qui est le premier auteur dans lequel ce sujet soit traité, déclare tout d'abord que les sentiments sont très partagés sur cette affection. Il ne dit que deux mots sur la hernie inguinale simple, et s'étend longuement sur la chute de l'intestin dans les bourses. D'après lui, toute hernie provient de rupture du péritoine. Paul d'Égine, au contraire, admet la distension du péritoine sans rupture. Ce double mode de production de la hernie par rupture et par distension du péritoine est formellement établi dans notre auteur, et je m'étonne que Kurt Sprengel[1] prétende que, jusqu'au XVIe siècle, on ait admis que le péritoine n'enveloppait plus les intestins herniés.

L'étude des maladies des organes génitaux avait fait quelques progrès de Celse à Paul d'Égine. On trouve dans celui-ci plusieurs affections qui sont omises dans le premier, telles que l'hypospadias et le paraphimosis, ainsi que quelques maladies du prépuce. Le diagnostic et le traitement de plusieurs autres sont mieux entendus et plus développés dans l'auteur grec. Je ne veux pas parler de la description qu'il donne du procédé à l'aide duquel on fait les eunuques. Il a beau s'en excuser et déclarer que cette opération est en dehors des devoirs du chi-

[1] *Histoire de la médecine*, vol. VII, p. 151.

rurgien, il n'en est pas moins immoral de la voir figurer dans un traité de chirurgie. Il est vrai que si Celse ne la donne pas, il décrit en revanche l'infibulation. Paul d'Égine traite encore de diverses tumeurs ou excroissances aux parties sexuelles tant masculines que féminines, de l'hermaphroditisme, du rhacosis, du cercosis, des maladies des ongles, etc., etc., et donne les différentes opérations applicables à ces maladies, qui ne sont point mentionnées dans l'écrivain latin, et qui constatent un progrès assez notable dans les connaissances chirurgicales.

La méthode de cystotomie qui a conservé le nom de Celse est tellement connue, qu'il est inutile d'en parler, sinon pour signaler deux points qui diffèrent entre la description de l'auteur latin et celle du médecin grec. Le premier, c'est que Paul ne défend pas d'opérer les malades âgés de plus de quatorze ans; le second, c'est qu'il fait l'incision obliquement sur le côté gauche du périnée, au lieu de la faire en croissant sur le raphé. Ajoutons qu'il emploie la succussion avant d'opérer, pour faire tomber la pierre sur le col de la vessie.

Les moyens de retirer le fœtus mort dans l'utérus ne diffèrent pas beaucoup dans les deux auteurs. Cependant il y a dans le chirurgien grec un progrès qui a de l'importance, en ce qu'il est possible qu'il ait donné l'idée de l'invention du forceps. C'est l'application simultanée de deux crochets qu'on enfonce à droite et à gauche dans la partie du fœtus qui se présente, et au moyen desquels on l'extrait en tirant peu à peu et avec précaution. En effet, de là à l'idée d'un instrument mousse à deux branches applicable au fœtus vivant, il n'y a vraiment qu'un pas. Précédemment, Philumenus avait donné le précepte d'aller chercher les pieds de l'enfant en le retournant pour l'amener au dehors, et à ce sujet Peyrilhe s'écrie : « Si cette manœuvre est aussi salutaire qu'on le prétend, que de couronnes civiques ne mérita pas Philumène, ou celui qui le premier apprit aux hommes l'opération dont nous trouvons chez lui les premiers vestiges ! ! ! » Le passage de Philumenus se trouve dans Aétius, *Tetrabiblos*, IV, serm. 4, c. 23 : *At si caput fœtus locum obstruxerit, in pedes vertatur atque ita educatur*. Il paraît que le précepte de Philumenus ne fut pas accepté, car il a fallu bien des siècles pour que la version, qui rend tant de services, fût universellement adoptée.

Dans le chapitre des fistules en général, les deux auteurs sont d'accord pour prescrire le déploiement ou l'agrandissement du trajet et l'excision de la callosité ; mais lorsque la fistule aboutit à un os carié, Paul d'Égine prescrit la résection de l'os. Il veut même, si la maladie siége aux membres, qu'on enlève la totalité des os dans les cas où ils seraient atteints de carie ou dénudés de chairs. C'est là une hardiesse qu'on ne trouve point dans Celse, lequel ne va pas au delà de l'application du trépan.

Nous arrivons à un des passages les plus intéressants de la *Chirurgie de Paul d'Égine :* c'est celui où il traite de l'extraction des projectiles. C'était la partie de la chirurgie ancienne la plus étudiée, celle qui offrait la pratique la plus fréquente et la plus étendue, et celle aussi où elle était appelée à rendre les services les plus signalés et les plus éclatants. Aussi, dans les deux auteurs, les procédés reposent sur les mêmes principes, et les changements ne portent que sur des points de détail. Toutefois le chapitre de l'auteur grec est beaucoup plus développé et plus complet que celui de l'auteur latin. Paul y établit les signes et le diagnostic des blessures des différents organes profondément situés, pose des règles générales pour le pronostic et pour les résolutions à prendre dans les cas douteux. C'est dans ce chapitre qu'il rappelle, en citant Hippocrate, le précepte en vertu duquel le père de la médecine prescrit de mettre le blessé dans la position où il se trouvait quand il a reçu sa blessure, et, si cela est impossible, dans une situation rapprochée ; ce qui prouve que M. Malgaigne[1] s'est trompé en attribuant à

[1] Introduction aux *OEuvres d'Ambroise Paré*, p. 236. « A. Paré insista sur ce pré-

Ambroise Paré la découverte de ce précepte qui remonte, comme on le voit ici, aux origines mêmes de la médecine. A un autre point de vue, le passage de Paul donne des notions qu'on ne trouverait nulle part ailleurs sur la manière dont étaient faites les flèches et en général tous les projectiles dont se servaient les anciens, sur les différentes matières dont ils étaient composés, et sur les moyens à l'aide desquels on s'ingéniait à les rendre aussi meurtriers que possible.

Quant à ce qui concerne les fractures et les luxations, comme Paul d'Égine n'a guère fait que rapporter les méthodes et les règles posées par Hippocrate, lesquelles étaient parfaitement connues de Celse, il ne peut pas y avoir de grandes différences dans leur manière d'envisager ces accidents. Toutefois il y avait eu entre eux un chirurgien renommé, Soranus, qui nous a laissé un fragment sur le traitement des fractures, sans parler de l'ouvrage publié par Cœlius Aurelianus, et qui est également dû à Soranus. Paul d'Égine a mis à contribution l'ouvrage de ce chirurgien, comme on peut le voir dans le chapitre où il traite de la fracture du bras. C'est au sujet du procédé de Soranus que Peyrilhe[1] dit : « L'intention de mettre tous les muscles de la partie dans le relâchement est si manifeste ici, qu'on ne s'arrêtera point à la faire remarquer. Peut-être pourrions-nous ajouter que les avantages des extensions faites à la manière de Soranus sont trop frappants, ont été trop bien sentis par tous les praticiens jusqu'à Paul d'Égine, pour que l'habitude puisse maintenir encore la routine opposée. Il est bien singulier que les anciens, dont nous ravalons si fort les connaissances anatomiques, aient mille traits comparables à celui-ci, qu'on chercherait vainement dans les meilleurs écrits modernes, et que tout grands anato-

cepte spécial et *tout nouveau* dont il venait de faire une si heureuse application sur M. de Brissac, de mettre les blessés, pour extraire les balles, dans la position qu'ils avaient à l'instant de la blessure.

[1] *Histoire de la chirurgie*, liv. V, p. 254.

mistes que nous sommes, nous soyons réduits à prendre chez eux les connaissances que nous leur refusons. »

En somme, la chirurgie de Paul d'Égine est plus complète, plus avancée en beaucoup de points que celle de Celse. Il y avait eu évidemment de notables progrès accomplis pendant le laps de temps qui les sépare. Mais en raison des circonstances politiques et des révolutions désastreuses qui affligèrent le monde pendant la période de décadence de l'empire romain, ces progrès ne portèrent aucuns fruits et demeurèrent stériles. La science suivit le mouvement politique, et tomba dans un état de déchéance telle, que les travaux et les développements antérieurs devinrent une lettre morte. Elle subit un temps d'arrêt de plusieurs siècles; et entre une société qui s'éteignait dans des convulsions perpétuelles et une autre société qui se constituait avec tant d'efforts, sa culture fut complétement négligée : un grand nombre de livres, fruit de l'expérience et du génie des anciens, furent disséminés et anéantis pour toujours. L'art retomba, comme la société elle-même, dans une enfance relative pendant laquelle les empiriques de bas étage et les spéculateurs de la crédulité humaine s'emparèrent de son domaine.

Le résumé rapide que je viens de faire des principaux progrès accomplis en chirurgie dans les six premiers siècles de l'ère chrétienne donne la mesure de l'importance que doit avoir Paul d'Égine à nos yeux. A tous égards, son ouvrage est aussi intéressant pour nous que celui de Celse; et il doit nous être plus précieux encore, si l'on songe que jusqu'à la renaissance il fut le guide de tous ceux qui voulurent étudier et pratiquer sérieusement la chirurgie, aussi bien des Arabes que des opérateurs des autres pays. Les contemporains en sentiront mieux le prix, à mesure qu'ils le connaîtront davantage et qu'ils l'étudieront dans tous ses détails. En le lisant, ils auront une fois de plus la preuve de la profonde vérité que renferme la phrase de

M. Littré, que j'ai mise comme épigraphe en tête de ce livre : « Il n'est pas un développement, le plus avancé de la médecine contemporaine, qui ne se trouve en embryon dans la médecine antérieure. »

NOTICE

SUR LES MANUSCRITS DE PAUL D'ÉGINE

COLLATIONNÉS POUR CETTE ÉDITION.

Je dois entrer dans quelques détails sur les manuscrits que j'ai collationnés et à l'aide desquels j'ai constitué le texte que je publie de la *Chirurgie de Paul d'Égine*. En effet, tout le monde sait que ces copies, transmises de main en main depuis l'auteur jusqu'à nous, sont les seules pièces authentiques sur lesquelles il est possible de s'appuyer pour faire subir à un texte les épreuves d'une critique judicieuse et raisonnée. C'est en comparant entre elles leurs différentes leçons qu'on peut arriver à établir une édition aussi bonne que possible d'un auteur, sans se laisser égarer par des hypothèses plus ou moins spécieuses. En dehors de l'autorité des manuscrits, on est véritablement sans boussole et sans guide, on marche en tâtonnant de conjectures en conjectures, et l'on ne peut atteindre qu'un résultat de tous points contestable. Avec l'aide de ces documents, au contraire, et en les contrôlant les uns par les autres, la critique parvient à lever la plus grande partie des difficultés que présente un texte, lorsque surtout elle a à sa disposition un certain nombre de manuscrits. Or c'est précisément pour épargner aux lecteurs l'obligation pénible d'aller eux-mêmes chercher à ces sources les moyens de rectifier les passages défectueux ou incorrects des deux éditions imprimées de notre auteur, que je me suis décidé à publier toutes les diverses leçons recueillies en collationnant ces manuscrits. Au moyen de ces variantes que j'ai mises au bas de chaque page, les lecteurs auront sous les yeux tous les éléments positifs nécessaires pour la rectification et la correction du texte.

Au lieu de répéter à chaque note le numéro des manuscrits,

j'ai désigné chacun d'eux par une lettre de l'alphabet ; et dans la notice qui va suivre, je donnerai la clef de cette substitution, qui m'a paru d'un usage plus facile, plus commode, et qui d'ailleurs a déjà été employée par d'autres dans de semblables circonstances. Pour cette désignation, j'ai, à peu de chose près, suivi l'ordre chronologique des manuscrits, en commençant par les plus anciens. Toutefois je dois prévenir que pour ce qui concerne l'âge de ces manuscrits, je n'ai point pris sur moi de le discuter : mes connaissances en paléographie ne m'auraient point paru suffisantes pour m'inspirer une grande confiance dans la solution que j'aurais pu donner à de pareilles questions, lors même que la nature de mon travail n'aurait pas dû me les faire mettre de côté. J'ai donc suivi avec un complet abandon les renseignements donnés par les notes qui existent dans les différents catalogues de la Bibliothèque impériale, ou qui se trouvent en tête des manuscrits. Ces notes, en effet, sont l'œuvre de divers bibliothécaires, aussi savants hellénistes qu'habiles paléographes, qui se sont succédé dans la direction du département des manuscrits à cet établissement.

Je croirais manquer à toute convenance et au devoir de la reconnaissance, si je n'adressais pas tout d'abord ici mes remercîments aux conservateurs et employés qui dirigent le dépôt des manuscrits à notre Bibliothèque impériale, pour l'inépuisable complaisance et pour l'extrême bienveillance avec lesquelles ils m'ont mis à même de puiser à loisir à toutes les sources qui m'étaient nécessaires. Je n'ai jamais demandé en vain leurs conseils, et ils m'ont toujours prodigué tous les renseignements que j'ai réclamés avec une libéralité pour laquelle je m'empresse de leur témoigner ma plus vive gratitude.

Xe SIÈCLE ?

No 2205[1], désigné par A.

Note en tête de ce manuscrit. — Codex membranaceus 12° sæculo scriptus quo continentur Pauli Æginetæ artis medicæ libri septem una cum scholiis quæ videntur esse recentioris manus.

[1] Les numéros sont ceux du Catalogue imprimé.

Autre note en tête du manuscrit. — Pauli Æginetæ opera medica. Deest caput 65 et ultimum libri quinti folium unum. Deest finis ultimi capitis libri ultimi. Codex membranaceus 11° sæculo scriptus quo continetur Pauli Æginetæ artis medicæ compendium.

Note du Catalogue imprimé. — Codex membranaceus, olim Medicæus, quo continentur Pauli Æginetæ rerum medicinalium libri septem. Conjectæ ad marginem non paucæ annotationes, idque recentiore manu, forte Marci Cabasilæ medici, penes quem nostrum hoc exemplar quondam fuisse potest ex illius chirographo. — Is Codex decimo sæculo videtur exaratus.

Ce manuscrit, d'une très belle écriture, n'a pas en tête le distique dont j'ai fait mention précédemment ; on y lit seulement : ΠΑΥΛΟΥ ΑΙΓΙΝΗΤΟΥ ; et au-dessus de ces mots se trouvent les signes employés pour désigner les poids des substances médicamenteuses.

XIe SIÈCLE.

N° 2206, désigné par B.

Il n'y a pas de note en tête de ce manuscrit, le distique ïambique s'y trouve au-dessus de la préface.

Note du Catalogue imprimé. — Codex membranaceus, olim Colbertinus, quo continentur Pauli Æginetæ de re medica libri septem ; ultimi finis desideratur. Singulis autem libris præfixus capitum index. — Is Codex sæculo undecimo exaratus videtur.

Ce manuscrit est très élégamment écrit sur deux colonnes.

XIe SIÈCLE.

N° 2217, désigné par C.

Note en tête de ce manuscrit. — Codex membranaceus 11° sæculo scriptus, quo continentur Pauli Æginetæ collectionum medicarum libri quinque postremi ; tertii desideratur et septimi pars maxima recentioris est scripturæ.

Le premier folio est numéroté 75. Il commence au chapitre 28 du livre troisième.

Note du Catalogue imprimé. — Codex membranaceus quo continentur Pauli Æginetæ collectionum ad artem medicam pertinentium libri quinque ultimi ; septimi autem pars major recentiore manu scripta est. — Is Codex sæculo undecimo exaratus videtur.

XIIe SIÈCLE.

N° 446 du Supplément, désigné par S.

Note du Catalogue du Supplément. — Codex membranaceus quo continentur :

1° Galenus ad Glauconem, de medendi methodo.

2° Ejusdem de febre laborantibus.
3° Ejusdem de palpitatione.
4° Ejusdem de morbis oculorum.
5° Ejusdem de variis remediis.
6° Organum astronomicum et epistola Petosiris ad Nechepso regem Assyriorum.
7° Hippocratis aphorismi.
8° Ejusdem prænotiones.
9° Ejusdem epistola ad Ptolemæum.
10° Galeni definitiones medicæ.
11° Stephani archiatri medica.
12° Leonis philosophi et medici compendium artis medicæ.
13° Eclogæ quædam ex Oribasio medico.

Is Codex exeunte duodecimo sæculo exaratus videtur.

Le Catalogue a omis ici le fragment du VIe livre de Paul d'Égine, qui se trouve dans ce manuscrit, au folio 114, à la suite de : *Stephani archiatri medica*. En titre de ce fragment on lit : Ἐν τούτῳ τῷ βιβλίῳ περὶ τῶν χειρουργουμένων λέγεται, τῶν κατὰ σάρκα καὶ τῶν ἐν τοῖς ὀστοῖς θεωρουμένων, ἅπερ ἐν τῷ περὶ καταγμάτων καὶ τῶν ἐξαρθρημάτων συμπεραίνεται λόγῳ. — Ce fragment finit avec le chapitre 63. — Les chapitres 15, 16, 17, 18, 19, 20 et 21 manquent.

Ce manuscrit est mutilé en beaucoup d'endroits et d'une lecture difficile.

XIIIe SIÈCLE.

N° 2292, désigné par D.

Il n'y a pas de note en tête de ce manuscrit. La préface manque, et il commence par le chapitre 1er du livre Ier, au-dessus duquel on lit : Παῦλος ἰατροσοφιστής.

Note du Catalogue imprimé. — Codex bombycinus quo continentur Pauli Æginetæ opera eadem omnino cum editis. — Is Codex sæculo decimo tertio exaratus videtur.

L'écriture n'en est pas élégante et l'orthographe est vicieuse, mais son texte est d'une grande correction.

XIIIe SIÈCLE.

N° 2207, désigné par E.

Note en tête de ce manuscrit. — Pauli Æginetæ medicarum libri septem. Subduntur quædam de pulsibus imperfecta. Codex chartaceus scriptus manu Michaelis Loullondæ, anno mundi 6807, Christi 1294, ut ad calcem voluminis annotatur.

En tête de la préface on lit : Παύλου Αἰγινήτου Περιοδευτοῦ.

Note du Catalogue imprimé. — Codex bombycinus quo continentur : 1° Pauli Æginetæ de re medica libri septem. Libris singulis præfixus capitum index ; 2° Tractatus de pulsibus. Desiderantur initium et nomen auctoris. — Is Codex Michaelis Loullardæ manu, Christi anno 1294, exaratus est.

XIVe SIÈCLE.

N° 2210, désigné par F.

Note en tête de ce manuscrit. — Codex bombycinus Manuelis Pancratii manu scriptus sæculo decimo quarto :

Pauli Æginetæ rerum medicarum libri septem.	F° 1
Antiballomena	364
De mensuris et ponderibus	367
Nomina instrumentorum medicorum	368
Damnasti excerpta ex Galeno de puerperis et infantium curatione.	368
Jacobi Psychristi Byzantii remediorum quorumdam confectiones. .	369
Index confectionum variarum	378

En tête de la préface on lit : Τούνομά μοι Παῦλος, Αἴγινά μοι πατρίς. — Παύλου Αἰγινήτου περιοδευτοῦ. Les deux premiers tiers de la préface sont d'une autre écriture que le reste.

Note du Catalogue imprimé. — Codex bombycinus quo continentur :

1° Pauli Æginetæ de re medica libri septem, præfixus capitum index.

2° Nomina instrumentorum variorum quibus chirurgi medici uti solent.

3° Excerpta ad medicinam pertinentia e Damascio, Galeno, Palladio iatrosophista et Jacobo Psychresto.

4° Variæ medicamentorum compositiones ; quæ pars nostri exemplaris in membrana scripta est.

Is Codex Manuelis Pancratii manu, sæculo, ut videtur, decimo quarto exaratus est.

Le distique ïambique ne s'y trouve pas.

XIVe SIÈCLE.

N° 2209, désigné par G.

Note du Catalogue ancien, manuscrit, sous le n° 2692. — Pauli Æginetæ rerum medicarum libri septem ; Codex chartaceus.

Il ne contient pas la préface et commence au chapitre 1er, livre Ier.

Note du Catalogue imprimé. — Codex chartaceus, olim Colbertinus, quo continentur :

1° Pauli Æginetæ artis medicæ compendium libris septem comprehensum. Singulis præfixus capitum index.

2° Libanii sophistæ opuscula quædam nempe : iræ vituperatio, bovis encomium, ruris et urbis comparatio, aliaque id genus jampridem edita.

Is Codex seculo decimo quarto exaratus videtur.

XIVe SIÈCLE.

N° 2208, désigné par H.

Note du Catalogue ancien, manuscrit, sous le n° 2690. — Pauli Æginetæ rerum medicarum libri VII. . . . . F° 1

Galeni antiballomena 380

De ponderibus et mensuris et eorum notis 382

Adamantinus, de ponderibus et mensuris. 385

De trigonis. 388

Glossæ botanicæ 388

Codex bombycinus decimo quarto sæculo scriptus.

Note du Catalogue imprimé. — Codex chartaceus ab Antonio Eparcho, Francisco primo oblatus. Ibi continentur :

1° Pauli Æginetæ de re medica libri septem. Præfixus capitum index; præfixum quoque epigramma in laudem Pauli.

2° Excerpta e Galeno de remediis succedaneis.

3° Opuscula quatuor de ponderibus et mensuris. Postrema duo e Galeni, Oribasii et Adamantii scriptis excerpta sunt.

4° Anonymi Lexicon botanicum.

Is Codex anno Christi 1360 exaratus est.

J'ai cherché à déchiffrer l'épigramme dont on vient de parler et qui est mutilée en plusieurs endroits. Elle présente des difficultés que je ne me flatte pas d'avoir résolues entièrement. Quoi qu'il en soit, j'ai lu cette épigramme de la manière suivante : je mets entre parenthèse les mots et les lettres restitués par nous.

Παῦλος ἰητρὸς ἀνὴρ, πολλῶν ἀντάξιος ἄλλων,
Ἀνδράσιν ἠδὲ γυναιξὶν νούσων εὕρετο παύλαν.
[Ποίη] δ' αὐτὸν ἔνειχε, βαβαὶ, τόσον ἄνδρα; τόση δὲ
Αἰγινήτου πρὸς Καλλίμαχον, πληϊὰς ἢ συνέκδημος;
[Τῷ δὴ Καλ]λιμάχῳ κειμήλιον ὤπασε Παῦλος, ἐμβαλὼν βί-
[βλοις π]ᾶσαν ἀκεστορίην. Πληϊὰς δὲ κέκληται ἐπωνύμως
[τοῖς ἀστ]ράσι τῆς ἁμάξης· ὅτι καὶ ἀνακυκλεῖ καὶ περιάγει
[τὴν τέχνη]ν ὡς κἀκεῖνα τὸν ἴδιον πόλον.

« Paul, médecin, qui en vaut plusieurs autres, a trouvé la cure des maladies » pour les hommes comme pour les femmes. Quel pays a produit un si grand

» homme? Et un tel livre d'Éginète, comparé à Callimaque, est-ce une *Pléiade* » ou un *Manuel*[1]? Certes, Paul a procuré un trésor à Callimaque, en renfermant » dans son livre toute la médecine. Or cet ouvrage est appelé *Pléiade*, comme » les astres du Chariot, parce qu'i la enveloppé et retourné la doctrine de même » que cette constellation fait tourner le ciel. »

Autre épigramme en tête de ce manuscrit :

Τοὔνομά μοι Παῦλος, πατρὶς Αἴγινα, πολλὰ μογήσας,
Πᾶσαν ἀκεστορίην, βίβλον ἔτευξα μίην.

Ce manuscrit précieux est d'une grande correction et d'une écriture très élégante.

XVe SIÈCLE?

N° 2211, désigné par J.

Note en tête du manuscrit. — Pauli Æginetæ medici libri septem prout sunt editi. Codex chartaceus 16° sæculo scriptus.

Note du Catalogue imprimé. — Codex chartaceus, olim Medicæus, quo continentur Pauli Æginetæ de re medica libri septem.

Is Codex sæculo decimo quinto exaratus videtur.

Le distique ïambique se trouve en tête de la préface.

XVe SIÈCLE?

N° 2047, désigné par K.

Note en tête de ce manuscrit. — Codex chartaceus 14° sæculo.

Lexicon botanicum	F° 25
Pauli Æginetæ medici libri VII.	30
Anonymi iatrica initio mutila.	503
De trigonis	505 v.
De tryphera	509
Codex chartaceus eleganter scriptus licet haud antiquus. Præmittuntur alia quædam iatrica recenti omnino manu.	1
De vocibus animalium, de rerum inventoribus	5
Excerpta ex Alexandri Aphrodisæensis problematis	6
De XII lapidibus et eorum coloribus	9
De Thessalonica et ejus conditoribus	9 v.
Quædam de viris illustribus antiquis	10
Hippocratis epistola ad Ptolemæum regem de hominis constitu-	

[1] Cette phrase est évidemment incorrecte, et le vers n'est pas régulier ; aussi je la traduis un peu au hasard.

Note du Catalogue imprimé. — Codex chartaceus Fonteblandensis quo continentur :

1° Excerpta ex Alexandri Aphrodisæi problematum libro.

2° De duodecim lapidibus, illorumque coloribus.

3° Excerpta quædam non magni momenti, de Thessalonica condita et de viris feminisque nonnullis illustribus.

4° Hippocratis epistola ad Ptolemæum regem de hominis fabrica.

5° Ejusdem juramentum.

6° Anonymi lexicon botanicum.

7° Artis medicæ compendium, libris septem comprehensum, auctore Paulo Ægineta.

8° Remedia quædam ad certorum morborum curationem idonea. Initium et nomen auctoris desiderantur.

Is Codex sæculo decimo quinto exaratus videtur.

Il n'a pas le distique ïambique; mais en tête de la préface on trouve les quatre premiers vers de l'épigramme transcrite plus haut du manuscrit n° 2208, désigné par H.

XVe SIÈCLE ?

N° 2212, désigné par L.

Note en tête de ce manuscrit. — Pauli Æginetæ rerum medicarum libri septem. Finis desideratur. 16° sæculo scriptus.

En tête de la préface on lit : Περιέχει ἡ παροῦσα βίβλος αὕτη Παύλου τοῦ Αἰγινήτου περὶ διαφορᾶς καὶ αἰτίας νοσημάτων.

Αὕτη ἡ βίβλος ὑπάρχει Παύλου τοῦ Αἰγινήτου.

Note du Catalogue imprimé. — Codex chartaceus quo continentur Pauli Æginetæ de re medica libri septem. Finis desideratur.

Is Codex sæculo decimo quinto exaratus videtur.

Il n'y a ni le distique ïambique, ni aucune épigramme en tête de la préface.

XVe SIÈCLE.

N° 2192, désigné par M.

Note en tête de ce manuscrit. — Codex chartaceus decimo quinto sæculo, quo continentur :

1° Aetii libri sexdecim.

2° Africanus, de ponderibus et mensuris.

3° Alter, de ponderibus et mensuris.

4° Ægineta, liber sextus, a capite 8 usque ad finem. Codex Telleriano-remensis.

Note de l'ancien Catalogue manuscrit, n° 2687. — Aetii Amideni compendium librorum Oribasii ad Julianum, ad Eustathium et Eunopium, et Galeni de medicamentis et Archigenis et Rufi et aliorum aliquot veterum illustriorum, distributum in libros 16. Codex chartaceus.

Note du Catalogue imprimé. — Codex chartaceus, olim Tellerianus, quo continentur.

1° Aetii Amideni rerum medicinalium libri sexdecim. Præmittitur libro primo operis totius breve quoddam compendium. Singulis præterea præfixus capitum index.

2° Excerpta ex Africano, de ponderibus et mensuris.

3° Excerpta alia de eodem argumento.

4° Pauli Æginetæ operis medici liber sextus à capite octavo usque ad finem (fol. 316, verso).

Is Codex sæculo decimo quinto exaratus videtur.

XVe SIÈCLE.

N° 338 du Supplément, désigné par T.

Note en tête de ce manuscrit. — Liber Thomæ Linacri Παύλου Αἰγινήτου περιοδευτοῦ.

Note du Catalogue manuscrit. — Codex chartaceus, ex bibliotheca ecclesiæ Parisiensis, quo continentur Pauli Æginetæ de re medica libri septem. Singulis autem libris præfixus capitum index.

Is Codex sæculo decimo quinto exeunte exaratus videtur.

XVe SIÈCLE.

N° 494 du Supplément, désigné par X.

Note en tête de ce manuscrit. — Τῷ παναγιωτάτῳ μοι αὐθέντῃ καὶ δεσπότῃ μητροπολίτῃ Σμύρνης, ὑπερτίμῳ καὶ ἐξάρχῳ Ἀσίας.

Le distique ïambique se trouve en tête de la préface qui commence au folio 10.

Note du Catalogue manuscrit. — Codex chartaceus a Mynas e Græcia allatus, quo continentur :

1° Pauli Æginetæ de re medica libri septem. Initium deest.

2° Sinopsis ex arte medica Persarum græce versa.

Is Codex sæculo decimo quinto exaratus videtur.

XVIe SIÈCLE?

N° 2213, désigné par N.

Note en tête de ce manuscrit. — Pauli Æginetæ rerum medicarum libri VII. Codex chartaceus decimo quinto sæculo scriptus.

Le distique ïambique est en tête de la préface.

Note du Catalogue imprimé. — Codex chartaceus, olim Colbertinus, quo continentur Pauli Æginetæ de re medica libri septem. Singulis præmittitur capitum index.

Is Codex sæculo decimo sexto exaratus videtur.

XVIe SIÈCLE?

N° 2214, désigné par O.

Note en tête de ce manuscrit. — Paulus Ægineta. Fol. 201, deest capitulum ultimum libri 4. Codex chartaceus sæculo decimo quinto scriptus.

Il contient le distique ïambique en tête de la préface.

Note du Catalogue imprimé. — Codex chartaceus, olim Colbertinus, quo continentur Pauli Æginetæ de re medica libri septem quibus præfixus capitum index; quarti autem caput ultimum desideratur.

Is Codex sæculo decimo sexto exaratus videtur.

XVIe SIÈCLE.

N° 2215, désigné par P.

Note en tête de ce manuscrit. — Codex chartaceus decimo sexto sæculo scriptus. Pauli Æginetæ libri septem de morborum diversitate et causa.

On lit en tête de la préface : Αὕτη ἡ βίβλος ὑπάρχει Παύλου τοῦ Αἰγινήτου. Περιέχει δὲ ἡ παροῦσα βίβλος αὕτη περὶ διαφορᾶς καὶ αἰτίας νοσημάτων.

Note du Catalogue imprimé. — Codex chartaceus, olim Trichetianus, quo continentur Pauli Æginetæ de re medica libri septem.

Is Codex sæculo decimo sexto exaratus videtur.

XVIe SIÈCLE.

N° 2204, désigné par R.

Note en tête de ce manuscrit. — Codex chartaceus decimo sexto sæculo scriptus, quo continentur :

1° Alexandri Tralliani therapeuticorum liber duodecimus initio et fine mutilus.

2° Theophilus protospatharius, de urinis.

3° Pauli Æginetæ artis medicæ compendium.

Note du Catalogue imprimé. — Codex chartaceus quo continentur :

1° Alexandri Tralliani therapeuticorum liber duodecimus ; initium et finis desiderantur.

2° Theophili protospatharii tractatus de urinis.

3° Pauli Æginetæ compendium artis medicæ.

Is Codex sæculo decimo sexto exaratus videtur.

Ces deux notes sont erronées en ce que ce manuscrit ne contient que le sixième livre du *Compendium* de Paul d'Égine.

J'ai désigné l'édition imprimée de Venise par Ve., et l'édition imprimée de Bâle par Ba.

Le MS N°			Le MS N°		
2205	est désigné par	A.	2047	est désigné par	K.
2206	—	B.	2212	—	L.
2217	—	C.	2192	—	M.
446 Suppl.	—	S.	2213	—	N.
2292	—	D.	2214	—	O.
2207	—	E.	2215	—	P.
2210	—	F.	2204	—	R.
2209	—	G.	338 Suppl.	—	T.
2208	—	H.	494 id.	—	X.
2211	—	J.			

Dans les manuscrits dont je viens de donner la notice, il n'est pas difficile de remarquer des analogies et des différences qui permettent de classer ces documents en plusieurs sections ou familles, suivant les ressemblances que présentent les textes de quelques-uns dans les divers passages où ils ne sont pas tous d'accord entre eux.

Il y a d'abord une section qui se distingue par la correction du texte et qui a servi pour ainsi dire de type à celui que je publie. C'est celle qui comprend les manuscrits DHKR, et jusqu'à un certain point le manuscrit J. C'est presque toujours à l'aide du texte donné par les manuscrits de cette section que je suis parvenu à résoudre les difficultés que j'ai rencontrées, et surtout à combler les lacunes qui existent dans les deux éditions imprimées et dans les autres manuscrits. Les manuscrits de cette section, constamment d'accord entre eux, sont complets, les fautes y sont rares, et ils paraissent avoir été copiés par des hommes versés dans la science médicale.

Une seconde section, qui est pour ainsi dire le contre-pied de la précédente, à cause de l'extrême corruption du texte, tant sous le rapport grammatical que sous le rapport médical, se compose des manuscrits GLP. Ces derniers sont constamment d'accord entre eux dans leur incorrection. Ils fourmillent de fautes, comme on peut le voir par mes notes, et ils donnent presque toujours les leçons les plus fautives, comme aussi ils présentent les lacunes les plus fréquentes et les plus considérables.

Une troisième section, qui paraît avoir servi de modèle aux deux éditions imprimées, avec lesquelles ses textes sont très souvent d'accord, se compose des manuscrits ABCT. Ils contiennent les mêmes lacunes et les mêmes incorrections que les éditions de Venise et de Bâle. De beaucoup supérieurs sous tous les rapports aux manuscrits de la section précédente, ils sont évidemment inférieurs à ceux de la première section.

Enfin, une quatrième section peut se composer des manuscrits EFMNOX. Leur parenté, quoique moins frappante que celle des manuscrits qui forment les trois sections précédentes, se reconnaît cependant et ressort principalement des passages où le texte a été le plus travaillé. Leur correction est à peu près égale à celle des manuscrits de la troisième section.

LISTE DES AUTEURS CITÉS DANS LA CHIRURGIE DE PAUL D'ÉGINE.

Antyllus, ch. 33, 40, 53, 62, 67.
Faustinus. ch. 79.
Galien, ch. 20, 21, 37, 40, 45, 86, 87, 90.
Hippocrate, ch. 34, 42, 45, 76, 78, 79, 88, 90, 91, 92, 95, 97, 107, 112, 114, 115, 117, 118, 121.
Homère, ch. 88.
Justus, ch. 20.
Léonidès, ch. 32, 44, 64, 67, 69, 78, 79, 84.
Marcellus, ch. 47.
Musa, ch. 25.
Soranus, ch. 96, 99.

CHIRURGIE

DE

PAUL D'ÉGINE

ΠΑΥΛΟΥ ΑΙΓΙΝΗΤΟΥ

ΤΟ ΠΕΡΙ ΤΩΝ ΧΕΙΡΟΥΡΓΟΥΜΕΝΩΝ ΒΙΒΛΙΟΝ.

Α'.

ΠΡΟΟΙΜΙΟΝ [1] ΤΩΝ ΧΕΙΡΟΥΡΓΟΥΜΕΝΩΝ.

Τὸν περὶ τῶν [2] χειρουργουμένων λόγον διχῇ [3] διελόντες, εἴς τε [4] τὰ κατὰ σάρκα χειριζόμενα καὶ εἰς τὰ τῶν ὀστῶν ἔν τε κατάγμασι καὶ [5] ἐξαρθρήμασι θεωρουμένων [6], ἀπὸ τοῦ [7] κατὰ [8] σάρκα νῦν ἀρχόμεθα [9], τῇ συνήθει κἀνταῦθα κεχρημένοι συντομίᾳ [10].

Πάλιν οὖν ἐκ τῶν ὑπερτέρων ἀρχόμενοι, τὴν [11] ἐν τῇ κεφαλῇ καὶ ταύτης μάλιστα [12] τὴν ἐν τῇ κορυφῇ [13] γινομένην ἐκθησόμεθα καῦσιν.

[1] ἀρχὴ προοιμίου ABCGHKNORVeBa., ἀρχὴ τοῦ προ... D. ἀρχὴ περὶ τῶν χειρ... προοίμιον LP. — [2] τῶν omis d. DHK., aj. d. R. — [3] δικῆ X. — διελθόντες P. — [4] τε omis d. AC. — τὴν σάρκα X. — [5] ἐν ἐξ... ABCFJLNOSVeBaT., aj. d. R. — [6] θεω-

---

Β'.

ΠΕΡΙ ΤΗΣ ΚΑΤΑ [1] ΤΗΝ [2] ΚΕΦΑΛΗΝ ΚΑΥΣΕΩΣ ΕΠΙ [3] ΟΦΘΑΛΜΙΩΝΤΩΝ [4], ΔΥΣΠΝΟΪΚΩΝ [5], ΚΑΙ ΕΛΕΦΑΝΤΟΣ [6].

Ἐπὶ μὲν ὀφθαλμῶν [7] ἄνωθεν ἐπιρρεομένων, ἐπί τε [8] δυσπνοϊκῶν [9] τῶν διὰ περιττωματικῆς [10] ὑγρότητος περιουσίαν πεμπομένης [11] ἐκ τῆς κεφαλῆς κάτω [12] πρὸς θώρακα καὶ

[1] κατὰ omis d. LP. — [2] τὴν omis d. VeBa. — [3] ὀφθαλμιόντα Ve. — [4] ἐπὶ δ. AC. — [5] δυσπνικῶν LP., δυσπνοούντων F. — [6] ἐλεφαντιόντων S. — [7] ὀφθαλμιώντων DHKR.,

PAUL D'ÉGINE.

LE LIVRE DE LA CHIRURGIE.

CHAPITRE PREMIER.

PRÉFACE DE LA CHIRURGIE.

Nous divisons le traité de la chirurgie en deux parties : l'une qui traite des maladies de la chair ; l'autre, des maladies des os, tant fractures que luxations, et nous allons commencer par les premières, en écrivant avec notre concision habituelle.

Ainsi donc, débutant de nouveau par les parties supérieures, nous exposerons la manière de cautériser la tête et principalement le sommet.

ρεύμενα D. — [7] τὸν F., τὰ T. — [8] κατὰ omis d. GLP. — [9] ἀρξόμεθα GLP. — [10] συνηθείᾳ CF., συνήθη T. — [11] τῆς F., τῶν G., τὸν LP. — ἐν omis d. TX. — [12] μ... κατὰ τ... ESX., τὴν κατὰ κ... F. — [13] τὴν κορυφὴν γ... ABCEFGLOPS.

CHAPITRE II.

DE LA CAUTÉRISATION DE LA TÊTE DANS LES OPHTHALMIES, LES DYSPNÉES ET L'ÉLÉPHANTIASIS.

Lorsqu'une humeur tombe des parties supérieures sur les yeux, lorsque la respiration devient difficile à cause de l'abondance d'humidité superflue qui se porte de la tête vers la poi-

ὀφθαλμίων LP. — [8] τὰ δ. P. — [9] δυσπνικῶν LP. — [10] περιττομάτων S., περιττ...κῶν GL., περιττ. .κὴν D. — [11] πεμπομένην D. — [12] καὶ τὰ pour κάτω GLP. —

λυπούσης τῇ συνεχείᾳ [13] τὰ τῇδε μόρια, καίουσι κατὰ τὸ μέσον τῆς κεφαλῆς [14] ὧδέ πως· προξυρήσαντες [15] τὰ περὶ τὴν κορυφὴν μέρη, καυτῆρας [16] πυρηνοειδεῖς [17] ἐμβάλλουσι καίοντες [18] ἕως ὀστέου τὸ δέρμα ξέοντές τε [19], μετὰ τὴν ἔκπτωσιν τῆς ἐσχάρας [20], τὸ ὀστοῦν. Τινὲς δὲ [21] καὶ αὐτὸ τὸ ὀστέον καύσαντες, λεπίδα μικρὰν ποιοῦσιν ἐκπίπτειν [22], πρὸς τὸ [23] ῥᾳδίαν ἐκεῖθεν τὴν [24] τῶν ὑγρῶν τῶν ἐν τῇ κεφαλῇ γενέσθαι διαπνοήν τε καὶ κένωσιν, φυλάττοντες ἐπὶ χρόνον [25] τὸ ἕλκος, εἶθ' οὕτως αὐτὸ [26] φέροντες [27] εἰς ἀπούλωσιν.

Ἐπὶ δὲ τῶν ἐλεφαντιάσεως [28] μελέτην ἐχόντων πέντε τινὲς [29] ἐμβάλλουσιν ἐσχάρας ἐν [30] τῇ κεφαλῇ, μίαν μὲν κατὰ τὸ [31] ἔμπροσθεν [32] ἀνωτέρω τοῦ καλουμένου βρέγματος, ἑτέραν δὲ ταύτης κατωτέραν [33], τοῦ [34] καλουμένου μετώπου μικρὸν ἀνωτέρω πρὸς τῷ πέρατι τῶν τριχῶν, καὶ ἄλλην κατὰ τὸ λεγόμενον ὀπισθοκράνιον, καὶ ἄλλας δύο κατὰ τὰ λεπιδοειδῆ [35] καλούμενα [36] προσκολλήματα [37] ἀνωτέρω τῶν ὤτων [38], μίαν μὲν πρὸς τῷ [39] δεξιῷ μέρει [40], ἑτέραν δὲ πρὸς τῷ εὐωνύμῳ [41]. Τῇ τῶν πλειόνων λεπίδων ἀφαιρέσει, τὸ πλῆθός τε καὶ πάχος [42] τῶν ὑγρῶν ἐξατμίζοντες [43] καὶ ἐξοχετεύοντες [44] ἐκ τοῦ βάθους τῆς κεφαλῆς, καὶ διὰ τοῦτο τὴν ὄψιν λυμαίνεσθαι [45] κωλύοντες [46].

Προσβάλλουσι [47] δὲ καὶ τῷ σπληνὶ ἄλλον καυτῆρα, ἵνα τὸ [48] πρωτουργὸν [49] τοῦ μελαγχολικοῦ περιττώματος [50] μόριον διὰ τῆς [51] κατὰ τὸ δέρμα γινομένης [52] ἐσχάρας θεραπεύσωσι [53].

[13] συνεχίᾳ VeX. — [14] τ. κ. τὴν κορυφὴν ὧδε. S. — [15] προξυρήσαντα GLP., προξηρίσαντες X.— [16] καὶ τὰς pour καυτῆρας D. — [17] πυροειδεῖς O., πυρὴν ἐδεῖς LP., πυρινοειδεῖς XT.— [18] καίουσιν GLP.— [19] δὲ pour τε ACDFGHP.— [20] τῆς χείρας X.— [21] δὲ omis d. GLP. — [22] ἐμπίπτειν BJXNOSVeBaT Corn. — [23] τε p. τὸ P.— [24] τὴν omis d. S. — [25] χρόνιον D. — [26] αὐτὸ omis d. DHK. — [27] προφέροντες DHK., προσφέρ.. R. — [28] ελεφαντιάσεων ESX. — [29] τινὰς DFHKR., ἐμβάλλοντες X. — [30] ἐν omis d. D. — [31] τῶν ABCGJLNOPSVeBa.—[32] ἐμπ... αὐτῆς EX.—[33] κατώτέρω BEGJMORTX.

trine, et qui, par son cours, en offense les parties, on pratique de cette manière la cautérisation du milieu de la tête : on rase d'abord le sommet du crâne, on y applique des cautères à boutons et l'on brûle le derme jusqu'à l'os ; puis, quand l'eschare est tombée, on rugine l'os. Quelques-uns cautérisent l'os lui-même de manière à en faire tomber une lamelle, afin que par-là il se fasse une perspiration et une évacuation faciles des humeurs de la tête ; et, après avoir quelque temps conservé l'ulcère, ils le font ensuite cicatriser.

A ceux qui sont affectés d'éléphantiasis, quelques-uns font cinq eschares à la tête : une à la partie antérieure au-dessus de l'endroit appelé *bregma* ; une autre un peu plus bas, en haut du front, vers la racine des cheveux ; la troisième vers la partie appelée *occiput*, et les deux autres vers les os appelés *écailleux*, au-dessus de l'endroit où sont attachées les oreilles, l'une à droite, l'autre à gauche. En détachant ainsi plusieurs croûtes, on fait évaporer et sortir de l'intérieur de la tête une grande quantité d'humeurs épaisses, et l'on empêche par là que la face devienne malade.

On applique aussi un autre cautère sur la région splénique, afin que par l'eschare faite à la peau, on guérisse l'organe sécréteur de l'élément mélancholique.

κατωτέρου LP. — [34] τοῦ δὲ κ. BJLNOVeBa. — [35] λεπτοειδῆ D. — [36] λεγόμενα DHK., καθούμενα P. — [37] προσκολώμενα D., προσκολήμενα F. — [38] ὤτω Ve., ὤντων X., ὤμων T.; T. omet depuis τῶν ὤμων jusqu'à τῇ τῶν πλειόνων inclusiv. — [39] τὸ BP., δεξιῶν P. — [40] μέρος S. — [41] ἐξονύμω X. — [42] τὸ πλῆθος τοῦ πάθους τῶν ὑγρ.. S. — [43] ἐξατμίζοντες X. — [44] ἐξοχευτεύοντες Ve., ἐξοχεύοντες T. — [45] λυμαίνεται BO., λιμένεσθαι X. — [46] κωλύοντι D. — [47] προεμβάλλουσι LP., καὶ omis d. T. — [48] τῷ AGS. — [49] πρωτουργῷ S. — [50] χύμου au lieu de περιττ... S. — [51] διαίτης au lieu de διὰ τῆς N. — [52] γενομ.. GLP., ἐσχάρας omis d. T. — [53] θεραπεύσομεν D.

Γ'.

ΠΕΡΙ ΥΔΡΟΚΕΦΑΛΩΝ.

Τὸ ὑδροκέφαλον πάθος ὠνόμασται[1] μὲν ἀπὸ τῆς ἰδιότητος τοῦ γινομένου[2] ὑγροῦ ὑδατώδους τὴν οὐσίαν ὑπάρχοντος. Γίνεται δὲ τοῖς παιδίοις κατ' αὐτὴν[3] τὴν ἀπότεξιν, ἀφυῶς[4] θλιβομένης ὑπὸ τῶν μαιῶν[5] τῆς κεφαλῆς, ἢ ἐξ ἀδήλου αἰτίας, ἢ κατὰ ῥῆξιν[6] ἀγγείου ἢ[7] ἀγγείων καὶ εἰς ἀργὴν οὐσίαν τοῦ ἐκχυθέντος[8] αἵματος μεταβεβλημένου[9]; ἢ κατὰ ἀραίωσιν[10] διιδρουμένης[11] τῆς ὕλης καὶ φερομένης μεταξὺ δέρματος καὶ περικρανίου[12]. Ἢ γὰρ μεταξὺ περικρανίου καὶ δέρματος[13] συνίσταται[14] τὸ ὑγρὸν, ἢ μεταξὺ περικρανίου καὶ ὀστέου, ἢ μεταξὺ ὀστέου καὶ μήνιγγος.

Τοῖς μὲν οὖν μεταξὺ[15] δέρματος καὶ περικρανίου ὑμένος, παρέπεται[16] ὄγκος εὐαφὴς, ὁμόχρους, ἀναλγὴς, εἰς ὕψος κεκυρτωμένος[17], δι' ὀλίγου σώματος[18] ὑποπίπτων κατὰ τὴν ἐπέρεισιν[19] τῶν δακτύλων, ῥᾳδίως[20] ὑπείκων καὶ ἀντιμεθιστάμενος[21].

Τοῖς[22] δὲ μεταξὺ περικρανίου καὶ ὀστέου τὰ μὲν ἄλλα ὁμοίως, ὁ δὲ ὄγκος[23] σκληρότερός[24] τε καὶ βραδέως εἴκων[25] ὡς ἂν καὶ διὰ πλειόνων ὑποπίπτων[26] σωμάτων, ἀλγοῦσί τε μᾶλλον.

Τοῖς δὲ μεταξὺ μήνιγγος καὶ ὀστέου, ὄγκος μέν ἐστιν[27],

[1] ὠνόμασθαι J. — μὲν omis d. GLP. — [2] γενομ.. ALG. — [3] αὐτὴν omis d. DEJRX. — [4] ἀμφυῶς X. — [5] μύων au lieu de μαιῶν. GLP. — [6] καταῤῥῆξιν B. — [7] ἀγγείου ἢ omis d. BO. — [8] ἐγχυθέντος DNVeBa., τοῦ omis d. T. — [9] μεταβαλλομένου au lieu de μεταβεβλημένου GLP. — [10] ἀραίωσιν LP. — [11] διιδρυμένης A., διϊδρυμ... CFX., διϊδρου... GJT., διϊδαιρω... DR., διϊδερου... HK., διιιδρυ... S. — [12] S. ajoute ὑμένος et met εἰ pour ἤ. — [13] δέρμετος Ba. — [14] συνιστ... μετὰ τὸ LP... A. omet depuis ἢ γάρ jusqu'à καὶ ὀστέου exclusiv... CDF. omettent depuis ἢ γὰρ jusqu'à ὑμένος παρεπ... exclusiv.; N. omet depuis καὶ οστέου jusqu'à ὑμένος παρέπ... exclusiv.; XES. omettent μεταξὺ ὀστέου καὶ.. — [15] μετὰ τοῦ δ. A. — [16] παρέπ... ὁ ὄγκος O. — [17] κεκυπτωμένος GLPT. — [18] Dalechamps veut qu'au lieu de δι' ὀλίγου σώματος on mette δι' ὀλίγου διαστήματος, et G. d'Andernach, qu'il n'y ait pas de virgule avant ῥᾳδίως, qu'elle soit au contraire avant

CHAPITRE III.

DE L'HYDROCÉPHALE.

L'hydrocéphale prend son nom de la nature propre de l'humeur qui la forme, laquelle est aqueuse. Elle vient aux enfants ou parce qu'au moment même de l'accouchement, les sages-femmes leur compriment maladroitement la tête; ou par une cause latente; ou par suite de rupture d'un ou de plusieurs vaisseaux, quand le sang qui en découle se change en une humeur inutile; ou par un relâchement qui permet à la matière de transsuder et de se répandre entre la peau et le péricrâne. En effet, l'humeur s'amasse ou entre la peau et le péricrâne, ou entre le péricrâne et l'os, ou entre l'os et la méninge.

Lorsque l'humeur se tient entre la peau et le péricrâne, il s'ensuit une tumeur facile au toucher, sans changement de couleur à la peau, indolente, élevée et convexe, séparée des doigts qui la pressent par peu de parties, cédant et se déplaçant facilement.

Lorsque l'humeur se trouve entre le péricrâne et l'os, les autres choses se passent de même; seulement la tumeur est plus dure, cédant lentement parce qu'il y a plus de parties interposées, et la douleur est plus forte.

Si l'humeur se trouve entre l'os et la méninge, il y a bien une tuméfaction, mais elle ne cède pas à la pression, elle n'est pas aussi facile au toucher : toutefois elle cède à une forte pres-

κατὰ τήν; mais comme aucun manuscrit n'autorise à faire ce changement, je conserve mon texte avec d'autant plus de conviction, que la phrase suivante emploie la même locution. Je ne vois point non plus de raison suffisante pour placer la virgule avant κατὰ τὴν, puisque, dans les meilleurs manuscrits, je la trouve remplacée avant ῥαδίως par la conjonction καί... Je fais passer l'autorité des manuscrits avant celle des commentateurs. — [19] ὑπέρεισιν DR., ἐπέρεσιν L., ἐπέρησιν T. — [20] καὶ ῥαδίως DHKR. — [21] ἀντικαθιστάμενος ABCDFGHKLNPRVe. — [22] τὰ au lieu de τοῖς GLP. — [23] ὁ δὲ ὄγκος μᾶλλον σκλ... tous, à l'exception de S. — Cornarius veut qu'on mette μόνον au lieu de μᾶλλον, ce que je ne trouve pas nécessaire, et ce que n'autorise aucun manuscrit. — [24] σκηρότερος P. — [25] ἤκων XT. — [26] ἀναπιπτόντων P. — [27] ἔσται ABCEFGLTNOPSVeBaX. —

ἀλλ' οὐχ ὑπείκων, οὐδὲ [28] ὁμοίως εὐαφὴς [29], πλὴν τῇ βιαίᾳ θλίψει ὠθούμενος εἴκει [30] · τὸ γὰρ ὀστέον τῶν νηπίων [31] ἔτι [32] νεοπαγὲς ὂν [33] εὔεικτον [34] τέως ἐστὶ, καὶ μάλιστα ὅταν ἀραιωθεισῶν τῶν ῥαφῶν ἡ πάροδος τοῦ ὑγροῦ πρὸς [35] τοὐκτὸς γένηται [36]. Γινώσκεται δὲ [37] τοῦτο ῥᾳδίως τῷ [38] δραπετεύειν [39] ἀντιπαραγόμενον εἰς τὸ βάθος ἐν τῇ πιλήσει [40] τὸ [41] ὑγρόν. Ὀδύνη [42] δὲ μείζων τούτοις γίνεται, ἥτε [43] κεφαλὴ πᾶσα διΐσταται [44] καὶ τὸ μέτωπον αὐτοῖς ἔξω προβέβληται [45], καὶ ἀτενὲς ὁρῶσι [46], καὶ δακρύουσι συχνότερον [47].

Τούτοις μὲν οὖν τὴν χειρουργίαν ἀπαγορεύσομεν, εἰ [48] καὶ [49] μάλιστά τινες τῶν χειρουργῶν [50] περιτρυπήσαντες ἐκόμισαν [51] τὸ ὀστέον, ὡς ἐν τῷ πέρὶ τῶν ἐν τῇ κεφαλῇ [52] καταγμάτων εἰρήσεται. Εἰ δέ γε μεταξὺ δέρματος καὶ περικρανίου συνίσταται τὸ ὑγρὸν, μικροῦ μὲν ὄντος [53] τοῦ ὄγκου, μίαν διαίρεσιν κατὰ μέσον [54] ἐγκαρσίαν ἐμβαλοῦμεν. Εἰ δὲ μεταξὺ περικρανίου καὶ ὀστέου, καὶ μείζων ὁ ὄγκος εἴη [55], δυσὶ κεχρήμεθα διαιρέσεσι [56] τεμνούσαις [57] κατὰ [58] μέσον ἀλλήλας [59]. Εἰ δ' ἔτι [60] μείζων καὶ τρισὶ, μιμουμέναις [61] τὸ Η [62] στοιχεῖον.

Μετὰ δὲ τὴν χειρουργίαν ἐκκρίναντες [63] τὸ ὑγρὸν καὶ διαμοτώσαντες προσφόρως ἐπιθήσομεν καὶ ἄχρι τῆς [64] τρίτης οἰνελαίῳ [65] ἐπιβρέξομεν [66] · μεθ' ἣν λύσαντες [67] ἐμμότῳ [68] θεραπεύσομεν ἀγωγῇ [69]. Καὶ εἰ χρονίζοι [70] τὸ ὀστέον μὴ σαρκούμενον, ἐλαφρῶς αὐτὸ [71] ξύσομεν.

28 ὁδὲ P. — 29 εὔβαφὴς FN Ve. — 30 εἴκαι N., ἥκει TX. — 31 ἠπίων G. — 32 ἐστὶ S. — 33 ὂν omis d. S. — 34 εὐίατον DKRT. — 35 πρὸς τὸ εἰκὸς T. — 36 γίνεται GLP. — 37 δὲ omis d. GLP. — 38 τὸ au lieu de τῷ BDENOSVe. — 39 δραπτεύειν Ve.— 40 ἐπιλήσει T. — 41 τοῦ ὑγροῦ au lieu de τὸ ὑγρὸν dans tous, excepté E. et Corn. 42 ὀδύνης GLP., ὀδύνει N Ve.— 43 ἤτῇ LP.— 44 Dalechamps veut qu'on mette ἐξίσταται au lieu de διΐσταται; mais comme aucun manuscrit n'autorise cette substitution, je la repousse de mon texte. — 45 προσβέβληται JKORSBa. — 46 οὑροῦσι D. — 47 συχνῶς S. — 48 ἢ E. — 49 καὶ τὰ μάλ.. ESX. — 50 χειρουργουμένων LP. — 51 ἐκομίσαντο BEXHKPJNORSVeBa.— 52 περὶ κεφαλῆς κατ. RS., περὶ τὴν κεφαλὴν κατ. GLP., τῇ omis d. D. — 53 ὄντος omis d. LP. — 54 κατὰ μίαν T. — 55 ὁ ὄγκος δειχθείη ACF., ὁ omis d. DPR. — 56 διαιρέσει F., διαίρεσι C. — 57 τεμνούσας D. — 58 κατά τε μέσον J., μέσον omis d. T. — 59 ἀλλήλαις GL. — 60 εἰ δέ τι Ve., ἔτι omis d. GLP. — 61 μιμούμενοι D. — 62 Ἦτα omis d. LP., ὄγδοον au lieu de H. d. S. — 63 ἐκκρίναντες F. — 64 τῆς omis d. S. — 65 σὺν ἐλαίῳ DJR., ἐνελαίῳ T. — 66 ἐπι-

sion, parce que les os des enfants nouveau nés, étant récemment solidifiés, cèdent facilement, surtout lorsque l'humeur s'est frayé une route au dehors par les sutures entr'ouvertes. On constate facilement cet effet en ce que, pendant cette pression, l'eau repoussée reflue dans la profondeur de la tête. Une douleur plus forte a lieu dans ce cas : la tête entière s'écarte, le front se déjette en dehors et les yeux sont fixes et continuellement larmoyants.

Nous ne pratiquons pas d'opération à ces malades, quoique cependant quelques chirurgiens perforent et enlèvent une portion d'os de la manière qui sera décrite dans le chapitre où l'on traitera des fractures de la tête. Mais si l'humeur est déposée entre la peau et le péricrâne, et si la tumeur est petite, nous faisons, par son milieu, une seule incision transversale. Si la collection se trouve entre le péricrâne et l'os, et si la tumeur est grosse, nous ferons deux incisions qui se couperont par leur milieu. Si la tumeur est encore plus grosse, nous ferons trois incisions imitant la lettre H.

Après avoir enlevé l'humeur par cette opération, nous introduirons de la charpie dans la plaie et nous la banderons convenablement; puis, jusqu'au troisième jour, nous l'arroserons avec un mélange d'huile et de vin; après ces trois jours, nous enlèverons le bandage et nous amènerons la guérison à l'aide de charpie enduite de médicaments; puis, si au bout de quelque temps l'os ne se recouvre pas de chair, nous le ruginerons doucement.

βρέχομεν ABCEFGJLNOTXPVeBa. — 67 μεθ' ἣν λύσαντες omis d. P. — 68 ἔμμοτον LP. — 69 αἰγωγῇ Ba., ἀγωγὴν P. — 70 χρονίζον LP., χρονίζει TX. — 71 αὐτῷ C.

Paul d'Égine omet de parler, dans ce chapitre, d'un quatrième cas d'hydrocéphalie : c'est celui dans lequel la collection d'humeur se trouve entre le cerveau et les enveloppes. Des auteurs antérieurs à lui en ont cependant fait mention.

Plusieurs commentateurs pensent que ce chapitre est extrait des œuvres perdues pour nous du chirurgien ancien Léonidès, souvent cité par notre auteur, comme on le verra plus loin.

Comparez, sur le même sujet, le chapitre extrait d'Antyllus, collection de Nicétas, p. 121.

Δ′

ΠΕΡΙ ΑΡΤΗΡΙΟΤΟΜΙΑΣ[1].

Επί τε[2] ῥεύμασιν ὀφθαλμῶν χρονίοις[3], ἐπί τε τῷ σκοτωματικῷ πάθει[4], τὰς ὄπισθεν τῶν ὤτων διατέμνειν ἀρτηρίας εἰώθαμεν. Προξυρητέον[5] οὖν[6] τὸ ὄπισθεν τῆς κεφαλῆς μέρος καὶ σημειωτέον[7] τοῖς δακτύλοις· ἐκ γὰρ τοῦ κατὰ τὸν[8] τόπον σφυγμοῦ ῥᾷστα καταληφθήσεται τῆς ἀρτηρίας ἡ θέσις· κἄπειτα τέμνειν αὐτὴν ἄχρις[9] ὀστέου[10], μῆκος ἐχούσης τῆς διαιρέσεως ὅσον δύο δακτύλων, προσημανθείσης[11] μέλανι γραφικῷ. Ταύτης δὲ μὴ ὑποπιπτούσης[12], μετρεῖν[13] δεῖ ἀπὸ τῶν ὤτων ὡς τριῶν[14] δακτύλων διάστημα καὶ τότε χειρουργεῖν[15], ἐγκαρσίως διαιροῦντα[16] τὰς ἀρτηρίας ἄχρις ἂν ἥ τε[17] τοῦ αἵματος σφυγματώδης φανῇ[18] ῥύσις[19], τό τε ὄργανον ἐγκυρήσῃ[20] τῷ ὀστέῳ[21] Μετὰ δὲ τὸ σύμμετρον αἷμα ῥυῆναι, διελόντες[22] τὸ[23] περικράνιον, ὑπὲρ τοῦ μὴ τῇ[24] τάσει φλεγμαίνειν[25], καὶ ξύσαντες[26] τὸ ὀστέον, σφηνίσκον[27] ἐκ ῥάκους ἐμβαλοῦμεν τοῖς τραύμασι, καὶ τῇ ἐμμότῳ θεραπεύσομεν[28] ἀγωγῇ. Εἰ δὲ ἐπιμένοι κἀνταῦθα ψιλὸν τὸ ὀστέον, ὁμοίως καὶ τῇ τούτου[29] ξύσει[30] χρησόμεθα.

[1] ἀρτηροτομίας LP. — [2] τε omis d. GL. — [3] χρονείαν D. — [4] πάθη AL. — [5] ξυρηστέον O Ve., προξυρίσαντες T. — [6] οὖν omis d. GLP. — [7] συμειωτέον Ba. — [8] τὸν omis d. GLJPS. — [9] μέχρις pour ἄχρις EJ. — [10] ὀστέον Ve. — [11] προσημανθείσῃ ES. — [12] ὑποπτούσης BO. — [13] μητρεῖν D. — [14] τεσσάρων DGHKLPR., τριῶν καὶ δακτ. R., ὤτων ὀστέων τεσσάρων δακτ. T. — [15] χειρουργίαν T. — [16] διαιροῦντε T., διαιροῦντας CF. — [17] τε omis d. S. — [18] φανείη HKR., φανῆς L., φωνῇ T. — [19] ῥέυσις D., ῥαΐσῃ T. — [20] ἀγκυρώσει D., ἀγκύρσῃ E., ἐγκύρσει X., ἐγχυρίσῃ GLP., ἐγχυρήσοι HKR., ἐγγυρήσῃ BCFNOSVeBa., ἐγγυρίσει T. — [21] τὸ ὀστέον DNPVe., τὸ omis d. N. — [22] διελ..τε τὸν EX. — [23] τὸν ABCEFGLNOPSVeBa. — [24] τε pour

CHAPITRE IV.

DE L'ARTÉRIOTOMIE.

Dans les fluxions chroniques des yeux et dans la maladie vertigineuse, nous avons coutume d'inciser les artères situées derrière les oreilles. Il faut, en conséquence, raser la partie postérieure de la tête et noter avec les doigts la place de l'artère que l'on trouvera facilement à cause de ses pulsations, puis la couper jusqu'à l'os par une incision longue de deux travers de doigts en suivant une ligne préalablement tracée avec de l'encre. Si l'on ne rencontre pas le vaisseau, il faut mesurer une distance de trois doigts à partir des oreilles et inciser ensuite en coupant transversalement les artères jusqu'à ce qu'on voie sortir le sang par saccade à la manière du pouls, et jusqu'à ce que l'instrument ait touché l'os. Après l'écoulement d'une suffisante quantité de sang, on divise le péricrâne, de peur qu'il ne s'enflamme par la tension ; puis, ayant raclé l'os, nous introduisons dans la plaie un petit coin de chiffon et nous la guérissons avec le pansement de charpie médicamenteuse. Mais si l'os reste alors dégarni, nous le ruginons de la même manière *.

τῇ E., τῇ omis d. LP. — 25 φλεγμῆναι BXEJOBa. — 26 ξάντες R. — 27 σφηνίσκους E., σφηνίσκει D. — 28 θεραπεύσημεν NVe. — 29 τούτων F., τούτῳ C. — 30 ξυρίσει S., ξύσει omis d. D.

Cette opération est décrite dans Aétius, d'après Sévérus.

* Les anciens ruginaient les os dans le but d'obtenir leur adhésion aux parties charnues et d'éviter la carie qui suit leur dénudation lors même qu'ils sont recouverts de chair, mais sans adhérer à celle-ci. (Voyez plus loin Paul d'Égine, ch. LXXVII, *Des fistules.*)

Ε'.

ΠΕΡΙ ΑΓΓΕΙΟΛΟΓΙΑΣ * ΚΑΙ ΚΑΥΣΕΩΣ.

Ἐπί τε τῶν ἡμικρανικῶν καὶ τῶν χρονίως[1] ῥευματιζομένων ἢ[2] καὶ ὀξέως τοὺς ὀφθαλμοὺς θερμῷ καὶ δριμεῖ[3] ῥεύματι, ὥστε καὶ θέρμην[4] κατὰ τοὺς κροταφίτας[5] σὺν οἰδήματι[6] γίνεσθαι μύας, τὴν[7] ἐν τούτοις ἀγγειολογίαν ἅπαντες ἐδοκίμασαν. Προξυρήσαντες οὖν τὰς κατὰ[8] τοῦ κροτάφου[9] τρίχας σημειωσόμεθα τοῖς δακτύλοις, προπυριάσαντες ἢ καὶ τῇ διασφίγξει[10] τοῦ τραχήλου χρησάμενοι. Τὰ δὲ ἀγγεῖα ὑπ' ὄψιν ἐλθόντα μέλανι σημειωσάμενοι[11], κουφίσομεν ἐκ τῶν πλαγίων τὸ δέρμα διά τε τῶν τῆς[12] ἀριστερᾶς ἡμῶν χειρὸς δακτύλων καὶ τῶν[13] ὑπηρέτου, καὶ κατ' αὐτοῦ τοῦ ἀγγείου δώσομεν ἐπιπολαίαν διαίρεσιν. Εἶτα τέλεον[14] διελόντες[15] ἀγκίστροις τε ἀνατείναντες[16] καὶ δι' ἐξυμενιστήρων[17] τὸ ἀγγεῖον γυμνώσαντες[18], μετεωρήσομεν ἀπολελειμμένον[19] πανταχόθεν. Καὶ εἰ μὲν λεπτὸν εἴη, τῷ τυφλαγκίστρῳ τοῦτο[20] ἀνατείναντες καὶ περιστρέψαντες, ὑφ' ἓν[21] ἐκτέμομεν· ὥστε καὶ[22] μέρος αὐτοῦ λαβεῖν. Εἰ δὲ μέγα τυγχάνοι, διὰ βελόνης διπλοῦν ὑποβαλόντες[23] βρόχον, ἤτοι ὠμόλινον[24], ἢ ἄλλον τινὰ ἰσχυρὸν, καὶ πρῶτον[25] φλεβοτόμῳ διελόντες[26] ἐπ' ὀρθὸν[27] τὸ ἀγγεῖον καὶ σύμμετρον τοῦ αἵματος[28] ἀποκενώσαντες, κατὰ τὰ[29] δύο πέρατα τὸ[30] γυμνωθὲν ἀπολινώσομεν· τὸ δὲ[31]

[1] χρονιζομένων au lieu de χρονίως ῥευμ.. BVe. — [2] εἰ BGNOSVeBa., καὶ omis d. DR. — [3] δριμὺ D., δριμέσει L., δριμέτει P. — [4] θερμῷ D. — [5] κροτάφους S. κροταφίτους R. — [6] σὺν ὕδατι T. — [7] τῶν GLP. — [8] κατὰ omis d. GLPT. — [9] κροταφίτου DHR. — [10] ἰδίᾳ σφίγξει S., διασφύξῃ L. — [11] σημειωσόμεθα DHKR., εἶτα κουφ... DHK., καὶ φίσομεν LPR. — [12] τοῖς L. — [13] κ. τῶν τοῦ ὑπ... AB CDEFGTHJKLNOPSVeBaX., τῶν omis d. D. — [14] τελευταῖον GLP. — [15] διελθόντες BCDEFGJLNOPRSVeBaTX. — [16] ἀνατείνοντες D. — [17] ἐξυμενίστρων D. [18] γυμνάσαντες D., μετεωρίσ.. T. — [19] ἀπολελημμένον ABCFGHJKLNOPRSVeBa., ἀπελη̣λαμένων D., ἀπολελυμένον ETX. — [20] τούτῳ CF. — [21] G. Andernach veut ὑμένα au lieu de ὑφ' ἕν. Bien que je croie avoir saisi le sens de ce passage, je dois

CHAPITRE V.

DE L'ANGIOTOMIE ET DE LA CAUTÉRISATION.

Dans les hémicranies et dans les fluxions chroniques ou même aiguës avec rhume chaud et cuisant sur les yeux, produisant de la chaleur et de l'œdème dans la région des muscles crotaphites, tous approuvent la section des vaisseaux. Ayant donc préalablement rasé les cheveux vers les tempes, nous cherchons avec les doigts, après avoir d'abord usé de fomentations chaudes, ou même après avoir exercé une constriction sur le cou. Quand les vaisseaux sont devenus visibles, nous les notons avec de l'encre et nous faisons à la peau un pli transversal avec les doigts de notre main gauche et avec ceux d'un aide; après quoi nous pratiquons une incision superficielle sur le vaisseau lui-même. Ensuite, quand la peau a été complétement incisée, nous soulevons le vaisseau avec des érignes et nous le dénudons par la dissection; puis nous le tenons élevé et isolé de toutes parts. S'il est petit, nous le tirons et le tordons avec un crochet mousse et nous le coupons entièrement, de manière à en enlever une portion. Mais s'il est gros, on passe dessous une aiguille enfilée d'un lacet double, ou d'un fil de lin écru, ou de quelque autre fil fort, et lorsque le vaisseau, d'abord coupé droit avec un phlébotome, aura donné une suffisante quantité de sang, nous lierons la portion dénudée à ses deux extré-

convenir cependant qu'il offre une difficulté réelle; aussi Dalechamps et G. Andernach ont-ils cherché à changer le texte pour le rendre plus clair. Le premier a substitué le mot λαθεῖν à λαβεῖν; le second, le mot ὑμένα à ὑφ' ἕν. Le premier changement n'éclaircit guère le texte, et le second y jette de la confusion. En outre, ces deux substitutions ne sont justifiées par aucun manuscrit. — 22 κἂν pour καὶ DKR. — 23 ἀποβαλ. LP., βρόγχον C. — 24 ὠμὸν λοινὸν P. — 25 πρώτῳ GL. — 26 διελθόντες P. — 27 ἐπ' ἐλθὸν LP., ἐπ' omis d. DHKR. — 28 σώματος au lieu de αἵματος P. — 29 τὰ omis d. S. — 30 τῷ C., τοῦ LP. — 31 δὲ omis d. T. —

* La vraie traduction de ce mot serait *angiologie*; mais les anciens n'attachaient pas, à ce qu'il paraît, à cette expression, le sens qu'elle a aujourd'hui.

μεταξὺ ἐκτεμόντες, ἢ εὐθέως, ἢ κατὰ τὸν καιρὸν τῆς ἐπιλύσεως, ἀφέλομεν. Τινὲς δὲ καὶ χωρὶς τοῦ τέμνειν, πυρηνοειδέσι καυτηρίοις τὰ ἀγγεῖα διακαίουσιν ἄχρι συχνοῦ βάθους.

Μετὰ δὲ τὴν χειρουργίαν διαμοτώσαντες[32] ξηροῖς τιλτοῖς καὶ σπλήνιον[33] ἐπιθέντες, ἐπιδήσομεν. Μετὰ δὲ[34] τὴν ἐπίλυσιν τοῖς σαρκωτικοῖς[35] ξηρίοις[36] τε καὶ ἐμμότοις καὶ τοῖς ἀπουλωτικοῖς φαρμάκοις τὴν ἀποθεραπείαν ποιησόμεθα[37], δηλονότι φθασάντων διασαπῆναι[38] καὶ ἐκπεσεῖν[39] τῶν τῆς ἀπολινώσεως δεσμῶν.

32 διατωμώσαντες L., διατωμωσάντεντες P. — 33 σπληνὶ DHKR. — 34 καὶ μετὰ EJOSX. δὲ omis d. AGEHKRLST. — 35 σαρκωτέροις D. — 36 ξηροῖς ABCEF GLNOPVeBaTX. P. omet depuis τιλτοῖς jusqu'à ξηρίοις inclusivement. — 37 ποιήσομεν OS. — 38 διασαπῆναι omis d. R. — 39 ἐμπεσεῖν L., ἐκπε.. ὡς σαπέντων τῶν..

ς'.

ΠΕΡΙ ΥΠΟΣΠΑΘΙΣΜΟΥ.

Τοῦ ὀργάνου τὸ εἶδος ὄνομα τῇ χειρουργίᾳ γεγένηται. Κεχρήμεθα δὲ τῷ ὑποσπαθισμῷ ἐφ' ὧν[1] ῥεῦμα πολὺ καὶ θερμὸν κατὰ τοὺς ὀφθαλμοὺς φέρεται, καὶ τὸ πρόσωπον δὲ αὐτοῖς ἐνερευθὲς[2] ὑπάρχει, καὶ[3] περὶ τὸ μέτωπον συναίσθησίς τις[4] καὶ διαδρομὴ καθάπερ σκωλήκων ἢ μυρμήκων[5] γίνεται.

Προξυρήσαντες[6] τοίνυν[7] τὰς κατὰ τὸ μέτωπον[8] τρίχας ἐπιτρέψομεν[9] τὴν κάτω[10] γένυν[11] κινεῖν, καὶ φεύγοντες τῶν κροταφιτῶν μυῶν τὴν κίνησιν, δίδομεν[12] τρεῖς διαιρέσεις ἐν τῷ μετόπῳ, εὐθείας, παραλλήλους, μῆκος[13] μὲν ἔχουσαν ἑκάστην δύο δακτύλων[14], τὸ δὲ βάθος ἕως ὀστέου, διεστηκυίας ἀλλήλων ὅσον τριῶν διάστημα δακτύλων. Μετὰ δὲ τὴν τομὴν τὸν

1 ὑφ' ὧν GLP., ἐφ' ὂν T. — 2 ἐρευθὲς ACEF., εὑρεθὲς X., ἐρευθὲν BNOTSVeBa. — 3 καὶ τὸ π. DR. — 4 συναίσθ.. τε καὶ RT. — 5 μυρμήγγων LP. — 6 πολυξυρήσαντες O., προξυρίσ.. T. — 7 δὲ au lieu de τοίνυν GLP. — 8 κατὰ τρόπον τρίχας LP., πρίχας Ba.

mités : puis nous enlèverons la partie intermédiaire, soit tout de suite, soit à l'époque de la résolution. Quelques-uns * avec des cautères à boutons brûlent les vaisseaux sans les couper, jusqu'à une grande profondeur.

Or, après l'opération, on met dans la plaie de la charpie sèche, puis une compresse par-dessus, après quoi on applique le bandage. Après la résolution, c'est-à-dire lorsque les fils des ligatures seront putréfiés et tombés, on amènera la guérison à l'aide des remèdes incarnatifs soit secs, soit liquides, et appliqués sur de la charpie, et à l'aide des cicatrisants.

DR. Le mode opératoire décrit dans ce chapitre doit être remarqué, parce que l'auteur y renvoie souvent dans le cours de l'ouvrage.

*** Paul d'Égine fait ici allusion à Léonidès, qui, d'après Aétius, brûlait les vaisseaux sans les couper.**

CHAPITRE VI.

DE L'HYPOSPATHISME.

Cette opération tire son nom de la forme de l'instrument qui sert à la faire. On emploie l'hypospathisme lorsqu'un rhume abondant et chaud s'est porté sur les yeux, que le visage devient rouge et qu'autour du front le malade a comme la sensation d'un fourmillement et d'un mouvement vermiculaire.

Ayant donc rasé les cheveux du front, nous prescrivons au patient de mouvoir sa mâchoire inférieure, afin d'éviter les muscles crotaphites, que nous reconnaîtrons à ce mouvement ; puis nous faisons sur le front trois incisions droites, parallèles, longues chacune de deux doigts, profondes jusqu'à l'os, et distantes entre elles de trois doigts. Après cela nous enfonçons l'hypospathis-

—[9] ἐπιτρέπομεν DK., ἐπιστρέψ.. T. —[10] κατὰ P. —[11] γέννιν DP., γέννυν JVeBa., γέννην GL. —[12] διδοῦμεν, *Omnes*. —[13] μήκους DHKR., μὲν omis d. S. —[14] δακ-

ὑποσπαθιστῆρα ἐμβαλόντες [15] ἀπὸ τῆς πρὸς τῷ ἀριστερῷ [16] κροτάφῳ διαιρέσεως ἐπὶ [17] τὴν μέσην [18] ἐρχόμεθα, ὅλον τὸ [19] μεταξὺ ὑποδέροντες [20] σὺν τῷ περικρανίῳ. Εἶτα πάλιν τὸ σπάθιον [21] ἀπὸ τῆς μέσης ἐπὶ τὴν λοιπὴν [22] καθήσομεν [23]. Κἄπειτα τοῦ σκολοπομαχαιρίου [24] τὴν ἀκμὴν εὐθὺς [25] κατὰ τὴν πρώτην ἐμβαλόντες [26] διαίρεσιν, ὡς τὴν μὲν ὀξεῖαν αὐτοῦ πλευρὰν τῇ [27] ἔσωθεν [28] τοῦ δέρματος ὑφηρμόσθαι [29] σαρκὶ, τὴν δὲ ἀμβλεῖαν [30] τῷ ὀστέῳ, διωθήσομεν [31] αὐτὸ [32] μέχρι [33] τῆς μέσης διαιρέσεως, πάντα μὲν τὰ καθιόντα [34] ἀπὸ τῆς κεφαλῆς ἐπὶ τοὺς ὀφθαλμοὺς ἀγγεῖα διατεμόντες, μὴ μέντοι ἄχρι τῆς [35] ἐπιφανείας τοῦ δέρματος. Καὶ πάλιν ἀπὸ τῆς μέσης ἐπὶ τὴν τελευταίαν αὐτὸ διαγάγομεν [36], ὡσαύτως διατεμόντες τὰ ἀγγεῖα.

Μετὰ δὲ τὴν σύμμετρον τοῦ αἵματος κένωσιν, ἐκθλίψαντες τοὺς θρόμβους, στρεπτούς τε μοτοὺς τρεῖς ποιήσαντες, εἰς ἑκάστην τῶν διαιρέσεων ἐμβαλοῦμεν [37], καὶ πτύγμα ὕδατι βεβρεγμένον [38] ἐπιβαλόντες [39] ἐπιδήσομεν. Τῇ δὲ ὑστεραίᾳ οἰνελαίῳ ἐπιβρέξαντες [40] μὴ μόνον τὰ ἕλκη, ἀλλὰ καὶ τοὺς κροταφίτας μῦς καὶ τὰ ὦτα διὰ τὴν φλεγμονὴν, τῇ τρίτῃ [41] λύσαντες [42] ἐπιπολὺ [43] τῇ ἐπαντλήσει [44] χρώμεθα, καὶ τῷ βασιλικῷ [45] λυθέντι ῥοδίνῳ διαμοτώσαντες [46] ἀκολούθως [47] ἀποθεραπεύσομεν.

τύλους D. — [15] ἐπιβαλόντες ABCDEFGJLNOPRSVeBaTX. — [16] ἀριστερὸν X., διαιρέσεις X. — [17] ἐπὶ omis d. R. — [18] μέσιν AC., ἀρχόμεθα CVe., διερχόμεθα DA. — [19] ὅλῳ τῷ μετ.. T. — [20] ἀποδαίροντες DR., ὑποδ.. δέρμα σὺν.. EX. — [21] τῷσπαθίῳ GLP. — [22] τῶν λοίπων D. — [23] καθίσομεν DLMPRT. — [24] σκολοπήματος D. — [25] αὖθις ABCEFGJLNOPSVeBaX. — [26] ἐκβαλόντες ACFNVe., ἐμβᾶλλον L. — [27] τῇ τε ἐσ... DE. — [28] ἔωθεν GL. — [29] ἐφηρμῶσθαι X. — [30] ἀμβαλεῖαν L., ἀμφαλεῖαν P. — [31] δήσομεν S. pour διωθή.. — [32] αὐτῷ LP. — [33] ἄχρι ABCEFGJLNOPSVeBaX.

tère* dans l'incision voisine de la tempe gauche en allant vers celle du milieu, et nous détachons toute la peau et même le péricrâne interposés. Ensuite nous répétons avec l'instrument la même opération en partant de l'incision du milieu jusqu'à la dernière. Puis, introduisant aussitôt la pointe du bistouri étroit** dans la première incision, de telle sorte que son côté tranchant soit dirigé vers la partie charnue adhérente à la peau, et son côté mousse vers l'os, nous le poussons jusqu'à l'incision médiane en coupant tous les vaisseaux qui descendent de la tête vers les yeux, mais toutefois en ménageant la partie superficielle de la peau. Nous faisons de même depuis l'incision médiane jusqu'à la dernière, en coupant également tous les vaisseaux.

Dès que le sang a suffisamment coulé, on exprime les caillots, puis on fait trois rouleaux de charpie que l'on insère dans chacune des incisions, et, après les avoir recouverts de compresses imbibées d'eau, on applique le bandage. Le lendemain nous arrosons avec de l'huile et du vin non-seulement les plaies, mais encore les tempes et les oreilles, de crainte d'inflammation. Le troisième jour, nous levons l'appareil et nous lotionnons abondamment, puis nous amenons la guérison en mettant dans les plaies de la charpie enduite de basilicum dissous dans de l'huile rosat.

— 34 κιτιόντα GLP. — 35 τῆς omis d. ABCEFGJLNOPSVeBaX. — 36 διάγομεν S. — 37 ἐμβάλλομεν D., καὶ πτύμα T. — 38 βεβρεγμένῳ S. — 39 ἐπιβαλοῦντες E., ἐπιβάλλ... D. — 40 ἐπιβρέξαντι D., ἐπιβρέξαντα LP. — 41 τὴν δὲ τρίτην D. — 42 λύσαντα GLP. — 43 ἐπιπολλῇ E., ἐπιποὺ G. — 44 ἀπαντλήσει XABCDEFGJLNOPVeBa., τῇ ἀντλήσει T. — 45 τῶν βασικῶν P., λυθέντα GLP. — 46 διάμοτώσαντα GP., διμωτωσαντα L. — 47 ἀκολούθως omis d. AG.; D. omet depuis λύσαντες jusqu'à λυθέντι inclusivement.

* Instrument à deux tranchants en forme de spatule.

** En forme de bec de bécasse.

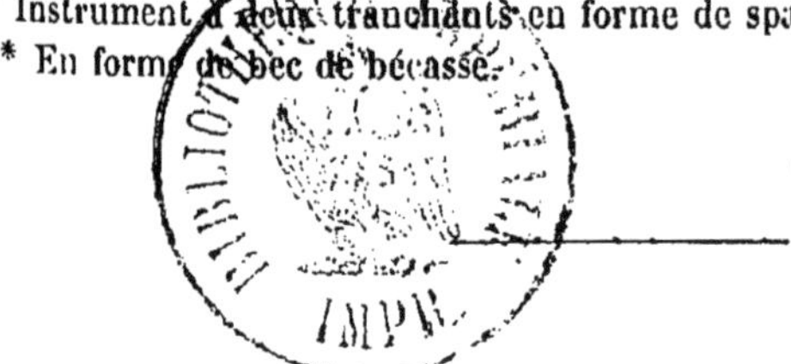

Ζ'.

ΠΕΡΙ ΠΕΡΙΣΚΥΦΙΣΜΟΥ[1].

Ἐφ' ὧν πολλὰ[2] διὰ βάθους[3] ἀγγεῖα πλῆθος ἐπιπέμπει ῥεύματος τοῖς ὀφθαλμοῖς τὸν[4] περισκυφισμὸν[5] παραλαμβάνομεν[6]. Τούτοις δὲ συνεδρεύει σημεῖα τοιαῦτα· πρῶτον μὲν εὑρήσεις τοὺς τῶν καμνόντων ὀφθαλμοὺς ἀτρόφους τε καὶ μικροὺς καὶ ἀτόνους[7] πρὸς τὴν ὅρασιν, τοὺς δὲ κανθοὺς ἀναβεβρωμένους[8], καὶ τὰ βλέφαρα ἐξηλκωμένα[9], καὶ τὰς τρίχας αὐτῶν ἐκπιπτούσας[10], καὶ δάκρυον λεπτὸν[11] ἰσχυρῶς καὶ[12] δριμὺ μετὰ θερμασίας φερόμενον[13], καὶ τὸ ἄλγημα[14] ἐν βάθει τῆς κεφαλῆς ὀξὺ καὶ ἐπώδυνον, καὶ πταρμοὺς[15] συνεχεῖς.

Προξυρήσαντες οὖν τὴν κεφαλὴν, καὶ τῶν κροταφιτῶν μυῶν, ὡς εἴρηται, φυγόντες τὴν κίνησιν, διαίρεσιν ἐγκαρσίαν[16] παρέξομεν[17], ἀρχόμενοι μὲν ἀπὸ τοῦ ἀριστεροῦ κροτάφου, τελευτῶντες δὲ εἰς τὸν[18] ἕτερον. Ἡ δὲ διαίρεσις ἐν τοῖς ἀκινήτοις ἐχέτω τὰ πέρατα, μικρὸν ἀνωτέρω τοῦ μετώπου τεταγμένη, φευγόντων[19] ἡμῶν τὴν στεφανιαίαν ῥαφὴν[20]. Ὁ δὲ Λεωνίδης κατὰ μέσου τοῦ μετώπου τάττει τὴν διαίρεσιν. Γυμνωθέντος δὲ τοῦ[21] ὀστέου, σφηνίσκοις[22] ἢ μοτοῖς πλείοσι χωρίσομεν[23] ἀπ' ἀλλήλων τὰ πέρατα τῶν ἀγγείων καὶ τὰ χείλη τῆς διαιρέσεως ἐπιδήσομεν[24], ὡς ἔμπροσθεν εἴρηται, ἐπιβρέχοντες[25] τῷ οἰνελαίῳ. Μετὰ δὲ τὴν λύσιν, παρακμασάσης ἤδη τῆς φλεγμονῆς, ξέσομεν[26] τὸ ὀστέον ἄχρις[27] ἂν ἄρξηται

[1] ὑποσκυφισμοῦ DGHKLPR., σκυφισμοῦ ABTCEFNSX., κυφισμοῦ J. — [2] καὶ ABCEFGJNOSVeBaXT. — [3] διὰ θάθους L. — [4] τὸν omis d. D. — [5] ὑποσκυφ.. O., περικουφισμὸν E., περισφυγμὸν N. — [6] λαμβάνομεν DHKR. — [7] ἀτρόφους E. — [8] ἀναβεβρεμένα D. — [9] ἐξελκόμενα ABCEFGJNOSVeBa., ἐξεγκόμενα N. — [10] ἐμπιπτ.. P. — [11] λεπτὸν omis d. CF. — [12] καὶ omis d. N. — [13] φερόμενα P. — [14] τὰ ἀλγήματα LP. — [15] πταρμὸς συνεχὴς ABCEFGJNOVeBaXT. — [16] ἐγκαρσίας P. — [17] ποιήσομεν pour παρέξ.. O. — [18] τὸ N. — [19] φυγόντων DR. — [20] ἀναῤῥαφὴν ATBCEFGHJLNOPSVeBaX.—GLP. omettent depuis τεταγμένη jusqu'à μετώπου incl.

CHAPITRE VII.

DU PÉRISCYPHISME.

Quand des vaisseaux nombreux et profonds envoient aux yeux une abondante humeur, nous pratiquons l'opération du périscyphisme. Les malades présentent les signes suivants : vous trouverez d'abord leurs yeux atrophiés, petits, ayant la vue faible, les angles rongés, les paupières ulcérées et les cils tombant; des larmes ténues, très âcres et chaudes s'y produisent; ils sentent dans la profondeur de la tête une douleur aiguë et cruelle, et ils ont des éternuements continuels.

Ayant donc rasé préalablement la tête et évitant, comme il a été dit, de toucher l'endroit où se meuvent les muscles crotaphites, nous ferons une incision transversale en commençant à la tempe gauche et finissant à l'autre. Cette incision aura ses extrémités aux endroits où il n'y a pas de mouvement, et nous la conduirons un peu au-dessus du front, en ayant soin d'éviter la suture coronale. Léonidès dirige l'incision par le milieu du front. L'os ayant été mis à nu, nous séparerons, par plusieurs coins ou mèches de charpie, les extrémités des vaisseaux et les lèvres de la plaie, et nous y appliquerons un bandage, puis nous arroserons avec du vin mêlé d'huile, comme il a été dit plus haut. Après avoir levé ce premier pansement, et lorsque déjà l'inflammation sera affaiblie, nous raclerons l'os jusqu'à ce qu'il recommence à se couvrir de chair, et nous

[21] τοῦ μετώπου ὀστέου O. — [22] σφηνίσκῳ GLP. — [23] διαχωρήσομεν D. — Dans les deux éditions imprimées et dans tous les manuscrits, excepté dans EX., le texte est comme suit : χωρίσομεν ἀπ' ἀλλήλων. Τὰ δὲ τέλη τῆς διαιρέσεως ἐπιδήσομεν, ce qui le rend peu intelligible. J'ai donc adopté la leçon des manuscrits EX., qui est non seulement facile à comprendre, mais encore conforme au but de l'opération indiqué plus haut par l'auteur. — [24] ἐπιδήσομεν καὶ ὡς ἐμπ... ABCDFGJLN QRSVgBaT., ἐπιδώσομεν P., ἐπιδήσομέν τε καὶ ὡς EX. — [25] ἐπιβρέχοντι D. — [26] [illegible]σομεν P., τῷ ὀστέῳ X. — [27] μέχρις R. et μετρίως-D., au lieu de ἄχρις. —

σαρκοβλαστάνειν [28], καὶ τῇ κατὰ συσσάρκωσιν [29] ἀγωγῇ θεραπεύσομεν, χρώμενοι σαρκωτικοῖς ξηρίοις ἐξ' ὧν ἐστὶ·

[30] Τοῦτο λαμβάνον ·	ἀλεύρου πυρίνου	μέρ. Β'.
	κολοφωνίας [31]	μέρ. Α'.

καὶ τὸ [32] κεφαλικὸν [33] καλούμενον καὶ τὰ διὰ κισσήρεως σαρκωτικά [34]. Τῇ γὰρ οὐλῇ παχυτέρᾳ [35] πυκνωθὲν [36] τὸ δέρμα, καὶ τὰ τῶν ἀγγείων στόμιατα στεγόμενα [37] τὸ [38] πρώην ἐπιφέρεσθαι ῥεῦμα τοῖς ὀφθαλμοῖς κωλύουσιν [39].

28 σαρκαβλαστ... EX., βλαστάνειν D. — 29 συσσαρκώσει ELPX. — 30 ἐστὶ τὸ λίβανον τό τε λαμβάνον D. — Dans S., au lieu de τοῦτο λαμβ., il y a : τὸ δὲ ξήριον σαρκωτικόν. — τό τε λαμβ... ABCDFGHJKLNOPRVeBaT. — 31 καλοφανείας HK., καλοφονίας R. — 32 τὸ omis d. CF. — 33 φαλικὸν S. — 34 Dalechamps veut qu'on mette ἐπουλωτικὰ au lieu de σαρκωτικά ; mais cette leçon n'est autorisée par aucun

---

Η'.

ΠΕΡΙ ΑΝΑΡΡΑΦΗΣ ΚΑΙ ΕΤΕΡΩΝ ΤΡΟΠΩΝ [1] ΕΠΙ ΤΡΙΧΙΩΝΤΩΝ.

Ἡ καλουμένη διστιχίασίς [2] ἐστι [3] μὲν ἔκφυσις παρὰ φύσιν τριχῶν εἰς τὸν κατὰ φύσιν στίχον τοῦ βλεφάρου προσγινομένων [4] · ἥτις ἐκ ῥευματικῆς διαθέσεως ἔχει τὴν [5] γένεσιν, ὅταν πολὺ μὲν, ἄδηκτον δὲ [6] καὶ μὴ [7] δριμὺ τὸ ἐπιῤῥέον ὑγρὸν [8] τυγχάνῃ [9] · τὸ γὰρ δριμύτερον [10], ἢ ἁλμυρώτερον, ἢ ἄλλως πως δακνῶδες ὑγρὸν [11] ἐγχρονίζον καὶ τὰς κατὰ φύσιν τῶν βλεφάρων ἀποφθείρει τρίχας. Ποτὲ μὲν οὖν [12] ἐπὶ ταύτης τῆς διαθέσεως χρώμεθα τῇ ἀναῤῥαφῇ, ποτὲ δὲ ἐπὶ τῆς φαλαγγώσεως, ὅταν ὁ ταρσὸς ἔσω νεύῃ [13], στρεφομένης [14] αὐτῷ τῆς τῶν τριχῶν φάλαγγος [15], ἄλλοτε δὲ κἀπὶ [16] τῶν κεχαλασμένων βλεφάρων, ὅταν αἱ κατὰ φύσιν τρίχες τὸν βολβὸν [17] ἐπινύττωσι.

1 ἐπὶ τριχιώντων omis d. ABCXEFGHLNOPSVeBa., ἐπὶ omis d. DR. — 2 διτριχίασις A., διστριχίασις R., διαστοιχίασις P., τριχίασις T. — 3 ἐπὶ au lieu de ἐστι P. — 4 προσγινομένη τριχῶν ABCEFGXJKLNOPSVeBaT. — 5 τὴν γεῦσιν ἤγουν τὴν γέν... R., γέννησιν GLP. — 6 ἄδηκτόν τε καὶ E., δὲ omis d. DJ. — 7 μὴ omis d. GLJP. — 8 ὑγρὸν omis d. R. — 9 τυγχάνει CDFPS., τύγχανοι

traiterons par le pansement sarcotique, nous servant de médicaments faits de poudres sèches favorables à la régénération de la chair, parmi lesquels

℞ Farine de froment.	2 parties.
Colophane.	1 partie.

Tel est aussi le remède appelé *cephalicum*, ou bien les sarcotiques tirés de la pierre ponce. En effet, la peau étant rendue compacte par une épaisse cicatrice, et les orifices des vaisseaux étant fermés, l'humeur ne peut plus se porter sur les yeux comme auparavant.

manuscrit et n'est pas d'ailleurs nécessaire. — [35] παχυτέρου J. — [36] πυκνωθέντος τοῦ δέρματος ABCEFGJLNOPSVcBaXT., παχυνθὲν D. — [37] στεγνώμενα D., γενομένα P. — [38] τῷ O., πρωΐ GLP. — [39] κελεύουσιν R.

CHAPITRE VIII.

DE LA SUTURE DE LA PAUPIÈRE SUPÉRIEURE ET DES AUTRES MODES D'OPÉRER [CEUX QUI ONT DES CILS ANORMAUX.

On appelle *distichiasis* la croissance anormale de poils qui viennent se surajouter à la rangée naturelle des cils de la paupière. Cette maladie provient d'une disposition fluxionnaire lorsque afflue une humeur abondante, il est vrai, mais non corrosive ni mordante; car le séjour d'une humidité plus âcre, plus cuisante, ou de quelque autre manière corrosive, détruirait même les cils naturels de la paupière. Nous avons, en conséquence, recours à la suture, tantôt dans cette affection, tantôt dans la phalangose, lorsque le bord ciliaire se tourne en dedans de l'œil et que la rangée des poils se retourne avec lui, et tantôt encore dans les paupières relâchées, lorsque les cils naturels piquent le globe de l'œil.

HK. — [10] δριμύτατον ἢ ἁλμυρώτατον DHKR. — [11] ὑγρὸν omis d. ABCEFGJLNOPSVeBaTX. — [12] οὖν omis d. D.; R. omet depuis οὖν ἐπὶ jusqu'à νεύῃ inclusiv. — [13] νεύει BDGJLNOPRSVeBa. — [14] στρεφόμενος S. — [15] φαλαγγώσεως S. — [16] κατὰ au lieu de κἀπὶ J. — [17] τὸν βολβὸν omis d. DR..., ἐπινύττοντες S. —

Καθέδριον τοίνυν σχηματίσαντες τὸν κάμνοντα [18], ἤτοι ἐμπρὸς [19], ἡμῶν, ἢ ἐξ εὐωνύμων [20], ἐκστρέχομεν [21] τὸ ἄνω βλέφαρον, εἰ μὲν μακρὰς ἔχοι τὰς τρίχας [22], αὐτῶν ἐκείνων τῷ λιχανῷ καὶ μεγάλῳ δακτύλῳ [23] τῆς ἀριστερᾶς ἐπιλαβόμενοι [24] χειρὸς, εἰ δὲ πάνυ βραχείας, βελόνην ἔχουσαν [25] ῥάμμα διὰ μέσου τοῦ [26] ταρσοῦ ἔσωθεν ἐπὶ τὰ ἔξω [27] διαπείραντες· εἶτα διὰ τοῦ ῥάμματος ἀνατείναντες τῇ ἀριστερᾷ [28] τὸ βλέφαρον, τῇ δεξιᾷ τῷ πυρῆνι [29] τῆς σμίλης ὄπισθεν τοῦ ῥάμματος αὐτὸ [30] κολπώσαντες ἐκστρέψομεν [31], καὶ δώσομεν τὴν ὑποτομὴν ἐσωτέρω [32] τῶν νυττουσῶν [33] κατὰ τοῦ ταρσοῦ, ἀπὸ τοῦ μεγάλου κανθοῦ [34] διήκουσαν ἄχρι [35] τοῦ μικροῦ. Τὸ δὲ ῥάμμα ὑπολαβόντες [36] μετὰ τὴν ὑποτομὴν καὶ [37] τῷ ἀντίχειρι τῆς ἀριστερᾶς χειρὸς ὑποβαλόντες [38] μικρόν τι πτυγμάτιον [39], ἀνατείνομεν τὴν ὀφρῦν [40]· καὶ ἕτερα δὲ μικρὰ πτυγμάτια [41] τάξαντες ἐν ἄκροις τοῖς κανθοῖς [42], κελεύσομεν τῷ [43] ὄπισθεν ἑστῶτι ὑπηρέτῃ δι' αὐτῶν διατείνειν [44] τὸ βλέφαρον· καὶ τότε δι' ἀναῤῥαφικοῦ [45] σμιλίου δώσομεν [46] πρῶτον τὴν ὀβελιαίαν καλουμένην διαίρεσιν μικρὸν, ἀνωτέρω τῶν κατὰ φύσιν τριχῶν, ἀπὸ κανθοῦ διήκουσαν ἐπὶ κανθὸν, βάθος δὲ ὡς μόνον τὸ δέρμα διαιρεθῆναι. Καὶ μετ' αὐτὴν [47] τὴν μηνοειδῆ [48] παράσχωμεν, ἀρχόμενοι [49] μὲν ἔνθεν [50] καὶ ἡ ὀβελιαία ἤρξατο, ἐπὶ τοσοῦτον δὲ [51] ὕψος φερόμενοι [52] ὡς ὅλον τὸ περιττὸν περιγραφῆναι δέρμα, καὶ τελευτῶντες [53] ὁμοίως

18 τὸν ἄνθρωπον ἤτοι τὸν κάμνοντα T. — 19 ἔμπροσθεν DO. — 20 εὐωνύμῳ O. — 21 ἐκτρέψομεν DNRSVeBa., στέψων J. — 22 ἔχοι τὰς τρίχας omis d S. — 23 δακτύλῳ omis d. DHKR. — 24 ἐπιβαλλόμενοι JX, ἐπιλαβομένα R. — 25 ἔχουσα Ve., ῥεῦμα pour ῥάμμα R. — 26 τοῦ omis d J. — 27 ἔξωθεν PR. — 28 ἀριστερῷ O. — 29 πυρίνη BCEGJLST., πυρίνῳ D., πυρίνι NO. — σμήλης BCFMVeBa., σμύλης NO., μήλης E., μίλης LPRT. Il n'est pas douteux pour moi qu'il s'agisse ici du bout du manche du bistouri, et non du bout nucléolaire de la sonde; car, dans la position de l'opérateur, il me semble qu'il lui serait bien difficile de changer d'instrument. D'ailleurs, on sait que les manches de quelques bistouris anciens se terminaient en bouton, et pouvaient, au besoin, servir aux mêmes usages que les sondes. C'est ce qu'on peut voir dans l'*Armamentarium* de Scultet, dans l'ouvrage d'Andréa della Croce, et dans beaucoup d'autres. — 30 αὐτῶν GLP., ῥάμματος ἀποκολπώσαντες J. — 31 ἐκτρέψομεν DNRVeBa. — 32 ἐσωτέρων GLP. — 33 τριχῶν

Ayant donc placé le malade assis soit devant nous, soit à notre gauche, nous retournons la paupière supérieure, si elle a de longs cils, en les saisissant eux-mêmes avec l'index et le pouce de la main gauche; si elle en a de trop courts, en passant une aiguille munie d'un fil par le milieu du bord ciliaire, de dedans en dehors; puis, tirant la paupière avec la main gauche au moyen du fil, nous la renversons derrière ce fil, en la repliant avec le bouton du bistouri tenu de la main droite. Alors nous faisons l'incision interne plus en dedans que les poils qui piquent, en l'étendant le long du bord ciliaire, depuis le grand angle de l'œil jusqu'au petit. Après l'incision nous enlevons le fil et nous plaçons sous le pouce de la main gauche une petite compresse pour relever le sourcil. Ensuite, disposant d'autres petites compresses aux extrémités des angles de l'œil, nous prescrivons à un aide, qui doit se tenir derrière le malade, de tendre la paupière au moyen de ces compresses, et alors, avec le bistouri à suture, nous faisons d'abord l'incision dite *obéliée*, un peu au-dessus des cils naturels, d'un angle de l'œil à l'autre, profonde seulement de manière à diviser la peau. Après cette incision nous faisons celle en forme de croissant, en la commençant à l'endroit où commence l'incision *obéliée*, et en lui donnant une hauteur telle qu'elle circonscrive toute la peau jugée superflue, et en la terminant aussi au même endroit que l'autre. La peau circon-

κατὰ X. — 34 ταρσοῦ pour κανθοῦ D. — 35 μέχρι pour ἄχρι LP. — 36 διεκβάλλοντες EX., ὑποβάλλοντες, tous les autres. J'avoue qu'ici j'ai dû adopter l'opinion de Cornarius et substituer le mot ὑπολαβόντες à celui de ὑποβαλόντες, qui ne présente pas de sens. Je préviens toutefois qu'aucun manuscrit n'autorise ce changement, et qu'il n'a pour but que de rendre le passage intelligible. — 37 καὶ omis d. ABCE FGJTLNOPSVeBaX. — 38 ἀντιβάλλοντες ABCFGJLNOPVeBa., ἀντιλαμβάνοντες T. — 39 πυγμάτιον PR. — 40 ὀσφρὴν N. — 41 μικρὰ omis d. S., πυγμάτια OPR., πτυγμάτια δύο τ. S. — 42 ξανθοῖς F. — 43 τὸ L. — 44 ἀνατείνειν T. — 45 διαῤῥαφικοῦ CF., σμήλης D., σμιλίου HKLP. — 46 διδοῦμεν ABCDEFGJLN OPSVeBaTX. — 47 μετὰ τὴν P. — 48 μονοειδῆ LPR. — 49 ἀρχόμενοι omis d. P., ἀρχομένην M. — 50 ὅθεν BDGJLMNOPRVeBa. — 51 ἐπὶ τὸ ὕψος LP., τοσοῦτον δὲ omis d. LP. — 52 φερομένην M., περιττὸν omis d. LP. — 53 τελευτῶσαν M. —

ἔνθα[54] κἀκείνη[55]· εἶτα τοῦ περιγραφέντος ἐκ τῶν δύο διαιρέσεων[56] δέρματος μυρσινοειδοῦς[57] τυγχάνοντος, τὴν[58] πρὸς τῇ δεξιᾷ[59] ἡμῶν ἀγκίστρῳ πείραντες γωνίαν[60], ὅλον τοῦτο τὸ δερμάτιον[61] ἀποδείρομεν[62]. Εἶτα τοὺς μώλωπας ἀποσπογγίσαντες, τρισὶν ἢ τέσσαρσιν ῥαφαῖς[63] τὰ χείλη τοῦ τραύματος συνάγομεν[64], ἀπὸ τῆς μέσης ἀρχόμενοι, καταπείραντες δὲ τὴν βελόνην[65] ἐν αὐτῇ τῇ[66] ὑποτομῇ· τὸ δὲ ῥάμμα ἐξ ἐρίου ἔστω. Καὶ[67] κόψαντες τὸ περιττὸν ῥάμμα μὴ πλησίον τῶν ῥαφῶν, ἀλλ' ὥστε[68] περιττεύειν ὡς τριῶν δακτύλων αὐτοῖς[69] μῆκος, τὰ περιττὰ διανατείναντες[70] κατὰ τὸ μέτωπον, ἐμπλάστρῳ τινὶ τῶν ἐχεκόλλων κολλήσωμεν· τὰς δὲ τοῦ βλεφάρου τρίχας ἀκμῇ βελόνης ἀπὸ τῶν ῥαφῶν ἐλευθερώσωμεν.

Οὗτος μὲν οὖν ὁ τρόπος τῆς χειρουργίας κοινός τε καὶ ἀσφαλής[71]. Τινὲς δὲ φεύγουσι[72] τὴν ἀποδοράν· δι' ὃ[73] μετὰ τὴν ὑποτομὴν[74] βλεφαροκατόχῳ[75] μυδίῳ, τοῦτ' ἔστι πρὸς τὴν περιφέρειαν[76] τοῦ βλεφάρου ἐσχηματισμένῳ[77] ἀνατείναντες τὸ περιττὸν[78] δέρμα, σμηλίῳ ἀποκόπτουσι, καὶ τὰς ῥαφάς, ὡς ἔφαμεν[79], ἐπιφέρουσιν. Εἰ[80] δὲ ἐν μέρει τινὶ μόνον τοῦ βλεφάρου ἀπὸ τῶν τριχῶν γίνοιτο νυγμός, κατ' ἐκεῖνο[81] καὶ μόνον[82] ποιεῖσθαι προσήκει τὴν[83] χειρουργίαν. Ἔπειτα πτυγμάτια[84] βρέξαντες ἐν ὀξυκράτῳ καὶ ἐπιθέντες[85] ἐπιδήσομεν, ἐπιβρέχοντες αὐτῷ[86] τῷ ὀξυκράτῳ ὕδαρεῖ ἄχρι τῆς τρίτης, καθ' ἣν ἐπιλύσομεν· καὶ κόψαντες τὰ περιττὰ τῶν ῥαμμάτων[87] περιχρίσομεν ἢ κρόκῳ ἢ γλαυκίῳ[88] τὰ βλέφαρα, ἤ τινι τῶν ἀφλεγμάντων κολλυρίων, οἷον κροκινῷ[89] ἢ διαῤῥόδῳ τινί.

54 ἔνθεν J. — 55 κἀκείνης P. — 56 αἱρέσεων R. — 57 μηνοειδοῦς M. — 58 τῇ SX. — 59 τὴν δεξιὰν CFLNPVe. — 60 γωνίᾳ SX. — 61 δέρμα D., δέρματι M., τὸ omis d. R. — 62 ἀποδείραντες M. — 63 ἀφαῖς ABMNOVeBaT. — 64 συναγάγομεν CDEFHKORSX., συνάζομεν M. — 65 τῇ βελόνῃ P.; δὲ omis d. T.; M. omet depuis δὲ τὴν βελόνην jusqu'à κόψαντες inclusiv. — 66 τῇ omis d. ACEFGMRVeBaT. — 67 καὶ omis d. ABTCEFGJLMNOPSVeBaX. Les mêmes mettent δὲ après κόψαντες. — 68 τε omis d. P. — 69 αὐτοῦ P. — τὰ δὲ περιτ... T. — 70 διατείναντες PR., ἀνατείναντες O. — 71 ἀσφαλὸς C., ἀσφαλῶς P. — 72 φεύγοντες EX. — 73 δι' ὃ omis d. EX. — 74 ἀποτομὴν EJLMOPRTX. — 75 βλεφαροκάτοχον LP., μυγδίῳ D. — 76 ἐμφέρειαν HKR. — 77 ἐσχηματισμένου M., ἐσχηματισμένον X., ἐσχηματίσμῳ P.

scrite par ces deux incisions se trouve avoir la forme d'une feuille de myrte : fixant ensuite une érigne dans l'angle qui est à notre droite, nous disséquons toute cette portion de peau ; et, après avoir épongé la plaie, nous réunissons ses bords par trois ou quatre points de suture en commençant par le milieu. Il faut piquer l'aiguille dans l'incision inférieure elle-même et se servir d'un fil de laine. Après avoir coupé les fils non près des sutures, mais de manière qu'il en reste une longueur de trois doigts, nous attirons ces bouts de fils vers le front, où nous les collons avec un des emplâtres agglutinatifs. Avec la pointe d'une aiguille nous débarrassons les sutures des poils de la paupière qui s'y trouveraient pris.

Ce procédé opératoire est vulgaire et sûr. Toutefois quelques-uns évitent la dissection. C'est pourquoi, après l'incision interne, soulevant avec une pince *blépharocatoque*, c'est-à-dire appropriée à la courbure de la paupière, la peau inutile, ils la coupent avec un bistouri, puis ils font les sutures comme nous l'avons dit. Cependant, si la piqûre faite par les poils n'a lieu seulement que dans une portion de la paupière, il convient de ne faire aussi l'opération que dans cette partie. Nous imbibons ensuite des compresses avec de l'oxycrat, nous les appliquons et nous bandons le tout ; nous les arrosons en outre d'oxycrat trempé d'eau, jusqu'au troisième jour, où nous les enlevons. Puis, après avoir coupé les bouts inutiles des fils, nous oindrons les paupières avec le safran, le glaucium ou avec quelqu'un des collyres antiphlogistiques,

— [78] τὸ περὶ τὸ δέρμα LP. — [79] ἔφημεν ABCDEFGJLMNOPSVcBa. — [80] εἰ omis d. P., ἐν omis d. LPT. — [81] κατ' ἐκεῖνον LP., κατ' ἐκείνου S. — [82] μόνου S., ποιείσθω S., ποιεῖσθαι omis d. D. — [83] τῶν P., προσήκει est omis d. S. — [84] πνυγμάτια LP., πτυσμάτια N., βρέχοντες J. — [85] ἐπιτιθέντες R.; JM. omettent depuis καὶ ἐπιθ. jusqu'à ὀξυκράτῳ inclusivem. ; καὶ omis d. T. — [86] αὐτὸ DN SVc., τὸ LP., ἐν au lieu de τῷ d. NVc. ; αὐτῷ est omis d. LP. — [87] ῥευμάτων pour ῥαμμάτων R. — [88] κρόκῳ γλαυκίῳ. τὰ δὲ βλέφ... τινι EX. — [89] κροκηρῷ ABCDEFGXHKLMNOPRSVcBaT. ; ἢ est omis d. ABCEFGLMXNOPSVcBaT.

Εἰ δὲ φλεγμαίνοιεν αἱ ῥαφαὶ, καὶ ἐμπλάστριόν τι τῶν ἁπαλῶν αὐταῖς ἐπιθήσομεν, καὶ ὠογάλακτι [90] ἐγχύτῳ τὸν ὀφθαλμὸν παραμυθησόμεθα· χαυνωθείσας δὲ τὰς ῥαφὰς [91] κόψαντες διασύρομεν.

Οἶδα [92] δέ τινα τὴν μὲν ἀποδορὰν τοῦ βλεφάρου [93] ποιούμενον, ὡς εἴρηται, ῥαφαῖς δὲ μὴ χρώμενον [94], ἀλλὰ δι' ἀπουλωτικῶν [95] φαρμάκων ἀποθεραπεύοντα [96]. Συνουλουμένου [97] γὰρ τοῦ τραύματος, τὸ βλέφαρον κατὰ μέρος ἀνατεινόμενον τὰς τρίχας ἐκτὸς ἠνάγκαζε [98] νεύειν. Ὥσπερ οὖν ἕτερός τις [99] οὐδὲ τῇ ἀποδορᾷ τοῦ βλεφάρου, οὐδὲ [100] ταῖς ἐκτὸς δύο [101] χρώμενος διαιρέσεσιν· ἀλλὰ [102] τὴν ὑποτομὴν [103] μόνον διδοὺς ἀνέτεινε [104] τοῖς δακτύλοις ἢ δι' ἀγκίστρου τὴν ῥυτίδα τοῦ βλεφάρου, καὶ δυσὶ καλαμίοις ἢ πεταλίοις τισὶν, ἴσον [105] ἔχουσι τοῦ βλεφάρου μῆκος, τὸ δὲ πλάτος ὅσον [106] στενοῦ φλεβοτόμου [107], τὸ περιττὸν ὅλον δέρμα μέσον λαβὼν [108], διέσφιγγε δεσμῶν [109] αὐτὰ καθ' ἑκάτερα τὰ πέρατα [110], καὶ οὕτως ὅλον τὸ ὄπισθεν δέρμα μὴ τρεφόμενον [111], καὶ διὰ τοῦτο νεκρούμενον, εἴσω [112] δεκάτης ἢ πεντεκαιδεκάτης τὸ πλεῖστον ἡμέρας σὺν τοῖς καλαμίοις ἢ πεταλίοις [113] ἐξέπιπτεν [114], ὡς μήτε σχεδὸν οὐλήν τινα φαίνεσθαι.

— [90] ὡς γάλακτι ABCDFGJTNOPSVeBa., ὑς γάλακτι L., ὤῳ ἢ γάλακτι Dalechamps; ὠο est omis d. M. ὠογάλα signifie-t-il blanc d'œuf et lait mêlés ensemble, ou bien lait de brebis? Castelli et Cornarius sont de la dernière opinion; cependant, en me conformant à l'étymologie, je crois, avec Dalechamps, qu'il faut admettre la première. — [91] ῥαφὰς καὶ κοψ.. D. — [92] εἶδον M., οἶδα καί τινα LP. — [93] τῶν βλεφάρων LP. — [94] χρώμεθα X. — [95] ἀφουλωτικοῦ φαρμάκου ABCEXFGJLMNO PSVeBa... — [96] θεραπεύοντα GLP., ἀποθεραπεύοντες EX. — [97] συνουμένου P., συνουμένῳ L., συνουλωμένου JOX., M. omet depuis τὸ βλέφαρον jusqu'à ἐκτὸς inclusiv. — [98] ἀνάγκαζε DX.; ἠναγκάζειν P. — [99] τις omis d. R. — [100] οὐδὲ

tels que le *crocinum* ou quelqu'un de ceux composés avec des roses. Si les sutures viennent à s'enflammer, nous appliquons dessus quelque emplâtre émollient, et nous lénifions l'œil en y instillant du lait et du blanc d'œuf mélangés. Il faut couper et resserrer les sutures qui se relâcheraient.

J'ai connu quelqu'un qui, après avoir fait la dissection de la paupière, comme il a été dit, n'avait pas recours à la suture, mais amenait la guérison avec des remèdes cicatrisants. En effet, la plaie en se fermant tirait petit à petit la paupière et obligeait les cils à se porter en dehors. De même aussi un autre ne disséquait pas la paupière, et ne faisait pas les deux incisions externes; mais, après avoir pratiqué seulement l'incision interne, il soulevait avec les doigts ou avec un crochet le pli de la paupière; puis avec deux morceaux de roseaux ou deux lamelles égales en longueur à la paupière et ayant la largeur d'un étroit phlébotome, saisissant toute la peau médiane inutile, il serrait avec un lien chaque extrémité des lamelles; et ainsi toute la peau enserrée, ne recevant pas de nourriture et par suite se mortifiant dans l'espace de dix à quinze jours au plus, tombait avec les roseaux ou lamelles, de sorte qu'il ne paraissait presque pas de cicatrice.

omis d. ABCDTFJLNMOPSVe., remplacé par καὶ d. HK. — [101] δυσὶ M., ἀποχρώμενος D. — [102] ἅμα pour ἀλλὰ M. — [103] ἀποτομὴν E. — [104] ἀνέτεινε ἐν τοῖς P. — [105] ἴσην ABCEGLNSVeBaT. — [106] ἴσον D., ἴσιν X. — [107] στενοφλεβοτόμου ABCDF GJLMOPBaT., στενοφλεβοτόμῳ NVe., στενοῦται φλεβ. τόμου E., τὸ omis d. ABCE FGJLNOPVeBaX. — [108] μεσολαβῶν ESX., περιέσφιγγε D. — [109] δεσμῷ Ba., αὐτῶν καθάτερα LP., αὐτὸ καὶ ἑκάτερα M., αὐτὸ E., δέσμον αὐτῷ X. — [110] Au lieu de πέρατα, il y a μέρη d. S. et περὶ τὰ d. D. — [111] στρεφόμενον ABCFGJTLMNOP SVe. — [112] εἰ pour εἴσω T. — [113] πετάλοις HKR. [114] ἐξεπίπτων R.

Θ΄.

ΠΕΡΙ ΤΗΣ ΔΙΑ ΦΑΡΜΑΚΟΥ [1] ΤΩΝ ΒΛΕΦΑΡΩΝ ΚΑΥΣΕΩΣ.

Τὴν μὲν διὰ καυστικοῦ φαρμάκου [2] τῶν βλεφάρων καῦσιν, ὡς εἰπεῖν ἑνὶ λόγῳ [3], πάντες οἱ ἀρχαῖοι παρῃτήσαντο, διά τε τὴν ἐκ τοῦ φαρμάκου δριμύτητα τοῖς ὀφθαλμοῖς ἐπιβουλεύουσαν [4], καὶ ὅτι τῆς καύσεως ὑπὲρ τὸ μέτρον γενομένης τὸ [5] τῶν λαγοφθάλμων γίνεται πάθος, ἐφ' ὧν [6] κεχηνότων τῶν [7] βλεφάρων, ὑπὸ τῆς προστυχούσης [8] αἰτίας ἡ ὅρασις παραβλάπτεται [9]. Ἀλλ' ἐπειδὴ πολλοὶ [10] νυττόμενοι διὰ παντὸς [11] ὑπὸ τῶν τριχῶν, τῆς ἀναῤῥαφῆς οὐδὲ ὄνομα πολλάκις ἀκοῦσαι δυνάμενοι κατέχουσιν ἡμᾶς ἄκοντας [12] πολλάκις, ὡς ἐν ἀπόροις [13]· τὴν διὰ τοῦ φαρμάκου καῦσιν ἐπινοοῦμεν [14]. Η δὲ σύνθεσις [15] τοῦ φαρμάκου τοιάδε τίς ἐστιν·

ἀσβέστου	μέρ. β΄.
σάπωνος γαλλικοῦ ἢ κοινοῦ	μέρ. β΄.

Τινὲς δὲ [16] καὶ ἀφρονίτρου μέρη τέσσαρα λεῖα [17] ποιήσαντες [18] στακτῇ κονίᾳ ἢ σαπωναρικῇ [19], ἢ ἑτέρᾳ συκίνῃ ἢ δρυΐνῃ, οὔρῳ παιδὸς ἀφθόρου ἀναλαβόντες [20], διὰ πυρῆνος μήλης ἐπιβάλλομεν τῷ βλεφάρῳ [21] μυρσινοειδεῖ σχήματι, τοσοῦτον μέγεθος [22] ἐπικαίοντες ὅσον ἂν [23] καὶ ἐν τῇ ἀναῤῥαφῇ [24] περιείλο-

[1] φαρμάκων CFLP., φαρμάκους D. — [2] φαρμάκου omis d. M. — [3] ἐν ὀλίγῳ AC EFT. — [4] ἐπιβουλεύσασαν EX., ἐπιβουλεύσαν LP., ἐπιβαλλομένης M. — [5] ὑπὸ au lieu de τὸ LP. — [6] ἐφ' ᾧ ABCEFGJMNOVeBa., ἐφ' ὃ S. — [7] τῶν omis d. JMOT. — [8] προσηκούσης T., προσχούσης LP. — [9] παραβλέπεται M. — [10] πολλοῖν L., πολλοὶ omis d. DM. — [11] παντὸς πολλάκις ὑπὸ LP. — [12] ἄκοντες ACDFGHKLPRT., ἄκοντα J. — [13] ἀπορείᾳ P. — [14] εὐποροῦμεν ABXCDEFGJLMNOPRSBaT., ὑποροῦμεν Ve., ὑπουργοῦμεν Corn... εὐποροῦμεν, εἰ μὲν οὖν σβεσθείσης τοῦ φ... D., ἡ μὲν συνθ... ABCDEFGJXNORSVeBaT. — [15] σύνθετος N. au lieu de : ἡ δὲ συν... τοῦ φαρ.. τοιάδε τίς ἐστιν. Il y a dans M : τὸ δὲ φάρμακον συστάζεται οὕτως. — [16] δὲ est omis d. XABCDEFGMNORVeBaT., καὶ omis d. P., ἀναφρονίτρου LP. — [17] λεῖαν LP. — [18] ποιήσ... σὺν σταχ... AT., στακτὴν κονίαν, etc. Tout à l'accusatif dans GP.

CHAPITRE IX.

DE LA CAUTÉRISATION DES PAUPIÈRES PAR MÉDICAMENTS.

Tous les anciens, pour le dire en un mot, ont rejeté l'ustion des paupières à l'aide de médicaments caustiques, tant à cause de l'acrimonie dont le remède menace les yeux, que parce qu'une cautérisation trop forte fait naître la lagophthalmie, maladie dans laquelle, les paupières restant entr'ouvertes, la vue est lésée par la moindre cause quelconque. Néanmoins, comme beaucoup de malades, lorsqu'ils sont affectés de piqûre continuelle des cils, ne peuvent pas même parfois entendre parler de la suture, ils nous harcellent souvent de telle sorte que dans notre embarras nous en venons, comme malgré nous, à la brûlure par médicaments. Or voici quelle est la composition de ces remèdes :

♃ Chaux vive................................	2 parties.
Savon gaulois ou commun....................	2 — *

Quelques-uns prennent aussi trois parties de fleurs de nitre et, après les avoir broyées, ils les incorporent dans de la lessive filtrée ou dans celle provenant du savon, de la cendre de figuier ou de chêne, avec de l'urine d'un enfant impubère. Nous appliquons avec le bout d'une sonde cette substance sur la paupière,

— 19 σαπcναρικοῦ M. — 20 ἀναλαβόντες τε X., διὰ omis d. R. — 21 τοῖς βλεφάροις M. — 22 μέγεθος ἐπιβάλλομεν L. — 23 ἂν omis d. S. — 24 ἀναγραφῇ BEJNSVe. Dalechamps veut qu'il y ait une négation avec ἐπιφλεχθέντες, et traduit ainsi : *quod si primum imposito cutis perusta non fuerit pharmaco* ; mais cette négation n'existe dans aucun

* On en trouve un autre attribué à Démosthène Philalèthe; il est ainsi conçu :

♃ Chaux vive................................	4 onces.
Cendres gravelées faites avec la lie récente........	2 gros.
Nitre fixé par les charbons....................	2 gros.
Minium......................................	1 gros.

Délayez dans de la lessive, et réduisez à consistance de miel.

μεν· ἐπιφλεχθέντος δὲ κατὰ τὴν πρώτην ἐπιβολὴν τοῦ δέρματος τὸ πρῶτον[25] ἀφελόντες σπόγγῳ, δεύτερον[26] αὖθις ἐπιβαλοῦμεν ἐάσαντες αὐτὸ[27] μένειν ἄχρι[28] μελάνσεως. Εἰ δὲ μὴ[29] μελανθείη, καὶ τρίτον ἐπιβλητέον[30]. Μελανθέντος δὲ[31] τοῦ δέρματος καὶ ἤδη λοιπὸν ἐσχάρας γενομένης, ἀποπλύναντες τὸ φάρμακον λουτροῖς τε καὶ ἀντλήμασιν ἄχρι τῆς ἀποπτώσεως[32] τῆς ἐσχάρας χρησόμεθα, μεθ' ἣν ξυστοῖς[33] μοταρίοις καὶ κολλυρίοις ἁπαλοῖς τὴν ἀπούλωσιν ποιεῖσθαι προσήκει.

manuscrit, et n'est pas nécessaire à l'intelligence du texte. — 25 Au lieu de τὸ πρῶτον, il y a τοσοῦτον d. ABCEFGLMTNOPSVeBaX., ἐφελάντες LP. — 26 δευτέρῳ L. — 27 αὐτῷ BCNOVeBa. — 28 μέχρι pour ἄχρι R.; P omet depuis μελάνσεως jusqu'à δὲ τοῦ inclusiv. — 29 μὴ omis d. DL., μελανθῇ M., μηλανθείη L. — 30 ἐπεμβλητέον CEFHKMSX., καὶ μελανθέντος L. — 31 δὲ omis d. L. — 32 ἀποπτύσεως L. — 33 ξυστοῖς τε μοταρίοις ABCEFGJLMNOPSVeBaX., ξυστοῖς τε καὶ μοτ.. T., καὶ κολλουρίοις omis d. P.

Ι'.

ΠΕΡΙ ΛΑΓΟΦΘΑΛΜΩΝ.

Λαγοφθάλμους καλοῦσι τοὺς τὸ[1] ἄνω βλέφαρον ἀνεσπασμένον[2] ἔχοντας. Τοῦτο δὲ γίνεται τὸ[3] πάθος ἢ φυσικῶς, ἢ ἐξ οὐλῆς τραύματος· καὶ τούτου[4] ἢ αὐτομάτως, ἢ ὑπὸ[5] ἀναῤῥαφῆς[6], ἢ καύσεως, ὡς ἀρτίως ἐλέγομεν, ἀφυῶς γεγενημένης. Ἐφ' ἧς καὶ μόνον[7] μετρία δύναται γενέσθαι διόρθωσις, πάχος ἱκανὸν ἔχοντος[8] τοῦ βλεφάρου· οὐ[9] δεῖ γὰρ αὐτὴν τὴν οὐλὴν ἐπιδιελόντα[10] καὶ διαστήσαντα τὰ[11] χείλη διὰ μοτοῦ[12], καὶ δεσμῷ[13] πάντως ἄχρι τελείας ἀποθέσεως[14] χρῆσθαι, μὴ τοῖς ἄγαν[15] ξηραίνουσι χρώμενον[16], ἀλλὰ τοῖς χαλαστικωτέροις[17]

1 τὸ omis d. F. — 2 ἐσπασμένον LP., ἔχοντα LP — 3 τὸ omis d. R. — 4 ταύτης DHKR., τοῦτο E. — 5 ἀπὸ LP. — 6 φαρμάκου au lieu de ἀναῤῥαφῆς M.; ἢ est omis dans ABCDFGHJKLMOPRT. — 7 μόνης P. — 8 ἔχον τὸ βλέφαρον ABCDFGHJKLNOPTRSVeBa. — 9 οὐ δεῖ Ve., οἱ δεῖ ABCFMOT., οἰδῆ S., οὐδὴ L... XEBa., d'accord avec Cornarius et d'autres commentateurs, rejettent οὐ; cependant, j'ai cru devoir conserver ce mot, parce qu'il est dans les meilleurs manuscrits,

en lui donnant la forme d'une feuille de myrte, pour brûler un espace égal à celui qu'on aurait compris dans l'opération de la suture. Lorsque la peau est enflammée par cette première application, on enlève le remède avec une éponge et l'on en applique une seconde fois en le laissant en place jusqu'à ce que la peau noircisse. Si elle ne noircit pas, on en fait une troisième application. Mais lorsque la peau est devenue noire et que l'eschare s'est enfin formée, on enlève le remède par un lavage et on emploie les lotions et les affusions jusqu'à la chute de l'eschare, après quoi il convient d'amener la cicatrice à l'aide de la raclure de linge et de collyres adoucissants.

CHAPITRE X.

DE LA LAGOPHTHALMIE.

On appelle lagophthalmiques ceux qui ont la paupière supérieure rétractée en haut. Cet accident arrive soit naturellement, soit par suite de cicatrice d'une plaie, et cette dernière survient ou spontanément ou à la suite d'une opération de suture ou de cautérisation maladroitement faite, comme nous le disions tout à l'heure. Dans ce dernier cas, on ne peut guère obtenir qu'une médiocre amélioration, pourvu encore que la paupière ait une épaisseur suffisante. En effet, il faut que la cicatrice elle-même soit divisée et que ses lèvres soient séparées par de la charpie; on emploie en tous cas une ligature jusqu'à complet abaissement

et parce qu'étant conjonctif οὗ et non pas négation οὐ, le sens du passage en devient plus complet. — [10] ἐπιδιελόντες καὶ διαστήσαντες EMT. — [11] καὶ τὰ X., τὰ omis d. R. — [12] δι' ἐμετοῦ P., δι' ἐμοτοῦ L., διὰ τοῦ μότου T. — [13] δέσμου ESX., πάντες D., πάντως omis d. M. — [14] ἀποθεραπείας ABCDEFGJLMNOPSVeBaXT., χρησόμεθα M. — [15] μήτε γὰρ ξηρ.. PL. — [16] χρώμενοι M. — [17] χαλασικοτέροις LP.

λιπάσμασιν, οἷός[18] ἐστιν ὅ τε[19] τῆς τήλεως χυλὸς προσαντλούμενος[20] καὶ τὸ βασιλικὸν τετραφάρμακον ἔμμωτον ἀναλελυμένον[21].

— 18 οἷα M., οἷον T. — 19 τε omis d. KR. — 20 προσανθλοῦμεν X. — 21 ἀναλελημμένον BDGBa.

ΙΑ'.

ΠΕΡΙ ΚΑΤΑΡΡΑΦΗΣ ΚΑΙ ΤΗΣ[1] ΔΙΑ ΦΑΡΜΑΚΟΥ ΚΑΥΣΕΩΣ.

Ὅσοις τῶν τριχῶν τὸ ἄνω βλέφαρον ὑποπέπτωκε πάθεσι, τοσούτοις καὶ τὸ κάτω· καὶ γὰρ μεῖζον ἑαυτοῦ[2] γινόμενον[3], ἐκτρέπεται, καὶ φαλάγγωσιν ὑπομένει καὶ διστιχίαν[4]. Τῷ οὖν αὐτῷ κἀνταῦθα τῆς ἀναῤῥαφῆς[5] χρηστέον τρόπῳ[6] κατὰ τὴν ἀντίστροφον τάξιν, πρῶτον διδόντα[7] τὴν μηνοειδῆ τομὴν διὰ τὸν ἐκ τοῦ αἵματος παραποδισμὸν[8], εἶτα τὴν ὀβελιαίαν[9]· τὴν δὲ ὑποτομὴν[10] παραιτητέον, ὅτι τῷ συμφύτῳ βάρει τὸ κάτω βλέφαρον ἑτοίμως ἐκτρέπεται[11]. Καὶ τὴν ἄλλην δὲ θεραπείαν ὡς ἐπ' ἀναῤῥαφῆς[12], πλὴν[13] τῶν ῥαμμάτων τὰς ὑπεροχὰς ἐν τῷ μετόπῳ κολλητέον[14]. Εἰ δὲ κἀνταῦθα[15] τὴν χειρουργίαν φεύγοντες[16] τὴν διὰ φαρμάκου[17] μᾶλλον αἱροῦνται[18] καῦσιν, καὶ ταύτην[19] ἤδη παρείληφας.

1 κ... φῆς καὶ φαρμάκου CF., τῆς omis d. ES. — 2 ἑαυτῇ S. — 3 ἐγγινόμενον S. — 4 δυστυχίαν DPNVeBa., δυστριχίαν R., διστυχίαν LT., διστιχίασιν M., οὖν omis d. M. — 5 τῇ ἀναῤῥαφῇ ABCETFGLMNOPSVeBaX. — 6 τρόπον P. — 7 πράττον διδοῦντα X., διδοῦντα LMP., τῇ LP. — 8 περιποδισμὸν T. — 9 ὀφελιαίαν O.; CF omettent depuis εἶτα jusqu'à παραιτητέον inclusiv. — 10 παρετέον D., παρεταίων R., παρεστιτέον P., ὑποτομὴν αὐτοῦ παραιτ.. M. — 11 ἐκτρέφεται D. — 12 ῥαφῇ M. —

---

de la paupière, ayant soin de ne pas se servir d'onguents très siccatifs, mais plutôt de ceux qui relâchent, tels que le suc de fenugrec et le basilicon tétrapharmacum dissous dont on recouvre de la charpie.

CHAPITRE XI.

DE LA SUTURE ET DE L'USTION PAR MÉDICAMENTS DE LA PAUPIÈRE INFÉRIEURE.

La paupière inférieure est sujette à autant d'affections des cils que la supérieure; car si elle devient plus grande qu'elle ne doit être, elle se retourne et subit la phalangose et le distichiasis. Par conséquent on doit employer ici le même mode de suture que pour la paupière supérieure, mais dans un ordre inverse, faisant d'abord l'incision en forme de croissant, à cause de l'embarras qui serait causé par l'écoulement du sang, et ensuite l'incision obéliée. Quant à l'incision interne, elle doit être omise, parce que la paupière inférieure se retourne promptement par suite de son poids naturel. Le reste du traitement se fait comme dans la suture de la paupière supérieure, excepté que les bouts des fils ne doivent pas être collés sur le front. Mais si le patient redoute ici l'opération tranchante et préfère la cautérisation par médicaments, elle vous a déjà été enseignée.

[13] πλὴν τοῦ τῶν ῥ. ABCEFGJLMNOPSVc., πλὴν οὐ Ba. — [14] κόμισαι pour κολλητέον M., οἱ pour εἰ LP. — [15] κἀνταῦθά τινες τὴν χ... M., κἀντ. τῶν τὴν χ.. P. — [16] τέμνοντες pour φεύγοντες DR. — [17] φάρμακον PR., μᾶλλον omis d. S. — [18] αἱροῦντες DVc., αἱροῦντα R. — [19] ταύτης T.

ΙΒ' *.

ΠΕΡΙ ΕΚΤΡΟΠΙΩΝ [1].

Ὥσπερ ἐπὶ τοῦ ἄνω βλεφάρου τὸ λαγόφθαλμον πάθος [2], οὕτως [3] ἐπὶ τοῦ κάτω τὸ ἐκτρόπιον γίνεται [4], πλὴν οὐκ ἐκ φύσεως, ἀλλὰ ποτὲ μὲν διὰ χάλασιν, ὑπὸ τῶν ταύτην ἐργάζεσθαι πεφυκότων [5] φαρμάκων, φλεγμονῆς [6] προηγησαμένης, ποτὲ δὲ [7] διὰ καταῤῥαφὴν ἢ [8] καῦσιν ἄτεχνον ἐκτρέπεται τὸ [9] βλέφαρον. Βελόνην τοίνυν λαβόντες λίνον διπλοῦν ἔχουσαν, διαπείρομεν τὸ σάρκωμα ἀπὸ τοῦ ἀριστεροῦ κανθοῦ ἐπὶ τὸν [10] δεξιὸν αὐτὴν [11] παράγοντες· εἶτα τοῖς πέρασιν αὐτῆς [12] ἀμφοτέροις τὸ [13] λίνον προσάψαντες, ἀνατείνομεν τὸ σάρκωμα διὰ τῆς βελόνης, καὶ οὕτως αὐτὸ [14] σμηλίῳ [15] ἐκτέμομεν συναφαιροῦντες [16] αὐτῷ καὶ τὴν βελόνην. Καὶ εἰ μὲν ἀναλάβοι τὸ οἰκεῖον [17] σχῆμα τὸ βλέφαρον καὶ εἴσω [18] τραπείη [19], ἀρκούμεθα τῇ [20] χειρουργίᾳ. Εἰ δὲ ἔτι ἐκτρέποιτο [21] μετὰ τὴν ἀφαίρεσιν τῆς σαρκὸς, τὸν [22] κυαθίσκον τῆς [23] σμήλης κατὰ [24] τὸ ὀξὺ ὑποβάλλομεν [25] τῷ τμηθέντι βλεφάρῳ, καὶ [26] κατὰ τὸ ἔσωθεν μέρος τοῦ βλεφάρου δόντες δύο διαιρέσεις τὰς ἀρχὰς ἐχούσας ἀπὸ τῶν δύο γωνιῶν τῆς γενομένης [27] τομῆς εἰς ὀξύ τι [28] φέρομεν· καὶ ταύτας εἰς ἓν ἀγαγόντες [29] τῷ λάμβδα στοιχείῳ παραπλήσιον, ἀφαιροῦμεν

* Ce chapitre a beaucoup exercé la patience et la sagacité des commentateurs, et, par le fait, il n'a ni cette clarté ni cette précision qui caractérisent les écrits de notre auteur ; aussi n'ont-ils pas manqué de conclure que le texte est altéré, et, en conséquence, chacun d'eux s'est ingénié à le rendre plus clair, l'un en ajoutant, l'autre en retranchant ou changeant quelques mots, sans que pourtant aucun des manuscrits que j'ai collationnés autorisât ces conjectures. Comme je me suis fait une loi de respecter le texte et de ne rien changer sans y être autorisé par quelque manuscrit, j'ai fait mon possible pour interpréter mon auteur sans recourir à aucun des artifices employés par ces commentateurs. Les lecteurs jugeront si j'y suis parvenu.

1 ἐκτοπίων S., ἐκτροπίου CFNVeX. — 2 πάθος omis d. M. — 3 οὕτως καὶ ἐπὶ DRT., ὄντως S. — 4 κάτω au lieu de γίνεται d. LP., πλὴν τοῦ ἐκφύσεως ACEFGLM OPSX., πλὴν τῆς T. — 5 πεφυκῶ τῶν S. — 6 ἐκ φλεγμ.., DHKMR. — 7 Dalechamps ajoute ici διὰ ὑπερσάρκωσιν, ἢ καταῤῥ.; DR. ont δὲ καὶ διά: LP. omettent διά. —

CHAPITRE XII.

DE L'ECTROPION.

De même que la paupière supérieure est sujette à la lagophthalmie, de même l'inférieure est sujette à l'ectropion. Toutefois cette dernière maladie ne vient point naturellement, mais la paupière se renverse tantôt à la suite d'un relâchement causé par l'application de remèdes employés pour combattre une inflammation, tantôt par suite de suture ou de cautérisation maladroitement faite.

Prenant donc une aiguille munie d'un fil double, nous perçons la partie charnue en poussant de l'angle gauche vers le droit; puis, après avoir fixé le fil aux deux extrémités de l'aiguille, nous soulevons la partie charnue avec cette même aiguille, et nous la divisons ainsi elle-même à l'aide d'un bistouri en dégageant en même temps par là l'aiguille. Si la paupière reprend sa forme naturelle et se retourne en dedans, nous nous contentons de cette opération; mais si après cette incision de sa partie charnue elle reste encore renversée, nous plaçons sous la partie coupée de la paupière le bout *cyathiforme* du bistouri, et nous faisons à la partie interne de cette même paupière deux incisions partant des deux angles de la coupure déjà faite, et amenées en pointe de manière à les réunir en leur donnant la forme du lambda (Λ); puis nous enlevons cette petite

[8] ἡ est omis d. Ve. — [9] τὸ omis d. T. — [10] τὸ pour τὸν HKMRX. — [11] αὐτοῦ pour αὐτὴν LP. — [12] αὐτὸ Ba.; αὐτοῖς GLPRS., αὐτῆς omis d. D.; N. omet depuis ἀμφοτέροις jusqu'à διὰ τῆς inclusiv. — [13] τὸν FGM. — [14] αὐτὸς NRVe. — [15] μιλίῳ R., σμιλίῳ HKLP., ἐκτέμνομεν LP. — [16] καὶ ἀφαιροῦντες PL., αὐτὸ pour αὐτῷ CDFS. — [17] οἰκεῖον est omis d. ABCEFGJLMNOPSVeBaTX. — [18] ἴσον Ve., εἴσον N. — [19] τραπῆ M. — [20] τὴν χειρουργίαν P. — [21] ἐκτρέπεται M., ἐφαίρεσιν LP. pour ἀφαίρ.. — [22] τὴν κυαθ.. CF. — [23] τῆς μήλης M., μίλης EGLR., σμίλης HK., μύλης X. — [24] κατὰ omis d. D., καὶ au lieu de κατὰ LP. Cornarius substitue ἔξω à ὀξύ. — [25] ἀποβάλλομεν M. — [26] καὶ omis d. T. — [27] λεγομένης pour γενομ.. LP. — [28] εἰς ὀξύς τι P. — [29] εἰς ἕνα ἀγαγ.. N., εἰσαναγαγόντες LP.. S. omet depuis καὶ

σωμάτιον, ὡς εἶναι τὸ μὲν ὀξὺ αὐτοῦ κάτω πρὸς τῷ ὀφθαλμῷ, τὸ [30] δὲ πλατὺ ἄνω πρὸς τῷ λεγομένῳ ταρσῷ. Καὶ μετὰ τοῦτο [31], τὰ διεστῶτα [32] βελόνῃ συναγάγομεν ἐρίου [33] ἐχούσῃ ῥάμμα, δύο [34] ῥαφαῖς ἀρκούμενοι.

Εἰ δὲ διὰ καταῤῥαφὴν [35] ἢ καῦσιν τὸ ἐκτρόπιον εἴη γεγονὸς, καὶ ὑποκάτω τῶν τριχῶν τοῦ βλεφάρου κατ' αὐτὴν [36] τὴν πρώτην οὐλὴν [37] ἁπλῆν δώσομεν [38] τομὴν, καὶ τὰ χείλη διαστήσαντες, διαμοτώσομεν [39] · καὶ τοῖς λοιποῖς ὡς ἐπὶ τῶν [40] λαγοφθάλμων χρησόμεθα, πλὴν [41] πυριῶν, ἄχρις οὗ κολληθῇ [42] τὸ ῥαφέν.

ταύτας jusqu'à σωμάτιον inclusiv. — [30] τῷ PS. — [31] τούτῳ L. — [32] τῇ βελ.. P., τὰ ἂν διεστῶτα L. — [33] ἔριον M., ἐχούσης J. — [34] δύσι M. — [35] ῥαφὴν S. — [36] κατὰ τὴν EPSX. — [37] βουλὴν D., βόλην HK. — [38] τὴν τομὴν D. — [39] διαστομώσομεν NO.,

---

ΙΓ'.

ΠΕΡΙ ΑΝΑΒΡΟΧΙΣΜΟΥ [1] ΚΑΙ ΤΗΣ ΔΙΑ ΣΙΔΗΡΟΥ ΚΑΥΣΕΩΣ.

Ἐφ' ὧν οὐκ εἰσὶν ἐν τῷ βλεφάρῳ πολλαὶ τρίχες νύττουσαι [2] τὸν ὀφθαλμὸν [3], ἀλλ' ἄχρι [4] μιᾶς, ἢ δυοῖν [5], ἢ τόγε [6] πλεῖστον τριῶν συνέγγυς ἀλλήλων, τὸν ἀναβροχισμὸν δοκιμάζομεν. Βελόνην οὖν λαβόντες ἰσχνοτάτην [7], διείρομεν διὰ τοῦ ὠτὸς αὐτῆς τριχὸς [8] γυναικείας, ἢ ἁπλουστάτου [9] κλωνὸς βύσσου τὰ δύο ὁμοῦ πέρατα συναγαγόντες, ὥστε διπλῆν ἔχειν [10] τὸ ἐνειρόμενον [11] ἀγκύλην · ἕτερόν τε κλῶνα [12] τοιοῦτον ἢ τρίχα διὰ τῆς ἀγκύλης ἐμβάλλομεν [13]. Διείραντές τε [14] τὴν βελόνην κατὰ τοῦ ταρσοῦ ἔνθα [15] φαίνονται αἱ παραπεφυκυῖαι τρίχες, καὶ διὰ [16]

[1] καὶ τῆς διὰ σιδήρου καύσεως omis d. ABDEHJKLOPRSTX., ἀναβρυχισμοῦ N. — [2] νύτουσι P. — [3] τῶν ὀφθαλμῶν LP. — [4] ἀλλὰ χρὴ P. — [5] δύο M. — [6] γε omis d. P., τότε T. — [7] ἰσχυρότατον DHR., ἰσχυροτάτην K., ἰσχυχνοτάτην L., διείρημεν R. — [8] τρίχας DHJKR., τρίχα γυναικείαν M. — [9] ἁπλοστάτου BO., κλῶνα M. — [10] ἔχει P. — [11] ἐνειρημένον LP., ἀγγεῖον pour ἀγκύλην D. — [12] κλώνον P., τοιοῦτον

portion. La partie pointue de la portion coupée se trouvera en bas près de l'œil, et la partie large en haut près de la rangée ciliaire. Après cela, nous réunissons les parties séparées avec une aiguille munie d'un fil de laine, nous contentant de deux points de suture.

Mais si l'ectropion provient de suture ou de cautérisation, nous ferons une simple incision le long de la première cicatrice elle-même au-dessous des poils de la paupière, et nous séparerons les lèvres de la plaie en y mettant de la charpie. Pour le reste, nous agirons comme dans la lagophthalmie, à l'exception des fomentations, jusqu'à ce que la suture soit solide.

διατομώσομεν VeT. — [40] τῶν omis d. ABCEFGJXLMNOPSVeBaT. — [41] πρὶν pour πλὴν BO, τῶν πυριῶν D. — [42] κολλουθῇ L.

CHAPITRE XIII.

DE L'ANABROCHISME ET DE LA CAUTÉRISATION PAR LE FER.

Nous employons l'anabrochisme chez ceux dont les yeux sont piqués par un petit nombre de cils, comme un, deux ou trois au plus, voisins les uns des autres. Prenant donc une aiguille extrêmement fine, nous passons dans son trou les deux bouts réunis d'un cheveu de femme ou d'un fil très ténu de byssus, de manière que la partie insérée présente une anse double; un autre fil de byssus ou cheveu de femme sera introduit dans cette anse. Alors nous faisons passer l'aiguille à travers la rangée ciliaire dans l'endroit d'où paraissent provenir les poils qui ont une mauvaise direction, et à l'aide d'une sonde auriculaire ayant fait entrer le poil ou les poils dans

omis d. D. — [13] ἐμβάλωμεν ABCDEFGJLMNOPRSVeBaT. — [14] τε omis dans DHKLMPR., δὲ pour τε X. — [15] ἔνθεν R., ἕνα D. — [16] λωματίδος ABCEFGHJKMNRSVeTX., ἀλωματίδος LP., καὶ omis d. N., διὰ omis d. LP. —

μηλωτίδος τὴν τρίχα ἢ τὰς τρίχας ἐνθέντες εἰς τὴν ἀγκύλην ἀνέλκομεν [17]. Καὶ ἐὰν μὲν ἡ τοῦ βλεφάρου θρὶξ εἰρχθῇ [18], ἀνασπῶμεν τὴν ἀγκύλην. Ἐὰν δὲ ἐκπέσῃ ἢ [19] μία ἢ πλείους, διὰ τῆς ἐμβεβλημένης ἀρχῆς αὖθις κατασπῶμεν τὴν ἀγκύλην, καὶ πάλιν ἐνθέντες [20] τὴν τρίχα ἢ τὰς τρίχας ἀνέλκομεν.

Εἰ [21] δὲ μία μόνον εἴη [22] θρὶξ ἡ νύττουσα τὸν ὀφθαλμὸν ἰσχνή, καὶ ἑτέραν [23] αὐτῇ [24] τῶν βλεφαρίδων [25] συνανασπῶμεν, χρίοντες [26] αὐτὰ ἢ κόμμι, ἢ ἑτέρῳ [27] τινὶ κολλώδει, καὶ ἐπιδεσμοῦντες [28] ἄχρι συμφύσεως [29] τῆς τριχός.

Τινὲς δὲ τὴν καῦσιν μᾶλλον [30] τοῦ ἀναβροχισμοῦ προτιμῶντες [31] ἐκστρέφουσι τὸ βλέφαρον, καὶ ἀνασπάσαντες τριχολαβίῳ τὴν [32] νύττουσαν τρίχα, εἴτε μίαν, εἴτε δύο, εἴτε [33] καὶ τρεῖς, πυρῆνα [34] ἢ μηλωτίδα, ἤ τι τοιοῦτον [35] λεπτὸν ὄργανον πεπυρωμένον [36] εἴρουσι τῷ τόπῳ [37] ὅθεν ἡ θρὶξ ἢ αἱ τρίχες ἐκομίσθησαν · οὕτω γὰρ πυκνωθέντος [38] τοῦ δέρματος, οὐδ' ἑτέρα [39] θρὶξ ἐκφύεται.

17 ἀνέλξομεν ABCDXEFGJLMNOPRSVeBaT. — 18 ἠρχθῇ BLNVe., ἠρθῇ J., ξηρανθῇ P. — 19 μίαν sans ἢ M.; LS omettent depuis ἐὰν δὲ jusqu'à τὴν ἀγκύλην inclus. — 20 ὠθέντες T. — 21 ἡ δὲ μία μόνη P. — 22 ἡ J., εἰ R, pour εἴη; εἴη ἡ θρὶξ LM. — 23 ἑτέροις LP. — 24 αὐτοῦ M. — 25 βλεφαριτίδων ABCEFXHJKMNORSVeBa., συναναπαύσωμεν X. — 26 χρίσαντες ABEFGJLMNOPSVeBaT., χρήσαντες CX., αὐτῶς GLP., αὐτὸ M., αὐτῷ SX. — 27 ἕτερόν τι κολλῶδες ABCEFGJLMNOPSVeBaTX. — 28 ἐπιδήσομεν XABCEFGJLMNOPSVeBaT. — 29 φύσεως LP.., τρίχας LP., τῆς omis d. T. — 30 μᾶλλον omis d. LP. — 31 προτέμοντες P., ἐκτρέφουσι ABDERX., ἐκτρέπουσι NVeBa. — 32 τὴν omis d. D. — 33 ἢ pour εἴτε JMNOVeX., καὶ

ΙΔ'.

ΠΕΡΙ ΥΔΑΤΙΔΩΝ.

Ἡ μὲν ὑδατὶς [1] οὐσία τίς ἐστι πιμελώδης [2] ὑπεστρωμένη τῷ τοῦ βλεφάρου δέρματι [3] κατὰ φύσιν. Ἐπί τινων δὲ καὶ μάλιστα

1 Les trois premiers mots du chapitre sont omis d. S.

2 τῇ πτιμελώδῃ P., ὑστερωμένη S. — 3 σύρματι pour δέρματι ACFT. — Tous

l'anse, nous les attirons; et si le poil de la paupière est emprisonné, nous resserrons l'anse; mais si un ou plusieurs viennent à s'échapper, nous faisons revenir l'anse à l'aide du bout de fil que nous y avons fait entrer; et ayant introduit de nouveau le cil ou les cils, nous les attirons.

S'il y a seulement un poil ténu qui pique l'œil, nous attirons en même temps que lui un autre de ceux de la rangée ciliaire, et nous les collons ensemble en les oignant avec de la gomme ou avec quelque autre chose de gluant, et nous les lions jusqu'à cohésion des deux poils.

Quelques-uns préfèrent la cautérisation à l'anabrochisme. Ils renversent la paupière et arrachent avec un épiloir le poil ou les poils qui piquent, soit un, deux ou trois; puis ils poussent le bout d'une sonde ou une sonde d'oreille, ou quelque autre mince instrument incandescent dans le lieu d'où le poil ou les poils ont été arrachés. De cette manière la peau devenant plus épaisse ne permet plus à un autre poil de naître.

omis d. DHRS. — [34] πυρὶν D., πυρίνη R., διὰ πυρῆνος M., διαπυρίνον ABTXCEFGJLNOPSVeBa., διπυρῆνον Corn. G. Andern.; ἢ omis d. MR., μηλωτίδος M. — [35] τι omis d. F., ἤ τινος τοιούτου λεπτοῦ ὀργάνου M., τὶ τοιούτων λεπτῶν ὄργανον Ba. — [36] πεπυρωμένων Ve., εἴργουσι DEMNRVeBaX., προσάγουσι Corn. — [37] τὸν τόπον DM., πόθῳ E. — [38] πυκνώματος D. — [39] οὐκέτι ἑτέρα E., ἑτέρῳ HKR., οὐκέτι ἑτέρω X.

CHAPITRE XIV.

DES HYDATIDES.

L'*hydatide* consiste en une substance grasse, étendue par une disposition naturelle sous la peau de la paupière. Chez quelques

les commentateurs mettent παρὰ φύσιν au lieu de κατὰ φύσ..; dans aucun manuscrit, cependant, je n'ai trouvé παρὰ, pas plus que dans les deux éditions imprimées. Il me paraît toutefois que παρὰ offre un sens plus naturel que κατά. —

παιδίων[4] ὡς ὑγροτέρων αὐξανομένη[5], συμπτωμάτων αἰτία γίνεται φορτίζουσα[6] τὸν ὀφθαλμὸν καὶ διὰ τοῦτο ῥευματίζουσα. Τὰ[7] βλέφαρα γοῦν αὐτοῖς[8] ὑπὸ τὰς ὀφρῦς[9] ὑδαλέα φαίνεται, μὴ δυνάμενα κατὰ τὸ πρέπον ἄνω[10] ἐπαίρεσθαι· ἄν[11] τε τοῖς δακτύλοις ἐπιθλίψωμεν[12] αὐτὰ καὶ διαστήσωμεν τοὺς δακτύλους, ἐμφυσᾶται τὸ μεταξύ. Κατὰ δὲ τὸν ὄρθρον μάλιστα ῥευματίζονται[13], μηδὲ πρὸς[14] τὰς ἡλιακὰς αὐγὰς ἀντιβλέπειν δυνάμενοι[15], ἀλλ' ὅλως[16] δακρύοντες καὶ συνεχέσι δὲ περιπίπτουσιν[17] ὀφθαλμίαις.

Σχηματίσαντες τοίνυν οἰκείως[18] τὸν κάμνοντα, τοῖς δυσὶ[19] δακτύλοις, λιχανῷ τε καὶ τῷ μέσῳ[20] μικρὸν ἀποδιεστῶσι[21] τὸ βλέφαρον πιλήσομεν, συναγωγήν τινα τῆς ὑδατίδος πρὸς τὴν μεσότητα τῶν δακτύλων ποιούμενοι[22]. Τῷ δὲ ὄπισθεν ἑστῶτι[23] καὶ τὴν κεφαλὴν στηρίζοντι[24] κελεύσομεν ὑπηρέτῃ κατὰ τὸ[25] μέσον τῆς ὀφρύος ἀνατείνειν μετρίως[26] τὸ βλέφαρον, καὶ λαβόντες αὐτοὶ φλεβότομον διέλομεν αὐτὸ κατὰ τὸ[27] μέσον ἐγκαρσίως, μὴ μείζονα[28] τῶν ἐν ταῖς φλεβοτομίαις ποιούμενοι[29] τὴν διαίρεσιν, τὸ δὲ βάθος ὡς[30] ὅλον τὸ δέρμα διελεῖν, ἢ καὶ αὐτῆς[31] τῆς ὑδατίδος ἅψασθαι, προσέχοντες ἀκριβῶς τούτῳ[32]· πολλοὶ γὰρ βαθύτερον πήξαντες, ἢ τὸν[33] κερατοειδῆ χιτῶνα διεῖλον, ἢ πάντως γε[34] μυότρωτον εἰργάσαντο[35] τὸ βλέφαρον. Καὶ δὴ[36] εἰ μὲν εὐθὺς ἡ ὑδατὶς[37] προφανῇ, ταύτην ἐξελκύσομεν· εἰ δὲ μή, καὶ αὖθις[38] ἐπιδιέλομεν ἠρεμαίως. Ταύτην δὲ προφανεῖσαν δι' ὀθονίου μαλθακοῦ[39] τοῖς δακτύλοις ἐπιλαβόμενοι[40], τῇ δὲ κἀκεῖσε, καὶ ποτὲ καὶ κατὰ[41] περιαγωγὴν

[4] παίδων R. — [5] αὐξανομένης ABCFGJLOPSVe., αὐξομένης N., αὐξομένων E., αὐξομένη X. — [6] φροντίζουσα GLP. — [7] τοὺς pour τὰ M. — [8] αὐτῆς X. — [9] ὀφρεῖς J, ὀφρεῖς S., τῆς ὀφρῦς X., ὕδατι λαῖα N. — [10] ἀναιπέρεσθαι X., ἀνεπαίρεσθαι pour ἄνω ἐπ... ABCEFGMOST., ἀναπαίρεσθαι LP. — [11] ἐὰν EX.; S. omet depuis τοῖς δακτ. jusqu'à διαστήσομεν inclusiv. — [12] ἐπιθλίψαντες ABCEFGJLNOPSVeBaTX., αὐτῶν LP., αὐτῷ X., καὶ omis d. ABCEFGJLNOPSVeBaTX.; M. omet καὶ διαστήσομεν τοὺς δακτύλους. — [13] ῥευματίζοντα CFLNPBa. — [14] κατὰ au lieu de πρὸς d. ABCEFGJLMNOPTSVeBaX. — [15] δυνάμενα M., δυναμέναι O. — [16] ἀλλ' ὅμως ABCDEFXGJLMNOPSVeBaT., δακρύοντα M.; δὲ et καὶ sont omis d. M. — [17] περίπτοντες T.

personnes, et surtout chez les petits enfants qui ont le tempérament plus humide, cette substance s'accroît et cause des accidents en surchargeant l'œil et en y amenant par là des fluxions. Aussi chez eux les paupières paraissent aqueuses sous les sourcils et ne peuvent se relever comme il convient. Si nous les comprimons avec les doigts en séparant ces derniers, l'intervalle qui les sépare se gonfle. Elles se fluxionnent surtout au point du jour, et les malades ne peuvent soutenir les rayons du soleil. En général, les yeux larmoient et sont affectés d'ophthalmies continuelles.

Ayant donc disposé convenablement le malade, nous presserons la paupière avec deux doigts, l'index et le médian, un peu séparés pour rassembler dans leur intervalle une certaine collection hydatique. Nous ordonnerons à un aide placé derrière le malade et fixant solidement la tête, de tirer modérément la paupière en haut par le milieu du sourcil; et, prenant nous-même un phlébotome, nous inciserons transversalement la paupière par le milieu, sans faire une incision plus grande que celle usitée dans les phlébotomies, mais assez profondément pour diviser toute la peau et aussi pour atteindre l'hydatide elle-même. Il faut apporter un grand soin à cela. En effet, beaucoup, en plongeant trop profondément l'instrument, incisent la cornée, ou blessent en tous cas le muscle de la paupière. Alors, si l'hydatide se montre, nous l'extrayons aussitôt; sinon, nous incisons de nouveau avec précaution; puis, dès qu'elle paraît, nous la saisissons avec les doigts garnis d'un linge fin, et nous

— 18 εἰπτεῖως R. — 19 δύσι omis d. M. — 20 τὸ μέσον M., τῷ omis d. LP, — 21 ἀποδιϊστῶσι S. — 22 ποιήσωμεν T., ποιούμενον LP. — 23 ἔστοτε P. — 24 στηρίζοντα P — 25 τὸ omis d. DR. — 26 μετρίως omis d. DR. — 27 τὸ omis d. BEJNOSVeBa. — 28 μῖζον αὐτῶν LP., τὴν pour τῶν TX. — 29 ποιοῦμεν X. — 30 ὡς omis d. GP. — 31 αὐτοῖς L. — 32 τοῦτο CDEFGKLMNPSVeBa., πολὺ F. — 33 τὴν R., κρατοειδεῖν LP. — 34 γε omis d. R., μυότρωπον NX. — 35 εἰργάσατο P., τὸ omis d. P. — 36 δεῖ pour δὴ ABCDTEFGLNOPSVeX., ἡ μὲν C. — 37 ὑδάτιδος LP. — 38 αὖθις δὲ ἐπιδ... H. — 39 μαλακοῦ NSVe. — 40 ἐπιβαλλόμενοι LP, — 41 κατὰ

κινοῦντες ἐξελκύσομεν· καὶ μετὰ τὴν κομιδὴν [42] πτύγμα δεύσαντες ὀξυκράτῳ καὶ ἐπιθέντες [43], ἐπιδήσομεν. Τινὲς δὲ καὶ λείους [44] ἅλας διὰ τοῦ πυρῆνος [45] τῆς σμήλης ἐπεντιθέασιν [46] ἐν τῇ διαιρέσει, διὰ τὸ, εἴ τι καὶ [47] περιλέλειπται [48] τῆς ὑδατίδος, ἐκτήκειν αὐτό.

Μετὰ δὲ τὴν ἐπίλυσιν, ἀφλεγμάντους [49] μὲν ὄντας αὐτοὺς κολλυρίοις περιχρίστοις [50] ἢ λυκίῳ [51], ἢ γλαυκίῳ, ἢ κρόκῳ ἀποθεραπεύσομεν· φλεγμαίνοντας δὲ, τοῖς πρὸς τοῦτο [52] καταπλάσμασι καὶ ἄλλοις βοηθήμασιν ἰασόμεθα.

omis d. RS. — [42] κομιδὴ ABCF., τὸ κομιδῆ T. — [43] ἐπιτιθέντες LP. — [44] καὶ omis d. X., λεία P. — [45] πυρῖνος JOVe., μήλης EMSPT., σμίλης KR., μύλης X. — [46] ἐπιτιθέασι GLPTX., ἐπανατιθέασι M. — [47] καὶ omis d. ABCEFGJLMNOPSVe

---

ΙΕ'.

ΠΕΡΙ ΣΥΜΦΥΩΝ [1] ΒΛΕΦΑΡΩΝ.

Σύμφυσιν ὑπομένει τὸ ἄνω βλέφαρον, ποτὲ μὲν πρὸς τὸν κάτω ταρσὸν, ποτὲ δὲ [2] πρὸς τὸν ἐπιπεφυκότα [3], ποτὲ δὲ καὶ πρὸς αὐτὸν [4] τὸν κερατοειδῆ· δυσεργῆ [5] τε τὸν ὀφθαλμὸν ἀποτελεῖ τοῦτο [6] τὸ νόσημα. Δεῖ οὖν ἢ μηλωτίδα ὑποβαλόντα τῇ εὐρυχωρίᾳ τοῦ βλεφάρου, ἢ ἀγκίστρῳ ἀνατείναντα [7], πτερυγοτόμῳ τὴν πρόσφυσιν ἀπολύειν, φυλαττόμενον [8] μὴ τρωθῇ ὁ κερατοειδὴς, ἵνα μὴ προπτώσεως [9] ἐκ τούτου πρόφασις γένηται [10]. Μετὰ δὲ τὴν ἐκτομὴν [11] τὸν ὀφθαλμὸν ἐγχυματίσαντες, μοταρίοις τὰ βλέφαρα διαστήσομεν [12] ὑπὲρ τοῦ μὴ πάλιν γίνεσθαι τὴν σύμφυσιν [13]· καὶ ὠοβραχὲς [14] ἔριον ἐπιθέντες, μετὰ τὴν τρίτην τοῖς λεπτύνουσι καὶ ἀπουλοῦσι [15] χρησόμεθα κολλυρίοις.

[1] συμφύσεως M. — [2] δὲ omis d. X. — [3] ἐπιφυκότα LP. — [4] αὐτῶν τῶν P., κυρτοειδῆ R. pour κερατ... — [5] δυσδερκῆ M. pour δυσεργῆ. — [6] τοῦτο est omis d. ABCD FGHJKLMNOPRTVeBa. — [7] ἀνατείνοντας M , ἀνατείνοντα T. — [8] μὴ φυλαττ.. F., φυλαττομένης M. — [9] προσπτώσεως P. — [10] γίνεται LP. — [11] ἄλμην τὸν ὀφθ.. EX. — [12] διασθῆσαι χρὴ pour διαστήσομεν M. — [13] σύγχυσιν pour σύμφυσιν ABGJLNOP

l'arrachons en lui imprimant des mouvements de rotation et de va-et-vient. Lorsqu'elle est retirée, nous recouvrons la plaie d'une compresse imbibée d'oxycrat, et nous la bandons. Quelques-uns avec le manche d'un scalpel mettent dans l'incision du sel pulvérisé, afin de dissoudre ce qui pourrait rester de l'hydatide.

Après avoir levé ce bandage, s'il n'y a pas d'inflammation, nous amenons la guérison à l'aide de collyres onctueux faits avec le lycium, le glaucium ou le safran. S'il y a de l'inflammation, nous y remédions par des cataplasmes et autres moyens appropriés.

BaTX. — [48] περιλέλειφθαι S., περιλέληπται X. — [49] φλεγμάντους P. — [50] ὑποχρίστοις D. — [51] ληνίῳ Ve. — [52] τούτῳ ABO., τοῦτον NVe.

CHAPITRE XV.

DES PAUPIÈRES ADHÉRENTES.

La paupière supérieure devient adhérente tantôt avec la rangée ciliaire inférieure, tantôt avec la conjonctive, tantôt avec la cornée elle-même. Cette maladie produit de la difficulté dans les fonctions de l'œil. Il faut, en conséquence, détruire l'adhérence avec un ptérygotome, soit en introduisant une sonde auriculaire sous la paupière par sa portion libre, soit en la tirant en haut avec un crochet. On prendra garde de ne pas blesser la cornée, de peur qu'il n'en résulte une cause de procidence de l'œil. Après l'opération, nous ferons une injection dans l'œil et nous séparerons les paupières avec de la charpie, pour qu'une nouvelle adhérence ne survienne pas; puis nous placerons dessus de la laine trempée dans du blanc d'œuf, et, après le troisième jour, nous nous servirons de collyres atténuants et cicatrisants.

VeBa. — [14] ὠσδραχὺς R. — [15] ἀφελοῦσι BNOPVe., ἀφουλοῦσι ACDEFGLMBaX., ἀπολοῦσι JK., ἀπαλοῦσι R., χρήσασθαι M.

ΙϚʹ.

ΠΕΡΙ ΧΑΛΑΖΙΩΝ.

Τὸ χαλάζιον σύστασίς ἐστιν ἀργοῦ ὑγροῦ κατὰ τὸ βλέφαρον, ὅπερ, εἰ μὲν πρὸ τῆς ἐκτὸς ἐπιφανείας[1] τοῦ βλεφάρου ὑποπίπτοι, διελόντες ἐγκαρσίως ἔξωθεν σμηλίῳ τὸ βλέφαρον, ἔπειτα[2] μηλωτίδι, ἢ τοιούτῳ[3] τινὶ κομισόμεθα τὸ χαλάζιον. Καὶ μεγάλης μὲν οὔσης, ἢ καὶ σεσηρυίας τῆς διαιρέσεως, ῥαφῇ τὰ χείλη συνάξομεν[4] καὶ ἐμπλαστρίῳ[5] χρησόμεθα· μικρᾶς[6] δὲ, τὴν ῥαφὴν[7] ὑπερθέμενοι[8] ὁμοίως ἀποθεραπεύσομεν. Εἰ δὲ ἔνδοθεν εἴη τὸ χαλάζιον, ὥστε διὰ τοῦ[9] χονδρώδους αὐτὸ διαυγάζεσθαι, ἐκστρέψαντες[10] τὸ βλέφαρον καὶ διελόντες ἐγκαρσίως ἔσωθεν αὐτὸ κομισάμενοι τῷ τῆς ἅλμης ἐγχύματι[11] χρησόμεθα.

[1] τῇ ἐπιφανείᾳ EX. — [2] ἐπὶ τῇ μηλωτίδι LP. — [3] τοιοῦτον LP. — [4] συνάγομεν ABJNOVeBa., συναγάγομεν CDEFGHKLPRXT. — [5] ἐμπλάστῳ J., ἐμπλάστροις M. — [6] μικροῖς M., μικρὰν P. — [7] ῥαφὴν omis d. X. — [8] ὑποθέμενοι GLP. — [9] τῆς M.,

---

ΙΖʹ.

ΠΕΡΙ ΑΚΡΟΧΟΡΔΟΝΩΝ[1] ΚΑΙ ΕΓΚΑΝΘΙΔΩΝ.

Τὰς δὲ περὶ τὸ βλέφαρον ἀκροχορδόνας, καὶ[2] κατὰ τὸν μέγαν κανθὸν ἐγκανθίδας[3] λεγομένας σαρκολάβῳ[4] κρατήσαντες[5] σμηλίῳ τε ἀποτεμόντες, ἐπιθῶμεν[6] λειωθεῖσαν τὴν χαλκῖτιν.

[1] καὶ ἐγκανθίδων omis d. ABDLOREGHJKMPXT. — [2] καὶ τὰς X. — [3] κανθί-

CHAPITRE XVI.

DU CHALAZIUM.

Le *chalazium* consiste dans la concrétion d'une humeur inutile à la paupière. Si elle a lieu sur sa face externe, nous incisons transversalement la paupière en dehors avec un bistouri, et ensuite nous enlevons le chalazium avec une sonde auriculaire ou avec quelque autre instrument semblable. Si l'incision est grande et entr'ouverte, nous en rapprochons les lèvres par une suture et nous mettons dessus un petit emplâtre. Si elle est petite, nous omettons la suture et nous traitons de la même manière. Mais si le chalazium est en dedans de manière à briller à travers le cartilage, nous renversons la paupière et nous la divisons transversalement en dedans, puis nous enlevons le chalazium et nous faisons une injection d'eau salée.

τὸ ACDEFG., διὰ omis d. DR., τοῦ omis d. O. — [10] ἐκτρέψαντες T. — [11] ἐγχυματισμῷ DHKR., ἐγχύμασιν LP.

CHAPITRE XVII.

DE L'ACROCHORDON ET DE L'ENCANTHIS.

Après avoir saisi avec une pince sarcolabe les acrochordons de la paupière et les encanthis du grand angle de l'œil, nous les coupons avec un bistouri et nous mettons sur la plaie de la calamine pulvérisée.

δας R... M. omet depuis καὶ κατὰ τὸν jusqu'à κρατήσαντες inclusiv. — [4] σαρκολάκκῳ T. — [5] ἐν σμηλίῳ M. — [6] ἐπιθώμεθα EX., ἐπιστῶμεν P.

ΙΗ'.

ΠΕΡΙ ΠΤΕΡΥΓΙΩΝ.

Ὑμένος μὲν[1] νευρώδους ἀπὸ τοῦ μεγάλου κανθοῦ τὸ ἐπίπαν τὴν ἀρχὴν δεξαμένου, καὶ[2] κατὰ μικρὸν ἐπὶ τὰ εἴσω[3] ἕρποντος, τοῦτο συμβαίνει τὸ πάθημα. Βλάπτει δὲ[4] τὸν ὀφθαλμὸν τῷ τε κωλύειν[5] τῇ συνολκῇ[6] τοῦ βολβοῦ τὴν κίνησιν, καὶ τῷ[7] προκόπτον ὅλην ἐπικαλύπτειν[8] τὴν κόρην. Εὐιατώτερα οὖν ὄντα τὰ λεπτομερῆ καὶ λευκανθίζοντα χειρουργοῦμεν οὕτω· διαστείλαντες τὰ βλέφαρα, τὸ πτερύγιον ἀγκίστρῳ μικροκαμπεῖ[9] ἀναδεξάμενοι ἀνατείνομεν. Βελόνην δὲ λαβόντες ἔχουσαν κατὰ τὸ οὖς ἱππίαν[10] τρίχα καὶ λίνον ἰσχυρὸν[11], ἐπικαμφθεῖσάν τε μικρὸν κατὰ τὸ ἄκρον, ὑπὸ[12] τὸ μέσον τοῦ πτερυγίου καταπείρομεν· καὶ τῷ[13] μὲν λίνῳ τὸ πτερύγιον ἐκδήσαντες[14] μετέωρον ἀνατείνομεν. Τῇ δὲ τριχὶ τὸ πρὸς τῇ κορῃ μέρος αὐτοῦ ὥσπερ διαπρίζοντες, ὑποδέρομεν[15] ἄχρι πέρατος. Τὸ δὲ λοιπὸν αὐτοῦ τὸ[16] πρὸς τῷ μεγάλῳ κανθῷ, ἀναῤῥαφικῷ[17] σμηλίῳ ἐκτίλλομεν[18] ἐκ βάσεως, καταλιμπάνοντες τὸ φυσικὸν τοῦ κανθοῦ σαρκίον, ἵνα μὴ ῥυὰς[19] ἐπαρθέντος αὐτοῦ γένηται.

Τινὲς δὲ τῷ λίνῳ ἀνατείναντες[20], ὡς εἴρηται, πτερυγοτόμῳ τὸ ὅλον ἀποδέρουσι[21] πτερύγιον, φυλαττόμενοι τοῦ κερατοειδοῦς ἅψασθαι χιτῶνος. Μετὰ δὲ τὴν χειρουργίαν, ὀλίγους ἅλας λείους ἐμβαλόντες εἰς[22] τὸν τόπον, ὠοβραχὲς[23] ἔριον[24] ἐπιθή-

[1] μὲν omis d. CFGLPT. — [2] καὶ omis d. LP. — [3] Dalechamps substitue ἔξω à εἴσω; mais, outre qu'il n'y est autorisé par aucun manuscrit, on peut très bien saisir le sens du texte avec εἴσω. En effet, en considérant l'œil d'une manière absolue, la cornée transparente est interne par rapport aux deux angles. — [4] δὲ omis d. T. — [5] κωλύει T. — [6] τὴν συνολκὴν P., τῶν βολβῶν DHKR. — [7] τὸ JLNPRVeT., προκόπτειν MVe., προκόπτων O., προσκόπτον D., προκύπτων T., καὶ ὅλην ἐπικ.. M.— [8] ἐπικαλύπτει T., ἐπικαλύπτον GLP. — [9] μικροκαμπεῖαν CF., μικρῷ κάμπτει X., μικρῷ

CHAPITRE XVIII.

DU PTÉRYGION.

Cette maladie provient d'une membrane nerveuse qui commence en général au grand angle de l'œil et qui rampe petit à petit vers le dedans. Elle nuit à l'œil parce qu'elle empêche ses mouvements en comprimant le globe, et parce qu'en s'accroissant elle finit par couvrir toute la pupille. Elle est plus facile à guérir quand elle est mince et blanche, et nous l'opérons ainsi : ayant séparé les paupières, nous attirons le ptérygion après l'avoir saisi avec un crochet médiocrement recourbé ; puis, prenant une aiguille un peu courbe vers sa pointe, dans le trou de laquelle on a enfilé un crin de cheval et un fil de lin fort, nous la faisons passer sous le milieu du ptérygion. Nous lions alors celui-ci avec le fil de lin et nous le tirons en haut ; ensuite, sciant pour ainsi dire avec le crin la portion proche de la pupille, nous la détachons jusqu'au bout. Quant à la partie restant près du grand angle, nous l'arrachons de sa base avec le bistouri à suture, en ayant soin de laisser intacte la caroncule naturelle de cet angle, de peur qu'étant détruite, il n'en résulte la maladie appelée *rhyas*.

Quelques-uns, après avoir tiré avec le fil de lin, comme nous l'avons dit, détachent le ptérygion tout entier avec le ptérygotome, en se gardant de toucher à la tunique cornée. Après l'opération, nous mettons sur la plaie un peu de sel pulvérisé,

κυμπῇ P., δεξάμενοι CFGLP., ἀναλεξάμενοι X. — [10] σὺν pour σὺς P. — [11] ἰσχυρὰ LP., ἐπικαμφθήσαντες X., τε omis d. X. — [12] ἐπὶ pour ὑπὸ BJNOBaVe. — [13] τὸ MNOPVe. — [14] ἐκδύσαντες DP. — [15] ὑποδείρομεν ABCDEFGJLMNOPVeBa. — [16] τῷ JNORVc., τὸ omis d. LP. — [17] ἀναραφίσκω ABCFGKLMNOPVeBaXT. — [18] ἐ κτέμομεν ABCEFGJTMNOPVeBa., ἐκτέμνομεν L., ἐκτέτωμεν X., καὶ καταλιμπ.. X. — [19] ῥοιᾶς ABCFGJLNOPVeBaT. — [20] ἀνατείνοντες M., ὡς εἴρηται omis d. T. — [21] ἀποδέρου LP. — [22] εἰς omis d. R. — [23] ὡσβρεχὲς O., ὡς βραχὲς T. — [24] ἔριον

σομεν[25]. Μετὰ δὲ τὴν ἐπίλυσιν, ἐπιπολὺ[26] τὴν ἅλμην αὐτοῖς ἐνστάξομεν[27]. Εἰ δὲ φλεγμονὴ[28] παρακολουθήσοι[29], τοῖς πρὸς ταύτην[30] ἀναγεγραμμένοις χρησόμεθα[31] βοηθήμασι.

ἐπιτιθέντες ἐπιδήσ.. XE. — [25] ἐπιδεσμοῦσι au lieu de ἐπιδήσομεν M.; δὲ est omis d. L. — [26] ἐπιπολὺ est omis d. HKR. — [27] ἐντάξομεν BCFNOVe., ἐνστάζασιν M.

ΙΘ′.

ΠΕΡΙ ΣΤΑΦΥΛΩΜΑΤΩΝ.

Τὸ μὲν σταφύλωμα κύρτωσίς ἐστι[1] τοῦ κερατοειδοῦς χιτῶνος ἀτονήσαντος σὺν τῷ ῥαγοειδεῖ, ποτὲ μὲν διὰ ῥευματισμὸν, ποτὲ δὲ δι' ἕλκωσιν. Χειρουργοῦμεν δὲ αὐτὸ, οὐχ ἵνα τὴν ὅρασιν[2] ἀπολωλυῖαν ἀνακαλεσώμεθα[3], τοῦτο γὰρ ἀδύνατον, ἀλλ' ἵνα μετρίαν[4] εὐπρέπειαν τῷ πάσχοντι χαρισώμεθα. Δεῖ οὖν βελόνην κάτωθεν ἐπὶ τὰ ἄνω διὰ τῆς βάσεως τοῦ σταφυλώματος καταπείραντα[5], ἑτέραν βελόνην διπλοῦν ἔχουσαν λίνον ἀπὸ τοῦ κατὰ[6] χεῖρα κανθοῦ ἐπὶ τὸν ἕτερον διὰ τῆς βάσεως τοῦ σταφυλώματος διενεγκεῖν· καὶ μενούσης τῆς πρώτης βελόνης, κόψαντα[7] τὴν διπλόην τοῦ λίνου, τοῦ σταφυλώματος τὸ μὲν ἐπὶ τὰ ἄνω, τὸ δὲ ἐπὶ τὰ κάτω τοῖς ῥάμμασιν ἐκδῆσαι· καὶ τότε τὴν βελόνην ἀφελόντα[8], ᾠοβραχὲς[9] ἔριον ἐπιθεῖναι[10]. Μετὰ δὲ τὴν ἐπίλυσιν προσηνέσιν ἐγχυματισμοῖς παραμυθεῖσθαι[11] τὸν ὀφθαλμὸν ἄχρις[12] ἀποπτώσεως τῶν ῥαμμάτων ἅμα[13] τῷ σταφυλώματι.

[1] εἰς τὴν au lieu de ἐστι τοῦ P. — [2] ὅρας CF. — [3] ἀνεκαλεσώμεθα LP. — [4] μετατρίας LP. — [5] πείραντα LP. — [6] τὴν χεῖρα NVeBa. — [7] κόψαντες EX., κάμψαντες D., καμψάντας HKR. — [8] ἀφελόντες D., ἀφελόντας HK. — [9] ᾠοβρεχὲς O., ᾠοβαφὲς J.

---

puis de la laine imbibée de blanc d'œuf que nous bandons. Après avoir levé ce premier appareil, nous instillons pendant longtemps de l'eau salée. S'il survient de l'inflammation, nous usons des moyens déjà décrits pour la guérir.

[28] φλέγμονοι X. — [29] παρακολουθήσῃ ACDEFGMNPVeBa., παρακολουθήσει JLRT. — [30] ταύτον L., τοῦτο P. — [31] χρῶνται M.

CHAPITRE XIX.

DU STAPHYLOME.

Le *staphylome* est une incurvation de la tunique cornée, débilitée en même temps que la rhagoïde, tantôt par suite de fluxion, tantôt par suite d'ulcération. Nous l'opérons, non pour rappeler la vue perdue, car cela est impossible, mais afin de rendre au malade une beauté relative. Ainsi donc, après avoir avec une aiguille traversé la base du staphylome de bas en haut, il faut en faire passer une seconde munie d'un fil de lin double, en partant de l'angle le plus à notre portée et allant vers l'angle opposé, par la même base du staphylome; puis, la première aiguille restant en place, on coupe l'anse du fil et on lie les deux moitiés supérieure et inférieure du staphylome avec les fils correspondants. Ensuite on enlève l'aiguille et l'on applique de la laine trempée dans du blanc d'œuf. Après avoir levé ce premier appareil, on adoucit l'œil par des injections émollientes jusqu'à la chute des fils et celle du staphylome.

— [10] ἐπιθῆναι ACDJPXT. — [11] παραμειβοῦσθαι X. — [12] ἄχρις ἂν ἀποπτ.. ABCEFGJLNOPVeBaXT. — [13] ἄχρι pour ἅμα GLP. — Ce chapitre est entièrement omis dans M.

Κ'.

ΠΕΡΙ ΥΠΟΠΥΟΥ ΟΦΘΑΛΜΟΥ[1].

Περὶ δὲ τῶν ὑποπύων ὀφθαλμῶν ἀρκέσει τοῦ Γαληνοῦ παραθέσθαι τὴν λέξιν ὧδέ πως ἔχουσαν· « Τῶν καθ' ἡμᾶς δέ τις ὀφθαλμικῶν[2] Ἰοῦστος ὄνομα καὶ διὰ κατασείσεως τῆς κεφαλῆς πολλοὺς τῶν ὑποπύων ἐθεράπευσε. Καθίζων[3] μὲν αὐτοὺς ὀρθίους ἐπὶ δίφρου, περιλαμβάνων δὲ[4] τὴν κεφαλὴν ἑκατέρωθεν ἐκ τῶν πλαγίων, εἶτα διασείων οὕτως ὥστε ὁρᾶν ἡμᾶς ἐναργῶς κάτω χωροῦν τὸ πύον. Ἔμενε δὲ κάτω, καίτοι τῶν ὑποχυμάτων μὴ μενόντων[5], εἰ μὴ[6] πάνυ τις ἄκρως[7] αὐτὰ σφηνώσειε, διὰ τὸ βαρὺ τῆς οὐσίας. »

Καὶ παρακατιὼν πάλιν ὁ αὐτός φησι· « Πολλάκις δὲ καὶ[8] πύον ἀθρόως ἐκενώσαμεν[9] διελόντες τὸν[10] κερατοειδῆ μικρὸν ὑπεράνω τοῦ χωρίου καθ' ὃ[11] συμφύονται πρὸς ἀλλήλους ἅπαντες οἱ χιτῶνες. Ὀνομάζουσι δὲ ἔνιοι μὲν ἶριν, ἔνιοι δὲ στεφάνην[12] τὸ χωρίον. » Ταῦτα μὲν[13] ὁ Γαληνὸς ἐν τῷ τῆς θεραπευτικῆς μεθόδου[14] φησὶ γράμματι[15]. Μετὰ δὲ τοῦ πύου τὴν ἀπόκρισιν τοῖς διὰ μελικράτου ἢ τηλομέλιτος ἀνακαθάραντες[16] τὸ ἕλκος ἐγχυματισμοῖς, ἀκολούθως τὴν[17] λοιπὴν ἐφαρμόσομεν θεραπείαν.

[1] ὑποπύων ὀφθαλμῶν JM. — [2] ὀφθαλμῶν P., ᾧ Ἰοῦστος M., καὶ omis d. M. — [3] καθίζομεν LP. [4] παραλαμβάνων M., δὲ omis d. BNOVeBa. — [5] μὴ κενόντων T. — [6] εἰ μὴ ὥστε ὁρᾶν ἡμᾶς ἐναργῶς πάνυ... L. — [7] G. d'Andernach substitue ἀκριβῶς à ἄκρως; αὐτὰς L., αὐτοὺς P., ἄκρως κατὰ σφηνώσειε M. — [8] καὶ omis d. ABCEFGJ LMNOPVeBaXT., ποιῶν pour πύον LP., ἀθρόον R. — 9 ἐκκενώσομεν P., ἀνελόντες

CHAPITRE XX.

DE L'HYPOPYON.

Il nous suffira de rapporter les paroles de Galien * au sujet des yeux purulents; elles sont ainsi conçues : « Un oculiste de notre temps, nommé Justus, a guéri plusieurs hypopyons par succussion de la tête. Il fait placer les malades droit sur un siége; puis, leur saisissant la tête par les deux côtés, il la secoue de telle sorte qu'on voit clairement descendre le pus. Celui-ci reste en bas à cause de la pesanteur de sa substance, tandis que les cataractes n'y restent pas, à moins qu'on ne les presse bien exactement. »

Le même Galien, en continuant, dit encore : « Souvent nous avons évacué entièrement le pus en incisant la cornée un peu au-dessus de l'endroit où toutes les tuniques se réunissent les unes aux autres. Quelques-uns nomment ce lieu l'*iris*, d'autres le nomment *couronne*. » Ainsi parle Galien dans son livre de la méthode thérapeutique **. Après l'évacuation du pus, nous nettoyons la plaie avec des injections d'hydromel ou de fenugrec uni au miel, et ensuite nous employons le traitement ordinaire.

pour διελόντες D. — [10] τὸ LP. — [11] συμφύοντες D., καθῶς pour καθ' ὃ E. — [12] στεφάνων P. — [13] μὲν οὖν ὁ Γ... LP. — [14] μεθόδῳ KR. — [15] γράμματα P., συγγράμματι O. — [16] ἀνακαθάροντες VeBa., ἀνακαθαίραντες R. — [17] τοῖς M.

* *Méthode*, ch. IX, liv. XIV.

** *Id.*, *ibid.*

ΚΑ'.

ΠΕΡΙ ΥΠΟΧΥΜΑΤΩΝ.

Ὑπόχυμά[1] ἐστιν ἀργοῦ ὑγροῦ σύστασις ἐπὶ τοῦ κερατοειδοῦς χιτῶνος[2] κατὰ τὴν κόρην, ἐμποδίζουσα τὸ[3] ὁρᾷν, ἢ τὸ[4] τρανῶς ὁρᾷν. Γίνεται δὲ μάλιστα διὰ ψύξιν[5] τε καὶ ἀσθένειαν τοῦ ὀπτικοῦ πνεύματος· καὶ διὰ τοῦτο[6] γέρουσι μᾶλλον συμβαίνει[7] καὶ τοῖς μακρὰν νόσον νοσήσασι[8]. Συμβαίνει δὲ καὶ διὰ βίαιον ἔμετον, καὶ διὰ πληγὴν[9], καὶ δι' ἄλλας[10] πλείονας αἰτίας. Ἀλλὰ περὶ[11] μὲν τῶν ἔτι μελετωμένων ὑποχυμάτων μηδὲν τῇ χειρουργίᾳ προσηκόντων ἐν τῷ τρίτῳ λέλεκται βιβλίῳ, νῦν δὲ τὰ τελείαν σύστασίν τε[12] καὶ πῆξιν[13] εἰληφότα χαρακτηριοῦμεν. Ἅπαντες μὲν[14] οὖν οἱ ὑποχυθέντες αὐγὴν ὁρῶσιν ἢ πολλὴν ἢ ὀλίγην· ταύτῃ τοι[15] καὶ τῆς ἀμαυρώσεώς τε[16] καὶ γλαυκώσεως τὰ ὑποχύματα[17] χωρίζομεν, οὐδὲ τὴν αὐγὴν τὸ σύνολον ὁρώντων[18] τῶν ἀμαυρωθέντων τε καὶ ἀπογλαυκωθέντων[19]. Οὐκοῦν πάλιν ὁ Γαληνὸς διδάξεισε τήν τε[20] πῆξιν καὶ τὴν διαφορὰν τῶν ὑποχυμάτων καὶ ποῖα τούτων ἐστὶ[21] χειρουργητέα.

Συγκλείσαντες[22] τὸν ὀφθαλμὸν τὸν ὑποκεχυμένον[23], καὶ τῷ μεγάλῳ δακτύλῳ θλίβοντες[24] τὸ βλέφαρον[25] πρὸς τὸν ὀφθαλμὸν, καὶ παράγοντες[26] αὐτὸ μετὰ προπιεσμοῦ[27] τῇδε κἀκεῖσε·

1 ἀπόχυμα D., ὑποχύματα P., ἐστιν omis d. D. — 2 τὸν κερατοειδῆ χιτῶνα ABCDEFGJLMNOPVeBaTX. — 3 τῷ HK. — 4 τῷ HK.; ἢ τὸ τρανῶς ὁρᾷν est omis d. LP. — 5 τε omis d. D., ψύξιν τινὰ καὶ D. — 6 διὰ τοῦτο τοῖς γέρουσι GLP., διὰ τοῦτο μάλιστα γέρασι D. — 7 συμβαίνει omis d. XABCEFGLNOPVeBaT.; transposé après νοσήσασι d. JM., μακρᾶς νόσου LP. — 8 νοσήμασι RVeX., γίνεται au lieu de συμβαίνει M. — 9 δι' αὐγὴν pour διὰ πληγὴν T. — 10 δι' ἄλλας τινὰς πλείονας GLP. — 11 περὶ omis d. T. Paul renvoie ici au 3e livre de ses œuvres, ch. xxii, dans lequel il traite de toutes les maladies des yeux, sous le rapport purement médical; il y définit la cataracte, un épanchement d'humeur entre la tunique cornée et la crystalloïde. « Toutes ne sont pas curables, dit-il; mais il faut les traiter avant l'épaississement de l'humeur, par les saignées, les purgatifs, les lavements irritants, une fréquente dérivation sur le tube digestif, ainsi que par des ventouses

CHAPITRE XXI.

DES CATARACTES.

La cataracte est une accumulation d'humeur inutile sur la membrane cornée près de la pupille. Elle empêche la vision ou du moins que la vision soit claire. Elle provient surtout du refroidissement et de la faiblesse de l'esprit visuel; et c'est pour cela que les vieillards et ceux qui sont longtemps malades y sont plus sujets. Elle survient aussi par suite d'un violent vomissement, d'un coup et de plusieurs autres causes. Or nous avons parlé, dans le troisième livre, des cataractes qui, n'étant pas encore mûres, n'exigent pas d'opération; maintenant nous allons donner les signes caractéristiques de celles qui ont acquis une consistance et une coagulation complètes. Tous ceux donc qui sont atteints de cette maladie voient la lumière un peu plus ou un peu moins, et par là nous distinguons les cataractes de l'amaurose et du glaucome, maladies dans lesquelles on ne voit pas du tout la lumière. Galien nous enseignera encore les différences, les degrés d'épaississement des cataractes et quelles sont celles qu'on doit opérer.

Après avoir fermé l'œil atteint de cataracte, il faut avec le pouce presser la paupière contre l'œil et faire en comprimant un

scarifiées à la nuque. Le malade doit boire de l'eau et user d'une nourriture atténuante, puis exciter, pendant quelque temps, l'action des muqueuses nasale et buccale. En outre, il indique comme moyens locaux, d'abord le miel et l'huile mêlés avec le suc de fenouil; ensuite divers remèdes composés qui ne peuvent trouver place ici. — [12] τε omis d. HKPR. — [13] πῆξον LP. — [14] ἅπαντας μὲν X., μὲν omis d. R. — [15] τι P., τοι omis d. N. — [16] ἢ pour τε καὶ d. R. — [17] ὑποχωρήματα χωρίζουσι D. — [18] ὁρώντων omis d. M., τῶν omis d. BGJO., αὐτῶν pour τῶν d. N. — [19] ἀπογλαυκωμένων ABCDEFJNOVeBaX., ἀπογλαυκωμάτων M.; P. omet depuis γλαυκώσεως jusqu'à τε καὶ inclusiv.; T. omet τε καὶ ἀπογλαυκωθέντων. — [20] τε omis d. P.; M. omet depuis οὐκοῦν jusqu'à τούτων ἐστὶ inclusiv. (Voy. Galien, *Meth. med.*, lib. XIV, cap. 13). — [21] εἰσι GLP., χειρουργία P. — [22] κλείναντες C., σὺν τὸν ὀφθ.. M. — [23] ὑποχυμένον FGKBa., τῷ ὑποκεχυμένῳ P. — [24] ἐπιθλίβοντες M. — [25] καὶ πρὸς τὸν M. — [26] παραγάγοντες L., αὐτῷ NPVe. — [27] προπιεσμὸν LP.;

ἔπειτα ἀνοίγοντες καὶ κατανοοῦντες [28] τὸν ὀφθαλμὸν θεωρήσομεν τὸ ὑπόχυμα· ἐπὶ μὲν [29] γὰρ τῶν μηδέπω πεπηγότων [30], χύσις τις ἐκ τῆς [31] θλίψεως τοῦ δακτύλου προσγίνεται, καὶ [32] κατὰ μὲν τὸ πρῶτον πλατύτερον φαίνεται [33], αὖθις δὲ εἰς τὸ οἰκεῖον ἀνατρέχει [34] σχῆμα καὶ μέγεθος· ἐπὶ δὲ [35] τῶν πεπηγότων, οὐδεμία παραλλαγὴ, οὔτε κατὰ πλατύτητα, οὔτε κατὰ σχῆμα [36], ἐκ τῆς παραθλίψεως ἀπαντᾷ. Ἐπειδὴ δὲ [37] κοινόν ἐστι τοῦτο [38] τεκμήριον τῶν [39] τε μετρίως πεπηγότων [40] καὶ ὑπερπεπηγότων, τῇ χρόᾳ [41] διακρινοῦμεν ταῦτα. Τὰ μὲν γὰρ [42] σιδηρίζοντα, ἢ κυανόχροα [43], ἢ μολυβδῶδες ἐμφαίνοντα χρῶμα [44], τῶν συμμέτρως [45] πεπηγότων ἐστὶ [46], καὶ πρὸς καταγωγὴν ἐπιτήδεια [47] γίνεται. Τὰ δὲ γυψοειδῆ [48] καὶ χαλαζώδη, τῶν ὑπερπεπηγότων [49] ὑπάρχουσιν.

Ἐπεὶ οὖν ταῦτα μεμαθήκαμεν ἀπὸ [50] τοῦ Γαληνοῦ, καθίσαντες τὸν ἄνθρωπον πρὸς [51] αὐγὴν χωρὶς ἡλίου καταδήσομεν ἐπιμελῶς τὸν ἀπαθῆ ὀφθαλμὸν, καὶ διαστείλαντες τοῦ ἑτέρου τὰ βλέφαρα, διαστήσομεν [52] ἀπὸ τῆς καλουμένης ἴριδος πρὸς [53] τῷ μικρῷ κανθῷ ὅσον πυρῆνος μήλης [54] τὸ μέτρον, καὶ τότε προστυποῦμεν [55] τῷ τοῦ παρακεντητηρίου [56] πυρῆνι [57] τὸν μέλλοντα παρακεντεῖσθαι [58] τόπον. Ἐπὶ μὲν τοῦ εὐωνύμου ὀφθαλμοῦ τῇ δεξιᾷ χειρὶ ἐνεργοῦντες, ἐπὶ δὲ τοῦ δεξιοῦ τῇ [59] εὐωνύμῳ. Καὶ ἀντιστρέψαντες [60] τὴν ἀκμὴν, στρογγύλην κατὰ τὸ πέρας ὑπάρχουσαν, τοῦ παρακεντητηρίου [61], ἐρείδομεν εὐτόνως, καὶ [62] διὰ τοῦ προστετυπωμένου [63] μέρους ἄχρι κενεμβατήσεως φθάνομεν [64]. Μέτρον δέ σοι γινέσθω [65] τῆς ἐπὶ τὸ βάθος φορᾶς [66]

X. omet depuis παράγοντες jusqu'à κατανοοῦντες exclusiv. — [28] κατανοῦν M., κατανοοῦντες R., καὶ omis d. ABCTFGLOP., τῷ ὀφθαλμῷ ABCFGTMNOXVeBa., τῶν ὀφθαλμῶν LP. — [29] δὲ pour μὲν P.; γὰρ omis d. GLP., μηδέποτε pour μηδέπω LP. — [30] ἐπειγοντῶν EX. — [31] θλιψις τις ἐκ τῆς προσθλίψεως D. — [32] καὶ omis d. T. — [33] γίνεται pour φαίνεται FMT. — [34] ἀνατρέπεται GLP., διατρέχει T. — [35] δὲ omis d. P. — [36] παρασχῆμα M. — [37] δὲ omis d. P. — [38] τοῦτο omis d. D. — [39] τὸ LP., τε omis d. ALPT. — [40] πηγότων LPR., καὶ τῶν ὑπερπ.. KR., ὑπερπεπηγότων omis d. X. — [41] χρίᾳ GL., χρῶᾳ A., χροίᾳ BCDEFHJKMNOPRVeBa. — [42] γὰρ omis d. T. — [43] κυανοχροία BDENOVeBaX. — [44] χρώματα D., χρωμένα P. — [45] τῷ συμμέτροις M., συμμετρίως LP. — [46] εἰσι D. — [47] ἐπιτήδειον D., τὸ δὲ P. — [48] γυψωδῆ J., ψυχωειδὴ X. — [49] ὑπερπηγότων JLPR. — [50] ὑπὸ F. — [51] πρὸ E. — [52] διάστο-

mouvement de va-et-vient ; puis, ouvrant et examinant l'œil, nous observons la cataracte. En effet, quand l'humeur n'est pas encore coagulée, la pression du doigt produit une certaine diffusion, et d'abord la cataracte paraît plus étendue, ensuite elle revient de nouveau dans sa forme et dans sa grandeur propres ; mais quand l'humeur est concrétée, la pression ne produit aucune modification ni dans son étendue ni dans sa forme. Toutefois, comme ce signe est commun aux cataractes très denses et à celles qui ne le sont que médiocrement, nous les distinguons par leur couleur. Celles qui ont la couleur du fer, ou azurée ou plombée, sont convenablement coagulées et bonnes à abaisser ; celles qui ressemblent au gypse ou à la grêle sont trop épaissies.

Ayant donc recueilli ces notions dans Galien, nous ferons asseoir le malade en face de la lumière à l'abri du soleil, et après avoir bandé soigneusement l'œil qui n'est pas malade, nous écarterons les paupières de l'autre, et nous mesurerons, en partant de ce qu'on appelle l'iris, du côté du petit angle de l'œil, un espace égal au noyau d'une sonde, et là nous marquerons, en pressant avec la tête de l'aiguille à ponction, l'endroit où l'on devra ponctionner. Pour l'œil gauche nous nous servirons de la main droite, et pour le droit de la gauche. Puis, retournant la pointe de l'aiguille à ponction, qui est ronde à son extrémité, nous l'enfonçons vigoureusement à travers la partie marquée, de manière à arriver jusque-là où l'on ne rencontre plus d'obstacle. La profondeur du coup doit avoir pour mesure l'espace

μεν D., διέστομεν LP., διιστῶμεν ABCEFGHJKNORTVeBa. Ici Cornarius donne au texte un tout autre sens ; voici sa version : Diductis alterius oculi palpebris, ab appellata iride juxta parvum angulum, ad capitis specilli mensuram *ipsas* disparamus. M. — 53 πρὸ E., τὸ μικρὸν LP. — 54 πυρηνοσμήλης ABCDEFGJLMNOPVeBaT., πυρῆνος σμήλης HKR. — 55 προτυποῦμεν BFGLNOPVeBa., προτυπώσομεν M. — 56 απρακεντηρίου ACDEGHJKLMPRTX. — 57 πυρίνου LP. — 58 παρακεντῆσθαι AEFGLMNOPRVeBa., παρακεντᾶσθαι D. — 59 τῷ ἐυων..GLP. — 60 ἀναστρέψαντες ABJVeBa., ἀνατρέψαντες N., ἀναστρέψαν O. — 61 κεντηρίου ACDGJLMNPVeT., κεντηρίου BFOBa., περικεντητηρίου HK., παρακεντη ρίου X. — 62 καὶ omis d. Ba., διὰ τοῦτο R. — 63 τετυπωμένου B., προτετ... ACDFGHJKLMNOPRVeBaT. — 64 κάμνωμεν pour φθάνομεν ACT., μέτρως pour μέτρον R. — 65 γενέσθω OPR. — 66 φθορᾶς KT. —

ὅσον ἀπὸ τῆς κόρης ἐπὶ τὴν ἶριν ὑπάρχει[67] διάστημα. Ἄνωθεν οὖν κατὰ κορυφὴν τοῦ ὑποχύματος τὸ παρακεντητήριον[68] ἄγοντες (ὁρᾶται δὲ ὁ χαλκὸς προφανῶς[69] διὰ τὴν διαφάνειαν[70] τοῦ κερατοειδοῦς χιτῶνος[71]), κατάγομεν δι' αὐτοῦ εἰς τοὺς ὑποκειμένους τόπους τὸ ὑπόχυμα· καὶ εἰ[72] μὲν εὐθὺς κατενεχθείη, ἐπιμένομεν[73] ἠρεμοῦντες ὀλίγον· εἰ δὲ ἀναπλεύσῃ, πάλιν αὐτὸ κατάγομεν[74]. Μετὰ δὲ τὴν καταγωγὴν[75] τοῦ ὑποχύματος, κομίζομεν τὸ παρακεντητήριον[76] κατὰ περιστροφὴν ἠρεμαίως.

Καὶ μετὰ τοῦτο λύσαντες[77] ὕδατι βραχύ τι[78] καππαδοκικῶν ἁλῶν, τὸν ὀφθαλμὸν ἐγχυματίσομεν· καὶ ἐπιθέντες ἔξω[79] ἔριον λεκίθῳ[80] ᾠοῦ σὺν ῥοδίνῳ δευθὲν[81] ἐπιδήσομεν, συνεπιδέοντες καὶ τὸν ὑγιῆ[82] διὰ τὸ μὴ συγκινεῖσθαι[83]. Καὶ κατακλίναντες[84] ἐν οἰκίσκῳ καταγείῳ[85] τὸν κάμνοντα, κελεύσομεν παντοίως ἠρεμεῖν, λεπτῶς διαιτῶντες, ἄχρις ἑβδόμης[86] ἐπιδεδεμένον, εἰ μή τι κωλύοι. Μεθ' ἣν λύσαντες[87] ἀποπειραθῶμεν τῆς ὁράσεως παραδεικνύντες αὐτῷ τινὰ τῶν ὁρατῶν, ὅπερ ἐν τῇ χειρουργίᾳ, ἢ μετὰ τὴν χειρουργίαν εὐθέως[88] ποιεῖν παραιτησόμεθα[89], διὰ τὸ ἐκ τῆς βιαίας ἀτενίσεως[90] ἑτοίμως αὖθις[91] ἀναπλεῖν τὸ ὑπόχυμα. Εἰ δὲ φλεγμονή τις κατεπείγοι[92], καὶ πρὸ τῆς ἑβδόμης λύσαντες, πρὸς[93] ταύτην ἀγωνισόμεθα.

67 ὑπάρχων P. — 68 παρακεντήριον ADGJLMPRVeT., ἄγοντες τοῦ ὑποχύματος LP. — 69 πυροφανῶς DR., προφανοῦς T. — 70 ἀφάνειαν LP. — 71 χιτῶνος omis d. J., καταγάγομεν ABCDEFGHKLNOPRVeBaTX. — 72 ἡ μὲν LP. — 73 ἐπιμένον R. — 74 καταγάγομεν ABCDEFGNVeBaTX. — 75 ὑπαγωγὴν D. — 76 παρακεντήριον GJLMPRVe., περικεντητήριον HKR. — 77 λύοντες M. — 78 τι τῶν καπ.. M., καππαδοκικῶν JLBa. — 79 ἔξω omis d. M. — 80 λευκῷ Ba., λεκίσθῳ Ve. — 81 διθὲν P., ἐπιδέσμεῦμεν M. — 82 ὑγιᾶ J., τὸν omis d. M. — 83 κινεῖσθαι R. — 84 κατακλείσαντες T., κατακλίνοντες M., τε ἐν ABCMNOVeBa. — 85 καταγείῳ HJKOT. — 86 ἑπτὰ pour ἑβδόμης DHKR. — 87 λύοντες M., ἀποπειρασόμεθα M., ἀποπειράσθομεν LP. — 88 εὐθέως omis d. E., ποιῇ P. — 89 παρατησόμεθα P. — 90 ἀγενήσεως R., ἀτονήσεως MT., ἑτοίμως omis d. M. — 91 αὖθις πάλιν GLP., ἀναπνεῖν F. — 92 καταπείσει P. pour κατεπείγοι, πρὸς pour πρὸ P. — 93 πυρὸς pour πρὸς R., πρὸς omis d. LP.

qui sépare l'iris de la pupille. Dirigeant l'instrument en haut sur le sommet de la cataracte, car on voit clairement le fer à travers la diaphanéité de la cornée, nous ferons descendre la cataracte de sa place dans les parties inférieures. Si elle a été immédiatement abaissée, nous restons un instant tranquille ; mais si elle remonte, nous la faisons de nouveau descendre. Après l'abaissement de la cataracte, nous retirons doucement l'instrument par des mouvements de rotation.

Après cela, dissolvant dans de l'eau un peu de sel de Cappadoce, nous en instillerons dans l'œil, puis nous appliquerons un bandage, après avoir placé en dehors de l'œil de la laine imbibée de jaune d'œuf mêlé à de l'eau de rose, en ayant soin de bander en même temps l'œil non malade pour qu'ils ne puissent faire ensemble aucun mouvement. Nous ferons coucher le malade dans une demeure obscure, et nous lui prescrirons de rester dans un repos complet, de prendre peu de nourriture, et nous laisserons le bandage jusqu'au septième jour, à moins que quelque circonstance s'y oppose; après quoi, l'ayant enlevé, nous éprouverons la vue en montrant au malade quelques-uns des objets visibles, ce que nous éviterons de faire pendant l'opération ou immédiatement après, parce que la cataracte revient de nouveau promptement par suite d'une attention forcée. Mais si quelque inflammation survient, nous la combattrons en débandant l'œil même avant le septième jour.

Je crois utile de dire ici qu'il est fait mention de l'opération de la cataracte par *succion* dans Guy de Chauliac, *Trait.* 6, *doct.* 6, ch. 2, ainsi que dans Galeatius *de Sancta Sophia*, comm. sur le 9e livre de Rhazès. — C'est aussi à cette opération que se rapporte le passage suivant d'Albucasis (édition et traduction Channing) : « Ex Iracensibus quis ad me venit quondam, dixitque quod in Irak conficitur » makdach * perforatum, quo exsugitur aqua. In regione nostra nunquam ejusmodi » factum vidi, neque in aliquo antiquorum libro vidi descriptum. Novum fortasse » est inventum. » (Albucasis, t. Ier, liv. II, sect. 23.)

* C'est une aiguille.

ΚΒ'.

ΠΕΡΙ ΑΙΓΙΛΩΠΟΣ.

Ὁ μὲν αἰγίλωψ ὄγκος ἐστὶν ἀποστηματώδης μεταξὺ τοῦ μεγάλου κανθοῦ καὶ τῆς ῥινός. Δυσίατον δὲ τὸ πάθος[1] διά τε τῶν σωμάτων τὴν λεπτότητα καὶ τὸν τῆς[2] πρὸς τὸν ὀφθαλμὸν συμπαθείας[3] φόβον. Εἰ μὲν οὖν πρὸς τὴν ἐπιφάνειαν ἐῤῥάγη τὸ ἀπόστημα, περιελεῖν δεῖ[4] πᾶν τὸ ἐπανεστηκὸς[5] ἄχρις ὀστέου· καὶ εἰ[6] πρὸς μῆλον ὑποπίπτοι ἡ ὑποφορὰ, πᾶσαν αὐτὴν ἐξαπλώσομεν· καὶ ἀδιάφθορον[7] μὲν ἔτι μένον[8] τὸ ὀστέον ξέσομεν[9], διεφθορότος δὲ, πυρηνοειδέσι καυτηρίοις διακαύσομεν, σπόγγον[10] ψυχρῷ διάβροχον ἐπιθέντες τῷ ὀφθαλμῷ. Τινὲς δὲ μετὰ τὴν ἐκτομὴν τῶν σαρκῶν τρυπάνῳ[11] χρησάμενοι τὸ ὑγρὸν ἢ τὸ πύον εἰς τὴν ῥῖνα μετήγαγον. Ἡμεῖς δὲ τῇ καύσει μόνον[12] ἠρκέσθημεν, ἐπὶ τοσοῦτον καίοντες τοῖς αἰγιλωπικοῖς[13] καυτηρίοις ὥστε λεπίδα[14] ἀποστῆναι[15]· καὶ μετὰ τὴν καῦσιν, τῷ φακομέλιτι[16] ἢ τῷ σιδιώτῳ καὶ τοῖς λοιποῖς ξηραίνουσι τῶν βοηθημάτων χρησόμεθα.

Εἰ δὲ πρὸς τὸν κανθὸν ὁ αἰγίλωψ ῥέπει[17], καὶ πρὸς τὴν ἐπιφάνειαν[18] μηδὲ ὅλως, τηνικαῦτα[19] πτερυγοτόμῳ ἢ φλεβοτόμῳ τὸ μεταξὺ τοῦ κανθοῦ σῶμα πρὸς τὸ ἀπόστημα ἀπολύσαντες[20], σάρκας ἐκ τοῦ βάθους[21] ἀνάγομεν, καὶ τότε μετρίως[22] ὑποξηραίνομεν. Ὕαλος δὲ χνοώδης[23] ἐπιπαττομένη τούτοις θαυμασίως ξηραίνει· καὶ ἀλόη μετὰ μάννης ὁμοίως.

[1] πάθος omis d. NVc.; GLP. omettent depuis δυσίατον jusqu'à τὸν ὀφθαλμὸν inclusiv. — [2] τῆς omis d. S. — [3] συμπαθεῖ G. — [4] Au lieu de περιελεῖν δεῖ, il y a περιελοῦμεν d. ABCEFGJLMNOPRSVcBaTX. — [5] παρεστικὸς D. — [6] καὶ εἰ μὴ πρὸς GLMP., καὶ εἰ μὲν πρὸς HKR., πρὸς τὸ μῆλον X. — [7] διάφθορον NRVc. — [8] μένον omis d. N., ὂν pour μένον S. — [9] ξύσομεν ST., διαφθορέσης δὲ D., διαφθορότος δὲ R., διεφθορὸς M. — [10] σπόγγῳ C., ψυχροῦ J., ψυχρὸν LP. — [11] τρυπάνῃ S.

CHAPITRE XXII.

DE L'ÆGILOPS.

L'ægilops est une tumeur abcessiforme qui vient entre le grand angle de l'œil et le nez. Cette maladie est difficile à guérir tant à cause de la délicatesse des parties que de la crainte motivée par les rapports qu'elle a avec l'œil. Toutefois si l'abcès s'avance vers la superficie, il faut enlever jusqu'à l'os tout ce qui proémine; et, dans le cas où la fistule descend vers la joue, nous l'ouvrons tout entière et nous ruginons l'os s'il n'est pas encore carié; mais s'il est carié, nous le brûlons avec des cautères à boutons, en ayant soin de placer sur l'œil une éponge imbibée d'eau froide. Il y en a qui, après l'excision des chairs, se servent d'un trépan pour diriger l'eau ou le pus dans la narine. Quant à nous, nous nous contentons de la cautérisation, et nous brûlons avec les cautères propres à l'ægilops jusqu'au point de détacher une lamelle. Après la cautérisation, nous faisons usage de miel mélangé avec la farine de lentille ou d'écorce de grenadier, et des autres moyens siccatifs.

Mais si l'ægilops se porte vers l'angle de l'œil et point du tout vers la superficie, alors avec un ptérygotome ou avec un phlébotome nous séparons les parties situées entre l'angle de l'œil et l'abcès; nous extrayons du fond les chairs, et ensuite nous desséchons convenablement. Or du verre réduit en poussière fine, dont on saupoudre la plaie, dessèche merveilleuse-

— 12 μόνη CDHKLPR. — 13 αἰγιλωποῖς T. — 14 λεπτόδα LP., λεπίδι R. — 15 ἐπανεστῆναι L., ἐπαναστῆναι P. — 16 ῥαβδομέλιτι ABCFGNO., βαφομέλιτι ELPX., ἢ τῷ σιδίῳ T. — 17 βλέπει DJR., τρέπει S. — 18 ἐπιφάγειαν ὁ αἰγίλωψ μηδὲ ὅλως DHKR. — 19 τηνικαῦτα omis d. F., τῷ πτερυγ., D. — 20 λύσαντες DHKR. — 21 κάνθους P., θάθους L., ἀναγάγομεν *omnes*. — 22 μετρίων O., ἀναξηράνομεν S. — 23 γλοιώδης

Τὴν δὲ [24] λοιπὴν τῶν αἰγιλόπων φαρμακείαν [25] ἐν τῷ τρίτῳ βιβλίῳ παραδεδώκαμεν [26].

DR., χροώδης S., ἐπιπάττομεν X. — [24] τῶν δὲ λοιπῶν P. — [25] θεραπείαν pour φαρμακείαν DRS. — [26] παρεδώκαμεν DS.

Au chapitre xxii du 3ᵉ livre de ses œuvres, Paul indique plusieurs remèdes locaux

---

ΚΓ΄.

ΠΕΡΙ ΑΚΟΥΣΤΙΚΩΝ ΠΟΡΩΝ ΑΤΡΗΤΩΝ.

Τοῦτο τὸ πάθος ἐκ γενετῆς [1] συνίσταται, ὑμένος τινὸς τὸν ἀκουστικὸν ἐμφράττοντος [2] πόρον, ποτὲ μὲν κατὰ τὴν ἐπιφάνειαν, ποτὲ δὲ καὶ [3] ἐν βάθει. Καὶ ὕστερον ἐπιγίνεται, προηγησαμένης κατὰ τὸν [4] πόρον ἑλκώσεως· ὑπερσάρκωμα γὰρ ἐπιφυὲν [5] ἐμφράττει [6] αὐτόν. Εἰ μὲν οὖν [7] διὰ βάθους ὁ ἐμποδίζων ὑμὴν [8] εἴη, δυσχερὴς ἡ ἐγχείρησις [9]. Πειρατέον δὲ [10] ὅμως λεπτῷ τινι [11] ὀργάνῳ τοῦτον [12] διατέμνειν. Εἰ δὲ κατὰ τὴν ἐπιφάνειαν, τῷ σκολοπομαχαιρίῳ τοῦτον [13] διελόντες, εἰ χρεία, καὶ περιέλομεν. Εἰ δέ γε [14] σαρκὸς ἐπίφυσις εἴη, καὶ ταύτην πτερυγοτόμῳ ἢ τῷ [15] πολυποδικῷ σπαθίῳ περιέλομεν. Εἶτα στρεπτὸν ἐκ ῥάκους πρὸς τὴν εὐρυχωρίαν τοῦ πόρου ποιήσαντες, βρέξομεν ἐν ὕδατι, καὶ περικυλίσαντες [16] λείᾳ χαλκίτιδι ἢ τοιούτῳ τινὶ ξηρίῳ [17], καθήσομεν εἰς τὸν πόρον [18] ὑπὲρ τοῦ μὴ πάλιν [19] γίνεσθαι τὴν σάρκωσιν. Εἰ δὲ φλεγμαίνοιεν, ταχέως αὐτὸ λάβομεν. Αἱμοῤῥαγοῦντος δὲ τοῦ πόρου,

[1] γεννητῆς ELPS., ἐγενετῆς O. — [2] ἐμφράττοντας JT. — [3] καὶ omis d. D. — [4] τὸν omis d. P. — [5] ὑπερφυὲν D., ἐμφυὲν GLP. — [6] γὰρ αὐτὸν A. — [7] οὖν omis d. M., ἐν βάθει D. — [8] ὑμῶν ARS. — [9] ἐπιχείρησις M., ἐγχύρησις Ve. — [10] οὖν δὲ DR., ὁμοίως pour ὅμως D., δὲ omis d. DR., καὶ ὁ μὲν pour δὲ ὅμως L. — [11] τινι omis d. D. — [12] τούτῳ LP., διατεμεῖν R. — [13] τοῦτον διατέμνειν καὶ διελόντες S. — [14] εἰ δέοι σαρκὸς P. — [15] πολυπικῷ ABCEFGJLMXNOPSBaT., πολυτικῷ Ve., τῷ omis

ment. Il en est de même de l'aloès avec l'encens. Nous avons donné dans le troisième livre le reste du traitement convenable à l'ægilops.

pour l'ægilops, soit qu'il y ait fistule, soit qu'il n'y ait encore que collection lacrymale ou purulente. Parmi eux il préconise surtout la bouillie d'épeautre macérée dans du vinaigre; il prétend qu'elle peut guérir la maladie à toutes ses périodes.

CHAPITRE XXIII.

DU MÉAT AUDITIF IMPERFORÉ.

Cette maladie est congénitale lorsqu'une membrane quelconque obstrue le méat auditif soit à l'entrée, soit profondément. Elle peut survenir aussi après la naissance quand une ulcération envahit le conduit et produit des excroissances de chair qui le bouchent. Si la membrane obstruante est profondément située, l'opération sera difficile. Il faudra toutefois essayer de l'inciser avec quelque instrument délicat. Si elle est à l'entrée, nous l'enlèverons avec un bistouri pointu et en coupant tout autour s'il en est besoin. Lorsqu'il y a une excroissance de chair, nous la disséquons avec un ptérygotome ou avec la spatule à polypes. Ensuite, ayant fait un rouleau de charpie proportionné à la capacité du conduit, nous le trempons dans l'eau, et après l'avoir roulé dans de la poudre de calamine ou dans quelque autre médicament fait de poudre sèche, nous le plaçons dans le conduit, afin que la chair ne repullule pas. S'il survient de l'inflammation, nous enlevons aussitôt le rouleau *. Mais si une

d. S. — 16 περικολίσαντες C., καίπερ κυλέσαντες LP., περικοιλίσαντες S., περικικλίσαντες N., περικιλύσαντες VeBa., περικυλήσαντες DR. — 17 ξηρῷ ABTXCEFGLMNOPVeBa. — 18 πόρον ποιήσαντες ὑπὲρ J. — 19 πάλαι C., γενέσθαι HKLMNPRSVeX.

* Albucasis, qui a copié ce chapitre de Paul mot à mot, ajoute ici qu'il faut remplacer le rouleau par un linge cératé jusqu'à ce que l'inflammation soit apaisée,

σπόγγον ὕδατι ψυχρῷ [20] δεύσαντες ἐπιθήσομεν [21] · καὶ τοῖς ἄλλοις προσφόρως [22] χρησόμεθα.

et guérir ensuite la solution de continuité par des moyens appropriés. — [20] χρῷ pour ψυχρῷ AT. — [21] ἐπιθήσομεν. — [22] προσφόροις GLP.

ΚΔ'.

ΠΕΡΙ ΤΩΝ ΕΜΠΙΠΤΟΝΤΩΝ ΕΙΣ ΤΟΝ ΑΚΟΥΣΤΙΚΟΝ ΠΟΡΟΝ.

Ἐμπίπτει τοῖς ὠσὶν οὐ μόνον λιθίδια, ἀλλὰ καὶ ὕαλος, καὶ κύαμοι καὶ τὰ τῶν κερατίων ὀστάρια [1]. Ὕαλος μὲν οὖν καὶ [2] λιθίδια ἐν τῷ οἰκείῳ μεγέθει φυλάττονται μένοντα, κύαμοι δὲ καὶ τὰ τῶν κερατίων [3] ὀστάρια, καὶ ὅσα τοιαῦτα τῇ φυσικῇ νοτίᾳ τοῦ σώματος ἐκφυσώμενα [4] μεγίστας ὀδύνας ἐπιφέρει. Δεῖ οὖν ἢ μηλωτίδι [5], ἢ ἀγκίστρῳ μικρῷ [6], ἢ τριχολάβῳ ταῦτα ἐκβάλλειν, ἢ κατατάσει [7] βιαίᾳ τῆς κεφαλῆς, ἐπί τινος κύκλου [8] τοῦ ὠτὸς [9] ἐντιθεμένου. Καὶ διὰ καλαμίδος [10] δὲ ταῦτα πολλάκις ἐξειλκύσαμεν [11] ἐκμυζῶντες, καὶ τὸ ἐμπεσὸν [12] κατὰ τὴν ἀκοὴν ὕδωρ ὁμοίως, κηρῷ τὸ [13] πέριξ τῆς καλαμίδος τὸ [14] πρὸς τῷ ὠτὶ περιφράξαντες [15], πρὸς τὸ μηδαμόθεν γίνεσθαι πάροδον τῷ πνεύματι. Τὰ δὲ λιθάρια καὶ τοὺς τοιούτους ὄγκους ἐξειλκύσαμεν [16], εἰλήσαντες ἔριον [17] περὶ μηλωτίδα [18] καὶ βάψαντες ῥητίνῃ τερεβινθίνῃ [19] ἤ τινι τῶν ἐχεκόλλων, καὶ καθέντες ἠρεμαίως [20] εἰς τὸν ἀκουστικὸν πόρον. Εἰ δὲ μὴ ὑπακούοι, πταρμικὸν ἐνθεὶς [21] ταῖς ῥισὶ τὸ

[1] ὀστάρια καὶ ὅσα τοιαῦτα. ὕαλος.. S. — [2] οὖν omis d. O., καὶ ὀστάρια λιθίδια.. S.; RMD. omettent depuis ὕαλος μὲν jusqu'à ὀστάρια inclusiv. — [3] κεράτων ACF. — [4] ἐμφυσώμενα HJRS., ἐκφυσώμεθα PTX. — [5] μηλωτίδα LP. — [6] μικρῷ omis d. ABCTDFGHJKLMNOPRSVeBa. — [7] κατατάσειν βίᾳ M., κατάση P. — [8] κύκλῳ GLPT. — [9] ἐντὸς pour ὠτὸς R., ἐπιτιθεμένου X. — [10] δὲ omis d. P., καλαμινθίδος T. — [11] ἐξελκύσαμεν LP. — [12] ἐμπεζὸν ABCEFGMNOSVeBa... Cornarius veut qu'il y ait ὥσπερ καὶ τὸ ἐμπεσόν; mais je n'ai trouvé ὥσπερ dans aucun manuscrit; ἐμπεσὸν ὕδωρ.. τὴν ἀκμὴν ὁμοίως κηρωτῇ πέριξ... D., κατὰ τὴν ἀκμὴν T.

hémorrhagie du méat se déclare, nous y plaçons une éponge imbibée d'eau froide et nous usons au surplus des moyens convenables.

CHAPITRE XXIV.

DES CORPS ÉTRANGERS ENTRÉS DANS LE CONDUIT AUDITIF.

Il entre dans l'oreille non-seulement de petites pierres, mais aussi des morceaux de verre, des fèves et de petits morceaux de silique. A la vérité, le verre et les pierres conservent dans l'oreille leur volume propre ; mais les fèves, les morceaux de silique et les autres choses de ce genre, gonflées par l'humidité naturelle du corps, causent de grandes douleurs. Il faut par conséquent les extraire ou avec une sonde auriculaire, ou avec un petit crochet, ou avec une pince, ou par une violente succussion de la tête, l'oreille étant placée sur un bourrelet. Nous avons aussi extrait souvent ces objets en les aspirant à l'aide d'un chalumeau, de même que l'eau tombée dans le méat auditif, en ayant soin d'enduire de cire le contour du chalumeau à l'endroit où il entre dans l'oreille, pour qu'il n'y ait d'aucun côté issue à l'air. Nous avons extrait les petites pierres et les corpuscules semblables avec une sonde auriculaire entourée de laine trempée dans de la résine de térébenthine ou dans quelque substance collante, en la faisant entrer doucement dans le conduit auditif. Si le corps étranger ne cède pas, introduisez un errhin

— 13 κηρῷ τῷ πέριξ ABCEFTXGJLNOPVe. — 14 τῷ πρὸς GLJOPRS., καλαμιτίδος LP. — 15 περιφρύξαντες F. — 16 ἐξελκύσαμεν LP., εἰλίσαντα LP. — 17 ἐρίον omis d. M. — 18 μηλωτίδι M. — 19 τερμιντίνῃ ACEFG., τερμίνθῃ LP., τερεμινθίνῃ BHMOSVeBaT., ἤ πρός τινι T. — 20 ἠρεμαίσεως N.; G. omet depuis ἠρεμαίως jusqu'à πταρμικὸν inclusiv. — 21 ταῖς omis d. G., εὐθὺς pour ἐνθεὶς N., εὐθεὶς Ve., πταρμοὺς κινεῖν καὶ τοὺς ῥώθωνας... au lieu de πταρμικὸν ἐνθεὶς... S. —

στόμα καὶ τοὺς [22] ῥώθωνας ἔμφραττε. Εἰ δὲ μηδενὶ τούτων ὑπείκοι [23], πρὶν ἢ φλεγμονὰς καὶ σπασμοὺς [24] καὶ κίνδυνον ἁπλῶς ἐπακολουθῆσαι, διὰ χειρουργίας [25] αὐτὰ κομισόμεθα. Σχηματίσαντες τοίνυν τὸν πάσχοντα, τοῦ ὠτὸς ἀπεστραμμένου [26], πρὸς τῇ βάσει αὐτοῦ [27] ὄπισθεν τοῦ καλουμένου λοβοῦ διαιρέσει μηνοειδεῖ μικρᾷ χρησόμεθα [28]. Καὶ τῷ κυαθίσκῳ τῆς μηλωτίδος ἐξέλομεν [29] τὸν ἐγκείμενον ὄγκον [30]. Μετὰ δὲ τὴν ἐξαίρεσιν ῥαπτέσθω τὸ τραῦμα, καὶ τῇ ἐναίμῳ ἀγωγῇ θεραπευέσθω.

22 τάς C. — 23 ὑπείκητο D. — 24 σπαραμοὺς D. — 25 χειρουργίαν Ve. — 26 ἀποστραμμένου P., ὠτὸς omis d. X. — 27 τοῦ pour αὐτοῦ O. — 28 σχησόμεθα GL.; S. omet depuis σχηματίσαντες jusqu'à χρησόμεθα inclusiv. — 29 ἐξέλκομεν PR. — 30 οἶκον pour ὄγκον LP.; après ὄγκον S. ajoute la phrase suivante : Πρὸ δὲ πάντων τούτων ἁρμόζει τῷ τοιούτῳ ἔνδεια τροφῆς καὶ πότου, ὅπως τὸ σῶμα κατισχνωθῇ

ΚΕ΄.

ΠΕΡΙ ΠΟΛΥΠΩΝ.

Ὁ πολύπους [1] ὄγκος ἐστὶ παρὰ φύσιν ἐν ταῖς ῥισὶ συνιστάμενος [2], ὠνομασμένος [3] ἀπὸ τῆς τοῦ θαλαττίου [4] πολύποδος ἐμφερείας, ὅτι τε τῇ ἐκείνου προσέοικε σαρκὶ [5], καὶ ὅτι ταῖς ἰδίαις [6] πλεκτάναις, ὥσπερ ἐκεῖνος [7] ἀμύνεται τοὺς θηρεύοντας [8], ἀπολαμβάνων [9] τὰς ῥίνας [10] τῶν νοσούντων, ἐμφράττει [11] τοὺς μυκτῆρας, δυσέργειαν [12] παρέχων κατά τε τὴν [13] ἀναπνοὴν καὶ τὴν διάλεκτον. Τοὺς μὲν οὖν [14] σκληροὺς καὶ ἀντιτύπους καὶ ὑποπελίους καὶ κακοήθεις πολύποδας [15], ὡς ἂν ἐπὶ τὸ [16] καρκινῶδες ῥέψαντας [17], παραιτητέον. Τοὺς δὲ ψαφαρωτέρους [18] τε καὶ χαύνους [19] καὶ ναρκώδεις καὶ μὴ [20] κακοήθεις, ὑπακτέον τῇ χειρουργίᾳ.

1 πόλυψ M. — 2 γινόμενος D., συνιρημένος R. au lieu de συνιστάμενος. — 3 ὀνομασμένος L., ὀνομαζόμενος M., ὠνομασμένος omis d. S. — 4 θαλάσσης LP., τοῦ omis d. GL. — 5 σαρκίδι D. — 6 οἰκείαις pour ἰδίαις GLP., ὅτι τε ταῖς GL. — 7 ἐκείνης D. ὥσπερ ἐκεῖνος omis d. E. — 8 θεραπεύοντας pour θηρεύοντας N. — 9 ὑπολαμβάνων DN., γὰρ τὰς HKR.— 10 χεῖρας au lieu de ῥίνας GHJBa., αὐτῶν, οὕτω καὶ τὸ πάθος τοιοῦτον τῶν νοσούντων NVeBaX., E., moins τοιοῦτον qui y est remplacé par τάς. —

dans les narines, et bouchez le nez et la bouche. S'il ne cède à aucun de ces moyens, nous l'extrayons à l'aide d'une opération chirurgicale avant que l'inflammation ou des convulsions ou un danger quelconque soit survenu. Plaçant donc le malade convenablement et renversant son oreille, nous faisons près de sa base, en arrière de ce qu'on appelle le *lobe*, une petite incision en forme de croissant, et avec la cupule de la sonde auriculaire nous retirons le corps étranger introduit. Après l'extraction, il faut coudre la blessure et employer le traitement usité dans les plaies sanglantes.

πρὸς τὴν διέξοδον τὸ ἐμπεσὸν παρασχεῖ. Μετὰ δὲ... etc., etc. Mais je ne reconnais point là le style de notre auteur; je n'y reconnais point non plus une pensée médicale digne d'un homme aussi éclairé que l'était Paul.

Conf. Celse, lib. VI, sectio 7 *ad finem*. On y trouve quelques détails sur la succussion de la tête.

CHAPITRE XXV.

DES POLYPES.

Le polype est une tumeur anormale survenant dans les narines, et ainsi nommée à cause de sa ressemblance avec le polype de la mer. En effet, outre que leurs chairs sont semblables, cette affection enveloppe les narines des malades avec les bras qui lui sont propres de la même manière que l'animal se défend contre ceux qui l'attaquent. Elle obstrue les fosses nasales et amène la difficulté de respirer et de parler. Si les polypes sont durs, rénitents, livides et de mauvaise nature, comme s'ils se tournaient en cancer, il faut les laisser; mais s'ils sont friables, mous, torpides et point de mauvaise nature, il faut les enlever par l'opération.

11 ἐκφράττει Ve., τὰς H., τοὺς omis d. ABCDEFGLMNPVeBaTX. — 12 δυσχέρειαν M. — 13 τοὺς pour τὴν R., πνοὴν N. — 14 οὖν omis d. M.; D. omet depuis καὶ ὑποπελίους jusqu'à πολύποδας inclusiv. — 15 πολύπους R, πολύπας ABCDEFGHJKLMNOPSVeBaTX. — 16 τῷ JOPS. — 17 ῥεύσαντες LP., ῥήψαντες R., παραιτητέον OP. — 18 ψαφωτέρους LP. — 19 χαῦνα P. — 20 μὴ omis d. P. —

Καθέδριον τοίνυν τὸν ἄνθρωπον πρὸς ἡλιακὴν [21] ἀκτῖνα σχηματίσαντες, καὶ τῆς ῥινὸς [22] τὸν πόρον διὰ τῆς ἀριστερᾶς χειρὸς ἐκπετάσαντες [23], τῇ δεξιᾷ χειρὶ πολυποδικῷ [24] σπαθίῳ τῷ μυρσινοειδεῖ ἀκμαίῳ κατὰ κύκλον [25] τὸν πολύπουν [26] ἤτοι τὸ σάρκωμα περιτέμομεν [27], καθ' ἃ μέρη προσπέφυκε τῇ ῥινὶ κατ' ἐκεῖνα τὴν ἀκμὴν ἐντιθέντες [28] τοῦ σιδήρου [29]. Μετὰ δὲ ταῦτα τὸ ὄργανον ἀντιστρέψαντες, τῷ κυαθίσκῳ αὐτοῦ τὸ ὑποτετμημένον [30] σαρκίον ἔξω κομισόμεθα. Καὶ εἰ μὲν καθαρὸν τῆς ῥινὸς τὸν πόρον γενομένον [31] ἴδωμεν, ἐπὶ τὴν θεραπείαν ἐρχόμεθα [32] · εἰ δὲ ὑπολείποιτό τι [33] σῶμα τοῦ πολύποδος [34], λαβόντες ἕτερον πολυποξύστην, διὰ τοῦ [35] ἐπάκμου αὐτοῦ ξυστηρίου [36] τὸ περιλελειμμένον [37] σῶμα μετὰ τάσεως καὶ στροφῆς [38] καὶ ξύσεως [39] εὐτόνου κομισόμεθα.

Τοὺς δὲ κακοήθεις διακαίομεν πυρηνοειδέσι καυτηρίοις · καὶ μετὰ τὴν καῦσιν τῇ πρὸς τὰ διακεκαυμένα [40] θεραπείᾳ χρώμεθα. Μετὰ δὲ τὴν χειρουργίαν σπογγίσαντες ἀκριβῶς, ὀξύκρατον [41] ἢ οἶνον εἰς τὰς ῥίνας ἐγχέομεν [42] · καὶ εἰ μὲν διαβαίνοι τὸ ὑγρὸν διὰ τῆς ὑπερῴας παρὰ [43] τὴν φάρυγγα, καλῶς ἕξει [44] τὰ τῆς χειρουργίας. Εἰ δὲ μὴ διαβαίνοι [45], δῆλον ὡς ὅτι περὶ τὰ ἠθμοειδῆ [46] ὀστᾶ, ἢ ἐν τοῖς ἀνωτάτω [47] τῆς ῥινὸς εἰσὶ σαρκώματα μὴ καταλαμβανόμενα [48] τοῖς πολυποδικοῖς [49] ὀργάνοις. Λίνον [50] σὺν παχὺ [51] μετρίως οἷον [52] σφήκωμα, ὡς ἀπὸ δυοῖν ἢ τριῶν δακτύλων κονδύλοις [53] καταδήσαντες, ἐνείρομεν διπυρήνου [54] τρήματι, καὶ τὸ ἕτερον πέ-

[21] ἡλίου DHKR. — [22] τῇ ῥινὶ τοῦ πόρου D. — [23] ἐκπεκτάσαντες N. — [24] πολυπικῷ ABC EFGJLMNOPSVeBaTX. — [25] κύκλῳ LP., τῷ L., τὸ P.; M. omet depuis διὰ τῆς ἀριστερᾶς jusqu'à τῆς ῥινὸς τὸν πόρον inclusiv. — [26] πόλυπον D., πόλυπα ABCEFGH KLMNOPSVeBa., εἴτε S. — [27] περιτέμνομεν DHKR., καθημέρη R., μέρους P. — [28] ἐντίθεσθαι O. — [29] σιδηρίου O. — [30] ὑποτετμημένου σαρκίου GLP., ἐπιτετμημ... R., ὑποτετιτμημένον Ve., ἔξω omis d. ACT. — [31] γινομ... R., ἴδοιμεν Ba., ἴδομεν VeN., εἴδομεν DG., εἴδωμεν LP. — [32] ἀρχόμεθα F. — [33] ὑπολίποιτό τε BVe., ὑπολίποι τότε Ba., τι τὸ σῶμα DHKR., ὑπολείποι σῶμα GLP., τι omis d. N. — [34] πολύπου LP., πόλυπος ABCDEFGHKMNORVeBaTX., τοῦ omis d. B. — [35] διὰ τοῦ πολὺ ἐπάκμου M., διὰ τοῦ ἐπάκρου DGLP. — [36] ξυστρίου ABEFGHJKLMOPSTX. — [37] περιλελυμένον DP., περιλελειμμένου Ve. — [38] στροφοῦ EHKR — [39] ξέσεως O.,

Ayant donc placé le malade assis dans la direction des rayons solaires, nous dilaterons le canal nasal avec la main gauche; puis avec la droite nous détacherons tout le pourtour du polype ou du sarcome à l'aide d'une spathe à polype, pointue, en forme de feuille de myrte, en ayant soin de diriger le tranchant de l'instrument vers la partie par laquelle le polype est implanté dans le nez. Après cela, nous retournons l'instrument en sens inverse et avec sa partie concave nous amenons au dehors le morceau coupé. Si alors nous trouvons le conduit nasal libre et nettoyé, nous procédons au pansement. Si, au contraire, il reste quelque portion du polype, nous prenons un autre instrument propre à ruginer, et à l'aide de son grattoir tranchant nous enlevons les parties qui restent, en appuyant, en tournant et en raclant vigoureusement.

Nous brûlons avec des cautères à boutons ceux qui sont de mauvaise nature; et après la brûlure nous employons les moyens appropriés à la cautérisation. Mais après l'extraction, nous épongeons soigneusement et nous baignons les narines avec de l'oxycrat ou avec du vin; et si par la partie supérieure du palais le liquide injecté va dans le pharynx, les résultats de l'opération sont bons; s'il n'y va pas, il est clair que des portions charnues sont implantées sur l'os ethmoïde ou dans les parties supérieures du nez où les instruments à polype n'ont pu les atteindre. Nous enfilons donc dans le trou de la sonde à deux noyaux un fil de lin convenablement gros et semblable à une petite ficelle, muni de nœuds par intervalles de

ἐντόνως ABCFMNOBaT., εὐτόνως DGJLPVc., εὐτόμως S. — [40] κεκαυμένα LP. — [41] ὀξυκράτῳ RS., οἴνῳ LS. — [42] ἐκχέομεν DRT., καὶ εἰ μὲν omis d. D. — [43] ἐπὶ S., περὶ DEJR. pour παρά. — [44] τὰ omis d. T. — [45] διαμένει P. pour διαβαίνοι, δῆλον omis d. GLP., ὡς omis d. D. — [46] ἰσθμοειδῆ EFGHJMOPRT., ἰθμοειδῆ ABCDKLNSVeBaX. — [47] ἀνωτάτοις M., ἀνωτάτου τε ῥινὸς R. — [48] καταλαμβανόμενον C., καταβαλομένα LP. — [49] πολυπικοῖς ABCDEFGJLMNOPSVeBa TX. — [50] λίαν pour λίνον P. — [51] παχὺν P. — [52] ὅσον ABCDPTFGHJKLMNORS VeBa., σφήγκωμα P. — [53] κονδύοις J., κονδύλου M., κονδύλους SVc. — [54] διὰ πυρίνου ACBEFGJLMNOPTVeBaX., διὰ πυρῆνος DHKRS., τρήματι C, στρήματι E. —

ρας[55] τοῦ διπυρήνου[56] διὰ τῆς ῥινὸς ἐμβαλοῦμεν, ἄνω, πρὸς τοὺς[57] ἠθμοειδεῖς πόρους, καὶ διὰ τῆς ὑπερῴας αὐτὸ[58] καὶ τοῦ στόματος διεκβάλλοντες[59], διασύρομεν ταῖς δυσὶ[60] χερσὶν ὥσπερ διαπρίζοντες[61] τοῖς κονδύλοις[62] τὰ σαρκώματα.

Καὶ μετὰ τὴν χειρουργίαν ἐλλυχνιωτῷ[63] μοτῷ τὸν πόρον ἐν διαστάσει[64] φυλάξαντες, μετὰ τὴν τρίτην τῷ Μούσα τροχίσκῳ[65] καὶ τοῖς παραπλησίοις[66] τὰ ἐγκαταλειφθέντα δαπανήσομεν, ἅμα τε καὶ[67] τὸν τόπον ξηραίνοντες. Ἐς[68] ὕστερον δὲ καὶ[69] τοῖς ἀπουλωτικοῖς χρησόμεθα τροχίσκοις[70], μολίβδινα[71] σωληνάρια ταῖς ῥισὶν, εἰ δεήσοι, παρὰ πᾶσαν τὴν θεραπείαν ἐφαρμόζοντες[72].

55 μέρος pour πέρας GLP., τὸ omis d. S. — 56 διὰ πυρίνου ACBEFGJLMTNOP SX., διὰ πυρῆνος DHKR. — 57 ἰθμοειδεῖς AXBCDEGNSBa., ἐθμοειδεῖς Ve., ἰσθμοειδεῖς FJKLMOPR., ἠσθμοειδεῖς H., ἰσμοειδεῖς T. — 58 αὐτοῦ LPS. — 59 αὐτὸ διεκβάλλοντες M., ἐκβάλλοντες HKR., διαμβάλλοντες L., διαβάλλοντες P. — 60 δύο ABCEFGLMNOPSVeBaTX. — 61 διατρίζοντες NVe,, διαπρίοντες X. — 62 κονδύμοις J., μετύλοις R., δακτύλοις D., au lieu de κονδύλοις. — 63 ἐλλυχνίῳ DHK MR., ἐλλυχνίῳ τῷ ABCNOVe., ἐνλυχνιωτῷ LPS. — 64 διαστήσει R., ἐν omis d. D. — 65 τροχῷ R. — 66 παραπλησίως F., περιπλησίοις H., τὰ omis d. D. — 67 καὶ omis

---

ΚϚʹ.

ΠΕΡΙ ΚΟΛΟΒΩΜΑΤΩΝ.

Τὰ δὲ κολοβώματα τὰ περὶ τὸ οὖς[1] ἢ τὰ χείλη μεθοδεύεται[2] πρῶτον μὲν[3] ὑποδερόντων ἡμῶν κάτωθεν τὸ δέρμα· μετὰ δὲ τοῦτο συναγόντων[4] ἀλλήλοις τὰ χείλη τῶν τραυμάτων ἀφαιρούντων[5] τε τὸ τετυλωμένον, ἔπειτα ῥαπτόντων τε καὶ κολλώντων[6].

1 οὖν R., τὰ omis d. LP. — 2 μεθοδεύοι τ' ἂν HKR. — 3 μὲν omis d. M., ἀποδερόντων JR., ὑποδερώτων P. — 4 συναγαγόντων ET. — 5 ἀφελοῦντες G., ἀφελοῦντα, LP., τε omis d. L. — 6 κολλᾶται LP.

---

deux ou trois doigts ; puis nous introduisons dans la partie supérieure du nez, près des trous ethmoïdaux, l'autre bout de la sonde, et nous le faisons passer par la partie supérieure du palais et par la bouche. Alors, à l'aide des deux mains, nous déchirons les sarcômes en les sciant pour ainsi dire avec les nœuds du fil.

Après l'opération, nous maintenons le conduit dilaté avec de la charpie disposée en mèche. Le troisième jour passé, nous consumons ce qui pourrait rester avec des trochisques de Musa et avec d'autres remèdes semblables ; en même temps on dessèche la partie. Mais ensuite nous employons les trochisques propres à amener la cicatrisation, adaptant au nez, s'il le faut, pendant tout le traitement, des tuyaux de plomb.

d. J., τε et τὸν omis d. DR.; τε omis d. HK. — 68 ἐν ὕστερον LP. — 69 καὶ omis d. D. — 70 τροχοῖς R., χρησόμεθα τροχίσκοις omis d. O. — 71 μολυβίδα σηλωνάρια ABCF., μολυβίνου ἠλῶνα M., μολιβδίνας ἢ λωνάρια OT., μολβίνα C., σωληνάρια laissé en blanc d. GLP. — 72 προσεφαρμόζοντες M., παρὰ πᾶσαν τὴν θεραπείαν omis d. M.

CHAPITRE XXVI *.

DU COLOBOME.

La mutilation des oreilles et des lèvres se traite ainsi : nous enlevons d'abord la peau à la partie inférieure, puis nous réunissons ensemble les lèvres des plaies, après avoir enlevé les parties indurées ; ensuite nous cousons et nous agglutinons.

* Ce chapitre de Paul d'Égine est trop peu détaillé pour être parfaitement intelligible : on y suppléera en le conférant avec ce que dit Celse sur le même sujet, lib. VII, sect. 9.

ΚΖ'.

ΠΕΡΙ ΕΠΟΥΛΙΔΩΝ [1] ΚΑΙ ΠΑΡΟΥΛΙΔΩΝ.

Ἡ [2] μὲν ἐπουλὶς σαρκός ἐστιν ὑπεροχὴ κατά τινα τῶν ὀδόντων ἐπὶ [3] τοῖς οὔλοις γινομένη. Ἡ δὲ παρουλὶς [4] ἀποστημάτιον κατὰ τὰ οὖλα [5] γινόμενον. Τὴν μὲν οὖν [6] ἐπουλίδα σαρκολάβῳ ἢ ἀγκίστρῳ ἐκκρεμάσαντες [7] ἀποτέμομεν. Τὴν δὲ παρουλίδα κατὰ περιγραφὴν ἐκτεμόντες διαμοτώσομεν [8]. Οἶδα δὲ πολλάκις καὶ φλεβοτόμῳ [9] νύξας αὐτὴν μόνον καὶ τοῦ πύου κενωθέντος ἀποπαυσαμένην [10]. Μετὰ δὲ τὴν χειρουργίαν, οἴνῳ κελεύσαντες διακλύζεσθαι [11], τῇ ἑξῆς μελικράτῳ [12], καὶ μετὰ ταύτην τῷ [13] ἀνθηρῷ ξηρίῳ τὸ τραῦμα καταπάσσομεν [14], ἕως τελείας ἀποθεραπείας. Εἰ δὲ σηπεδὼν ἐπιγενομένη [15] τοῖς οὔλοις διὰ τῶν προσφόρων φαρμάκων μὴ θεραπεύηται [16], πυρηνοειδέσι [17] καυτηρίοις ταύτην [18] διακαύσομεν.

[1] τε καὶ R. — [2] ὁ μὲν R. — [3] ἐν pour ἐπὶ DHKR. — [4] παρουλὶς σαρκός ἐστιν ὑπεροχὴ ἀποστ.. LP. — [5] οὔλλη LP. — [6] οὖν παρουλίδα ἐπουλ.. N., οὖν omis d. DLP. — [7] κρεμάσαντες S., ὑποτέμομεν C. — [8] διατομώσομεν LPX. — [9] φλεβότομον LPR., πολλάκις omis d. RS., τινὰς νύξας M., νυγεῖσας E., νυξάντα M., νύξασαν S., ὑγεῖσαν X., μόνην pour μόνον MP. — [10] ἀποπαύσασθαι M., ἀποπαυσαμένη P., ἀποπαυσάμεθα X. — [11] διακλύεσθαι T. — [12] τῆς ἑξῆς P., μελικράτον GLP. — [13] τῇ R., τῷ omis d. ACT. — [14] καταπλάσσομεν ABCDTEFGHJLMNOPVeBaX. — [15] ἐπιγενομένης τῆς οὔλης LP. — [16] οὐ θεραπεύοιντο R., θεραπεύεται AM., θεραπεύοιτο DHK. — [17] πυρήνης δέσι R. — [18] αὐτὴν S., ταύτην omis d. M.

ΚΗ'.

ΠΕΡΙ ΕΞΑΙΡΕΣΕΩΣ ΟΔΟΝΤΩΝ.

Περιχαράξαντες ἕως φατνίου [1] τὸν ὀδόντα τῇ τε ὀδοντάγρᾳ κατὰ μικρὸν διασείσαντες [2] ἐξελκύσομεν. Εἰ δὲ βεβρωμένος εἴη, λεπτῷ μοταρίῳ πρῶτον δεῖ [3] τὸ βρῶμα αὐτοῦ ἀποσφηνοῦν [4], ἵνα μὴ τραύηται [5] ὑπὸ τοῦ ὀργάνου σφιγγόμενος [6].

[1] φατνώματος M. — [2] διασύραντες D., δείσαντες T. — [3] δὴ pour δεῖ S. — [4] ἀπο-

CHAPITRE XXVII.

DES ÉPULIES ET DES PARULIES.

L'épulie est une excroissance de chair qui survient aux gencives près d'une dent. La parulie est un petit abcès des gencives. Nous coupons l'épulie après l'avoir saisie avec une pince ou avec un crochet. Quant à la parulie, nous l'incisons tout autour et nous la remplissons de charpie. Je sais aussi que souvent on la guérit en faisant avec le phlébotome une simple piqûre pour évacuer le pus. Après l'opération, nous prescrivons de laver avec du vin, puis le lendemain avec de l'hydromel; et après cela nous appliquons sur la plaie de la poudre d'anthère * jusqu'à ce que la cure soit terminée; mais si l'ulcération survenue aux gencives n'est pas guérie par les remèdes appropriés, nous la cautérisons avec des cautères à boutons.

* Paul donne dans son 7e livre, chap. 13, la composition de cette poudre; la voici :

♃ Cyprès	8 drachmes.	
Myrrhe	12 —	
Sandaraque	3 —	
Fleurs de roses	2 —	
Crocus (safran)	1 —	
Magma de safran		ãã 2 —
Alumine (σχιστός)		
Iris d'Illyrie		

CHAPITRE XXVIII.

DE L'EXTRACTION DES DENTS.

Nous déchaussons la dent jusqu'à l'alvéole, puis nous l'arrachons en l'ébranlant peu à peu avec le davier. Si elle est cariée, il faut d'abord boucher la carie avec un petit rouleau de charpie,

σφίγγειν BFGJMOS., ἀποσφίγγειν HKLPR. — [5] θραύσηται E. — [6] σφιγγόμενον C.

Μετὰ δὲ τὴν ἀφαίρεσιν[7], ἁλσὶ λεπτωτάτοις τὰ περιλειφθέντα[8] σαρκία ἐμπάσαντες ἀποτήξομεν. Ὕστερον δὲ οἴνῳ[9] ἢ ὀξυκράτῳ διακλυζέσθωσαν[10] ἄχρις ἀποθεραπείας[11]. Ἐπειδὴ δὲ[12] καὶ περιττοί τινες ὀδόντες παραφύονται, τοὺς μὲν προσπεφυκότας[13] τῷ φατνίῳ διὰ τῶν σμιλιωτῶν[14] ἐκκόψομεν, τοὺς δὲ μὴ προσπεφυκότας τῷ φατνίῳ[15] διὰ τῆς ὀδοντάγρας κομισόμεθα. Εἰ δὲ ὑπεραυξηθείη[16] τις τῶν ὀδόντων, ἢ καὶ ἀποθραυσθείη[17] ποτὲ, ῥιναρίῳ[18] τὸ ἔξεχον ἢ τὸ περιττὸν αὐτοῦ δαπανήσομεν· καὶ τὰς[19] προσκειμένας[20] αὐτοῖς, ὡς εἰκὸς[21], λεπίδας τῷ κυαθίσκῳ τῆς μήλης[22] ἢ ξυστηρίῳ[23] ἢ τῷ ῥιναρίῳ[24] διακαθάρομεν.

— [7] ἐξαίρεσιν S. — [8] περιλειφθέντες L. — [9] οἶνον X. — [10] διακλύζομεν M. — [11] ὑποθεραπείας P. — [12] ἐπὶ δὲ pour ἐπειδὴ δὲ RS., δὲ omis d. P. — [13] προπεφυκότας LNP. — [14] τὸ σμιλιωτὸν S. — Quelques auteurs écrivent μηλιωτῶν, selon l'opinion de Castelli, qui désigne par ce mot une des trois espèces de l'instrument appelé ἐκκοπεὺς, c'est-à-dire exciseur. Les deux autres sont les κυκλίσκοι ou κυκλισκωτοί, dits aussi φακωτοί, c'est-à-dire creux ou lenticulaires, et les στενοί, étroits. (Voyez *Castelli*, au mot Ἐκκοπεύς.) Pour moi, la véritable leçon est celle donnée par les

---

ΚΘʹ.

ΠΕΡΙ ΑΓΚΥΛΙΟΥ[1] ΕΝ ΓΛΩΣΣΗ.

Τὸ ἀγκυλόγλωσσον πάθος, ποτὲ[2] μὲν ἐκ φύσεως γίνεται, τῶν κατεχόντων τὴν γλῶσσαν ὑμένων σκληροτέρων[3] καὶ κολοβωτέρων ἐξ ἀρχῆς γενομένων, ποτὲ δὲ ἐξ ἐπικτήτου, διά τινα οὐλὴν σκληροτέραν ὑπ' αὐτὴν[4] ἐξ ἑλκώσεως[5] γενομένην. Οἱ μὲν οὖν ἐκ φύσεως τὸ πάθος ἔχοντες, τῷ[6] τε βραδέως ἄρξασθαι[7] τῆς διαλέκτου, καὶ τῷ[8] τὸν ὑπὸ τῇ γλώσσῃ δεσμὸν πλείονα τοῦ[9] συμμέτρου φαίνεσθαι, μὴ προηγησαμένης[10] ἑλκώσεως,

[1] ἀγκυλίων ABCDEFGJLXNOPSVeBaT., περὶ ἀγκιλογλώσσου πάθους M. — [2] τὸ pour ποτὲ ABCDFGHJKLNPRST. — [3] σκηροτέρων R., ἢ pour καὶ d. HKR., μαλακοτέρων pour κολοβωτέρων DHKR., κολοβωτέρων omis d. P.;

afin qu'elle ne se brise pas sous la pression de l'instrument. Après l'extraction, nous mortifions les lambeaux de chair en les saupoudrant avec du sel très ténu. Ensuite on lave avec du vin ou avec de l'oxycrat jusqu'à guérison. Mais lorsque quelques dents superflues ont poussé près des autres, nous les coupons avec un ciseau si elles adhèrent à l'alvéole; et nous les enlevons avec le davier si elles n'y adhèrent pas. Lorsqu'une dent a pris trop d'accroissement ou que déjà elle a été cassée, nous limons ce qui est excédant ou inutile, et nous élaguons les écailles (*le tartre?*) qui s'y forment, comme cela arrive, avec la cupule d'une sonde ou avec une rugine, ou avec une lime.

manuscrits. — [15] τῷ φατνίῳ omis d. ABCEFGJLMNOPSVeBaX.; T omet depuis τῷ φατνίῳ (note 13) jusqu'à διὰ τῆς ὀδοντάγρας exclusiv. — [16] ὑπεραυξηθῇ MS., ὑπεραυξηνθείη X. — [17] ἀποθραυσθῇ MS. — [18] ῥινίῳ S. — [19] τοὺς P. — [20] προσπαρακειμένας A., περικειμένους P., προκειμένας M., αὐτοῦ M. — [21] ὡς εἰκὰ P., εἰκὸς omis d. S., ὡς εἰκὸς omis d. M., κυαθίσκῳ Ve. — [22] σμίλης ABDEGHJLKNOSVeBaT. — [23] ξυστρίῳ M.; ξυσταρίῳ P. — [24] ῥινίῳ S., διακαθαίρομεν O.

CHAPITRE XXIX.

DU FILET DE LA LANGUE (ANKYLOGLOSSE).

L'ankyloglosse est une maladie tantôt congénitale, lorsque des membranes denses et écourtées dès le principe retiennent la langue, tantôt acquise, par suite de cicatrice trop épaisse provenant d'une ulcération sous cet organe. On reconnaît ceux qui ont de naissance cette maladie, parce qu'ils commencent tard à parler, et parce qu'il apparaît sous leur langue un filet plus épais que de raison sans qu'un ulcère ait précédé : ceux qui

N. omet depuis σκληροτέρων jusqu'à τινα οὐλὴν inclusiv. — [4] ἐπ' αὐτὴν LP., ὑπ' αὐτῆς S. — [5] ἑλκύσεως CT., γενομένης GLP. — [6] τὸ S. — [7] ἄρχεσθαι HKR. — [8] τὸ τῶν... δέσμων S. — [9] τοῦ omis d. LP. — [10] προηγησαμένος B. —

διαγινώσκονται [11] · οἱ [12] δὲ ἐξ ἐπικτήτου τὴν οὐλὴν σαφῶς φαινομένην [13] ἔχουσι.

Καθέδριος [14] οὖν ὁ πάσχων σχηματιζέσθω, καὶ [15] τὴν γλῶσσαν ὡς πρὸς [16] τὴν ὑπερῴαν μετεωρίζεσθαι [17], καὶ τεμνέσθω ὁ νευρώδης [18] ἐκεῖνος δεσμὸς ἐγκαρσίως. Εἰ δὲ δι' οὐλήν τινα [19] τὸ ἀγκύλιον γέγονε [20], ἀγκίστρῳ καταπείραντες ἐξελκύσομεν [21] ἄνω τὸν τύλον καὶ δώσομεν [22] πλαγίαν διαίρεσιν ἀπολύοντες τὴν ἀγκύλην [23], φεύγοντες [24] τὴν διὰ βάθους τῶν σωμάτων [25] τομήν · αἱμοῤῥαγίας γὰρ [26] δυσεπισχέτους ἤνεγκε [27] πολλάκις. Μετὰ δὲ τὴν χειρουργίαν, ὕδατι ψυχρῷ ἢ ὀξυκράτῳ διακλυζέσθωσαν [28] · καὶ μετὰ ταῦτα τῇ χαλαστικῇ [29] τε καὶ συσσαρκωτικῇ [30] θεραπευέσθωσαν ἀγωγῇ.

[11] διαγινωσκόντες GLPS. — [12] εἰ pour οἱ N. — [13] γινομένην pour φαινομένην M., φαινομένης L., φαινόμενα R. — [14] καθέδριον J., ἦν pour οὖν P. — [15] κατὰ pour καὶ DFGHJKLMOPRST., καὶ omis d. C. — [16] πρὸς omis d. BDFGHJKLMNOPR VeBa., καὶ pour ὡς C., ὡς omis d. S. — [17] μετεωριζέτω ABCDEFGJXLMNS VeBaT., μετεωριζέσθω OP. — [18] νεκρώδης Ve., ἐκεῖνος omis d. JLP. — [19] εἰς οὐλὴν σκληροτέραν, au lieu de δι' οὐλήν τινα M., δι' omis d. P. — [20] γένηται M. — [21] ἐξελ-

---

Λ'.

ΠΕΡΙ ΑΝΤΙΑΔΩΝ [1].

Καθάπερ οἱ ἀποσκιῤῥωθέντες ἀδένες χοιράδες προσαγορεύονται, οὕτω καὶ τὰ παρίσθμια [2] φλεγμήναντα, καὶ ὑπεραυξηθέντα, καὶ οἷον ἀποσκιῤῥωθέντα [3], δυσχρηστίαν τε παρέχοντα τῇ τε καταπόσει καὶ τῷ πνεύματι [4], ἐξ ἐναντίας ἀλλήλων τεταγμένα [5], ἀντιάδες ἐκλήθησαν. Φλεγμαινούσας [6] μὲν οὖν ταύτας [7] χειρουργεῖν παραιτησόμεθα [8]. Παυσαμένας δὲ μετρίως τοῦ φλεγμαίνειν χειρουργήσομεν, καὶ μάλιστα τὰς λευκάς τε καὶ συνεστραμμένας καὶ στενὴν τὴν βάσιν ἐχούσας [9]. Ὡς αἵ [10] γε πλαδαραὶ

[1] ἀντιάρων LP. — [2] περίσεως μίους L., περίσεως μίας P. pour παρίσθμια, φλεγμαίνοντα DM. — [3] ἀποξηραθέντα GLNVeBa., ἀποξηρανθέντα ABCFJTMOP, G. Andern., δυσχριτίαν GP , τε omis d. AC. — [4] τὸ πνεῦμα LP. — [5] τὲ τὰς μίας pour τετα-

ont acquis la maladie portent une cicatrice clairement visible.

On disposera donc le patient assis sur un siége, et, tenant la langue élevée vers le palais, on coupera transversalement ce filet nerveux. Si la bride provient de quelque cicatrice, on la perce avec un crochet et on tire la callosité en haut, puis on affranchit le filet en le coupant transversalement, ayant bien soin d'éviter la section des parties profondes; car cette section a produit souvent des hémorrhagies difficiles à contenir. Après l'opération on lave avec de l'eau froide ou de l'oxycrat; ensuite on amène la guérison par des moyens relâchants et propres à la réunion des chairs.

κύσαντες C. — 22 δῶμεν ABCEFGLNOPSVeBa., πλατεῖαν pour πλαγίαν DHJKR., πλαγίως P. — 23 τὸ ἀγκύλιον M. — 24 δὲ τὴν ABCEFGJLOPSBa. — 25 βάθους τῷ ἔσω τομὴν T. — 26 δὲ pour γὰρ P., δυσεπισχέστους BNORSVeBa., δυσεπισχετοῦ GLP. — 27 εἶναι pour ἤνεγκε GLP. — 28 διακλυζέσθω M. — 29 ταύτην τὴν χαλαστικὴν P. — 30 σαρκωτικῇ CMT., θεραπεύσθω LP., θεραπεύσθωσαν N., θεραπεύσομεν T., ἀγωγῇ omis d. T.

CHAPITRE XXX.

DES AMYGDALES.

De même que les glandes indurées ont été appelées *strumes*, de même aussi on a nommé *antiades*, à cause de leur position en face l'une de l'autre, les amygdales enflammées, hypertrophiées et comme indurées, amenant la difficulté de la déglutition et de la respiration. Pendant l'inflammation nous nous abstenons de les opérer; mais lorsque l'inflammation devient modérée, et surtout lorsqu'elles sont blanches, contractées et qu'elles ont une base étroite, nous pratiquons l'opération. En effet, si elles

γμένα P. — 6 φλεγμαινούσαις S. — 7 ταύτας οὐ δεῖ χειρ.. M., ταύταις S., οὖν omis d. M. — 8 ἀλλὰ παραιτητέον τὴν χειρουργίαν au lieu de παραιτησόμεθα M., παρατησόμεθα P., παυσαμένης PR. — 9 ἔχοντας LP., ἐχούσης X. — 10 ὡς ἤ γε R., ὅσαι τε

καὶ ἐνερευθεῖς καὶ τὴν βάσιν ἔχουσαι πλατεῖαν εὐαιμοῤῥάγητοι [11] καθίστανται.

Καθίσαντες τοίνυν τὸν ἄνθρωπον πρὸς αὐγὴν ἡλίου, καὶ χαίνειν [12] κελεύσαντες, ὑπηρέτου διακρατοῦντος τὴν κεφαλὴν, ἑτέρου [13] τε τῷ γλοσσωκατόχῳ τὴν γλῶσσαν πρὸς τὴν κάτω πιεζοῦντος [14] γένυν, αὐτοὶ λαβόντες ἄγκιστρον καταπείρομεν εἰς τὴν ἀντιάδα καὶ ἐξέλκομεν [15] αὐτὴν ἐφ' ὅσον [16] δυνάμεθα χωρὶς τοῦ συνεφελκύσαι τοὺς ὑμένας. Ἔπειτα τέμνομεν [17] αὐτὴν ὅλην ἐκ βάσεως τῷ κατὰ χεῖρα ἀγκυλοτόμῳ· δύο γάρ εἰσιν ὄργανα τοιαῦτα ἀντιτόμους [18] ἔχοντα τὰς [19] ἐπικάμψεις. Μετὰ δὲ τὴν ἐκτομὴν τῆς μιᾶς, καὶ ἐπὶ τῆς [20] ἑτέρας τὸν αὐτὸν τρόπον ἀντιστρόφως [21] ἐνεργήσομεν.

Μετὰ δὲ τὴν χειρουργίαν, ὕδατι ψυχρῷ ἢ ὀξυκράτῳ ἀναγαργαριζέσθω ὁ πάσχων [22]. Εἰ δέ τις αἱμοῤῥαγία προσγένοιτο [23], καὶ βάτου καὶ ῥόδων καὶ μυρσινῶν ἀποζέματι χλιαρῷ [24] χρήσθωσαν. Εἰ δὲ πλῆθος αἵματος φέρεται [25], καὶ ἀρνογλώσσου καὶ συμφύτου χυλὸν [26] καὶ τὸν δι' ἠλέκτρου τροχίσκον [27] καὶ τὴν Λημνίαν λύσαντες σφραγῖδα [28] ὀξυκράτῳ παράσχομεν διακλύζεσθαι. Παυσαμένης δὲ τῆς αἱμοῤῥαγίας τῇ ἑξῆς ῥόδων ἄνθει [29] καὶ κρόκῳ καὶ ἀμύλῳ σὺν γάλακτι διαχριέσθωσαν [30] ἢ καὶ σὺν ὕδατι ἢ ᾠοῦ τῷ λευκῷ [31] ἢ ὑδροροσάτῳ. Ῥύπου δὲ προσγενομένου τοῖς ἕλκεσι, καὶ τοῖς διὰ μέλιτος διακλύσμασί τε καὶ διαχρίσμασι [32] χρήσθωσαν.

πλαδ.. S. — [11] εὐαιῤῥάγεται R. — [12] χανεῖν M. — [13] ἑτέρῳ R., τὴν pour τε LP. — [14] πιεζοῦν O., πιεζόντες S., γέννην GLMNOVeBa., γέννυν FHJ., γένει P., αὐτὴν pour αὐτοὶ P... O. omet depuis εἰς τὴν jusqu'à ἐξέλκομεν inclusiv. — [15] ἐφέλκομεν NVe., ἐξέλομεν D. — [16] ἐφ' ὃ L., ἐφ' ὃς P., ἐφ' ὅσον ἂν D. — [17] τέμομεν ABCEFGJLMNOPVeBaT., τεμόντες S. — [18] ἀντιστόμους R., ἔχοντας P. — [19] τοὺς S. — [20] τὰς AC., καὶ omis d. NVe. — [21] ἀντιστρέψομεν καὶ ἐνεργ.. S. — [22] κάμνων EJ. — [23] προσγέ-

sont gonflées par l'humidité et rouges, et si elles ont une large base, elles sont disposées aux hémorrhagies.

Ayant donc placé le malade devant les rayons du soleil, et lui ayant ordonné d'ouvrir la bouche, pendant qu'un aide lui contient la tête et qu'un autre avec un *glossocatoque* lui presse la langue sur la mâchoire inférieure, nous-même saisissons un crochet avec lequel nous traversons l'amygdale et l'attirons autant que nous pouvons sans entraîner en même temps les membranes. Ensuite nous la séparons tout entière de sa base avec l'ankylotome approprié à notre main; car il y a deux instruments de cette espèce ayant des courbures à tranchants opposés. Après l'extraction de l'une, nous opérons l'autre de la même manière en sens inverse.

L'opération finie, le malade doit se gargariser avec de l'eau froide ou de l'oxycrat. Mais s'il survenait une hémorrhagie, qu'on se serve d'une décoction tiède de ronces, de roses et de myrte. S'il sort une grande abondance de sang, nous donnons pour laver la bouche du suc de plantain et de consoude, puis le trochisque de succin et de la terre sigillée de Lemnos délayée dans de l'oxycrat. L'hémorrhagie étant arrêtée, le jour suivant il faut oindre la partie avec des fleurs de roses, du safran et de l'amidon incorporés dans du lait ou de l'eau, ou du blanc d'œuf, ou de l'eau de roses. Si de l'ichor vient à sortir des plaies, qu'on emploie des lavages et des onctions de miel.

νηται F. — [24] χλιαρῶν KR., κεχρήσθωσαν HKR., κεχρίσθωσαν D. — [25] φέρει ABCDEFGLMNOPSVeBaTX. — [26] χύλῳ, ἀλλὰ καὶ M. — [27] τρόχον R. — [28] σφαγίδα LM., δι' ὀξυκράτου S. — [29] ἄνθους D., ἄνθεσιν GLP. — [30] διαχρίσομεν M., διεχριέσθω LP., ἢ καὶ omis d. ABCEFGJLMNOPSVeBaTX. — [31] τὸ λευκὸν P. — [32] χρίσμασι R., κεχρήσθωσαν HKR., χρησόμεθα M.

ΛΑ'.

ΠΕΡΙ ΣΤΑΦΥΛΗΣ.

Ὁ γαργαρεὼν [1], ὥσπερ τι πλῆκτρον τῆς φωνῆς ὑπάρχων, δέχεται πολλάκις ἀπὸ τῆς κεφαλῆς ῥεῦμα, παρὰ φύσιν αὐξηθείς. Ἐπιμήκης μὲν ὢν [2] καὶ λεπτὸς [3], κίων προσαγορεύεται · παχὺς δὲ [4] κάτωθεν καὶ περιφερὴς, σταφυλή [5] · ἑκάτερον [6] δὲ ἀπὸ τῆς ὁμοιότητος. Ἐὰν [7] οὖν μὴ δυνηθῇ ταῖς καθολικαῖς [8], λέγω δὴ [9] ταῖς διὰ φλεβοτομίας τε καὶ καθάρσεως ὑπαγούσαις κενώσεσι, μηδὲ μὴν τοῖς [10] τοπικοῖς, στυπτικοῖς τε καὶ ἀποκρουστικοῖς, ἢ καὶ διαφορεῖν [11] δυναμένοις ὑπεῖξαι [12] βοηθήμασιν, ἐπὶ τὴν χειρουργίαν ἀφικνούμεθα, διὰ τὸ μὴ τοῖς [13] συνεχέσιν ἐρεθισμοῖς βῆχάς [14] τε καὶ ἀγρυπνίας [15] ἔσθ' ὅτε δὲ καὶ πνιγμὸν ἐπακουλουθῆσαι. Τὰς μὲν οὖν συνεσταλμένας τε καὶ περιφερεῖς καὶ οὐκ εὐμήκεις [16] καὶ διαίμους ἢ ὑπομελαίνας, χειρουργῆσαι παραιτησόμεθα. Τὰς δὲ λεπτὰς καὶ ἐπιμήκεις καὶ [17] μειούρους κατὰ τὸ ἄκρον καὶ παρειμένας καὶ αἱματώδεις οὐκ ἄγαν ἀλλ' [18] ὑπολευκαινομένας, χειρουργητέον · εὐθὺς γὰρ συμβαίνει ταύτας εἶναι καὶ ἀφλεγμάντους. Τοσοῦτον δὲ μόνον τῆς σταφυλῆς ἀφαιρετέον ὅσον ὑπέρεσχε [19] τοῦ κατὰ φύσιν · καὶ γὰρ αἱ εἰς τέλος αὐτῆς [20] ἀποκοπαὶ, βλάπτουσιν ἐσχάτως τὰ περὶ τὸν θώρακα [21] πάντα χωρία καὶ ἀφώνους [22] ἀπεργάζονται.

Καθέδριον τοίνυν σχηματίσαντες [23] τὸν κάμνοντα πρὸς ἡλιακὴν ἀκτῖνα, κελεύσαντές [24] τε μέγα χαίνειν [25], σταφυλάγρᾳ ἢ μυδίῳ τὸ περιττὸν ἐκπιέσαντες [26], καὶ πρὸς τὸ κάτω μέρος

[1] ὁ γαργαρεὼν μὲν P.; GLP omettent depuis τῆς φωνῆς jusqu'à τῆς κεφαλῆς inclusiv., τι πλήκτωρ X. — [2] ὢν omis d. ABCEFGJLMNOPSVeBaTX. — [3] λεπτῶς C., λεπτὸς γεγονὼς ABCEFGJLMNOXPSVeBa., γεγωνὸς T., αἰῶν pour κίων P. — [4] μὲν pour δὲ LP. — [5] σταφυλή omis d. D. — [6] ἑκάτερος JR., ἑκάστῳ LPG., δὲ omis d. G., κατὰ au lieu de δὲ ἀπὸ LP. — [7] ἐὰν μὲν οὖν M., οὖν omis d. GLP. — [8] τῆς καθολικῆς PR., λέγει L. — [9] δὲ pour δὴ HKLR. — [10] τοῖς τοπικοῖς

CHAPITRE XXXI.

DE LA LUETTE.

La luette, qui est pour ainsi dire l'archet de la voix, reçoit souvent une fluxion de la tête et s'augmente anormalement. On la nomme *cion* si elle est oblongue et mince, et *staphyle* si elle est épaissie et ronde à sa partie inférieure. Chacun de ces noms signale une ressemblance. Or si cette affection ne peut céder aux moyens généraux, je veux dire aux évacuations produites par les saignées et les purgatifs, ni aux topiques soit styptiques, soit répercussifs, soit résolutifs, nous en venons à l'opération de peur que l'irritation continuelle n'amène la toux, l'insomnie et même quelquefois aussi la suffocation. Nous nous abstenons d'opérer les luettes qui sont contractées, arrondies, non allongées, saignantes et noirâtres; mais il faut opérer celles qui sont minces, allongées, écourtées à la pointe, relâchées, pas trop sanguinolentes mais blanchâtres; car il arrive alors que l'inflammation cesse aussitôt. Il ne faut enlever dans les staphyles que ce qui dépasse la grandeur naturelle; car si on les coupe entièrement, on lèse considérablement tous les organes thoraciques, et on rend les malades aphones.

Ayant donc disposé le patient sur un siége en face des rayons du soleil, nous lui ordonnons d'ouvrir largement la bouche; puis, saisissant avec une pince ou une tenette la partie inutile, nous l'attirons par en bas et nous la coupons avec le staphylo-

omis d. GLP. — [11] διαφοραῖς M., γενομένοις pour δυναμ.. LP. — [12] ὑπῆρξε P., ὑποδεῖξαι T. — [13] μὴ τοῖς omis d. T., τοῖς omis d. ACDGLMPR. — [14] βῆχα M. — [15] ἀγρυπνίαν M. — [16] ἐκμήκεις AC., εὐμήκεσιν R. — [17] μασύρους P., καὶ διαίμους ἢ ὑπομελαίνας μειούρους O. — [18] ἀλλ' omis d. LP. — [19] ὑπερέχει EP. — [20] αὐτῆς omis d. R, ἀποκοπταὶ O. — [21] τὰ θρώμια pour τὸν θώρακα LP., τὸν omis d. HKR. — [22] ἀφάνους LP.; M. omet depuis καὶ γάρ αἱ jusqu'à ἀπεργάζονται inclusiv. — [23] χρηματίσαντες P. — [24] κελεύσαντος R. — [25] χανεῖν M. — [26] ἐκπιάσαντες ABCEF

ἕλξαντες[27], ἀποκόψομεν σταφυλοτόμῳ ἢ ἀναῤῥαφικῷ σμιλίῳ. Τὰ δὲ μετὰ τὴν χειρουργίαν ὡς ἐπὶ τῆς ἀγγειοτομίας εἴρηται πραττέσθω[28]. Πολλάκις δὲ ἢ διὰ τὴν τοῦ κάμνοντος δειλίαν[29], ἢ διὰ δέος αἱμοῤῥαγίας, ἢ διὰ τὸ ξηρὸν[30] τοῦ φαρμάκου, τὸν σίδηρον παραιτούμενοι, καυστικῷ μᾶλλον φαρμάκῳ ταύτην ἐκτήκομεν. Δεῖ τοίνυν τὸ[31] ἐν τῇ καύσει τῶν βλεφάρων εἰρημένον[32] ἢ ἕτερον τοιούτων τρόπων[33] λαβόντας καυστικὸν φάρμακον, πληρῶσαι[34] τοῦ σταφυλοκαύστου[35] τὰς κοιλότητας, καὶ[36] μέγα χαίνειν τῷ ἀνθρώπῳ[37] κελεύσαντες, τήν τε γλῶσσαν δι' ὑπηρέτου τῷ γλωσσοκατόχῳ πιλήσαντες, ἐφ' ἱκανὸν διηνοιγμένῳ[38] τῷ ὀργάνῳ τοσοῦτον μέρος τῆς σταφυλῆς περιλάβομεν[39] ὅσον ἂν καὶ ἀποτέμωμεν[40]. Σύστασιν δὲ τὸ φάρμακον ἐχέτω, μήτε[41] ὑγρὰν, ἵνα[42] μὴ διαῤῥέον τῆς μὲν σταφυλῆς διαμάρτοι, τὰ δὲ ὑποκείμενα μόρια καταφλέξοι[43], διὸ καὶ παραγγέλομεν[44] τῷ ἀνθρώπῳ μὴ καταπίνειν παρ' ὅλον[45] τὸν τῆς καύσεως χρόνον, μήτε[46] παντάπασι σκληρὰν, ἵνα[47] ῥᾳδίως προσιζάνοι[48] τῇ σταφυλῇ. Καὶ εἰ μὲν ἐκ μιᾶς[49] ἐπιβολῆς μελανθῇ τὸ τῆς σταφυλῆς ἄκρον, ἀρκέσθομεν· εἰ δὲ μὴ, καὶ δὶς χρησόμεθα.

Δι' ὅλου τοῦ[50] τῆς ἐνεργείας χρόνου, κεκυφότος τοῦ κάμνον-

ΘLMNOPSVeBaTX. — 27 ἑλίξαντες P. — 28 χρηστέον au lieu de πραττέσθω GLP. — 29 δουλίαν GL. — 30 Il est difficile de savoir ce qu'a voulu dire Paul par ces mots : ἢ διὰ τὸ ξηρὸν τοῦ φαρμάκου ; aussi Cornarius et Dalechamps ont rejeté le mot ξηρόν. Cornarius lui substitue le mot κῦρος, et traduit ainsi : *aut ob medicamenti præstantiam, soit à cause de l'excellence du remède.* Voici les raisons qu'il en donne : « Non video cur medicamenti siccitas ad ferrum recusandum invitare debeat, quum id mox neque ita liquidum esse velit ut defluat, neque omnino durum, » quo facile uvæ adhæreat, et idem quoque potentia eo progressum sit ut non siccitas sed vis ustoria in ipso prædicari debeat. Atque hanc etiam a Paulo nobis » commendatam esse credo, ex eo quod subjicit hoc medicamentum una hora uvam » mortificare, ut hinc adeo ob medicamenti præstantiam ferrum sit recusandum et non » ob siccitatem, et proclive fuit a voce κῦρος non intellecta ad vocem ξηρὸν aberrare. » Quare nos ἢ διὰ τὸ κῦρος τοῦ φαρμάκου legendum censentes eorum verborum sen» tentiam reddidimus. » Dalechamps, de son côté, rejette ξηρὸν et κῦρος, et veut leur substituer le mot ὀξυρόν. Il traduit donc ainsi ce passage : « Aut ob medicamenti » vim ac effectum, quem expeditum ac promptum esse noverunt, ἢ διὰ τὸ ὀξυρὸν » φαρμάκου lego. » J'ai cru, quant à moi, devoir conserver le texte que donnent

tome ou avec le bistouri à suture. Après l'opération il faut employer les moyens dont nous avons parlé au chapitre de l'angiotomie. Mais souvent, soit à cause de la pusillanimité du malade, soit par crainte d'hémorrhagie, soit à cause de la sécheresse du remède (v. *la note* 30), nous nous abstenons du fer et nous préférons consumer la partie malade avec un médicament caustique. Prenant donc le remède caustique mentionné dans la cautérisation des paupières ou tout autre de ce genre, nous en remplissons les cavités de l'instrument à brûler les staphyles ; puis, prescrivant au malade d'ouvrir fortement la bouche, tandis qu'un aide refoule la langue avec le *glossocatoque*, nous saisissons dans l'instrument suffisamment ouvert une portion de luette égale à celle que nous aurions coupée. Au reste, le médicament ne doit avoir une consistance, ni liquide, de peur qu'en coulant il n'atteigne pas la staphyle, mais aille brûler les parties situées au-dessous, ce pourquoi nous ordonnons au malade de ne pas faire un mouvement de déglutition pendant tout le temps de la cautérisation ; ni tout à fait épaisse, afin qu'il adhère facilement à la luette. Si par une seule application la pointe de la luette devient noire, nous cessons ; sinon, nous recommençons.

Pendant tout le temps de l'opération le malade s'inclinera en avant, afin que la salive en se liquéfiant coule en dehors de la

tous les manuscrits, d'autant plus que les versions de Cornarius et de Dalechamps ne me semblent guère plus satisfaisantes, et je suis porté à croire que Paul a voulu faire allusion par ce mot aux remèdes indiqués après l'emploi du fer, remèdes pour lesquels il renvoie au chapitre de l'angiotomie. — 31 τῷ S., ταῖς R., τὸν M., κατὰ τὴν D., κατὰ τὰ pour τὸ HK. — 32 εἰρημένῳ S., εἰρημένην D., εἰρημένα HKR. — 33 τοιοῦτο τρόπον ABCEFGLOST., τοιοῦτον τροπὸν DHKMPR., λαβόντα ABCEFGJTMNOSVeBa., καμόντα pour λαβόντας LP. — 34 τούτου τοῦ σταφ.. ABCEFTGJLMNOPSVeBaX. — 35 σταφυλιοκαύστου ABCFO., σταφιοκαύστου E. — 36 καὶ δὴ μέγα HKR., μεγάλα ABCDEFGJLMNOPSVeBaX. — 37 τὸν ἄνθρωπον LP. — 38 διηνυγμένῳ FGJLNPVe., διηνυγμένον O., διηνυμένῳ EX. — 39 ἐπιλάβομεν LP. — 40 ἀπετέμωμεν HKR., ἂν omis d. C. — 41 ὑγρὸν LP., πλέον ὑγρὰν DHKR. — 42 εἶναι pour ἵνα GLP., μήτε διαρ.. P. — 43 καταφλέξῃ M., καταφλέξεις LP., καταφλέξει DEGNSVeBa. — 44 καὶ omis d. ABCDEFXGJLMNOPSVeBaT., παραγγείλομεν ABCDEFGKLMNOPSVeBa. — 45 δι' ὅλον C. — 46 μήτε μὴν πάντ.. HKR. — 47 εἶναι ὅπως ῥαδίως S. — 48 προϊζάνοι ABCFGNOVeBaT., προϊζάνῃ JLP., προσιζάνῃ R. — 49 ἐκ μέσης ἐπιβλῆς P., ἐπιβουλῆς BO. — 50 δι'

τος, ὅπως ἔξω τοῦ στόματος ἐκρέοι τὸ ἀποτηκόμενον σίαλον[51], ἅμα τοῖς τοῦ φαρμάκου μορίοις. Νεκροῦται μὲν[52] γὰρ ἐν ὥρᾳ μιᾷ· ἐκπίπτει δὲ περὶ[53] τὴν τρίτην ἢ τετάρτην[54] ἡμέραν. Μετὰ δὲ τὴν καῦσιν, ἐρίῳ μαλακῷ[55], ἢ στυπείῳ[56], τὸν λιχανὸν περιειλίξαντες δάκτυλον, ἐκμάξομεν[57] τὰ περὶ τὸν γαργαρεῶνα, ἢ[58] καὶ ὕδατι κελεύσομεν ἀποκλύσασθαι[59]. Τὰ δὲ περὶ τὸν τράχηλον, ταῖς[60] διὰ χαμαιμηλίνου[61] ἐμβροχαῖς ἐπί τε τούτων καὶ τῶν τὰς ἀντιάδας[62] ἀφῃρημένων διὰ τὴν συμπάθειαν περιθάλψομεν· καὶ τοῖς ἀναγαργαρίσμασι καὶ[63] διαχρίσμασιν ὁμοίως[64] χρησόμεθα.

ὅλον τὸν χρόνον ABJMNOPBa., δι' ὅλου τὸν χρόνον CFGLVe. — [51] ἀποτετηκομένον σίελον NVe., αἷμα LP. — [52] μὲν omis d. T., ἐκπίπτειν T. — [53] μετὰ τὴν δευτέραν ἢ τὴν τρίτην ἡμέραν DHKR., κατὰ τὴν τρίτην.. M. — [54] ἤτε τετάρτην B. — [55] Au lieu de μαλακῷ, il y a παλαιῷ d. ABCDEFGHJKLXMOPRT., ἁπαλῷ d. S. — [56] στυπ-

---

ΛΒ'.

ΠΕΡΙ ΤΩΝ ΚΑΤΑΠΑΡΘΕΙΣΩΝ ΑΚΑΝΘΩΝ[1] ΤΗ͂ ΦΑΡΥΓΓΙ.

Καταπίνονται[2] πολλάκις ἐν τῷ ἐσθίειν[3] ἄκανθαι[4] ἰχθύων ἢ ἑτέρων τινῶν ἐν διαφόροις μέρεσι. Τὰς μὲν οὖν[5] ὑπ' ὄψιν γινομένας τοῖς ἰδίως[6] ἀκανθοβόλοις[7] προσαγορευομένοις ἐξέλκομεν[8]· τὰς δὲ κατωτέρω πρὸς αὐτὴν τὴν καταπόθραν[9] ἑτέρῳ τρόπῳ. Τινὲς μέν φασι χρῆναι μείζονας ὄγκους[10] καταπίνειν αὐτοὺς[11], οἷον καυλὸν[12] θριδάκων[13] ἢ ψωμοὺς ἄρτων· ἕτεροι δὲ σπογγίου καθαροῦ καὶ ἁπαλοῦ[14] μικρόν τι μέγεθος ἐκδήσαντες[15] λίνῳ κελεύουσι καταπίνειν, καὶ τοῦ λίνου λαβόμενοι[16] αὖθις, ἀνασπᾶν· καὶ τοῦτο[17] ποιεῖν πολλάκις, ὅπως

[1] ἐν τῇ φαρ... ET. — [2] καταπείνονται ABC., καταπείρονται JLOPT., καταπάρονται G. — [3] ἐσθίῳ LP., ἄκανθαν BFOT. — [4] ἢ ἰχθ.. ABFJMNOSVeBaT. — [5] οὖν omis d. GLP., ὑπ' ὄψει P. — [6] οἰκείως O., ἰδίοις T. — [7] ἀκανθεκβόλοις M. — [8] ἐξέλομεν ACDEFGHK LPMRSVeTX. — [9] Dalechamps rejette καταπόθραν et lui substitue κατόπτραν en le faisant précéder de la négation μηδὲν, et le faisant suivre de ὁρώμενα. Il traduit ainsi : « Quæ vero inferius latent nec ad catoptram conspiciuntur : Τὰς δὲ κατω-

bouche, entraînant avec elle les particules du médicament. Or, la mortification a lieu en une heure, et la partie mortifiée tombe le troisième ou le quatrième jour. Après la cautérisation, nous enveloppons le doigt index avec de la laine douce ou de l'étoupe, et nous nettoyons tout ce qui est autour de la luette, ou bien nous prescrivons au malade de se gargariser avec de l'eau. Ensuite nous réchauffons la région du cou avec des embrocations de camomille, aussi bien dans cette opération que dans celle de l'extraction des amygdales, à cause des rapports de sympathie. Nous nous servons aussi de même des gargarismes et des onctions.

πύῳ ABCFO., στυππίῳ HJKPR. — [57] ἐκμάζομεν AVe. — [58] εἰ pour ἢ S. — [59] ἀποκλύζεσθαι R. — [60] τῆς P., τῇ R. pour ταῖς. — [61] τοῦ χαμ... R., χαμαιμήλου ACT. — [62] τοῖς ἀντιάδοις M., ἀφῃρημένους P. — [63] τοῖς διαχρ.. HK., διαχάσμασιν ABCF GJLMOP., διχάσμασι T. — [64] τούτων pour ὁμοίως LP.

CHAPITRE XXXII.

DES ÉPINES ARRÊTÉES DANS LE PHARYNX.

Souvent en mangeant on avale des arêtes de poissons ou autres qui restent dans différentes parties. Lorsqu'on les voit, on les arrache avec l'instrument appelé proprement *acanthobole;* mais on se sert d'un autre moyen, si elles sont plus bas, dans l'œsophage même. Les uns disent qu'il faut avaler de plus gros morceaux, tels que des trognons de laitue ou des bouchées de pain; d'autres veulent qu'on avale une éponge propre et molle, d'une grosseur médiocre et attachée par un fil, puis, qu'on la retire à l'aide de ce fil, et qu'on répète cette opération, afin que l'a-

τέρω καὶ μηδὲ πρὸς αὐτὴν τὴν κατόπτραν ὁρώμενα. » Mais ni l'intelligence du texte qui est fort clair, ni aucun manuscrit, n'autorisent une pareille licence. — αὐτῇ τῇ καταπόθρᾳ HK., αὐτῇ τῇ καταπίθρᾳ D., αὐτῇ καταπόθρᾳ R., καταβότραν T. — [10] ὄγκους omis d. O. — [11] αὐτοὺς τοὺς καμνόντας M. — [12] καυλοὺς DHKRT. — [13] ἢ τύχυ, ἢ ψωμ.. S. — [14] ἁπλοῦ DR. — [15] ἐκδήσαντα ABCDEFGLNOPVeBa., ἐκδήσαντος R., ἐκδησάντας HK. — [16] λαβόμενον ESBaX., λαβομένους DHKR., βαλόμενοι LP. —

ἡ ἄκανθα πρὸς τὸ σπογγίον [18] ἐμπαρεῖσα ἀνενεχθῇ. Ὁ δὲ Λεωνίδης κελεύει καταπλάσμασιν ἔξωθεν [19] χρῆσθαι συμπεπτικοῖς [20] ὁποῖα τὰ δι' ὠμηλύσεως, ἵνα πυοποιηθεῖσα ἡ ἄκανθα αὐτομάτως ἐκπέσοι [21] · εἰ δὲ [22] παρ' αὐτὴν τὴν ὥραν ἢ καὶ πρὸ τῆς κατὰ γαστέρα [23] πέψεως ἐντύχοιμεν τῷ πεπονθότι, τοῦ καταπαρέντος [24] ἀφανοῦς ἡμῖν τυγχάνοντος, ἐμεῖν [25] ἐπιτρέψομεν ἤτοι δακτύλων ἢ πτερῶν καθέσει [26] · συνανενεχθήσεται [27] γὰρ ἐνίοτε τοῖς ἐμούμενοις [28] τὸ καταπαρέν.

[17] τοῦτον LP. ποιεῖ T.— [18] τὸν σπόγγον HKRT., τῷ σπογγίῳ LP., ἐμπαρθεῖσα D.— [19] ἔξω DR. — [20] συμπεττικοῖς ABCFJOVe. — [21] ἐμπέσοι N., ἐκπέσῃ J. — [22] εἰ δὲ καὶ J.— [23] γαστέρας LP., πεύσεως S., κατὰ omis d. GLP.— [24] καταπαρόντος D., κα.

ΛΓ'.

ΠΕΡΙ ΛΑΡΥΓΓΟΤΟΜΙΑΣ.

Οἱ τῶν χειρουργῶν ἄριστοι καὶ ταύτην [1] ἀνεγράψαντο τὴν χειρουργίαν. Φησὶ γοῦν Ἄντυλλος ὧδε [2] : « Ἐπὶ μὲν τῶν συναγχικῶν, ὡς [3] κατὰ τὸν διαιτητικὸν [4] παραδώσομεν τρόπον, ἀποδοκιμάσομεν τὴν χειρουργίαν, ἀνωφελοῦς [5] γινομένης τῆς διακοπῆς [6] ἐφ' ὧν πᾶσαι αἱ ἀρτηρίαι καὶ ὁ πνεύμων πεπόνθασιν [7]. Ἐπὶ δὲ τῶν περὶ [8] στόμα καὶ ἀνθερεῶνα τὴν φλεγμονὴν ἐχόντων, ἢ καὶ ἀντιάδων ἐπιπομαζουσῶν [9] τὸ τοῦ βρόγχου [10] στόμα, ἀπαθοῦς μὲν οὔσης [11] τῆς ἀρτηρίας, εὔλογον [12] χρῆσθαι τῇ φαρυγγοτομίᾳ [13] πρὸς τὸ ἐκφυγεῖν τὸν τοῦ πνιγμοῦ κίνδυ-

[1] τούτων D., καὶ omis d. T. — [2] ὡς δὲ N., μὲν omis d. M... J'ai traduit le mot συναγχικῶν par *suffocations*, en m'en tenant à l'étymologie. Je dois dire que les traducteurs et les scholiastes l'ont rendu chacun d'une manière différente, ou même lui ont substitué un autre mot. Ainsi, Cornarius traduit par *angine;* G. d'Andernach latinise le mot et ne le traduit pas; Dalechamps lui substitue le mot περιπνευμονικῶν, *péripneumonies*, ce qui est exact quant au sens, mais non conforme au texte. — [3] ὡς καὶ κατὰ A. — [4] διαιτικὸν L., διαιτικῶν P. — [5] ὠφελοῦς P. — [6] τῆς χειρουργίας pour τῆς διακοπῆς D., ἀφ' ὧν P. — [7] πέποθεν T., πέπονθεν ABC

rête s'insère dans l'éponge et qu'on la fasse sortir. Léonidès prescrit d'employer à l'extérieur des cataplasmes suppuratifs, tels que ceux de farine d'orge crue, afin que l'épine en se putréfiant sorte d'elle-même. Mais si nous assistons le patient à l'heure même, ou encore avant que l'estomac ait digéré, l'arête ne nous étant pas visible, nous ferons vomir en enfonçant les doigts ou des plumes dans la gorge; car quelquefois l'objet qui est fiché se trouve chassé par le vomissement.

ταπαρεῦντος T.— [25] ἐμεῖν omis dans GLP., αἰμεῖν S., ἐπεστρέψομεν LP.— [26] καθέσεσιν S. — [27] συναναγχθήσεται ABDEFGLMNOPRSVeBa., συναχθήσεται J. — [28] αἰμουμένοις S., τὸ καταπαρθὲν M.

CHAPITRE XXXIII.

DE LA TRACHÉOTOMIE *.

Les plus grands chirurgiens ont décrit cette opération. Antyllus en parle ainsi : « Nous réprouvons l'opération dans les suffocations, ainsi que nous le dirons au sujet de la diététique; car l'incision est inutile, lorsque toutes les bronches et le poumon sont malades. Mais dans les inflammations des parties situées au voisinage de la bouche et du menton, ou quand les amygdales bouchent l'ouverture de la bronche, si la trachée-artère n'est pas malade, il est raisonnable de pratiquer la trachéotomie pour éviter le danger de l'asphyxie. Lors donc que nous nous

* J'aurais dû traduire le titre : *De la laryngotomie* suivant l'expression grecque; mais ce mot ne serait pas exact suivant notre langage actuel. Les anciens confondaient souvent la trachée-artère, la bronche, le larynx et le pharynx. Ce chapitre en est une preuve.

EFGJLMNOPSVeBaX. — [8] περὶ τὸ στόμα DT. Ici Dalechamps ajoute au texte et dit : Ἐπὶ δὲ τῶν συναγχικῶν καὶ τῶν περὶ στόμα, κ. τ. λ., ce qui ne me paraît pas plus motivé que la substitution précédente. — [9] ἐπιμαζουσῶν T. — [10] βρόχου LPX. — [11] μενούσης HK. — [12] ἄλογον M., χρὴ ἔσθαι LP. — [13] λαρυγγ.. EST., πρὸς τὸ

νον. Ἔπειτα ὅταν ἐν ἔργῳ ὦμεν [14], κατωτέρω τῆς κεφαλῆς τοῦ βρόγχου [15] ὅσον ἀπὸ [16] τριῶν αὐτῆς κύκλων [17] ἢ τεττάρων διακόψομεν μέρος [18] τι τῆς ἀρτηρίας, πᾶσαν γὰρ ἐπισφαλὲς διαιρεῖν [19]. Ἐπιτήδειον δέ ἐστι τὸ χωρίον τοῦτο διὰ [20] τὸ ἄσαρκον εἶναι καὶ διὰ τὸ τὰ ἀγγεῖα [21] πόῤῥω τοῦ διῃρημένου τόπου τεταγμένα [22] ἔχειν. Ἀνακλάσαντες [23] οὖν εἰς τουπίσω τὴν κεφαλὴν τοῦ πεπονθότος, ὥστε προφανέστερον [24] γενέσθαι τὸν βρόγχον, ἐγκαρσίᾳ χρησόμεθα τῇ διαιρέσει μέσην [25] δύο κύκλων [26] τάσσοντες αὐτὴν, ὥστε μὴ [27] χόνδρον ἀλλ' ὑμένα [28] διακόπτεσθαι τὸν συνέχοντα [29] τοὺς χόνδρους. Εἰ δέ τις δειλότερος εἴη περὶ τὸ [30] ἐνεργεῖν, ἀγκίστρῳ [31] προανατείνας τὸ [32] δέρμα διαιρείτω, ἔπειτα οὕτως αὐτῷ τῷ φάρυγγι [33] ἐντυγχάνων καὶ [34] παραστέλλων τὰ ἀγγεῖα, εἰ ἄρα [35] ὑποπίπτοι, τὴν τομὴν ἐμβαλλέτω [36]. » Ταῦτα μὲν [37] ὁ Ἄντυλλος [38], στοχαζόμενος [39] τῆς διακοπῆς τοῦ βρόγχου ἔκ τε τοῦ δι' αὐτῆς ἐξιόντος [40] πνεύματος μετά τινος ῥωγμοῦ [41], καὶ τοῦ διακοπῆναι [42] τὴν φωνήν.

Μετὰ δὲ τὸ [43] παρελθεῖν τοῦ πνιγμοῦ τὴν περίστασιν, τὰ χείλη τοῦ τραύματος νεαροποιήσαντες, ῥαφαῖς χρησόμεθα, τὸ δέρμα μόνον δίχα τοῦ χόνδρου ῥάπτοντες, καὶ ἐναίμῳ χρησόμεθα φαρμάκῳ. Εἰ δὲ μὴ κολλήσοι [44], τῇ σαρκωτικῇ χρηστέον [45] ἀγωγῇ. Ὁμοίᾳ δὲ τῇ [46] θεραπείᾳ χρησόμεθα, καὶ εἴ τις ἡμῖν περιπέσοι, διὰ [47] τὸ ἐπιθυμεῖν θανάτου ἑαυτὸν [48] λαρυγγοτομήσας.

φύγειν T. — [14] ὦμεν omis d. ACEFGLXMOPST. — [15] βρόχου LP. — [16] ἀπὸ omis d. LP., ἀπὸ τῶν τριῶν J. — [17] δακτύλων pour κύκλων D. — [18] μέρος omis d. D. — [19] διαίρεσιν GLP. — [20] διὰ omis d. DR., τὸ omis d. X., σάρκα pour ἄσαρκον P. — [21] τὰς ἀγκύλας πόρῳ P. — [22] τεταγμένον R. — [23] ἀνακρούσαντες GLP., ἐκ pour εἰς d. ABCEFGJLNOPSVeBaX., οὖν omis d. T. — [24] περιφανέστερον R. — [25] μέσον RS., μετὰ ABCEFGJLMNOPVeBaTX. — [26] κύκλῳ P. — [27] μήτε DHKR., χόνδρῳ S. — [28] ὑμένι S., ὑμένει T., μήτε ὑμένα pour ἀλλ' ὑμ.. DHKR. — [29] τῷ συνέχοντι S. — [30] περιττὸν pour περὶ τὸ P., περὶ τὸν L., ἐνεργεῖ LP. —

mettrons à l'œuvre, nous inciserons une portion de la trachée-artère vers deux ou trois anneaux plus bas que le commencement de la bronche ; car il serait dangereux de la diviser tout entière. Cet endroit est avantageux, parce qu'il n'y a pas de chair et parce que les vaisseaux sont situés loin du lieu que l'on coupe. Inclinant donc en arrière la tête du patient de manière à rendre la bronche plus apparente, nous faisons une incision transversale en la conduisant entre deux de ses anneaux, afin de ne pas couper les cartilages, mais bien la membrane qui les unit. Si un opérateur n'est pas sûr de lui pour cette opération, qu'il divise la peau en la soulevant avec un crochet; puis, étant arrivé sur la trachée-artère, qu'il fasse l'incision en rangeant de côté les vaisseaux, s'il s'en présente par hasard. » Voilà ce que dit Antyllus. Il jugeait que la bronche était incisée de ce que le souffle de la respiration sortait par la plaie avec quelque impétuosité et que la voix était anéantie.

Lorsque le danger de la suffocation est passé, on rafraîchit les lèvres de la plaie et on les réunit par une suture, ayant soin de coudre seulement la peau sans les cartilages; ensuite on emploie les remèdes hémostatiques. Si la conglutination ne se fait pas, nous employons un pansement sarcotique. Nous faisons usage du même traitement, s'il se présente à nous quelqu'un qui, désirant la mort, s'est lui-même coupé la gorge

[31] προανατείναντες EGLPR. — [32] τὸ omis d. GLP. — [33] λάρυγγι S. — [34] ἠμὶ pour καὶ R. — [35] εἰ ἄρα καὶ F., εἰ omis d. X. — [36] ἐκβάλλεται GLP. — [37] μὲν οὖν ὁ Ἀντ.. ACET. — [38] ὁ Ἀντύλλος φησὶ M. — [39] δὲ τῆς διακ... ABCDEGJLMNOPSVeBaT. τὴν διακοπὴν M., βρόχου P. — [40] ἀξιόντος L. — [41] ὀρυγμοῦ P. — [42] διακοπῆσαι M. — [43] τοῦ LP. — [44] κολλήσῃ O. — [45] χρησόμεθα J. — [46] τῇ αὐτῇ θερ.. S., ὁμοίως pour ὁμοίᾳ ABCDEFGLMTXNOPSVeBa.; P. omet depuis φαρμάκῳ jusqu'à χρησόμεθα inclusiv. — [47] διὰ τὸ μὴ ἐπιθ.. T. — [48] ἐὰν τῶν pour ἑαυτὸν P.

ΛΔ'.

ΠΕΡΙ ΑΠΟΣΤΗΜΑΤΟΣ.

Ὅτι μὲν τὸ ἀπόστημα φθορὰ καὶ μεταβολὴ σαρκῶν ἤτοι[1] σαρκωδῶν ἐστὶ, καὶ τίνες οἱ τῆς γενέσεως αὐτοῦ τρόποι[2], καὶ πόσαι διαφοραὶ τῶν ἀποστημάτων, κατὰ τὸ τέταρτον[3] βιβλίον αὐτάρκως εἴρηται[4]. Νυνὶ δὲ τὰ πρὸς χειρουργίαν μόνον περὶ αὐτοῦ λεκτέον, ἐπειδὰν εἰς πύον τελεία γένηται μεταβολή. Ταύτην δὲ γινώσκομεν ἔκ τε τοῦ[5] τὰς ὀδύνας καὶ τὸν πυρετὸν, εἰ προϋπῆρχε, καὶ τὸ ἔρευθος καὶ τὸν σφυγμὸν καὶ τὰ λοιπὰ τῆς φλεγμονῆς ἐλαττοῦσθαι[6] σημεῖα, καὶ εἰς ὀξὺ τὸν ὄγκον ἀποκορυφοῦσθαι, καὶ πρὸς τὴν τῶν δακτύλων ἐπέρεισιν[7] τὸ πύον ὑποπίπτειν, ἐπιπολῆς ὄντος[8] μάλιστα τοῦ ἀποστήματος, τηνικαῦτα πρὸς χειρουργίαν τρεπόμεθα. Εἰ δὲ μήτε[9] πρὸς τὴν ἁφὴν ὑποπίπτοι[10], μήτε ἀποκορυφοῖτο[11] διὰ τὸ ἐν βάθει συνίστασθαι, τοῖς ἄλλοις τῆς μεταβολῆς σημείοις προσέχοντες, χειρουργήσομεν. Ἰστέον δὲ ὅτι καὶ πρὸ τελείας εἰς πύον μεταβολῆς ἐνίοτε ὠμοτομοῦμεν[12] αὐτὸ, διὰ τὸ πλησιάζειν ἢ ἄρθροις ἢ κυρίοις μορίοις[13], ἵνα μὴ τῇ ἐπιμόνῳ[14] σήψει συνδιαφθείρηται[15] σύνδεσμος, ἤ τι τῶν ἀναγκαίων. Καὶ τὰ πλησίον δὲ τοῦ δακτυλίου[16] ἀποστήματα πρὸ τῆς τελείας πεπάνσεως[17] ὠμοτομεῖν Ἱπποκράτης παρακελεύεται[18], τὸν εἰς διάτρησιν ὑφορώμενος[19] φόβον.

Τέμνομεν[20] τοίνυν οὐκ ἐπὶ πάντων ὁμοίως[21] διαιροῦντες, ἀλλὰ γραμμαῖς[22] μὲν φυσικαῖς[23], ὡς ἐπὶ μετώπου, καὶ τρι-

[1] ἤτι K. — [2] τρόπον P. — [3] τὸν δεύτερον ES. Paul, dans son 4e livre, ch. 17 et 18, donne divers moyens pour résoudre, faire avorter ou mûrir les abcès. Il met au nombre de ces derniers les tumeurs enkystées; il attribue leur naissance à l'inflammation. — [4] εἰρήκαμεν GLP., εἰρήσεται D. — [5] τοῦ omis d. LPS. — [6] ἐλαττὸν θεῖναι S., λαττοῦσθαι R., τὰ σημεῖα ABCDEFJLXNOVeBaT. — [7] ἐπέρεσιν LP., ὑπέρεισιν T. — [8] ὄντος καὶ μάλ.. M. — [9] μήποτε J. — [10] ὑποπίπτειν LP. — [11] ἀποκορυφοῦται MR. — [12] ὠμοτεμοῦμεν BEFGJLNOPVeBaX., ὠμοτοῦμεν ADT., ὠμοτέμνομεν M., αὐτὰ ABCDEFGJLMNOPTXSVeBa. — [13] μορίοις omis d. GLP.

CHAPITRE XXXIV.

DE L'ABCÈS.

J'ai suffisamment dit, dans le quatrième livre*, que l'abcès est une corruption et un changement de la chair ou des parties charnues, quelles sont les différentes manières dont il prend naissance et combien il y en a de diverses espèces. Il reste seulement à parler maintenant des opérations qui conviennent, lorsqu'il est complétement tourné en pus. Nous connaissons ce changement à ce que les douleurs, la fièvre, si la fièvre a d'abord existé, la rougeur, les pulsations et les autres signes d'inflammation se sont amoindris, à ce que la tumeur prend la forme conique, et que le pus fluctue sous la pression des doigts, surtout si l'abcès est superficiel; c'est alors que le moment est venu de recourir à l'opération. Mais lors même que l'abcès n'est pas senti par le toucher et qu'il ne prend pas la forme conique, parce qu'il est profondément situé, nous opérons néanmoins en nous attachant aux autres signes de ce changement. Il faut savoir aussi qu'on ouvre quelquefois les abcès avant leur entière conversion en pus, lorsqu'ils sont situés près des organes principaux ou près de quelque articulation, de peur que quelque ligament ou organe nécessaire ne soit contaminé par le contact permanent du pus. Hippocrate prescrit d'ouvrir avant complète maturité les abcès situés près de l'anus, dans la crainte d'une perforation.

Nous ne les ouvrons pas tous par des incisions semblables, mais en suivant les lignes naturelles comme au front, et les

— [14] ἐπιμόνον P. — [15] διαφθ. T. — [16] δακτύλου ABCDFGJLMNOPSVeBaTX., δὲ omis d. LP. — [17] πεπόνσεως DR., πεπαύσεως Ve., ὠμοτεμεῖν LP. — [18] περικελεύεται H., παρακελεύσατο S. — [19] ὑποδυόμενος pour ὑφορω... ABCEFGLMNOPSTXVeBa., ὑποδειδόμενος Cornarius. — [20] τέμομεν EX. — [21] ὁμοῦ ACT., καὶ διαιρ... LP. — [22] γραμμῆς R. — [23] φυσικῶς C., φυσικῆς R. —

* Chap. 17 et 18.

χῶν φυαῖς [24], ὡς ἐπὶ [25] κεφαλῆς κατακολουθοῦντες, τῆς εὐπρεπείας ὡς ἔνι φροντίσομεν. Εὐθυτενῶς [26] δὲ τοῖς κώλοις [27] τέμνοντες ὡς ἐπὶ μυῶν καὶ τενόντων [28], νεῦρά τε καὶ ἀρτηρίας καὶ [29] τὰ τῶν μορίων κύρια διαφεύγοντες, τῆς ἀσφαλείας ποιησόμεθα πρόνοιαν [30], ποτὲ μὲν εὐθυτομοῦντες [31], ποτὲ δὲ καὶ ἐγκαρσίως διαιροῦντες τὸ ἀπόστημα πρὸς τὴν ἑκάστου χρείαν [32]. Ἐπὶ μὲν οὖν [33] τῶν μικροτέρων ἀποστημάτων, μίαν παράσχομεν διαίρεσιν· ἐπὶ δὲ τῶν μεγάλων, πλείονας πρὸς [34] τὸ μέγεθος, πανταχοῦ τὰ λεπτότερα [35] καὶ πρὸς ὑπόῤῥυσιν [36] ἐπιτήδεια τέμνοντες. Καὶ τὰ μὲν ἐπὶ πλεῖστον ἀποκορυφοῦντα, καὶ ἄπεπτα [37], καὶ λεπτὰ, καὶ νενεκρωμένα περιέλομεν κατὰ τρίγωνον ἢ μυρσινοειδὲς ἢ ἄλλο [38] γωνιωτὸν σχῆμα ποιούμενοι [39] τὴν περιαίρεσιν [40], τοῦ κυκλοτεροῦς [41] ἀνεπιτηδείου πρὸς ἀπούλωσιν ὑπάρχοντος [42] · τὰ δὲ μὴ ἀποκορυφούμενα [43], μόνον ἁπλοτομήσομεν [44]. Μέγαν δὲ [45] τὸν κόλπον εὑρίσκοντες, εἰ μὲν [46] σαρκῶδες εἴη καὶ οἷόν τε κολληθῆναι τὸ ἐπικείμενον δέρμα, ταῖς [47] κατ' ἀπόῤῥυσιν [48] μόνον χρησόμεθα πρὸς τὸν τόπον [49] διαιρέσεσιν· εἰ δὲ λεπτὸν καὶ λίαν ἄσαρκον, ὅλον κατὰ τὸ [50] μῆκος ἁπλοτομήσομεν. Καὶ μετὰ τὴν ἁπλῆν διαίρεσιν, ἐὰν ἰσχνὰ [51] πάνυ καὶ οὐ σαρκώδη [52] τὰ παρ' ἑκάτερα φαίνοιτο σώματα [53], περιαιροῦμεν αὐτά.

Μετὰ δὲ τὴν χειρουργίαν περισπογγίσαντες [54], μικροῦ μὲν ὄντος τοῦ ἀποστήματος καὶ μιᾶς διαιρέσεως, ἁπλῇ διαμοτώσει [55] χρησόμεθα, μεγάλου δὲ καὶ [56] πλειόνων διαιρέσεων, καὶ διάσυρτόν [57] τινα λημνίσκον [58] δι' αὐτῶν ἀγάγομεν. Τὰ δὲ κατὰ

24 τριχοφύεσιν DHKR. — 25 τῆς κεφαλῆς R. — 26 εὐθυτερῶς C., ἰθυτενῶς M., εἰ δὲ τοῖς P., δὲ omis d. R. — 27 κόλλοις O., κίλλοις N., κῶλυς C. — 28 τεμνόντων NO. — 29 κατὰ pour καὶ τὰ N. — 30 πρόσνοιαν Vc. — 31 εὐθὺ ἐμοῦντες M., εὐθυτομοῦντας N., καὶ omis d. DR. — 32 χειρουργίαν pour χρείαν X. — 33 οὖν omis d. LP. — 34 πρὸς δὲ τὸ LP. — 35 λεπτότατα LMP. — 36 ἀπόῤῥυσιν M., ὑπέρυσιν LP. — 37 ἄμεπτα P., εὔπεπτα Dalech. — 38 ἢ ἁπλῶς γων... ACDEGHKLPRSTX., γώνιον J., γωνίων MNVe., ἢ ἁπλῶς γωνιωτὸν ἢ ἄλλο γώνιον σχ... S. — 39 ποιοῦμεν MX. — 40 διαίρεσιν DLPRS. — 41 κυκλοτερῶς M., κυκλοτεροῦ C. — 42 ὑπάρχοντα R. — 43 ἀποκουφούμενα B., μᾶλλον pour μόνον DHKR. — 44 ἀποτομήσομεν EX., ἁπλοτήσομεν P. — 45 μέγαν δ' ἔτι κολ.. HK., μέγα δέ τι κόλπον D, μέγαν δέ τι κολ.. R. — 46 εἰ μὲν γὰρ σαρκ. LP. —

traces des cheveux, comme à la tête, évitant la difformité autant que possible. Nous faisons des incisions droites sur les membres en suivant la direction des muscles et des tendons, ayant soin d'éviter les nerfs et les artères, ainsi que les organes importants. Il faut agir avec une prévoyante assurance, tantôt coupant en droite ligne, tantôt ouvrant transversalement l'abcès, suivant l'exigence de chaque cas. Dans les petits abcès nous faisons une seule incision; mais dans les grands, nous en faisons plusieurs selon leur dimension, coupant toujours à l'endroit où la partie est plus mince et mieux disposée pour l'écoulement du pus. Ceux qui sont terminés en pointe, crus, amincis et mortifiés, nous les incisons en forme de triangle ou de feuille de myrte, ou de toute autre figure angulaire, la forme circulaire étant impropre à la cicatrisation. Nous faisons une simple incision à ceux qui ne sont pas élevés en pointe. Lorsque nous trouvons que le foyer est grand, si la peau qui le recouvre est charnue et propre à la conglutination, nous faisons seulement, suivant le lieu, les divisions nécessaires à l'écoulement du pus; mais si elle est mince et très dénuée de chair, nous l'incisons tout entière d'une seule fois dans sa longueur; et après cette simple division, si les parties situées de chaque côté paraissent très amincies et dénuées de chair, nous les enlevons.

Après l'opération nous épongeons. Si l'abcès est petit et qu'il n'y ait qu'une incision, nous insérons une simple tente dans la plaie : s'il est grand et qu'il y ait plusieurs incisions, nous y mettons une compresse distendue et pliée. Nous remplirons

47 τῷ R. — 48 ὑπόῤῥυσιν D., μόνην P. — 49 πρὸς τὸν τόπον omis d. GLP., διαίρεσιν T. — 50 τὸ omis d. ABCTDEFGJLMNOPRSVeBaX.; C. a omis depuis μέγαν δὲ jusqu'à ἀπλοτομήσομεν inclusiv. — 51 ἴσχανον P., πάλιν pour πάνυ T. — 52 εὐσαρκώδη N. — 53 σώματι P., περιαιρήσομεν M. — 54 σπογγ.. T. — 55 διατομώσει ABEFJO., διατεμήσει M., διατόμῳ DR., διαμοτῷ GHK. — 56 καὶ omis d. LP.; X. omet depuis ἁπλῇ jusqu'à διαιρέσεως inclusiv. — 57 δίσυρτόν EHX., δ' ασυρτήν P., διὰ συρτόν VeBa. — 58 λημνίσκον Ve., λινίσκον EX., λιμνίσκον JP. —

περιαίρεσιν ὁμοίως μοτῶν[59] πληρώσομεν. Εἰ δὲ[60] αἱμοῤῥαγοῖεν, ὕδατι ψυχρῷ ἢ ὀξυκράτῳ[61] χρηστέον. Μενούσης δὲ τῆς αἱμοῤῥαγίας, χαλκῖτιν[62] ἐπιπάσομεν χνοώδη· καὶ διὰ πλαδαρὰν[63] δὲ πολλάκις[64] σηπεδόνα ταύτῃ[65] χρησόμεθα. Τὰ δὲ σπλήνια[66], χειμῶνος μὲν ὄντος καὶ νευρωδῶν σωμάτων, οἰνελαίῳ δεύσαντες ἐπιθήσομεν[67], θέρους δὲ καὶ σαρκωδῶν σωμάτων, ὑδρελαίῳ ἢ καὶ αὐτῷ[68] τῷ οἰνελαίῳ ψυχρῷ, καὶ ἐπιδήσαντες, τῇ[69] ἑξῆς τούτοις τοῖς[70] ὑγροῖς ἐπιβρέξομεν[71]. Κατὰ δὲ τὴν τρίτην λύσαντες καὶ περισπογγίσαντες[72], ἐμμότῳ τετραφαρμάκῳ χρησόμεθα· καὶ εἰ μὲν ἀφλέγμαντον[73] εἴη, τὴν αὐτὴν ἐμβροχὴν[74], μοτοφυλάκιον φάρμακον, ἐπιθώμεθα[75]· εἰ δὲ φλεγμαίνοι, συμπεπτικὸν[76] ἐπιβάλομεν κατάπλασμα, καταντλήμασι πρότερον[77] χρώμενοι. Παυσαμένης δὲ τῆς φλεγμονῆς, τῇ πυοποιῷ καὶ[78] σαρκωτικῇ θεραπεύσομεν ἀγωγῇ. Καὶ τοὺς κόλπους δὲ[79] τοῖς κολλητικοῖς ἰασόμεθα φαρμάκοις, ὡς ἐν τῷ τετάρτῳ περὶ κόλπων εἴρηται.

59 μότῳ CS., τομῶν BEFGMOPX., ὁμοίως omis d. J. — 60 εἰ δὲ καὶ R. — 61 δι' ὀξυκράτου X. — 62 χαλονίτην R. — 63 πλάδαρον ABCDEFGJLMNOXPVcBa. — 64 πολλάκις καὶ σηπ.. R. — 65 ταύτην PS. — 66 σπλάγχνα N. — 67 ἐπιδήσομεν S. — 68 αὐτῶν LP., ὑδρελαίῳ pour οἰνελ. N.; P. a omis depuis δεύσαντες jusqu'à ὑδρελαίῳ inclusiv.; M. omet depuis δεύσαντες jusqu'à οἰνελαίῳ inclusiv. — 69 τῇ omis d. LP. — 70 τοῖς omis d. S. — 71 ἐπιδεύσομεν E. — 72 σπογγίσαντες P. — 73 ἀφλέγμαντος M. — 74 τῇ αὐτῇ ἐμβροχῇ μοτουφυλ.. S., καὶ τὸ φυλακ. D., μοτουφυλάκιον XABCEFG LOPT... G. d'Andernach traduit ainsi ce passage : « Idem fomentum et medicamen linamentis illitum accommodabimus. » Un autre commentateur traduit :

également de charpie ceux dont les bords ont été enlevés. S'il y a une hémorrhagie, il faut se servir d'eau fraîche et d'oxycrat; si elle persiste, nous saupoudrons avec des fleurs de calamine; nous nous en servons aussi quand parfois le pus est aqueux. Si l'on est en hiver et que les parties soient nerveuses, nous pansons avec des compresses imbibées d'huile et de vin; si l'on est en été et que les parties soient charnues, nous les garnissons de compresses imbibées d'eau et d'huile, ou même de vin et d'huile froids, et après avoir mis un bandage, le jour suivant nous lotionnons avec les mêmes liqueurs. Le troisième jour, nous débandons et épongeons, puis nous employons la charpie enduite de tétrapharmacum; et s'il n'y a pas d'inflammation, nous pansons avec la même lotion pour maintenir la charpie; si, au contraire, il y a inflammation, nous mettons un cataplasme maturatif après avoir d'abord lotionné. Lorsque l'inflammation est amortie, nous faisons usage d'un pansement suppuratif et incarnatif. Nous traitons les trajets fistuleux par des remèdes agglutinatifs, comme on l'a dit dans le quatrième livre, chapitre des trajets fistuleux *.

« Eamdem irrigationem atque medicamentum linamento exceptum adhibebimus. » Ils mettent tous les deux la conjonction καὶ avant μοτοφυλάκιον. Cornarius traduit comme moi : « Eamdem irrigationem ad linamenti conservationem imponemus. » « Μοτοφύλαξ est custos linamenti vulnerarii, unde μοτοφυλάκιον de unguento ejus- » modi (*Thes.* Henr. Stephani, édit. de M. Hase). » — [75] ἐπιθῶμεν LP. — [76] συμπεπτικὸν ABCFGLNOSVe. — [77] πρῶτον M., χρώμενον P. — [78] καὶ omis d. T. — [79] καὶ pour δὲ LP.

* Ch. 48.

ΛΕ'.

ΠΕΡΙ ΧΟΙΡΑΔΩΝ.

Η χοιρὰς[1] ἀδήν ἐστιν ἐσκιῤῥωμένος κατά τε τράχηλον, καὶ τὰς[2] μασχάλας, καὶ τοὺς[3] βουβῶνας ὡς μάλιστα συνισταμένη[4], τοὔνομα λαβοῦσα[5] ἢ ἀπὸ τῶν χοιράδων πετρῶν[6], ἢ ἀπὸ τῶν συῶν, ὅτι πολυτόκον τὸ[7] ζῷον, ἢ ὅτι τοιουτώδεις[8] οἱ χοῖροι τραχήλους ἔχουσι. Γίνονται δὲ χοιράδες ἢ κατὰ τὰ ἔμπροσθεν[9] τοῦ τραχήλου, ἢ κατὰ θάτερον αὐτοῦ μέρος, ἢ κατ' ἀμφότερα[10] · καὶ μίαν[11] ἢ δύο, ἢ πλείους[12]. Ἅπασαι δὲ ἐν ὑμέσιν ἰδίοις περιέχονται, καθάπερ στεατώματα καὶ ἀθερώματα καὶ μελικηρίδες. Αἱ μὲν οὖν ἐπώδυνοί[13] τε καὶ πρὸς ἁφὴν καὶ πρὸς ἐπίθεσιν[14] φαρμάκου χείρονες[15] γινόμεναι, κακοήθεις εἰσὶν · ἃς[16] δὴ καὶ καρκινώδεις τινὲς εἰρήκασι, καὶ[17] δῆλον ὡς οὐ πάνυ τι[18] χειρουργίαις ὑπείκουσι. Τὰς[19] οὖν εὐήθεις καὶ πρὸς ἁφὴν καὶ πρὸς[20] τὴν τῶν φαρμάκων εὔκαιρον χρῆσιν, χειρουργητέον τόνδε τὸν τρόπον.

Τὰς μὲν[21] ἐπιπολαίους καὶ πρὸς τὸ δέρμα ἑρπούσας, ἁπλῇ διαιρέσει χρησάμενοι, τῶν ἐπικειμένων ἀπολύσομεν σωμάτων · τά τε χείλη, τὸ δέρμα[22] τοῖς ἀγκίστροις διατείναντες, ἐξυμενίσομεν[23], ὡς ἐπὶ τῆς ἀγγειολογίας ἐλέγομεν, καὶ κατὰ μικρὸν ἀφελόμεθα[24] · τὰς δὲ μείζονας ἀγκίστροις καταπείραντες[25] μετεωρίσομεν, καὶ ὁμοίως ὑποδέροντες πανταχόθεν τῶν κατεχόντων αὐτὰ[26] σωμάτων ἐλευθερώσομεν, φεύγοντες πανταχοῦ

[1] αἱ χοιράδες ABCEFGJLMNOPSVeBaTX., ἀδένες εἰσὶν ἐσκιῤῥωμένοι M. — [2] τὰς omis d. ABCEFGJLMTXNOPSVeBa. — [3] τοὺς omis dans les mêmes. — [4] συνιστάμενοι M., συνισταμένης N. — [5] λαβόντες M., λαβοῦσαι LOP. — [6] πτέρων pour πετρῶν LP. — [7] τὸ omis d. ABEFJMNVeBaX., πολυτόκα ζῶα M. — [8] τοιούτους C. — [9] ἔμπρος ACLP. — [10] ἀμφοτέροις MR., ἢ pour καὶ d. HJKR. — [11] ἐν DJR., εἰς GLP pour μίαν., καὶ pour ἢ LOP. — [12] πλεία L., ἅπασι JOR., ἅπασα P. — [13] ἐπώδυνον LP., μὴ au lieu de καὶ d. R., ἀμφὴν pour ἁφὴν X. — [14] ἐπίθεσιν

CHAPITRE XXXV.

DES STRUMES.

La strume est une glande indurée qui survient principalement au cou, aux aisselles et aux aines. Elle tire son nom ou des rochers à fleur d'eau, ou des porcs, soit parce que c'est une espèce animale très féconde, soit parce que les porcs ont le cou semblable. Elle survient sur la partie antérieure du cou, sur un de ses côtés ou sur l'autre, ou sur tous les deux : il peut y en avoir une ou deux ou plusieurs. Toutes sont renfermées dans des membranes qui leur sont propres, de même que les stéatomes, les athéromes et les méliceris. Celles qui sont douloureuses et qui empirent par le contact et par l'application des remèdes, sont de mauvaise nature ; aussi quelques-uns les disent cancéreuses, et il est évident qu'elles ne guérissent pas par l'opération. Quant à celles qui sont bénignes tant au contact qu'à l'usage opportun des médicaments, il faut les opérer de la manière suivante.

Nous débarrassons des parties surjacentes les strumes qui sont superficielles et qui rampent près du derme, après avoir pratiqué une simple incision ; puis, tirant la peau avec des crochets, nous disséquons les lèvres de l'incision, comme nous avons dit au chapitre de l'angiotomie, et nous enlevons peu à peu les strumes. Celles qui sont plus grosses, nous les traversons avec un crochet, et, les tenant élevées, nous les disséquons de même et les délivrons de toutes parts des parties qui les retien-

τε C., πρὸς omis d. X. — [15] χείρους ATBCEFGJLMNOPSTeBaX., χείρονος D., χείρηνες R., γενόμενοι R. — [16] ὡς pour ἃς R., δὴ omis d. T., σαρκινώδεις N. — [17] καὶ τῇ δῆλον R. — [18] τι omis d. BVeBa. — [19] τὰς μὲν οὖν AD RT. — [20] πρὸς omis d. ABCDEFGHJTKLMNOPRVeBaX. — [21] τὰς μὲν οὖν CDMNT. — [22] τοῦ δέρματος S., καὶ τὸ δέρμα M. — [23] ἐξευμενήσομεν LP. — [24] διαφελόμεθα BJNOVeBa. — [25] διαπείραντες GLP. — [26] αὐτοῖς M. —

τάς τε καρωτίδας[27] ἀρτηρίας καὶ τὰ παλινδρομοῦντα νεῦρα. Εἰ δέ τι διαιρεθὲν ἀγγεῖον ἐπισκοτίζοι[28] τῷ ἔργῳ, βρόχῳ διαλάβομεν αὐτὸ, ἢ διαμπὰξ ἀποτέμομεν, εἰ μὴ[29] μέγα εἴη· καὶ ὅτε εἰς στενὸν ἡ βάσις τῆς χοιράδος ἔλθῃ, ἀποτέμομεν αὐτὴν εὐφυῶς[30]· καὶ παραπέμψαντες τὸν λιχανὸν δάκτυλον ἐρευνήσομεν εἴπου καὶ ἄλλαι[31] παρακείμεναι χοιράδες εἰσὶ[32], καὶ κατὰ τὸν αὐτὸν τρόπον ἀφέλομεν αὐτάς.

Εἰ δὲ μέγα τι πολλάκις ἀγγεῖον ἢ καὶ πλείονα κατὰ τὸν πυθμένα[33] τῆς χοιράδος ὑποπτεύοιμεν[34], μὴ ἐκτέμομεν αὐτὴν ἐκ βάσεως, ἀλλὰ βρόχῳ[35] διαλάβομεν, ἵνα κατὰ μέρος ἀκινδύνως αὐτόματος ἐκπέσοι· τότε δὲ[36] τῇ ἐμμότῳ θεραπεύσομεν[37] αὐτοὺς ἀγωγῇ. Εἰ δὲ αὐτόθεν ἐκτέμνοιτο[38], συνάγομεν τὰ χείλη. Πάντως δὲ τὰς διαιρέσεις ἐπ' ὀρθὸν[39] χρὴ δίδοσθαι· καὶ εἰ[40] μὲν μηδὲν ἔχοιεν περιττὸν, ῥάψομεν αὐτόθεν· εἰ δὲ ἐκ τοῦ τῆς χοιράδος ὄγκου[41] πλεονάζοι τὸ τοῦ δέρματος[42], μυρσινοειδὲς αὐτοῦ μέρος ἀφελόντες, χρησόμεθα ταῖς ῥαφαῖς καὶ φάρμακον ἔναιμον ἐπιβάλομεν.

27 παρωτίδας DHJ., παρωτίδεις R., ἀρτηρίας omis d. X. — 28 ἐπισκοτεῖ DHJKR., ἐπισκοτίζεται M., τὸν ἔργον M., τὸ ἔργον P., βρόγχῳ ALMST. — 29 αὐτὰ, εἰ μὴ LP.; μὴ omis d. P., μεγάλα ABCDEFGJLXNOPSVeBaT., μεγάλη M.; R. omet depuis εἰ μὴ jusqu'à ἀποτέμομεν inclusiv. — 30 ἐκφυῶς LP. — 31 ἄλλα LP. — 32 εἰσὶ omis d. ABCEFXGLMNOPSVeBaT. — 33 πυθμένης P. — 34 ὑποπέσοιμεν R. — 35 βρόγχῳ ACLPT., διαναλάβομεν ABGJLNOPSVeBa., διαναλαμβάνειν F. — 36 δὲ

ΛϚ'.

ΠΕΡΙ ΣΤΕΑΤΩΜΑΤΩΝ ΚΑΙ[1] ΑΘΕΡΩΜΑΤΩΝ ΚΑΙ ΜΕΛΙΚΗΡΙΔΩΝ.

Τοῦ γένους ὄντα[2] καὶ ταῦτα[3] τῶν ἀποστημάτων τούτῳ[4] διαφέρουσιν, ὅτι τὰ μὲν[5] ἰδίως ἀποστήματα καλούμενα[6] φλεγμονώδη τέ εἰσι[7], καὶ ἐπώδυνα, καὶ δριμέως ὑγροῦ καὶ διαβρωτικοῦ περιεκτικὰ, καὶ οὐκ ἐν ἰδίῳ[8] ὑμένι περιέχονται[9] ἤτοι

1 καὶ omis la 1re fois d. FHKMT., la 2e fois dans NVe., les deux fois d. ACDELSX. — 2 ὄντος E., ὄντον X. — 3 αὐτὰ LP. — 4 τούτους R. — 5 ὅτι τὰ μὲν omis d. LP. — 6 κα-

nent, ayant bien soin d'éviter partout les artères carotides et les nerfs récurrents. Si quelque vaisseau venant à être ouvert met obstacle à l'opération, nous le saisissons dans un fil, ou bien nous le coupons entièrement, à moins qu'il ne soit gros; et lorsqu'il ne restera plus qu'une base étroite à la strume, nous la couperons adroitement; puis, à l'aide du doigt indicateur, nous rechercherons si par hasard il ne resterait pas d'autres strumes, et nous les enlèverons de la même manière.

Mais si, comme cela arrive souvent, nous soupçonnons qu'il y a un ou plusieurs grands vaisseaux à la racine de la strume, nous ne la couperons pas par sa base, mais nous la saisirons dans un fil, afin qu'elle puisse tomber spontanément peu à peu et sans danger; alors nous mettrons dans la plaie de la charpie enduite de remèdes. Si, au contraire, nous la coupons à l'heure même, nous réunirons les lèvres de la plaie. En tous cas, il faut toujours faire les incisions en ligne droite; et si elles ne présentent aucune portion inutile, nous les cousons aussitôt; mais si par suite de la tuméfaction strumeuse il y a trop de peau, nous coupons le superflu en forme de feuille de myrte et nous la cousons; puis nous appliquons un remède approprié aux plaies saignantes.

pour δὲ BACGJLMNOPVeBaT. — [37] θεραπευτέον ABCDEFGLMNTOPVeBa., αὐτοὺς omis d. JS., αὐτῇ M. — [38] ἐκπίπτειτο pour ἐκτέμνοιτο F. — [39] ἐπ' ὀρθοῦ F., ἐπ' ὀρθὸν omis d. R., διδόναι R. — [40] οἱ pour εἰ L. — [41] ὄγκον LP. — [42] σώματος pour δέρματος C.; M. omet depuis εἰ δὲ jusqu'à μυρσινοειδὲς inclusiv.

CHAPITRE XXXVI.

DES STÉATOMES, DES ATHÉROMES ET DES MÉLICÉRIS.

Ces maladies, quoique étant de la famille des abcès, en diffèrent en ce que les abcès proprement dits sont des affections inflammatoires, douloureuses, contiennent une humeur âcre et

λούμενα omis d. DHR., φλεγματώδη BDFGJLMNOPSVeBa. — [7] ἐστι ABCFGJLMNOPRSVeBaT. — [8] εὐδίῳ pour ἐν ἰδίῳ Ve., δίῳ O., ὑμένι omis d. LP. — [9] περιεχό-

χιτῶνι. Διαφέρουσι δὲ ἀλλήλων ὅτι τὸ μὲν ἐν τῷ στεατώματι περιεχόμενον, προσφόρως τῇ ὀνομασίᾳ, στέατι παραπλήσιόν ἐστι· τὸ [10] δὲ ἐν τῷ ἀθερώματι τῇ ἀπὸ τοῦ σίτου ἀθήρᾳ [11]· μέλιτι δὲ παρεοικὸς ὑγρὸν [12] ἐν τῇ μελικηρίδι. Διαγνώσῃ [13] δὲ αὐτὰ οὕτως· τὸ μὲν στεάτωμα σκληρότερόν [14] ἐστι τῶν ἄλλων, καὶ ἀντιμεθιστάμενον [15] τῇ ἁφῇ, καὶ τὴν βάσιν στενωτέραν ἔχον [16]· ἡ δὲ μελικηρὶς [17] ἁπτομένοις ὥσπερ τι σῶμα χαλαρὸν [18] ὑποπίπτει, καὶ βραδέως μὲν χεῖται, ταχέως δὲ αὖθις στρέφεται [19].

Χειρουργοῦμεν δὲ καὶ [20] ταῦτα τὸν ὅμοιον ταῖς χοιράσι τρόπον, ἔν τε [21] τομῇ, καὶ ὑποδορᾷ, καὶ ῥαφαῖς [22], καὶ τῇ λοιπῇ θεραπείᾳ, παραφυλαττόμενοι μόνον τὸ τετρῶσαι τὸν ὑμένα, διὰ τὸ μή τε [23] τὸ περιεχόμενον ὑγρὸν προχυθὲν [24] παραποδίζειν τῇ χειρουργίᾳ καὶ τὸ μὴ [25] μοῖραν αὐτοῦ καταλείπειν, ὅτι [26] παλιγγενεσίας πολλὰ μὲν κατὰ καρποὺς καὶ σφυρὰ καὶ [27] τὰ κινούμενα κατ' ἄρθρον αἰτία γίνεται, ὥσπερ καὶ χοιράς, ἢ [28] ὅλη, ἢ μέρος αὐτῆς ἀπολιμπανόμενον. Εἰ δέ [29] τι τοιοῦτο καταλειφθείη, κάλλιον μὴ ῥάπτειν, ἀλλὰ σηπτικοῖς [30] φαρμάκοις ἐκδαπανᾷν [31] τὸ ἐγκατάλειμμα.

μενα M., ἢ τριχιτῶνι F., χοιτῶνι Ve. — [10] τῷ HKR. — [11] ἀθέρᾳ JKR., τοῦ omis d. LP. — [12] ὑγρῷ τὸ M., ὑγρὸν omis d. N. — [13] διαγνώσει ABCDEFGJLMNP SVeBa., αὐτὸ E. — [14] σκληρὸν MST. — [15] ἀντιμαθησόμενον P., ἀντικαθιστάμενον N. — [16] ἔχων BFGLNOPRSVeBa., στερωτέραν Ve. — [17] μελικῆς P., ἁπτομένης FP. — [18] χλιαρὸν ABCTDFGJLMOPVeBa. — [19] ἀντιστρέφεται pour αὖθις στρεφ.. S. — [20] καὶ omis d. LP. — [21] ἐν τῇ τόμῃ A. — [22] ὑποραφῇ D., ὑποραφαῖς R. — [23] τε

rongeante, et ne sont pas renfermés dans une membrane ou tunique propre. Elles diffèrent les unes des autres en ce que la matière contenue dans le stéatome ressemble à de la graisse, comme son nom l'indique; celle de l'athérome, à de la bouillie de blé; et l'humeur du mélicéris, à du miel. On diagnostique ces tumeurs de cette manière : le stéatome est plus épais que les autres, il se déplace sous le toucher et il a une base plus étroite. Le mélicéris cède sous la main qui le palpe comme un corps mou, il s'étend lentement et reprend vite sa forme.

Nous opérons ces tumeurs de la même manière que les strumes pour ce qui regarde l'incision, la dissection et la suture, ainsi que pour le reste de la curation, ayant soin seulement de ne pas entamer leur enveloppe, de peur que l'humeur qui y est contenue n'entrave l'opération en se répandant, et qu'on n'en laisse une portion, ce qui est cause que la tumeur se reproduit souvent au poignet, aux malléoles et aux parties qui font mouvoir les jointures; il en est de même aussi quand on laisse tout ou partie d'une strume. Si donc il en reste quelque portion, il est mieux de ne pas faire de suture, mais il faut consumer ce qui reste par des médicaments suppuratifs.

omis d. DHK. — [24] ἐκχυθὲν D, περιποδίζειν HK., παραμποδίζειν P., παραποδίζον D. — [25] μὴ omis d. ABCEFGLMNOPSVeBaTX., τὸ omis d. GLP. — [26] ἐπὶ pour ὅτι E., ἔτι X. — [27] καὶ omis d. J. — [28] ἢ omis d. M. — [29] εἰ δή τι HKR., τε omis d. M., τοιοῦτον LMNPSVeTX. — [30] φυσικοῖς pour σηπτικοῖς M. — [31] ἐκδαπανῶν D.

ΛΖʹ.

ΠΕΡΙ ΑΝΕΥΡΥΣΜΑΤΟΣ.

Τὸ ἀνεύρυσμα ὄγκος εὐαφής[1] ἐστι καὶ τοῖς δακτύλοις ὑπείκων, ἐξ αἵματός τε καὶ πνεύματος ἔχων τὴν γένεσιν[2]. Φησὶ γοῦν[3] ὁ Γαληνὸς περὶ αὐτοῦ· « Ἀρτηρίας ἀναστομωθείσης* τὸ πάθος ἀνεύρυσμα καλεῖται. Γίνεται δὲ καὶ τρωθείσης, ἐπειδὰν εἰς οὐλὴν ἀφίκηται[4] τὸ ἐπικείμενον αὐτῇ δέρμα· μένει[5] δὲ τὸ τῆς ἀρτηρίας ἕλκος, μήτε συμφυείσης, μήτε σαρκὶ φραχθείσης. Διαγινώσκεται δὲ τὰ τοιαῦτα παθήματα τῷ σφυγμῷ τῶν ἀρτηριῶν, ἀλλὰ καὶ θλιβόντων ἀφανίζεται πᾶς[6] ὁ ὄγκος, παλινδρομούσης εἰς τὰς ἀρτηρίας τῆς ἐργαζομένης αὐτὸν[7] οὐσίας. » Ταῦτα μὲν ὁ Γαληνός. Ἡμεῖς δὲ διακρίνομεν αὐτὰ ἀπ'[8] ἀλλήλων οὕτως· τὰ μὲν δι' ἀναστόμωσιν[9] ἀρτηρίας γινόμενα[10] προμηκέστερα φαίνεται[11], καὶ ἐν βάθει τὴν σύστασιν ἔχει, καὶ[12] κατὰ τὴν τῶν δακτύλων ἐπέρεισιν[13] ὥσπερ ψόφος τις ἀκούεται, οὐδενὸς ἤχου ἐν τοῖς κατὰ ῥῆξιν ἀκουομένου· ἐκεῖνα δὲ περιφερῆ μᾶλλόν εἰσι καὶ ἐπιπολῆς ὑποπίπτοντα.

Τὰ[14] μὲν οὖν ἐν μασχάλαις καὶ βουβῶσι καὶ τραχήλῳ[15] γινόμενα, καὶ τῶν ἐν[16] ἄλλοις δὲ τόποις τὰ ὑπερμεγέθη, παραιτησόμεθα[17] χειρουργεῖν διὰ[18] τὸ μέγεθος τῶν ἀγγείων· τὰ δὲ ἐν τοῖς ἄκροις καὶ[19] τοῖς κώλοις, ἢ ἐν κεφαλῇ χειρουργητέον οὕτως· εἰ μὲν[20] κατ' ἀνευρυσμὸν ὁ[21] ὄγκος ἐγέ-

[1] εὐβαφής F., εὐφθύς LP., καὶ omis d. E. — [2] γέννησιν L. — [3] τε pour γοῦν ABCEFGLMOPVeBaTX., δὲ S.; C. omet depuis τὸ πάθος jusqu'à τρωθείσης inclusiv. — [4] ἀφῆται LP., μὲν ἀφ.. ABCEFGJLMNOPVeBaTX. — [5] μόνον τῆς au lieu de μένει δὲ τὸ τῆς S. — Il résulte de ce que dit l'auteur avant et après ce passage, qu'il a entendu citer Galien mot à mot; toutefois cette phrase diffère du texte de Galien, et n'est d'ailleurs pas correcte si l'on n'y ajoute pas le mot ἕλκος, que

* Freind prétend que l'anévrysme est défini par tous les Grecs : tumeur formée par le sang extravasé par rupture des tuniques artérielles. Fernel serait, d'après lui, le premier qui ait dit que l'artère est seulement dilatée; cependant le verbe ἀναστομόω a les deux sens : *ouvrir* et *dilater*. Ce dernier sens résulte ici de l'opposition entre les deux mots ἀναστομωθείσης et τρωθείσης.

CHAPITRE XXXVII.

DE L'ANÉVRYSME.

L'anévrysme est une tumeur facile au toucher, cédant aux doigts et formée par du sang et de l'esprit. Galien en parle ainsi : «Quand une artère est élargie, on a la maladie appelée anévrysme. Elle a lieu aussi quand une artère est blessée et que la peau qui la recouvre se cicatrise ; dans ce cas, la blessure de l'artère reste sans se fermer ni se remplir de chair. On reconnaît ces sortes de maladies par la pulsation des artères, de même aussi que parce que toute la tumeur disparaît sous la pression et que la substance qui la forme revient de suite dans les artères.» Ainsi parle Galien. Pour nous, voici comment nous distinguons les anévrysmes les uns des autres : ceux qui proviennent de dilatation des artères paraissent plus allongés et sont situés profondément : sous le choc des doigts on entend un certain bruit, tandis qu'aucun son n'est entendu dans ceux qui viennent de blessure : ces derniers sont plus arrondis et se rencontrent plus superficiellement.

Nous nous abstenons d'opérer les anévrysmes situés aux aisselles, aux aines, au cou et ceux des autres parties qui seraient très volumineux, à cause de la grosseur des vaisseaux. Mais il faut opérer de cette manière ceux qui sont aux extrémités, dans les membres ou à la tête : si la tumeur a lieu par dilatation, nous faisons une incision droite à la peau suivant la

je n'ai pourtant trouvé dans aucun manuscrit. Je transcris donc ici le passage de Galien : Μένει δὲ τὸ τῆς ἀρτηρίας ἕλκος μήτε συμφυείσης, μήτε συνουλωθείσης, μήτε σαρκὶ φραχθείσης. Γινώσκεται δὲ τὰ τοιαῦτα παθήματα τῷ σφυγμῷ τῶν ἀρτηριῶν, ἀλλὰ καὶ θλιβομένων ἀφανίζεται πᾶς ὁ ὄγκος, παλινδρομούσης εἰς τὰς ἀρτηρίας τῆς ἐργαζομένης αὐτὸν οὐσίας. (Galien, lib. *De tumoribus*.) — [6] πῶς ὁ ὄγκος EVeBa. — [7] αὐτῶν MRS. — [8] ἀπ' omis d. R., αὐτῶν pour αὐτὰ X. — [9] τῆς ἀρτηρίας DHKR. — [10] γινομένης R. — [11] φαίνηται R. — [12] καὶ omis d. S. — [13] ἐπέρεσιν LP. — [14] τῶν M. — [15] τραχήλοις γινομένων M. — [16] ἐν τοῖς ἄλλοις A., ἐν omis d. C., δὲ omis d. ACT. — [17] παραιτησόμεθα LPX. — [18] δὲ pour διὰ P. — [19] καὶ ἐν τοῖς M. — [20] εἰ μὲν οὖν D. — [21] ὁ omis

νετο, διαίρεσιν εὐθεῖαν ἐμβαλοῦμεν τῷ δέρματι κατὰ μῆκος. Ἔπειτα διαστείλαντες ἀγκίστροις τὰ χείλη, καθάπερ ἐπὶ τῆς ἀγγειολογίας ἐλέγομεν, περιδείραντές τε [22] καὶ δι' ἐξυμενιστήρων διακαθάραντες [23], γυμνώσομεν τὴν ἀρτηρίαν [24]· καὶ τῇ τῆς βελόνης διαγωγῇ, τῇ τε διὰ τῶν δύο βρόχων ἀπολινώσει χρησάμενοι, νύξαντες [25] πρότερον φλεβοτόμῳ τὸ [26] μεταξὺ τῆς ἀρτηρίας, καὶ κενώσαντες [27] τὸ [28] περιεχόμενον, τῇ πυοποιῷ χρησόμεθα θεραπείᾳ ἄχρις ἀποπτώσεως τῶν βρόχων.

Εἰ δὲ κατὰ ῥῆξιν ἀρτηρίας γένοιτο [29] τὸ ἀνεύρυσμα, ἀπολαβεῖν χρὴ [30] τοῖς δακτύλοις σὺν τῷ δέρματι πᾶν ὅσον δυνατὸν εἴη [31] τοῦ ἀνευρύσματος· ἔπειτα βελόνην [32] διείρειν κατωτέρω τοῦ ἀπολειφθέντος, διπλοῦν ἔχουσαν [33] λίνον· καὶ μετὰ τὴν διεκβολὴν [34] ψαλίσαι τὴν ἀγκύλην, καὶ οὕτω τοῖς δύο [35] ῥάμμασιν ἀπολινῶσαι τῇδε κἀκεῖσε [36] τὸν ὄγκον, ὡς ἐπὶ τοῦ σταφυλώματος ἐλέγομεν. Εἰ δὲ φόβος τις [37] εἴη τῆς [38] τῶν ῥαμμάτων [39] περιολισθήσεως, καὶ ἄλλην διεμβλητέον [40] βελόνην διὰ τοῦ ὅλου πιέζουσαν τὴν πρώτην, ἔχουσαν ὁμοίως ῥάμμα [41] διπλοῦν, καὶ κόψαντες τὴν ἀγκύλην, ἐκ τεσσάρων οὕτω τὸν ὄγκον ἀπολινώσομεν· εἶτα [42] κατὰ μέσον στομώσαντες τὸν ὄγκον, μετὰ τὴν ἔκκρισιν [43] τοῦ αἵματος, τὸ περιττὸν τοῦ δέρματος [44] περιέλομεν καταλιπόντες τὸ δεδεμένον [45]. Καὶ σπλήνιον ἐπιθέντες [46], ἐξ οἰνελαίου τῇ ἐμμότῳ [47] χρησόμεθα θεραπείᾳ [48].

d. ACF. — [22] περιδέροντες ABCEFGJLMNOPSVeBaTX., τε omis d. ABCDEFGJLMNOPSVeBaTX. — [23] διακαθαίροντες ABXCTEFGJLMNOPSVeBa., ἀνακαθάραντες D. — [24] ἁμαρτίαν pour ἀρτηρίαν B. — [25] ξύσαντες ABCTDEFGHJKLMOPRX. — [26] τὸ omis d. NVeBa., τὰ pour τὸ BJO. — [27] ἐνώσαντες ABCEFGLMNOPVeBaTX. — [28] τὸν περιεχ... BCEFGLNPVeBaX. — [29] γένηται M., τὸ omis d. GP. — [30] δεῖ pour χρὴ T. — [31] εἴη τὰ τοῦ D. — [32] βελόνη FM., διαιρεῖν ABCEFGLOPSTX., διείρει N., διεῖραι HK., διῆραι JR. — [33] ἔχουσα JMNO., λίνου Ve. — [34] ἐκβολὴν DHKRT., διαβολὴν LP. — [35] δυσὶ M., ῥώμασιν P. — [36] κακεῖς γε P., τὸν ὄγκον omis d. SX. — [37] τις omis d. ABCEFGLMNOPSVeBaTX. — [38] ταῖς GLP. — [39] τραυμάτων pour ῥαμμάτων CD. — [40] διεκβλητέον

longueur de l'anévrysme; puis, tenant ouvertes avec des crochets les lèvres de la plaie, ainsi que nous l'avons dit au chapitre de l'angiotomie, nous disséquons et séparons les parties avec le scalpel de manière à mettre à nu l'artère; ensuite nous la lions avec deux fils passés au moyen d'une aiguille; et après avoir d'abord ouvert avec le phlébotome la partie de l'artère située entre les deux fils et avoir vidé tout ce qu'elle contient, nous employons le pansement suppuratif jusqu'à la chute des fils.

Mais si l'anévrysme provient de blessure d'artère, il faut à l'aide des doigts saisir avec la peau tout ce qu'on peut prendre de l'anévrysme; ensuite passer une aiguille munie de deux fils au-dessous de ce qui reste; puis couper l'anse avec des ciseaux et lier ainsi la tumeur avec les deux fils d'un côté et de l'autre, comme nous l'avons dit au sujet du staphylome. Si l'on craint que les fils ne glissent, il faut passer une autre aiguille munie également de deux fils dans le même endroit que la première; et après avoir coupé l'anse on lie ainsi la tumeur avec quatre fils; puis, ouvrant cette tumeur par le milieu, on évacue le sang et on coupe la peau superflue, laissant seulement la partie qui est liée. Enfin on applique une compresse imbibée de vin et d'huile, et on emploie le traitement par la charpie enduite de remèdes.

DFHJKORX. — 41 ῥάμματα διπλᾶ DHKR., ῥάμματα διπλοῦν GLP., ῥάμμα τι διπλοῦν ABCEFJMNOVeX., ὡς pour ὁμοίως X. — 42 ἢ pour εἶτα ABCEFGHJKLMNOPRVeBaTX., εἶτα omis d. D. — 43 τὴν ἔκρηξιν DHKR., τοῦ αἵματος τὸ περιττὸν omis d. ABCDEFGHJKLMNOPRVeBaTX. L'omission de ces quatre mots rendait ce passage inintelligible dans tous les manuscrits et dans les deux éditions imprimées; le manuscrit S. m'a permis de les restituer et de rendre clairement le sens de l'auteur. Ce même manuscrit m'a donné également plusieurs autres leçons qui éclaircissent ce chapitre important. — 44 τὸ δέρμα LP. — 45 δέμενον C., σπληνίῳ GLP. — 46 ἐπιτιθέντες LT., ἐξ οἰνελαίῳ P. — 47 ἐμμότι P. — 48 θεραπείαν P., ἀγωγῇ pour θεραπείᾳ M.

ΛΗ'.

ΠΕΡΙ ΒΡΟΓΧΟΚΗΛΗΣ.

Ὄγκος ἐπὶ [1] τῷ τραχήλῳ γίνεται μέγας καὶ περιφερὴς, ἐκ τῶν ἔνδοθεν μερῶν ταύτης τῆς [2] προσηγορίας τετυχηκώς. Διαφοραὶ δὲ [3] βρογχοκήλης δύο· αἱ μὲν γὰρ αὐτῶν [4] στεατώδεις· αἱ δὲ εὐρυσματώδεις εἰσί. Τὰς μὲν οὖν [5] εὐρυσματώδεις * σημειωσόμεθα οὕτως [6] ὡς καὶ τὰ ἀνευρύσματα, καὶ [7] ἀπαγορεύσομεν [8] παραπλησίως μὲν ἁπάντων ἀνευρυσμάτων, ἐπικίνδυνον ἐχόντων τὴν ἐγχείρησιν [9], ἐξόχως δὲ τῶν [10] περὶ τράχηλον διὰ τὸ τῶν ἀρτηριῶν μέγεθος. Τὰς δὲ στεατώδεις [11] ὁμοίως στεατώμασι [12] χειρουργητέον, διακρίνοντάς τε καὶ ὑπερβαίνοντας τὰ ἀγγεῖα, τὸν αὐτὸν τρόπον ὅνπερ καὶ ἐπὶ [13] χοιράδων ἐλέγομεν.

[1] περὶ pour ἐπὶ C. — [2] τῆς omis d. P. — [3] καὶ pour δὲ LP. — [4] αὐτῶν omis d. D., εἰσιν αὐτῶν T. — [5] οὖν omis d. LP.— [6] οὕτω καὶ τὰ BFGLMNOPSVeBa., ὡς καὶ τὰ sans οὕτως DEHJK., κατὰ τὰ pour καὶ τὰ S. — [7] καὶ omis d. M. — [8] ἀπαγορεύομεν BEFGLMNOVeBa. — [9] χείρησιν ACT., ἐστείρησιν R., ἐξόδως pour

---

ΛΘ'.

ΠΕΡΙ ΓΑΓΓΛΙΟΥ.

Συστροφὴ [1] νεύρου τὸ γάγγλιόν ἐστιν ἐκ πληγῆς ἢ κόπου γινόμενον [2], τὰ πολλὰ μὲν κατὰ καρποὺς, καὶ σφυρὰ, καὶ τὰ κινούμενα [3] κατ' ἄρθρον σώματα ἀποτελούμενον [4]· γινόμενον δὲ κἂν [5] τοῖς ἄλλοις μέρεσι. Παρέπεται δὲ αὐτῷ [6] ὄγκος ὁμόχρους [7], ἀντίτυπος, ἀναλγής [8]. Εἰ δέ τις βιαίως θλίβοι [9], ναρ-

[1] συστροφὴν P., νεύρων GLPR. — [2] γινομένου L. — [3] κατακινούμενα pour καὶ τὰ κιν.. P., κατάρθων GLP., κατάρθρον Ve. — [4] ἀποτελούμενα P. — [5] κἂν omis d.

CHAPITRE XXXVIII.

DE LA BRONCHOCÈLE.

C'est une tumeur volumineuse et arrondie qui vient sur le cou et qui reçoit sa dénomination des parties sous-jacentes. Il y a deux espèces de bronchocèles : les unes sont de nature graisseuse et les autres anévrysmatiques. Nous reconnaissons ces dernières aux mêmes signes que les anévrysmes, et nous nous abstenons d'y toucher, de même qu'à tous les anévrysmes dont l'opération est pleine de danger, et par-dessus tout à ceux du cou, à cause du volume des artères. Quant aux bronchocèles graisseuses, il faut les opérer comme les stéatomes en ayant soin de séparer et d'éviter les vaisseaux de la même manière que nous avons dit pour les strumes.

ἐξόχως T., δὲ omis d. T. — [10] τὸν BCEFJNORVeBa., τῇ D., τὸ X., τῶν περὶ τὸν τραχ.. Cornarius, T. — [11] στεατώσεις T. — [12] στεατώματι EL., στεατώματα P. — [13] περὶ pour ἐπὶ LP.—* Cornarius substitue ἀνευρυσματώδεις deux fois à εὐρυσματώδεις; je trouve qu'il a raison : toutefois, aucun manuscrit ne l'y autorise.

CHAPITRE XXXIX.

DU GANGLION.

Le ganglion est l'enroulement d'un nerf provenant de coup ou de fatigue et situé le plus souvent aux poignets, aux malléoles et aux parties qui meuvent les jointures : il survient cependant aussi à d'autres endroits. Il se présente sous forme de tumeur sans changement de couleur à la peau, élastique et indo-

GLP., καὶ pour κἂν T. — [6] αὐτῷ omis d. CT., δὲ omis d. GLP. — [7] ὁμόχρος P., ὁμόχρυς B. — [8] ἀναλγὴς τὰ πολλὰ S. — [9] θλίβῃ ABCDXEFGSVeBa.,

κώδη παρέχει τὴν αἴσθησιν · οὐκ ἐν βάθει τὴν [10] σύστασιν, ἀλλ' ὑπ' αὐτῷ [11] τῷ δέρματι λαμβάνον [12] καὶ ἐπὶ τὰ πλάγια μὲν [13] μεταφερόμενον · εἰ δέ τις βιάζοιτο ἔμπροσθεν [14] καὶ ὄπισθεν, οὐδαμῶς. Τὰ [15] μὲν οὖν ἐν σκέλεσιν ἢ βραχίοσιν ἢ τοῖς ἄκροις ἐκτέμνειν οὐκ ἀσφαλές · κίνδυνος γὰρ κύλλον γενέσθαι [16] τὸ μόριον. Τὰ δὲ κατὰ κεφαλὴν, ἢ μέτωπον, χειρουργοῦμεν διαιροῦντες τὸ δέρμα σμίλῃ · καὶ εἰ [17] μὲν μικρὰ εἴη, σαρκολάβῳ [18] διακρατοῦντες αὐτὰ καὶ ἐκ βάσεως [19] ἀποτέμνοντες · εἰ δὲ μείζονα, ἀγκίστροις καταπείροντες [20], καὶ κατὰ περιδορὰν ἀφαιρούμενοι [21], καὶ ῥαφαῖς [22] τὰ χείλη συνάγοντες, καὶ ἐναίμῳ θεραπεύοντες [23] φαρμάκῳ.

θλίβειν LP., θλίθῃ N., θλίψει T., ναρκώδης P. — [10] τὴν omis d. P. — [11] ἐπ' αὐτῷ GPL. — [12] λαμβανόμενον NVe. — [13] μὲν omis d. GPT. — [14] ἐμπρός τε καὶ ὀπίσω ABCEFGLNVeBaTX., ἔμπροσθέν τε καὶ ὀπίσω MOPS. — [15] τὰς C., οὖν omis d. LP. — [16] κοῖλον GHJKLPR., τείνεσθαι pour γενέσθαι P. — [17] ἡ L., μακρὰ P. — [18] σαρκόλαβον ACFT., κρατοῦντες DR. — [19] ἐμβάσεως GLP., καὶ omis d. M.,

---

Μ'.

ΠΕΡΙ ΦΛΕΒΟΤΟΜΙΑΣ.

Ὁ τῆς φλεβοτομίας τρόπος εἰ καὶ πᾶσίν ἐστιν εὔδηλος, ἀλλά γε διὰ τὸ [1] τῆς χειρουργίας ἀνελλιπὲς καὶ τοὺς τεχνικοὺς αὐτοῦ διορισμοὺς, οὐ παροπτέος [2] ἡμῖν ἔσται. Πρῶτος τοίνυν ὁ [3] τῆς φλεβοτομίας ἐστὶ σκοπὸς ἡ τοῦ πλεονάζοντος [4] αἵματος κένωσις. Διττὸν δὲ τὸ πλῆθος τοῦ αἵματος [5] ἀποδέδεικται · τὸ [6] μὲν πρὸς τὴν δύναμιν, κἂν μὴ πλήρεις αἱ φλέβες φαίνωνται [7] · ἐφ' ᾧ ταχέως ἀσθενεῖς τε καὶ ἄτονοι [8] γίνονται, μὴ δυναμένης τῆς φύσεως φέρειν τὸ βάρος [9] ὥσπερ τι φορτίον · τὸ δὲ [10] πρὸς

[1] τι pour τὸ P. — [2] παραπταῖος LP., παροπταῖος BEFGJXNOVeBa. — [3] ὁ omis d. ABCEFGJLNOPSVeBaTX. — [4] πλεονάσαντος N.; LP. omettent αἵματος κένωσις. — [5] διττὸν δὲ τὸ ἢ δύο τοῦ πλεονασμοῦ, ἤτι τοῦ αἵματος ἀποδ. GL., διττὸν δὲ τὸ εἶδος πλεονασμοῦ ἤτοι τοῦ αἵματος P. — [6] πότε pour τὸ BJNOBa., τὸ μὴ πρὸς T.

lente. Si on la presse fortement, elle donne une sensation d'engourdissement. Elle n'est pas située profondément, mais sous la peau même, et se déplace sur les côtés; mais si on veut la pousser en avant ou en arrière, on ne le peut nullement. Il n'est pas sans péril de la couper sur les jambes, sur les bras et sur les extrémités. Le danger consiste en ce que le membre peut rester estropié. Quant aux ganglions de la tête ou du front, nous les opérons en incisant la peau avec un bistouri; et s'ils sont petits, en les maintenant avec une pince et en les coupant par leur base; s'ils sont plus gros, nous les saisissons avec un crochet et nous les enlevons en les disséquant tout autour; puis, réunissant les bords de la plaie, nous pansons avec des remèdes hémostatiques.

ἀποτέμνομεν M. — [20] καταπείραντες ABCDEFGJKLMNOPRSVeBaX., καὶ τὰ T. — [21] ἀφαιροῦμεν S. — [22] ῥαφεῖν R., ῥαφῇ D., καὶ omis d. M. — [23] θεραπεύσομεν M., θεραπεύονται P.

CHAPITRE XL.

DE LA PHLÉBOTOMIE.

La manière de faire la phlébotomie est bien connue de tous. Cependant nous ne devons pas l'omettre, tant afin que la chirurgie soit complète, qu'en raison de ses distinctions techniques. Le principal but de la saignée est l'évacuation du sang surabondant. Or cette surabondance est signalée de deux manières : la première est relative à la force du sang lors même que les veines ne paraissent pas pleines : dans cet état les malades deviennent aussitôt faibles et débiles, leur tempérament ne pouvant supporter ce poids, comme si c'était un fardeau; la seconde est relative

— [7] φαίνοιντο DEXFHK., ἐφ' ὧν LP. — [8] εὔτονοι M., γίνοιντο EFSX., τε omis d. LPT. — [9] τὸν ὄγκον pour τὸ βάρος M., φορτίου Ve. — [10] τὸ δὲ πρὸς omis d. AB CDEFHJKLMNOPR., τὰ δὲ ἀλύπως περιεχ.. DHKR., τὰ δὲ περιεχ.. EFMNVe

τὰ περιέχοντα αὐτὸ[11] ἀγγεῖα ἐν αὐτῷ[12] τῷ παρεγχύματι θεωρούμενον[13], κἂν ἡ δύναμις ἀλύπως[14] αὐτὸ φέρῃ· ἐφ' ὧν[15] ῥηγνυμένων ἐνίοτε τῶν φλεβῶν, αἵματος πτύσεις ἢ ἕτεραι συμβαίνουσι[16] ῥεύσεις. Τὸ μὲν οὖν πρὸς τὴν δύναμιν πλῆθος, ἐκ τοῦ κατὰ τὸ[17] σῶμα διαγνώσῃ βάρους· τὸ δὲ κατὰ τὰς φλέβας, ἔκ τε[18] τῆς τάσεως καὶ τοῦ φαίνεσθαι πεπληρωμένας αὐτάς. Ἄμφω δὲ τὴν κένωσιν ἐνδείκνυται[19]. Οὐκοῦν[20] καὶ κατὰ τὴν πρώτην τοῦ νοσήματος ἐνίοτε φλεβοτομῆσαι[21] δεῖ, ἀνάγκης ὑπούσης, μόνην τὴν ἐν[22] γαστρὶ τῶν[23] σιτίων πέψιν ἢ καὶ[24] τὴν ἐν ἥπατι τελείαν ἐξαιμάτωσιν ἐκδεξάμενον[25]. Εἰ δὲ διά τι[26] κατ' ἀρχὰς ἡ φλεβοτομία[27] παραλειφθείη, καὶ προσωτέρω τῆς ἑβδομάδος οὐδὲν ἄτοπον φλεβοτομεῖν[28], τῆς τε χρείας ἀπαιτούσης[29] καὶ τῆς δυνάμεως οὐκ ἐναντιουμένης[30].

Ἐπισκοπεῖσθαι[31] δὲ χρὴ μέλλοντα[32] φλεβοτομεῖν μὴ κόπρου[33] πολλή τις ἐπίσχεσις ἐν τοῖς ἐντέροις ἐστὶ, καὶ κενοῦμεν αὐτὴν πρότερον διὰ μαλθακοῦ κλύσματος, ἵνα μὴ, κενουμένου τοῦ αἵματος[34], αἱ φλέβες ἀπὸ τῶν ἐντέρων ἕλξωσί τινα σηπεδονώδη τῶν περιττωμάτων οὐσίαν[35]. Τοὺς μὲν οὖν διὰ νόσον[36] παροῦσαν χρῄζοντας τῆς[37] τοῦ αἵματος ἀφαιρέσεως ἐν ἅπαντι καιρῷ φλεβοτομήσομεν, τὴν ἀκμὴν καὶ[38] μόνον ἐν πυρετοῖς τῶν μερικῶν φυλαττόμενοι παροξυσμῶν. Εἰ δὲ συνεχὴς πυρετὸς εἴη, πάντως ὁ[39] ἑωθινὸς καιρός ἐστιν ἐπιτήδειος[40]. Ὅσοι δὲ μὴ νόσου

TX., πότε δὲ πρὸς τὰ **Ba.** — [11] αὐτῶν **LP.**, αὐτῷ **DFKM.**, ἀγγείου **R.** — [12] ἐν αὐτῷ τῷ omis d. T. — [13] θεωρούμενα NVe., φωρούμενον M. — [14] ἀλύπως est omis d. FM., est transposé plus haut d. DHKR., αὐτῶν LP. — [15] ἐφ' ᾧ AFGLMSTX. — [16] τι ῥεύσεις R. — [17] τὸ omis d. LP. — [18] ἔκ τε τοῦ τῆς C. — [19] δείκνυται BDE FGLMNOVeBaX., δείκνυνται PS. — [20] ὀγκοῦν GP., οὐκ οὖν B., καὶ omis d. R. — [21] φλεβοτομήσεις ACNVeBaT., φλεβοτομῆσαι καὶ BXEFMO., φλεβοτομίας GLP., φλεβοτομήσας S., δεῖ omis d. BACNTVeBaX. — [22] ἐν τῇ γαστρί ABCE FGLMNOPSVeBaX. — [23] τῶν omis d. M. — [24] καὶ omis d. M. — [25] ἐνδεξάμενος ABCEFGLMNOPSVeBaT. — [26] τι omis d. LP. — [27] μὴ παραληφθείη ABCEFGJLMTXNOPVeBa. — [28] φλεβοτομίαν LP. — [29] ἀπεχούσης LP. — [30] ἐνανουτιουμένης Ba., ἐναντιούμενα D., ἀντλουμένης L., ἀντιουμένης P. — [31] ἐπισκοτεῖσθαι P., χρὴ omis d. LP. — [32] μέλλοντες E., μέλλοντας DK. — [33] κόπρα E., κόπρον GLP., κόπρος T., πολλοῦ HK., πολλῆς M., πόλυ P. — [34] κενουμένου τοῦ αἵμα-

aux vaisseaux qui contiennent le sang, celui-ci considéré dans le parenchyme même * et quoique les forces le supportent sans peine : dans ce cas les veines sont quelquefois rompues, et il survient des hémoptysies et d'autres hémorrhagies. La surabondance du sang relative à sa force se reconnaît donc par la pesanteur qui survient au corps ; celle relative aux vaisseaux se reconnaît par leur tension et parce qu'ils paraissent pleins. Ce sont là deux signes qui indiquent l'évacuation. Il faut donc saigner quelquefois dès le premier jour de l'indisposition, si la nécessité l'exige, ayant soin seulement de n'opérer qu'après la digestion des aliments dans l'estomac et leur sanguification complète dans le foie. Mais si pour quelque motif la saignée n'a pas été faite au commencement, il n'est pas inopportun de saigner après le septième jour, si le besoin l'exige et si l'état des forces ne s'y oppose pas.

Celui qui doit saigner devra examiner s'il n'y a pas dans les intestins quelque grande rétention de matière stercorale, et l'évacuera d'abord au moyen d'un lavement émollient, afin que la déplétion n'attire pas des intestins dans les veines quelque parcelle putréfiante des excréments. Nous saignons en n'importe quel temps ceux dont une maladie actuelle exige la soustraction du sang, ayant soin, et seulement dans les pyrexies, d'éviter l'instant d'acuité des paroxysmes partiels. Mais si la fièvre est continue, le moment du matin est en tout cas le plus convenable. Quant à ceux qui n'ont pas actuellement de maladie, mais qui désirent une soustraction de sang comme moyen prophylactique, le prin-

τος omis d. ABCDEFGHTXJKLMNOPRVeBa. — [35] οὐσίας P. — [36] νόσου FGLM., παρουσίαν GLP. — [37] τῆς omis d. P. — [38] καὶ omis d. NVeBa. — [39] ὁ omis d. ABCEFGLMNOPSVeBaX. — [40] ἐπιτηδειότερος ABCEFGLNOPSVeBaTX.

* Dalechamps traduit ainsi ce passage : « ... et se rapporte à l'abondance d'iceluy fluant dans lesdits vaisseaux. » G. Andernachus dit : « Altero, vasa quæ id continent, in alia loca pondus transfundere spectantur, etsi virtus haud cum molestia ipsum toleret. » Cornarius : « Altera, ad continentia ipsum vasa, quæ in ipsa sanguinis fusura spectatur, etiamsi vires citra molestiam ipsum ferant. » *Vid.* Castelli, ad verbum *Parenchyma.*

παρούσης, ἀλλα προφυλακῆς ἕνεκα τὴν[41] τοῦ αἵματος ἐπιζητοῦσι[42] κένωσιν, τούτοις τὸ ἔαρ ἐπιτήδειον. Ἐν δὲ ταῖς ἡλικίαις ταῖς[43] ἄχρι τεσσαρεσκαίδεκα ἐτῶν ἡ κένωσις παραιτητέα[44], ὥσπερ αὖ[45] καὶ μετὰ τὸν ἑξηκοστὸν ἐνιαυτὸν, εἰ μή τις ἀπαραίτητος ἀνάγκη ἡμᾶς βιάζοιτο· καὶ καθ' ὅλου τοὺς ἀσθενεστέραν ἔχοντας τὴν δύναμιν παραφυλακτέον. Ἐπὶ μὲν οὖν τῶν προσφάτως[46] φλεγμαινόντων[47] μορίων, ἐκ τῶν ἀντικειμένων δεῖ ποιεῖσθαι τὴν κένωσιν· ἐπὶ δὲ τῶν χρονιωτέρων, ἐκ τῶν πλησίων[48]· πολλαχοῦ μὲν γὰρ τοῦ σώματος φλεβοτομοῦμεν, ὡς τὸ[49] πολὺ δὲ τοῦ[50] ἀγκῶνος ἔνδοθεν. Ἀλλὰ προσεκτέον ὅτι τῇ[51] μὲν ἔσω καὶ μασχαλιαίᾳ[52] καλουμένῃ φλεβὶ[53], καθ' ὅλου μὲν ἡ[54] ἀρτηρία ὑπόκειται, τῇ δὲ μέσῃ, νεῦρον· ἡ δὲ ἄνω[55] καὶ ὠμιαία προσαγορευομένη παντελῶς ἄφοβος. Καὶ ἐπὶ μὲν τῶν περὶ τὴν[56] κεφαλὴν νοσημάτων τὴν ὠμιαίαν[57] τέμνομεν, ἐπὶ δὲ τῶν κάτω τοῦ τραχήλου τὴν μασχαλιαίαν· ἐπαμφοτερίζει[58] δὲ ἡ μέση.

Δεῖ[59] οὖν ταινιδίῳ στενῷ διαδῆσαι τὸ[60] περὶ τοὺς μῦας[61] τοῦ βραχίονος μέρος[62], καὶ τῇ πρὸς ἀλλήλας τῶν χειρῶν[63] τρίψει πληρωθεῖσαν τὴν φλέβα τὴν ἐπιτηδείαν τῇ χρείᾳ διελεῖν ἐπικαρσίως[64] καθ' ὅλον αὐτῆς[65] τὸ πλάτος μόνον· καὶ γὰρ αἱ μείζους τούτου[66] δυσαπούλωτοι, καὶ αἱ στεναὶ λίαν φλεγμονώδεις, πρὸς τῷ καὶ[67] τὴν τοῦ παχυτέρου χυμοῦ κωλύσειν[68] διέξοδον. Ἐφ' ὧν δὲ καὶ[69] κατὰ τὴν δευτέραν ἡμέραν, ἢ[70] τὴν τρίτην, ἐνίοτε δὲ καὶ κατὰ τὴν τετάρτην ἐπαφελεῖν ἐλπίζομεν,

— [41] τὴν omis d. P. — [42] ζητοῦσι F. — [43] ταῖς omis d. ABCEFGJLMNOPS VeBaTX. — [44] παραιτητέον GLP., παρατητέα T. — [45] οὖν pour αὖ DHKPRS., ἂν T. — [46] προσφάτων BFJMNSVeBaL., προσφάτου R., φλεγμηνόντων R. — [47] τῶν μορίων E. — [48] πλησίον HMOST. — [49] ἐπὶ τὸ πολὺ ABCEFGJLNPSVe BaT., ἐπὶ πολὺ MOX. — [50] δὲ omis d. ACBEFGJLOPTX., τῶν pour τοῦ P. — [51] τὴν L., ὅτι omis d. T. — [52] μασχαλιαίαν LP. — [53] καλουμένην φλέβα LP., καθ' ὅλον E. — [54] ἡ omis d. HKR., ἀρτηρίαις D. — [55] ἡ καὶ GL., ἡ ὠμιαία S. — [56] μὲν τῶν κεφαλῆς νοσημ... M. — [57] ὀμοίαν P., τέμομεν ABCEFGJLXNOPSVeBa. — [58] ἐμπαμφοτ... N., ὁ μέσος LP. — [59] ἔστιν οὖν R. — [60] τι ABCEFGLMNOP SVeBaTX. — [61] μῦς DHKR. — [62] μέρους D., μέρος omis d. M. — [63] τριχῶν

temps est le plus favorable. Toutefois dans la jeunesse jusqu'à quatorze ans, comme aussi après la soixantième année, on doit éviter cette évacuation, à moins que quelque nécessité indispensable ne nous y contraigne ; et en général il faut éviter de saigner ceux dont les forces sont trop débiles. Dans les inflammations commençantes d'un organe, il faut que l'évacuation soit faite sur les parties opposées, et dans les inflammations chroniques sur les parties voisines ; car nous saignons en plusieurs endroits, quoique le plus souvent ce soit en dedans de l'articulation du coude. Mais il faut faire attention à ceci : que l'artère est en général située au-dessous de la veine interne appelée aussi axillaire (*basilique*), et le nerf (*le tendon du biceps*) au-dessous de la médiane. La veine d'en haut, appelée épaulière (*céphalique*), n'offre aucun sujet de crainte. Dans les maladies de la tête, nous ouvrons la veine épaulière (*céphalique*) ; dans celles qui viennent aux organes situés au-dessous du cou, nous ouvrons l'axillaire (*basilique*). L'ouverture de la médiane convient dans les unes et les autres.

Or donc il faut avec une bandelette étroite faire une ligature autour des muscles du bras ; et après avoir, en faisant frotter les mains l'une contre l'autre, fait gonfler la veine qui convient au cas présent, on doit la diviser transversalement dans toute sa largeur seulement ; car les incisions plus grandes que cela sont difficiles à cicatriser et celles qui sont trop petites sont sujettes à s'enflammer, outre qu'aussi elles empêchent l'écoulement de l'humeur épaisse. Dans les cas où nous nous attendons à tirer encore du sang le second, le troisième et quelquefois le quatrième jour, il faut diviser le vaisseau plus obliquement, afin

pour χειρῶν T. — 64 ἐπικαρσίαν DHKR., ἐγκαρσίως M., καθ' ὅλου D. — 65 αὐτῶν M. — 66 τούτων DHK. — 67 τῷ omis d. GLMP., πρὸς τῷ μὴ τὴν τοῦ ABCFXLNOVe., πρὸς τῷ τὴν τοῦ EBa., πρὸς μὴ τὴν τοῦ GLMP., πρὸς τῷ μὴ καὶ τὴν τοῦ J., πρὸς τὸ μὴ τοῦ T. — 68 κωλύειν HKR. — 69 δὲ omis d. P., καὶ omis d. ACMT. — 70 καὶ pour ἢ ABCDEFGJLNOPSVeBaTX., ἢ omis d. M.,

λοξοτέρως[71] δεῖ τὴν φλέβα διελεῖν[72], ἵνα[73] ἐν τῇ κάμψει τῆς χειρὸς σεσηρυῖα[74] μὴ ταχέως ἀπουλωθῇ, οὕτω γὰρ ἔδοξεν Ἀντύλλῳ. Τὸ δὲ ποσὸν τοῦ κενουμένου, τῇ τε ῥώμῃ τῆς δυνάμεως καὶ τῷ μεγέθει μετρείσθω[75] τοῦ νοσήματος. Πλήθους[76] οὖν ὑποκειμένου χυμοῦ[77], καὶ ζεούσης ὕλης[78], πρὸς ἅπαξ[79] ἄχρι λειποθυμίας κενοῦμεν[80], ἐῤῥωμένης δηλονότι τῆς δυνάμεως, λειποθυμοῦντος τοῦ κάμνοντος οὐ[81] διὰ τὸ τὸν χυμὸν ἐν τῷ στομάχῳ παραῤῥυῆναι, διὸ καὶ πρὸ τῆς αὐταρκοῦς[82] κενώσεως πολλοὶ κατ' ἀρχὰς εὐθὺς[83] λειποθυμοῦσιν, ἀλλὰ δεῖ[84] τῷ λόγῳ τῆς κενώσεως γενέσθαι τούτοις τὴν λειποθυμίαν. Εἰ δὲ πολλῆς[85] μὲν χρεία κενώσεως, ἡ δὲ δύναμις ἀσθενὴς τυγχάνῃ, ταμιεύεσθαι δεῖ[86] τὴν κένωσιν, καὶ τὴν πρώτην ἀφαίρεσιν ἐλλειπεστέραν[87] ποιησάμενον, ἀφαιρεῖν αὖθις, εἰ δὲ[88] δεήσοι, καὶ τρίτην[89].

Κενοῦμεν δὲ ὅλον[90] οὐ μόνον ἐν πληθωρικῇ διαθέσει γενόμενον, ὥς φησι καὶ[91] ὁ Γαληνὸς, ἀλλὰ καὶ διὰ μέγεθος τοῦ πάθους ἐν συμμετρίᾳ χυμῶν καθεστηκότος τοῦ παντὸς σώματος, ὥσπερ[92] ἐπὶ τῆς ἐκ ῥινῶν ἢ ἄλλοθεν[93] αἱμοῤῥαγίας, ὅτε[94] μὴ πλῆθος εἴη[95] ῥεῦσαν, καὶ δεῖ[96] κενοῦν ἀντισπαστικῶς[97] ἐκ τῶν ἀντικειμένων· οὐ μὴν ἀλλὰ κἀπὶ τῶν ἰσχυρῶς φλεγμαινόντων, καθάπερ ἐπὶ κωλικῶν[98] τε καὶ νεφριτικῶν[99] λιθιώντων, ὀφθαλμιώντων[100] καὶ τῶν οὕτως ὀξέως[101] κατεπειγόντων. Ἡ γὰρ ὀδύνη καὶ θερμασία τοῦ φλεγμαίνοντος μέρους[102] αἰτίαι ῥεύματος γίνονται, κἂν ἀπέριττον ᾖ[103] τὸ σύμπαν σῶμα. Χρὴ τοίνυν ἐνδεέστερον αὐτὸ ποιεῖν τηνικαῦτα,

πρώτην pour τρίτην LP. — [71] ἐλλοξοτέρως ACEFGLMNOPTX., ἐλοξοτέρως Ve., ἐλλοξυτέρως B., ἐνλοξοτέρως S. — [72] διαιρεῖν ABCEFGJLMNOPTSVeBaX.; TA omettent δεῖ τὴν φλέβα. — [73] ἵνα μὴ BFGJLMNTOX., ἐν omis d. R. — [74] ἐσηρυῖα ACFLPT., σεσηρυῖα omis d. M., μὴ omis d. TX.— [75] μετρεῖν DHKR., μετρίως τῆς δυνάμεως τοῦ νοσημ.. P. — [76] πλήθος CEGLPS. — [77] χυμῶν AT. — [78] οὔλης LP. — [79] ἅπαν F. — [80] φλεβοτομοῦμεν GL., φλεβοτοῦμεν P. pour κενοῦμεν.; LP. omettent τῆς δυνάμεως. — [81] καὶ pour οὐ d. DHKJR., οὐ omis d. NVe. — [82] ἀρτάρκους C., πρὸς τοὺς αὐταρκοῦς P. — [83] εὐθὺς omis d. GLP. — [84] δὴ pour δεῖ FP. — [85] πολλοῖς FGP. — [86] δὴ pour δεῖ R. — [87] ἐλλιπαρεστέραν D., ἐλλιποστέραν R., ἀλλιπεριστέραν LP., ἐλλιπευτέραν X., ποιησάμενοι D.

qu'en pliant le bras la veine restant entr'ouverte ne se cicatrise pas promptement; c'est du moins ainsi qu'a pensé Antyllus. Quant à la quantité de sang qu'on doit extraire, il faut la mesurer à la vigueur des forces et à la véhémence de la maladie. S'il y a une grande quantité d'humeur et si la matière est effervescente, nous tirons du sang en une seule fois jusqu'à lipothymie, pourvu que les forces du malade soient vigoureuses; de sorte que la défaillance arrive, non pas parce que l'humeur s'écoule dans l'estomac, ce qui cause chez beaucoup de gens une lipothymie dès le commencement et avant un écoulement de sang suffisant, mais en raison de la soustraction même du sang. S'il est besoin d'une forte évacuation, et que les forces soient languissantes, il faut répartir l'écoulement; et, ayant fait d'abord une soustraction incomplète, la renouveler une seconde fois, et une troisième, si cela est nécessaire.

Au reste, nous pratiquons l'évacuation sanguine non-seulement lorsque tout le corps se trouve dans un état de diathèse pléthorique, comme dit aussi Galien, mais encore à cause de la véhémence de la maladie, lors même que tout le corps est équilibré par une bonne répartition des humeurs, comme dans les hémorrhagies du nez ou de quelque autre partie, quand ce n'est pas la réplétion qui les produit; il faut faire alors une évacuation révulsive sur les parties opposées, mais surtout dans les fortes inflammations, comme dans les coliques et les calculs néphrétiques, dans les ophthalmies et dans les maladies aiguës également pressantes. En effet, la douleur et la chaleur de la partie enflammée sont des causes de fluxion même s'il n'y a aucune

— 88 δὲ omis d. ABCEFGLMNOPSVeBaT. — 89 τρίτον ACDFGHJTKMOR. — 90 ὅλον DB. — 91 καὶ omis d. DHJKMR. — 92 ἐπὶ omis d. R., ὥσπερ τῆς ἐπὶ τῆς S., ἐπὶ τῶν M. — 93 ἢ ἄλλοθεν omis d. DHKR. — 94 ὅτι ABCEFLMTNOVeBaX. — 95 ἢ S., ῥεύσεως GLP. — 96 δεῖ est omis d. ABCEFGJLMNOPSVeBaTX. — 97 ἀντισπαστικὰ P. — 98 ἐπὶ τῶν κωλιτικῶν MP. — 99 νεφρῶν ABCEFGJLMNOPSVeBaT. — 100 ὀφθαλμῶν ABCFMPT., ὀφθαλμιῶν EGLNOVeBaX., τε καὶ τῶν ABCEFGJLMNOPSVeBaX. — 101 ὀξέων JKM. — 102 μέλους ABCEGLMNOP

κενοῦντα [104] κένωσιν ἥτις ἁρμόττειν [105] φαίνεται μάλιστα τῇ [106] τε ἡλικίᾳ καὶ τῇ φύσει τοῦ κάμνοντος, ἐπισκοποῦντα [107] καὶ τὴν ὥραν, καὶ τὴν χώραν, καὶ τὰ ἔθη τοῦ νοσοῦντος. Ἐφ' ὧν δὲ ἐγγὺς [108] τῆς διαιρουμένης φλεβός ἐστί τις φλεγμονὴ μεγάλη, καθάπερ ἐπὶ πλευριτικῶν [109] τε καὶ ἡπατικῶν [110], κάλλιστον [111] ἀναμένειν τὴν μεταβολὴν τοῦ αἵματος ἐν τῇ χροᾷ [112] καὶ τῇ [113] συστάσει· ἕτερον [114] δέ ἐστι τὸ κατὰ τὴν [115] φλεγμονὴν αἷμα τοῦ [116] κατὰ φύσιν, ἐπειδὴ θερμαινόμενον ἐπιπλεῖον, εἰ μὲν [117] ἦν ἔμπροσθεν ὠμότερον, ἐρυθρότερόν τε καὶ ξανθότερον [118] γίνεται· εἰ δὲ μὴ [119] τοιοῦτον ἦν [120] ἔμπροσθεν, ἐπὶ τὸ μέλαν ἐκτρέπεται κατοπτώμενον [121]. Οὐ μὴν ἐκ παντὸς τρόπου περιμένειν χρὴ τὴν μεταβολήν· ἀλλ' [122] ἔσθ' ὅτε καὶ πρὸ τοῦ γενέσθαι παύεσθαι προσήκει διὰ διττὴν [123] τὴν αἰτίαν· ἤτοι διὰ [124] δυνάμεως ἀῤῥωστίαν, γνώσῃ [125] δὲ μάλιστα λυομένην ταύτην τῶν σφυγμῶν ἁπτόμενος [126]· εὑρήσεις γὰρ αὐτοὺς ἀνωμάλους [127] κατὰ σφοδρότητα καὶ μέγεθος, ἢ καὶ ἀμυδρούς· καὶ ὁ τόνος τῆς φύσεως [128] ὀκλάζων ἀτονοῦσαν [129] ἤδη τὴν δύναμιν [130] ἐνδείκνυται· ἢ καὶ διὰ φλεγμονῆς κακοήθειαν, ἐνίοτε γὰρ [131] οὐδὲν μεθίησιν [132], ἀλλ' ἔσφιγκται [133] σφοδρῶς.

SVeBaTX., αἰτία J. — [103] εἴη M. — [104] κενοῦν GLP. — [105] ἁρμόπτειν Ba., φαίνηται ORS. — [106] τὴν D., τῇ omis d. LP. — [107] ἐπισκοποῦνται LP. — [108] εὐθὺ HK., ἐγγὺς τῆς διαιρ... R. — [109] πλευρῶν D., πλευρικῶν M., τε omis d. M. — [110] ἠπατητικῶν J. — [111] κάλλιστα D. — [112] χροιᾷ tous excepté S. — [113] τῇ omis d. M. — [114] ἕτερος R. — [115] τὴν omis d. DMPT. — [116] τῶν P. — [117] εἰ μὲν οὖν ἦν D. — [118] ξηρότερον T. — [119] μὴ est omis d. ABCEFGJLMNTXOPSVeBa. Tous les commentateurs ont également omis la particule négative, et voici la traduction de ce passage par les deux principaux que tous les autres ont imités : Cornarius dit : « Nam dum » amplius calescit, si prius crudior erat, rubicundior et flavior evadit. Si vero talis » prius erat, ad nigriorem colorem adassatus permutatur. » G. Andernachus dit : « Quoniam largius incalescens, si quidem prius erat crudior, rubicundior magisque » flavus evadit; si autem talis prius exstiterit, in nigrum adustus mutatur. » Je trouve, quant à moi, que le sens donné sans la négation par les commentateurs, par les deux éditions imprimées et par beaucoup de manuscrits, n'est point conforme aux notions médicales professées constamment par notre auteur. J'ajoute qu'en bonne logique générale, et même en logique grammaticale, la négation ressort inévitablement du premier membre de la phrase, et que τοιοῦτον doit se rapporter évidemment à ὠμότερον, et non point à ἐρυθρότερόν τε καὶ ξανθότερον. Il y a rapport grammatical direct et symétrie entre les deux membres de la phrase :

humeur superflue dans la totalité du corps. Il faut en conséquence agir alors plus parcimonieusement, pratiquant l'évacuation qui paraît le mieux s'accorder avec l'âge et le tempérament du sujet, ayant soin de considérer le temps, le lieu et les habitudes du malade. Dans le cas où quelque grande inflammation existe dans le voisinage de la veine ouverte, comme chez ceux qui sont affectés de pleurésie ou d'hépatite, il est très bon d'attendre qu'il y ait changement dans la couleur et dans la consistance du sang; car celui-ci dans l'inflammation est autre que dans l'état naturel; en effet, pendant qu'il s'échauffe davantage, il devient plus rouge et plus jaune, si auparavant il était plus cru; et lorsque au contraire il n'était pas cru d'abord, la coction le rend noir. Il ne faut pas cependant attendre ce changement en toute occasion; il est quelquefois convenable d'arrêter la saignée avant qu'il se manifeste, et cela pour deux raisons : ou à cause de la débilité des forces, et vous reconnaîtrez qu'elle a lieu par le toucher du pouls; car vous le trouverez irrégulier, quant à sa force et à son développement, et même presque effacé; la vigueur naturelle venant à s'affaisser montre que désormais les forces s'affaiblissent : ou à cause de la malignité de l'inflammation, car quelquefois elle ne s'affaiblit pas, mais se

εἰ μὲν ἦν ἔμπροσθεν et εἰ δὲ μὴ ἦν ἔμπροσθεν. Je ne puis discuter davantage le sens du texte; j'en ai dit assez pour que le lecteur puisse s'en faire une idée juste. Ceux, d'ailleurs, qui sont au courant de la théorie humorale des anciens sur la crudité et la coction des humeurs, comprendront facilement la pensée de notre auteur. — 120 εἴη ABCDEFGJLMNOSVeBaTX., ἦν omis d. P. — 121 καταπτώμενον P. — 122 καὶ ἀλλ'... P. — 123 διττὴν omis d. PX., τὴν omis d. ET. — 124 εἴτοι S., διὰ omis d. TXABCEFGJLMNOPSVeBa. — 125 γνώσῃ δὲ τὴν δύναμιν καταλυομένην τῶν σφυγμῶν EX., μάλιστα λυομένην omis d. ACDHJKMNOPSVeT. — 126 ἁπτόμενον Ve. — 127 ἀνωμάλῳ P. — 128 ῥύσεως ABCEFGLMNOPSVeBaTX... J'avoue qu'ici encore, malgré l'opinion contraire des commentateurs, des textes imprimés et de beaucoup de manuscrits, je préfère la version φύσεως à ῥύσεως, la force avec laquelle le sang coule ne me paraissant point avoir de relation bien directe avec la vigueur constitutionnelle du malade. — 129 ἀτονούσαις Ve., ἀτονούσης ABCEFOX., ἀτονούσην DGBa., δὲ ἤδη ABEFGJMNOVeBa. — 130 τῆς δυνάμεως E., δείκνυται S. — 131 γὰρ καὶ οὐδὲν D. — 132 μεθίστησιν DR., καθίησιν T. — 133 ἔσφικται CDGLRXTSVe.; LP. omettent depuis ἢ καὶ διὰ

Εἰ δὲ μηδὲν κωλύοι[134] τούτων, ὅ τε[135] κάμνων ἀκμάζων εἴη, περιμένειν δεῖ[136] τὴν μεταβολὴν, καὶ μᾶλλον εἰ[137] τὸ περιέχον εὔκρατον εἴη.

Εἰ δὲ τὸ αἷμα πρὸ[138] τῆς αὐτάρκους[139] κενώσεως ἐπισχεθείη (τοῦτο δὲ γίνεται ἢ[140] διὰ δειλίαν τε[141] καὶ λειποθυμίαν, ἢ διὰ θρόμβον, ἢ διὰ βιαίαν[142] σφίγξιν), πρὸς ἕκαστον τούτων[143] ἁρμοσόμεθα· τὴν μὲν λειποθυμίαν, τοῖς ὀσφραντοῖς[144] ἀνακτώμενοι, τήν τε σφίγξιν[145], ἀνιέντες τὸν δεσμὸν, τὸν δὲ θρόμβον, ἢ ἐλαίου ἐπιχύσει, ἢ τῇ[146] τῶν δακτύλων ἐπιθλίψει[147] διαλύοντες. Ἡ δὲ λοιπὴ τῆς φλεβοτομίας παρασκευὴ πᾶσι γνώριμος. Ἀλλὰ ταῦτα μὲν ἐπὶ τῆς[148] κατ' ἀγκῶνα.

Εἰ δὲ[149] ἀπὸ μετώπου ἡ[150] ἀφαίρεσις ὡς ἐπὶ κεφαλαλγιῶν[151] γίνοιτο, προαπαντλήσαντες[152] αὐτοὺς ἐπιδήσομεν ταινιδίῳ[153] κατὰ τὸν τράχηλον, παρενθέσει δακτύλου κατὰ τὸν βρόγχον[154] τὸν πνιγμὸν[155] ἀποφεύγοντες· καὶ πληρωθεῖσαν τὴν φλέβα τὴν ἐν[156] μετώπῳ διέλομεν ἀκμῇ φλεβοτόμου ἢ σμιλίου. Τὸν αὐτὸν δὲ[157] τρόπον καὶ τὰς ἐπιπολῆς σφαγίτιδας[158] δι' ὀφθαλμίαν χρονίαν τέμομεν, διὰ κυαθίσκου μήλης[159] τὴν τοῦ αἵματος ἔκροιαν ποιούμενοι· καὶ τὰς ὑπὸ[160] τῇ γλώσσῃ δὲ φλέβας ὡς ἐπὶ συναγχικοῦ[161] πάθους ἐγκαρσίως[162] ἐκτέμομεν, φυλαττόμενοι τὴν σφίγξιν. Τινὲς δὲ καὶ τὰς ἐν τοῖς μεγάλοις κανθοῖς διαφανεῖς φλέβας ὡς ἐπὶ τῶν[163] ἐν τῇ κεφαλῇ ἢ τοῖς[164] ὀφθαλμοῖς χρονίων νοσημάτων ὁμοιοτρόπως διαιροῦσιν[165] · ἐφ' ὧν καὶ[166] τὰς ἔνδον τῶν μυκτήρων, ἤτοι παρα-

φλ... jusqu'à ἔσφικται inclusivement. — 134 κωλύειν P. — 135 ὅτε ὁ κάμνων E., τε omis d. LP. — 136 δὲ LP., δὴ S. pour δεῖ. — 137 εἰς pour εἰ R. — 138 πρὸς NVe. — 139 ἀρταρκοῦς P. — 140 ἢ omis d. S. — 141 τε omis d. BCGJNOPSVeBa., ἢ pour καὶ S. — 142 βιαίαν τε σφ... ABCEFJMNOVeBaTX. — 143 τούτον P., ἁρμοζόμεθα M. — 144 ὀφραντοῖς O., ὀσφαντοῖς M., ὀσφραντικοῖς N., τοῖς omis d. T. — 145 σφίξιν ἀνυέντες Ve. — 146 τι pour τῇ R., τῇ omis d. T. — 147 ἐπιθάλψει ABCTFGJLMOPSVeBa. Corn. G. Andern., ἐκθλίψει EX., ἐπιτρίψει Dalech., διανύοντες LP. — 148 τοῖς CFGHLMNRVeBa., τῶν T., περὶ τῆς O. — 149 ἡ δ' ἀπὸ BGLNRVeBa., ἀπὸ τοῦ μετ... D. — 150 ἡ omis d. LP. — 151 κεφαλαλγικῶν ESX. —

soutient vigoureusement. Si aucune de ces circonstances ne s'y oppose, et si le malade est dans toute la force de l'âge, on doit attendre le changement, surtout si l'air ambiant est tempéré.

Mais lorsque le sang s'arrête avant un écoulement suffisant (et cela a lieu ou pour cause de pusillanimité du sujet et de lipothymie, ou par suite d'un thrombus, ou parce que la bande serre trop fort), nous gouvernons en raison de chacun de ces accidents : contre les lipothymies, en faisant respirer des odeurs ; contre la constriction, en relâchant la bande ; contre le thrombus, en le dissolvant par une lotion d'huile ou par la pression avec les doigts. Le reste de ce qui regarde la saignée est connu de tous. Toutefois cela concerne les saignées du bras.

Mais si l'on pratique la saignée au front comme cela a lieu dans les céphalalgies, après avoir bassiné la partie, nous lierons le cou avec une bandelette, en interposant un doigt devant la trachée-artère pour éviter la suffocation ; et quand la veine du front sera gonflée, nous l'inciserons avec la pointe d'un phlébotome ou d'un bistouri. Nous ouvrirons de la même manière les veines jugulaires superficielles dans l'ophthalmie chronique, procurant l'écoulement du sang avec la cupule d'une sonde. Nous divisons encore transversalement les veines qui sont au-dessous de la langue dans les esquinancies, en omettant la ligature du cou. Quelques-uns incisent de la même manière les veines apparentes aux grands angles des yeux dans les maladies chroniques de la tête et des yeux. Dans ces mêmes cas ils font aussi jaillir le sang des veines intérieures des narines en les froissant

[152] προαπαντήσαντες P., προαντλήσαντες S., προσαπαντλήσαντες Ve. — [153] ταινιδία CDFHJKOT. — [154] βρόχον S. — [155] τοῦ πνιγμοῦ BEFGLMNOPRBaX. — [156] ἐν τῷ EGLPRS. — [157] δὲ omis d. D., δὴ T. — [158] σφραγίτιδας JNOR. — [159] σμίλης ADGHJKLORT. — [160] ἐπὶ pour ὑπὸ DE. — [161] κυναγχικοῦ DHKR. — [162] ἐγκαρσίας DHJKLR., ἐγκαρσίους ABEFTGMNOVeBa., ἐκτέμνομεν tous excepté LMP.— [163] ἐπὶ τῶν omis d. R., ἐπὶ τῶν κεφαλῶν L., ἐπὶ τὴν κεφαλὴν P., τῇ omis d. S. — [164] καὶ pour ἢ S., τοῖς omis d. S. — [165] διαιροῦμεν EX.— [166] μὴ pour καὶ R —

θλίψει [167] διὰ μήλης [168] πυρῆνος, ἢ [169] διά τινων τραχειῶν [170] ἐρεθίζοντες ῥηγνύουσι. Καὶ τὰς ὄπισθεν δὲ τῶν ὤτων [171] διὰ τὰ περὶ κεφαλὴν [172] πάθη διαιροῦσι· τὰς [173] δὲ κατ' ἰγνὺν ὡς ἐπὶ τῶν νεφριτικῶν [174], καὶ τὰς ἐν τοῖς ἄκροις, τοῖς [175] τῶν ὑπερκειμένων δεσμοῖς μορίων τῇ τε τῶν [176] χειρῶν ἀνατρίψει καὶ τῇ τῶν ποδῶν βαδίσει [177] πληρώσαντες διαιροῦσιν. Ἐν μὲν τῇ εὐωνύμῳ χειρὶ ἐπὶ σπληνικῶν τὴν μεταξὺ μάλιστα μικροῦ τε [178] καὶ παραμέσου δακτύλου, ἐπὶ δὲ ἡπατικῶν ἐν τῇ δεξιᾷ· ἡ γὰρ τῶν ἄκρων κένωσις [179] ἐκ μακροῦ μᾶλλον γινομένη [180] πρακτικωτέραν τὴν [181] ἀντίσπασιν ἐργάζεται. Ἐν δὲ τῷ [182] ποδὶ καθάπερ ἐπὶ ἰσχιαδικῶν, ἢ τῶν κατὰ τὴν ὑστέραν τὴν [183] ἀνωτέρω τοῦ ἔνδοθεν ἀστραγάλου, τέμνουσιν.

167 παραθλίψει δακτύλοις διὰ N. — 168 σμήλης BDFGHJKLNOPRTSVeBa., πυρίνης ADT. — 169 ἢ καὶ N. — 170 τροχέων JR., τραχέων HK. — 171 τῶν ὄντων LP., δι' οὗ pour διὰ τὰ NVe. — 172 διὰ τῆς κεφαλῆς πάθη LP. — 173 τοῖς M. — 174 νεφρῶν ABCFGLMTNOPVeBa , τῶν omis dans les mêmes; νεφρικῶν DJR. — 175 τοῖς omis d. ACDJRT., τούτων pour τοῖς τῶν d. P., ὑποκειμένων M., ἐπικειμένων S., ὑπερκεισμένων T. — 176 τῶν omis d. M. — 177 τῇ βαδίσει omis d. GLP. — 178 τε omis d. DR. — 179 κένωσις omis d. X. — 180 γινομένου LP.;

ΜΑ'.

ΠΕΡΙ ΣΙΚΥΑΣΕΩΣ.

Οὔτε ἐν [1] ἀρχαῖς τῶν παθῶν, οὔτε πληθωρικῶν ὄντων τῶν σωμάτων σικύαις χρησόμεθα, ἀλλ' ὅταν προκενωθῇ [2] μὲν ὅλον τὸ σῶμα, καὶ μηκέτι ἐπιῤῥέῃ [3] μηδὲν τῷ μορίῳ [4], χρεία δὲ [5] γένηται κινῆσαί τι καὶ μοχλεῦσαι, καὶ πρὸς τοὐκτὸς ἑλκύσαι. Ἡ μὲν οὖν κούφη σικύα πνευματώσεις τε λύει, καὶ στόμαχον ῥευματιζόμενον [6] ἵστησι, καὶ αἷμα ἐπισπᾶται, καὶ φερόμενον αὖ [7] πάλιν ἵστησιν, ἐν τοῖς ἀντικειμένοις προσφερομένη [8], καὶ

1 ἐν ταῖς ἀρχαῖς M., ἀρχῆς GLP. — 2 προκενωθῆναι GLP., προκενωθῇ πᾶν τὸ σῶμα ABCEFGJLMNOPTXSVeBa. — 3 ἐπεῤῥέειν μηδὲ ἐν τῷ μ... GLP., μηδὲ ἐν τῷ μ... S., ἐπιῤῥέει μηδὲν, κἂν τῷ μορίῳ χρεία γένηται MBa., καὶ μηκέτι ἐπιῤῥέει μηδὲν

avec le bouton d'une sonde, ou en les irritant avec un corps raboteux. Ils ouvrent aussi les vaisseaux situés derrière les oreilles dans les maladies de la tête, et ceux du jarret chez les néphrétiques : comme aussi on saigne les veines des extrémités après avoir lié les parties qui sont au-dessus, pour les faire gonfler par le frottement des mains et par la marche. Dans les maladies de la rate, c'est la main gauche; dans celles du foie, c'est la droite qu'on saigne à la veine située entre le petit doigt et l'annulaire. En effet, la saignée des extrémités, faite surtout loin du mal, produit une révulsion plus efficace. Dans les affections coxalgiques ou utérines on incise au pied la veine qui se trouve au-dessus de la malléole interne.

N. omet depuis δεξιᾷ jusqu'à πρακτικ... inclusiv., et met ἐν τηκωτέραν. — [181] τὴν omis d. R. — [182] ἐπὶ δὲ ποδὶ GLP. — [183] τῇ ABCEFGLNOPSVeBa., ἀνωτέραν JR. ἀνωτέρου P. Voici la traduction de cette dernière phrase par Dalechamp : « Nous » ouvrons les veines du pied en la sciatique, et celles qui sont au-dessus de la » cheville interne dans les maladies de matrice; » ce qui n'est pas conforme au texte.

CHAPITRE XLI.

DES VENTOUSES.

Nous ne faisons usage des ventouses ni au commencement des maladies, ni quand il y a pléthore, mais seulement lorsque tout le corps a été d'abord évacué, qu'il n'y a plus d'afflux dans la partie, et qu'enfin il est nécessaire d'opérer quelque mouvement, de soulever et d'attirer l'humeur vers le dehors. La ventouse sèche dissout les flatuosités, arrête les rhumes qui tombent sur l'estomac, attire le sang, et d'un autre côté détourne celui

τῷ μορίῳ χρεία γέν. ABCEFJNOSVe. — [4] τῶν μορίων D. — [5] χρείαν ἐπιγένηται G., χρεία ἐπιγέν... LP., δὲ omis d. ABCEFGJLMNOPTXVeBa., τε pour δὲ S., γεγένηται EFOX. — [6] μεταρευματιζόμενον LP. — [7] αὖ omis d. E., οὖν pour αὖ PR.; O. omet depuis καὶ αἷμα jusqu'à ἵστησιν inclusivement. — [8] προφε-

τὸ ἐκ τοῦ βάθους εἰς[9] τὴν ἐπιφάνειαν ἀντιμετάγει, καὶ τὸ[10] ὅλον μετάστασιν μὲν τῶν ὑγρῶν, κένωσιν δὲ τῶν πνευμάτων ἐργάζεται. Ἡ δὲ μετὰ κατασχασμῶν[11], ἐμπρακτότερον[12] δίδωσι τοῖς αἰτίοις τὴν διαπνοὴν[13], αἰσθητῶς ἐκ τοῦ βάθους[14] κομιζομένη τὰ λυποῦντα[15] · οὐ μόνον γὰρ αἵματος, ἀλλὰ καὶ τῶν ἄλλων χυμῶν ἐργάζεται κένωσιν, καὶ μάλιστα μετὰ πλείονος προσφερομένη[16] τῆς φλογός.

Ἀλλ' εἰ μὲν ἀπ' εὐσάρκων[17] μορίων βουλόμεθα ποιήσασθαι τὴν ἀφαίρεσιν, πρῶτον ἐγχαράττοντες[18], ἔπειτα τὴν σικύαν ἐπιτίθεμεν[19]. Εἰ δὲ ἀσαρκότερον[20] εἴη τὸ μέρος, κούφην προτέραν[21] τὴν σικύαν κολλήσομεν[22] · εἰς ὄγκον δὲ τοῦ μορίου ἐπαρθέντος, ἐγχαράξαντες, αὖθις αὐτὴν ἐπιθῶμεν. Καὶ εἰ μὲν ὀλίγον κενῶσαι βουλόμεθα, μιᾷ[23] διαιρέσει ἀρκεσθῶμεν, εἰ δὲ πλεῖον, πλείοσι. Καὶ εἰ μὲν λεπτότερον τὸ περιεχόμενον[24] ἀπολάβοιμεν αἷμα, ἐπιπολῆς ἐγχαράξομεν, εἰ δὲ παχύτερον, διὰ βάθους, ὅτε καὶ θρόμβους[25] αἵματος ἐκ πληγῆς κενῶσαι θέλοιμεν[26]. Ὅρος δὲ τοῦ συμμέτρου τῶν διαιρέσεών ἐστι βάθους[27] τὸ πάχος[28] μόνον τοῦ δέρματος. Τινὲς οὖν[29] ἐπενόησαν ὄργανον πρὸς τοῦτο, τρία σμιλία ἴσα[30] ζεύξαντες ὁμοῦ, ὅπως[31] τῇ μιᾷ ἐπιβολῇ τρεῖς γίνοιντο[32] διαιρέσεις · ἀλλ' ἡμεῖς τοῦτο δύσχρηστον ἡγούμενοι ἁπλῇ σμίλῃ χρησόμεθα. Ἕτεροι δὲ σικύαις ὑαλίναις[33] ἐχρήσαντο, διὰ τὸ ποσὸν[34] τοῦ κενουμένου[35] αἵματος ἐν τῇ ὁλκῇ διαυγάζεσθαι[36] · ἀλλ'[37] ὁλκιμώτεραι μᾶλλόν εἰσιν αἱ χαλκαῖ, πλείονος ἀνεχόμεναι φλογὸς[38] τῶν ὑαλίνων ἑτοίμως καταῤῥηγνυμένων[39]. Ἀλλὰ καὶ ὅσοι διὰ κερά-

ρομένη N., τὸ omis d. DHKR. — 9 πρὸς pour εἰς d. M. — 10 τὸν L., τοῦ P. — 11 μετασχασμῶν FGLP., καταχασμῶν X. — 12 πρακτικότερον DHKR., ἐμπρακτότερον GLP., ἐμπρακτικότερον SX., διεύξει pour δίδωσι M. — 13 ἀναπνοὴν X., αἰσθητῶς omis d. DHKR., αἰσθητῆς ἐκ τοῦβαθ... Ve. — 14 ἐκ τοῦ βάθους εἰς τὴν ὅλην μετάστασιν τῶν ὑγρῶν κομιζομ... S. — 15 τὸ λιποῦν S. — 16 προσφερόμενον LP. — 17 ἐπ' εὐσάρκων DEJR. — 18 ἐγχαράξαντες N., οὕτω pour ἔπειτα S. — 19 ἐπίθεμεν X. — 20 σαρκότερον LP. — 21 πρότερον GLMPS. — 22 κωλύσομεν F., ποιήσομεν C., ἐπιθήσομεν S. — 23 μιᾷ omis d. DR., μὴ pour μιᾷ P. — 24 παρεχόμενον LP., ὑπολάβοιμεν HJDKMR., ἀπολάβομεν LP. — 25 θρόμβος P., ῥόμβους T. — 26 θέλομεν HDK.. θέλωμεν S. — 27 βάθος GLP.

qui se porte sur un endroit lorsqu'on la pose sur les parties opposées. Elle fait encore venir à la périphérie le sang des parties profondes, et en général elle produit le déplacement des humeurs et l'évacuation des esprits. La ventouse scarifiée fournit aux principes une perspiration plus efficace, en faisant sortir sensiblement des parties profondes les matières nuisibles. En effet, elle provoque l'évacuation non-seulement du sang, mais aussi des autres humeurs, surtout lorsqu'elle est appliquée avec une très grande flamme.

Si nous voulons faire l'évacuation sur des parties charnues, il faut d'abord scarifier et ensuite appliquer la ventouse. Mais si la partie est peu charnue, on doit d'abord poser la ventouse sèche, et quand la partie s'est tuméfiée, nous scarifions, puis nous la replaçons une seconde fois. Si nous voulons provoquer une faible évacuation, nous nous contentons d'une seule incision; si, une forte, nous en faisons plusieurs. De même, si nous voulons retirer le sang le plus subtil, nous scarifions superficiellement; si, le plus épais, profondément, et aussi quand nous voulons évacuer le sang extravasé par suite de coups. La profondeur moyenne des incisions a pour limite l'épaisseur seule de la peau. Or, quelques-uns ont imaginé pour cet usage un instrument composé de trois bistouris égaux joints ensemble de manière à faire d'un seul coup trois incisions; mais nous croyons que cet instrument est incommode, et nous nous servons d'un simple bistouri. D'autres emploient des ventouses de verre, afin qu'on puisse voir au travers la quantité de sang écoulée dans l'opération; mais celles d'airain, supportant une plus grande flamme, tirent davantage que celles de verre, qui

— 28 πάθος O. — 29 δὲ pour οὖν MS., οὖν omis d. ABCEFGLNOPTXVeBa. — 30 συζεύξαντες pour ἴσα ζευξ... D., ζεύσαντες Ve. — 31 ὅπως omis d. T. — 32 γίνονται SX. — 33 ὑαλίνοις ABDEFGHJKLNRVeBaX. — 34 διά τε τὸ ποσὸν ABCEFG JLMNOPSVeBaT., διά τε τὸν ποσὸν X., ποῖον D. pour ποσόν. — 35 κενωμένου DGLMNPVe. — 36 αὐγάζεσθαι J., διαυγάζει LP. — 37 ἀλλὰ καὶ ὁλκ... D. — 38 φλογός τε τῶν D. — 39 καταγνυμένων DFHKRSX., κατανυγμένων E. —

των τῷ [40] στόματι μυζῶντες [41] ἕλκουσι, κενοῦσι μὲν ἧττον, οὐ ξηραίνουσι δὲ καθάπερ αἱ μετὰ φλογὸς, εἴπου δεήσοι.

Μέλλοντες δὲ [42] προσφέρειν τὴν σικύαν, ὄρθιον [43] σχηματίσαντες τὸ [44] μόριον, ἐκ πλευροῦ [45] ταύτην κολλήσομεν. Εἰ γὰρ κειμένοις αὐτοῖς ἄνωθεν ἐπάγομεν τὸ [46] ἐλλύχνιον ἅμα τῇ φλογὶ κατὰ [47] τοῦ δέρματος ἐκπίπτον [48] ἀνιαρῶς καίει, μὴ [49] τοῦτο τῆς χρείας ἀπαιτούσης [50]. Ἔσθ' ὅτε καὶ τὸ τῆς σικύας δὲ [51] μέγεθος πρὸς τὸ ὑποκείμενον ἔστω μόριον· διὰ τοῦτο γὰρ καὶ [52] πολλαὶ τῶν σικυῶν εἰσὶν [53] ἐν σμικρότητι καὶ μεγέθει διαφοραί [54]. Ὥσπερ καὶ τὰς μακροτραχήλους [55] τε καὶ τὸ κύτος εὐρυτέρας, ὁλκιμωτέρας τῶν ἄλλων ποιητέον. Φυλάττεσθαι δὲ [56] δεῖ σικύαν προσάγειν πλησίον μαστῶν· ἐμπίπτοντες [57] γὰρ εἰς αὐτὰς [58] ἐνίοτε καὶ οἰδοῦντες [59] σφόδρα, δυσχερῆ τὴν ἄρσιν ποιοῦνται, καὶ τότε δεῖ [60] σπόγγοις ἐκ θερμοῦ περιλαμβάνειν [61] τὰς σικύας, ἀνίενται γάρ. Εἰ δὲ μηδ' οὕτως ἀνεθεῖεν [62], τρυπᾷν αὐτὰς δεῖ.

40 τῷ omis d. L — 41 μίξαντες M.— 42 δὲ omis d. GLP. — 43 ὄρθιαν BCEFLMOP TX. — 44 σχηματίζοντες D., τὸ omis d. ABCEFGJLMNOTXPSVeBa. — 45 πηλοῦ au lieu de πλευροῦ DHRK. — 46 τό τε ἐλλ... O. — 47 φλογὶ τὰ τοῦ δ... T. — 48 ἐκπίπτων BCDFGJLOPVeBa., ἐμπίπτον HKR. — 49 μὴ καὶ τοῦτο J. — 50 ἀπαντούσης B. — 51 δὲ omis d. BEFGJLMNOPSVeBaX. — 52 αἱ pour καὶ AT., πολλὰ LP. — 53 εἰσὶν omis d. D. — 54 διαφέρουσαι M. — 55 μακροτράχηλος C.,

---

ΜΒ'.

ΠΕΡΙ ΚΑΥΣΕΩΣ [1] ΜΑΣΧΑΛΗΣ.

Ἐν τῇ κατ' ὦμον [2] διαρθρώσει γινομένης ἐξαρθρώσεως, ἐπί τινων ἡ κεφαλὴ τοῦ βραχίονος πολλάκις [3] τε καὶ συχνῶς [4] ἐκπίπτει, ἢ δι' ὑγρότητα πλεονάζουσαν, ἢ διὰ τὸ τῇ συνε-

1 ἐγκαύσεως R. — 2 κατ' ὤμων S. — 3 πολλὴν GLP. — 4 συνεχῶς M., ἐκπίπτειν

d'ailleurs se brisent facilement. Ceux qui avec des cornes attirent en suçant par la bouche, font une moindre évacuation d'une part, et de l'autre ne dessèchent pas là où il le faudrait, comme avec les ventouses enflammées.

Au reste, lorsque nous devons appliquer la ventouse, nous disposons verticalement la partie et nous plaçons l'instrument horizontalement. En effet, si nous le collions verticalement sur le malade couché, la mèche tomberait en même temps que la flamme sur la peau et la brûlerait douloureusement sans nécessité. Il faut que la capacité de la ventouse soit proportionnée à la grandeur de la partie qu'elle doit couvrir ; c'est pourquoi il y a beaucoup de ventouses de diverses dimensions. De même aussi celles qui ont un long cou et une large panse tirent davantage que les autres. En tout cas, il faut se garder d'appliquer les ventouses près des mamelles ; car celles-ci venant à tomber dedans, et s'y gonflant considérablement, les ventouses deviennent difficiles à retirer, et alors on doit les envelopper d'éponges imbibées d'eau chaude, car c'est ainsi qu'elles se relâchent. Si de cette manière elles ne se relâchent pas, il faut les perforer.

τε omis d. LPS. — [56] δὲ omis d. GLP. — [57] ἐκπίπτοντες ABCDEFGJLXNOPS VeBaT., ἐκπίπτονται M., γὰρ omis d. P. — [58] ἑαυτὰς P. — [59] οἰδοῦσαι N. — [60] δὴ ABCDEFGHJLNOPSVeBaX., σπόγγοις omis d. M. — [61] περιβαλεῖν L., περιβάλον P. — [62] ἀναιρεθοῖεν D., αἱρεθεῖεν HKR., ἀνεχθεῖεν O.

CHAPITRE XLII.

DE LA CAUTÉRISATION DES AISSELLES.

Lorsqu'il s'est produit une luxation de l'articulation de l'épaule, chez quelques personnes la tête de l'humérus tombe très fréquemment hors de sa cavité, soit à cause d'une humidité surabondante, soit parce qu'un glissement incessant a frayé un

χεῖ[5] ἐξολισθήσει ὁδοποιηθῆναι τὸν τόπον. Τηνικαῦτα οὖν ἐπὶ τὴν καῦσιν ἀφικνούμεθα. Δεῖ τοίνυν, ἢ ὑπτίου[6] ἢ ἐπὶ τὸ ὑγιὲς πλευρὸν ἀνακλιθέντος τοῦ κάμνοντος, τὸ ἐνδότερον[7] τῆς μασχάλης[8] δέρμα, καθ' ὃ μάλιστα τὸ ἄκρον[9] ἐκπίπτει, τοῖς[10] δακτύλοις τῆς χειρὸς τῆς ἀριστερᾶς ἢ ἀγκίστροις[11] ἀνατείναντα, λεπτοῖς καὶ ἐπιμήκεσι πεπυρακτωμένοις καυτηρίοις διακαῦσαι, ἄχρις οὗ[12] τὸ καυτήριον ἀντιπερίσπαστον κατὰ τὴν μίαν ἐπιβολὴν δύο ἐσχάρας γενέσθαι· καὶ εἰ πολὺ τὸ μεταξὺ τούτων εἴη διάστημα, πυρῆνι μήλης[13] διεκβαλόντες δι' αὐτῶν[14], ἑτέραν ἐν τῷ μέσῳ ποιήσομεν ἐσχάραν, καίοντες ἄχρις οὗ[15] τὸ καυτήριον ἐντύχῃ[16] τῇ μήλῃ. Καὶ ἑτέρας δὲ δύο βούλεται Ἱπποκράτης ἐσχάρας γίνεσθαι παρ' ἑκατέρου[17] τῆς μέσης τῶν εἰρημένων, ἴσον ἐκείνων[18] ἀπεχούσας διάστημα κατὰ τετράγωνον σχῆμα. Βάθος δὲ καύσομεν μὴ πλέον τοῦ δέρματος, ὅτι νεῦρα καὶ ἀδένες καὶ ἕτερα δυνάμενα φλεγμονὴν ἐμποιῆσαι[19] καὶ δυσέργειαν[20] ὑπόκεινται. Θεραπεύειν δὲ μετὰ[21] τῆς τοῦ πράσου καὶ[22] τῶν ἁλῶν τετριμμένων[23] ἐπιθέσεως[24] καὶ τῆς ἄλλης τῆς[25] ἐπὶ τῶν ἐσχαρῶν ἐπιμελείας. Καὶ τὸ[26] μετὰ ταῦτα πεφυλαγμένως[27] ἐνεργεῖν τῇ χειρί.

GLP. — [5] τὸ omis d. T., συνεχείᾳ N. — [6] ὑπτίους ABCEFGHJLNOPSVeBaTX. — [7] τῷ ἐνδοτέρω LPS., τὸ ἐνδοτέρῳ ABCEFGJMNOVeBa. — [8] μαλάχης K., δέρμαν P. — [9] ἄρθρον pour ἄκρον ABCEFGJLMNOPSVeBaTX. — [10] τοῖς δυσὶ δακτύλοις ABCDEFGJLMNOPSVeBaTX. — [11] ἀγκίστρῳ GLP., ἀνατείνοντα BCGJNOSVeBa., ἀνατείναντες LP., ἀνατεινάντας MR. — [12] οὖν pour οὗ P. Cornarius veut qu'on lise ainsi ce passage : ἄχρις οὗ κατὰ τὸ καυτήριον ἀντιπαρωστὸν κατὰ τὴν μίαν, κ. τ. λ., leçon qui n'est autorisée par aucun manuscrit. — [13] πυρῆνι σμήλῃ ABCEFNOPSVeBaX., πυρῆνι σμίλης HK., πυρίνια μίλει GL. — [14] δι' αὐτὴν M. — [15] οὖν pour οὗ LP. — [16] ἐπιτύχῃ AEBa., ἐντύχοι D. — [17] παρ' ἑκάτερα DHK. — [18] ἐκείναις XABCEFJMNOPSVeBaT., ἐκείσαι G., ἑλκύσαι L., ἀπεχού-

chemin dans cet endroit. Alors nous sommes obligés de recourir à la cautérisation. Il faut en conséquence faire coucher le malade sur le dos ou sur le côté sain ; puis, au moyen des doigts de la main gauche ou à l'aide de crochets, tirant la peau de la partie interne de l'aisselle, celle surtout vers laquelle tombe la tête de l'os, nous brûlons avec un cautère incandescent mince et allongé, de telle sorte que le fer, poussé de part en part, fasse deux eschares d'un seul coup ; et s'il y a un grand intervalle entre elles, nous faisons passer une sonde à noyau dans le trajet, et nous faisons une autre eschare entre les deux premières, brûlant jusqu'à ce que le cautère rencontre la sonde. Hippocrate conseille de faire encore deux autres eschares de chaque côté de celle du milieu et à égale distance des deux premières, de manière à avoir une figure tétragonale. Nous ne brûlons pas plus profondément que la peau, parce qu'au-dessous se trouvent les nerfs, les glandes et les autres organes qui peuvent produire l'inflammation et la difficulté de fonctionner. On traite par l'application de poireau et de sel écrasé et par les autres moyens convenables aux eschares. Après tout cela, il faudra prescrire au malade d'user prudemment de son bras.

σαις ABCEJMNOVeBa. La mention de ces deux eschares qui achèvent la figure tétragonale ne se trouve pas dans ce qui nous reste d'Hippocrate. On y trouve au contraire, dans le livre Περὶ ἄρθρων, ch. 1er, tout ce qui précède et ce qui suit. — [19] ἐγγενῆσαι ABCEFNOSVeBaTX., γεννῆσαι GLP., ἐγκαινίσαι M. — [20] δυσέργειαν omis d. P., εὐσέγειαν L., ὑπόκειται AELPBaX. — [21] διὰ pour μετὰ ABCEFGJLMNOPSVeBaTX., τῆς omis d. T. — [22] μετὰ pour καὶ ABCEFGJLMNOPSVeBaTX., τῶν omis d. MO. — [23] τῶν τετριμ.. DHKR., τετριγμένων R. — [24] ἐπενθέσεως XABCEFGJLMNOPSVeBa. — [25] τῆς omis d. LP. — [26] τῷ KMR., τὸ omis d. GLPT. — [27] πεφυλαγμένα P.

ΜΓ'.

ΠΕΡΙ[1] ΠΑΡΑΦΥΩΝ ΔΑΚΤΥΛΩΝ ΚΑΙ ΕΞΑΔΑΚΤΥΛΩΝ[2].

Παραφύονται δάκτυλοι παρὰ[3] τὴν χεῖρα, ποτὲ μὲν ἐγγὺς[4] τῶν μεγάλων δακτύλων, ποτὲ δὲ ἐν τοῖς μικροῖς· σπανίως δὲ ὤφθη καὶ παρὰ τῶν ἄλλων τινά[5]. Τῶν δὲ παραφυομένων, οἱ μὲν δι' ὅλου σαρκώδεις[6] εἰσὶν, οἱ δὲ καὶ ὀστέα ἔχουσιν ἐν ἑαυτοῖς[7], ἐνίοτε δὲ καὶ ὄνυχας. Τῶν δὲ ἐχόντων ὀστᾶ, οἱ μὲν ἀπὸ ἄρθρου[8] τὴν ἔκφυσιν ἔχουσι, κοινωνοῦντες[9] ἑτέρῳ δακτύλῳ τῆς πρὸς ἄρθρον συμβολῆς[10], οἱ δὲ ἀπὸ σκυτάλης ἐκπεφύκασιν· οὗτοι[11] μὲν οὖν οἱ ἀπὸ σκυτάλης διαπαντὸς[12] ἀκινητοῦσιν[13]. Οἱ δὲ ἄλλοι κινοῦνταί ποτε. Ἀλλὰ τῶν μὲν σαρκωδῶν[14] εὔκολος ἡ ἀποκοπή· τέμνομεν γὰρ σμίλῃ τὸ περιττὸν διαμπάξ. Τῶν δὲ ἀπ' ἄρθρου περισκελεστέρα[15] ἡ ἐγχείρησις. Τῶν οὖν ἀπὸ σκυτάλης ἐκπεφυκότων[16] πρῶτον τὴν σάρκα κατὰ κύκλον[17] ἐκτέμνομεν μέχρις ὀστέου, αὐτό τε[18] τὸ ὀστέον τῷ ἐκκοπεῖ[19] διακόπτομεν, ἢ πρίσει αὐτὸ ἀφαιροῦμεν[20]. Ἐν δὲ τῇ θεραπείᾳ ξέομεν[21] καὶ ἀπουλοῦμεν[22] αὐτὰ ὥσπερ κἀπὶ τῶν ἐν τοῖς ὀστοῖς τραυμάτων ἐλέγομεν.

1 περὶ τῶν R., προφυῶν OT. — 2 καὶ ἐξαδακτύλων omis d. JT. — 3 περὶ pour παρὰ EGLNPVc. — 4 εὐθὺ pour ἐγγὺς DHKR. — 5 ἐν τοῖς ἄλλοις remplace παρὰ τῶν ἄλλων τινὰ d. M, καὶ est omis d. P. — 6 ἀρκώδεις D., σαρκῶδες T. — 7 αὐτοῖς JM. 8 οἱ μὲν ἄρθρων τὴν D. — 9 δὲ ἑτέρῳ T. — 10 ἐμβολῆς M... Ce qui suit varie beaucoup dans les manuscrits : οἱ δὲ ἀπὸ σκυτάλης, οἱ καὶ διὰ παντὸς ἀκινητοῦσιν DHKR.; L. omet depuis οὗτοι μὲν jusqu'à ἀκινητοῦσιν inclusiv.; Vc. construit ainsi : οἱ δὲ ἀπὸ σκυτάλης ἐκπεφύκασιν. Οὗτοι μὲν οὖν οἱ ἀπὸ σκυτάλης διὰ παντὸς ἐκπεφύκασιν· οὗτοι μὲν οὖν οἱ ἀπὸ σκυτάλης διὰ παντὸς ἀκινητοῦσιν... — 11 οἱ pour οὗτοι S. — 12 παντῶς S. — 13 ἀκίνητοί εἰσιν S. — 14 σαρκωδῶν οἱ ἀπὸ σκυτάλης εὔκολος L.

CHAPITRE XLIII.

DES SIX DOIGTS ET DES DOIGTS SURAJOUTÉS.

Il peut naître des doigts anormaux à la main, tantôt près du pouce, tantôt près du petit doigt; on en voit rarement près des autres. Or de ces surcroissances, les unes sont entièrement charnues et les autres ont des os, quelquefois même des ongles. Parmi ceux qui ont des os, les uns naissent de l'articulation et ont leur jointure commune avec l'autre doigt; les autres sont greffés sur la phalange, et ces derniers sont toujours privés de mouvement. Les premiers peuvent quelquefois se mouvoir. L'amputation de ceux qui sont charnus est facile; car nous retranchons en totalité ce qui est inutile avec un bistouri. Mais l'enlèvement de ceux qui proviennent de l'articulation est plus difficile. Quant à ceux qui sont greffés sur la phalange, nous en coupons d'abord la chair circulairement jusqu'à l'os, ensuite nous coupons l'os lui-même avec un exciseur, ou nous l'enlevons avec la scie. Dans le reste du traitement nous ruginons et nous faisons cicatriser comme nous le disions pour les blessures des os.

— 15 περισκελευτέρα S., περισμελεστέρα T. — 16 ἐκπεφύκασιν οὗτοι μὲν πρῶτον GLP., πρῶτον omis d. C. — 17 κύκλου Vc., ἐκτέμομεν ABCEFMNOSVcBaTX. — 18 τε omis d D. — 19 τῇ ἐκκοπῇ O., διακόπτοντες ABCEFGJLMNOPSVcBaTX. — 20 ἀφαιροῦντες ABXCEFGJLMNOPSVcBaT. — 21 ξέοντες ABCEFGJLMTNOPSVcBaX. — 22 ἀφουλοῦντες ABCEGJLNOPSVcBaTX, ἀφουλῶντες F, ἀφαιροῦντες M. Je n'ai trouvé aucun passage des œuvres de Paul d'Égine auquel puisse se rapporter l'allusion qui termine ce chapitre, si ce n'est ce que nous verrons plus loin dans les fractures; mais alors il faudrait εἰρήσεται au lieu de ἐλέγομεν.

ΜΔ'.

ΠΕΡΙ ΧΕΙΡΟΥΡΓΙΑΣ ΚΑΙ ΚΑΥΣΕΩΣ ΕΜΠΥΟΥ [1].

Πρακτικώτατον βοήθημα τοῖς ἐμπύοις ἡ καῦσις εὕρηται[2]. Δεῖ οὖν τῆς[3] μακρᾶς ἀριστολοχίας τὴν ῥίζαν ἐλαίῳ δεύσαντας[4] ἐντιθέναι αὐτοῖς πεπυρακτωμένας[5] τὰς ἐσχάρας, μίαν μὲν[6] μεταξὺ τῆς τῶν κλειδῶν ἐμβάλλοντας[7] συμβολῆς, ἀνατα-θέντος[8] ἄνω τοῦ δέρματος· δύο δὲ[9] μικρὰς ὀλίγον πρὸς ἀνθε-ρεῶνι[10] ἀποχωρῆσαι τῶν καρωτίδων[11]· δύο δὲ ὑπὲρ τοὺς μα-ζοὺς[12] ἐυμεγεθεστέρας[13] μεταξὺ τρίτης καὶ τετάρτης[14] πλευρᾶς· ἑτέρας δὲ δύο μεταξὺ πέμπτης καὶ ἕκτης[15], μικρὸν ἀπονευού-σας[16] εἰς τοὐπίσω· καὶ ἄλλην κατὰ μέσον[17] τοῦ στέρνου· καὶ ἑτέραν ὑπεράνω τοῦ στόματος τῆς γαστρός· τρεῖς δὲ ὄπισθεν, κατὰ μὲν τὸ μέσον τοῦ μεταφρένου μίαν, ἑκατέρωθεν[18] δὲ τῆς ῥάχεως δύο ὑπερβεβηκυίας[19] τὴν ἐν τῷ[20] μεταφρένῳ ἐσχάραν μὴ πάνυ ἐπιπολαίους[21].

Ἕτεροι δὲ, ὥς φησι καὶ ὁ Λεωνιδης, καυτήριον[22] πυρη-νοειδὲς πεπυρακτωμένον[23] διὰ μεσοπλευρίου τὸ[24] κατὰ τὸ ἀπό-στημα σημειωσάμενοι, ἕως τοῦ πύου τὴν καῦσιν εἰργά-σαντο. Τινὲς δὲ καὶ χειρουργῆσαι τούτους[25] ἐτόλμησαν· διὰ

[1] περὶ χειρουργίας καύσεως ἐμπύου BDEGKLMNORSVeBaX... Dans T., au lieu de ce titre, il y a : περὶ ἑξαδακτύλων., ἐμπύοις P., ἐμπύων CFHJ. — [2] ηὕρηται ABEFGLPBaX. Le passage suivant a beaucoup tourmenté les commentateurs : « Quid enim, » dit G. Andernach., « sibi vult aristolochiæ mentionem facere ubi » ferramento crustæ excidendæ sunt? Mihi legendum videtur : Δεῖ οὖν αὐτοῖς καυ- » τηρίοις πεπυρακτωμένοις τὰς ἐσχάρας ἐντιθέναι, ut nos vertimus. » Cornarius dit à son tour : « Quæ verba, quia palam videntur esse corrupta, mirifice hactenus mul- » tos torserunt, aliis aristolochiæ longæ radicem, velut penitus alienam, reproban- » tibus; aliis nescio quem utendi ejus modum exponentibus. Et nos quoque melio- » rum codicum inopia, ingenii conjecturis usi, lectionem rectam ac integram nos » assecutos esse arbitramur... quam etiam latine expressimus : Δεῖ οὖν τῆς μακρᾶς » ἀριστολοχίας τὴν ῥίζαν ἐλαίῳ δεύσαντας ἐντιθέναι καυθεῖσι τοῖς πεπυρακτωμένοις καυ- » τηρίοις εἰς τὰς ἐσχάρας. » Un troisième traduit ainsi (c'est Dalechamp) : « Radice » aristolochiæ longæ oleo ferventi immersa, plures crustas perinde ac igne admoto » excitare. » Pour mon compte, je crois que mon texte, qui est celui donné par tous les manuscrits et par les deux éditions imprimées, est bien celui de Paul d'Égine.

CHAPITRE XLIV.

DE L'OPÉRATION ET DE LA CAUTÉRISATION DE L'EMPYÈME.

On a trouvé que la cautérisation appliquée aux empyïques est un moyen très efficace. Il faut en conséquence imbiber d'huile la racine de grande aristoloche et leur pratiquer des eschares à l'aide de la flamme. On en fait une entre la commissure des clavicules, après avoir tiré en haut la peau; deux petites près du menton, en s'éloignant des carotides; deux plus grandes au-dessus des mamelles entre les troisième et quatrième côtes; deux autres entre les cinquième et sixième côtes, en tournant un peu en arrière; une autre vers le milieu du sternum; une autre au-dessus de l'orifice de l'estomac; trois en arrière, une vers le milieu du dos, deux de chaque côté du rachis pas trop superficielles et dépassant celle du milieu du dos.

D'autres, comme le dit aussi Léonidès, avec un cautère olivaire incandescent, poussent la brûlure jusqu'au foyer purulent, après avoir marqué dans l'espace intercostal l'endroit de l'abcès. Quelques-uns même ont osé faire une autre opération :

Quant à son interprétation, je pense que les difficultés qu'elle nous présente s'aplaniront beaucoup, si l'on veut bien se reporter au chap. 29, liv. 1, d'Albucasis, traduction de Channing (Oxford, 1778), chapitre évidemment tiré de Paul d'Égine, comme beaucoup d'autres de cet auteur. Il est facile, en effet, de comprendre que de l'huile enflammée puisse produire des eschares. — 3 τῆς omis d. ESX., τὰς LP., τοῖς F. — 4 δεύσαντες DFGLPR., ἐπιτιθέναι E. — 5 πεπυρακτωμένης S., πεπυρακτωμέναις ταῖς ἐσχάραις GLP. — 6 μὲν omis d. ABCFGJLMNOPSVeBaT. — 7 ἐμβάλλοντα ABCEFGLTNOPSVeBa., ἐμβάλλοντες D. — 8 ἀνατεθέντος ABCFGJLNVeBaT., ἀνατιθέντος OP., ἀνατεθεῖσας M., ἀνασταθέντος H. — 9 δὲ omis d. LP. — 10 ἀνθερεῶνα DGLMNPSVeBa., ἀποχωρήσας LS., ἀποχώρησαν P., ἀποχωρήσει M. — 11 παρωτίδων DHKR., καθοτίδων LP. — 12 ὑπομάζους ACGLMNPVeBaT., ὑπὲρ μάζους BEFJOSX. — 13 εὐμεγεθεστέρως B., εὐμεγεθεστέραν P. — 14 τρίων καὶ τεσσάρων M. — 15 πέντε καὶ ἕξ M. — 16 ἀποδούσας LP. — 17 μετὰ μέσον T., μέσου EFGS. — 18 ἑκατέρω D. — 19 ὑπερβεβηκυίαις BN., ὑπερβεβηκυῖαν P. — 20 τῇ Ve., ἐν τῷ omis d. X., μεταφραίνων LP., τῷ omis d. O. — 21 ἐπιπολαῖος GLP., ἐπιπολαίας J. — 22 καυτηρίῳ S., πυρινοδὲς P., πυρινοιδῆ S. — 23 πεπυρακτωμένῳ S. — 24 τοῦ ABXCEFGJLMNOPSVeBaT. — 25 τούτοις DK

μέσον[26] πέμπτης καὶ ἕκτης πλευρᾶς ἐγκαρσίᾳ τομῇ διελόντες μικρὸν ὑπολόξως τὸ δέρμα, κἄπειθ' οὕτω σκολοπομαχαιρίῳ τὸν ὑπεζωκότα[27] συντρήσαντες ὑμένα καὶ τὸ πύον ἐκκρίνοντες. Καὶ οὗτοι δὲ καὶ οἱ διὰ σιδήρου καίοντες ἄχρι βάθους, ἢ[28] παραυτίκα τὸν θάνατον ἐπιφέρουσι, τοῦ ζωτικοῦ πνεύματος ἀθρόως ἅμα τῷ πύῳ κενωθέντος, ἢ σύριγγας ἀνιάτους ἐργάζονται.

LP. — [26] μέσης DR. — [27] ὑπερωκότα D., συντηρήσαντες ABCEFJNOSTX. — [28] ἢ omis d. DHKR., εἰ P.

ΜΕ'.

ΠΕΡΙ ΚΑΡΚΙΝΟΥ.

Ὁ καρκῖνος ὄγκος ἐστὶν ἀνώμαλος, ὀχθώδης, εἰδεχθὴς[1], ὑποπέλιδνος, ἐπώδυνος[2], ποτὲ μὲν ἀνέλκωτος, ὃν[3] καὶ κρυπτὸν Ἱπποκράτης ὠνόμασεν[4], ὅς γε καὶ χειρουργούμενος χείρων[5] διατίθεται, ποτὲ δὲ[6] ἑλκούμενος· ἐκ μελαίνης γὰρ[7] χολῆς ἔχων[8] τὴν γένεσιν, ὡς ἐπίπαν ἀναβιβρώσκεται· συνιστάμενος[9] ἐν πλείοσι μὲν[10] τοῦ σώματος μέρεσιν, ὡς μάλιστα δὲ κατὰ τὴν μήτραν[11] καὶ τοὺς μαστοὺς τῶν[12] γυναικῶν. Ἔχουσι[13] δὲ τὰς φλέβας πανταχόθεν περιτεταμένας[14], ὥσπερ τὸ ζῷον ὁ καρκῖνος τοὺς πόδας, ὅθεν αὐτῷ[15] καὶ τοὔνομα τέθειται. Τὴν[16] μὲν οὖν διὰ φαρμάκων ἐπιμέλειαν αὐτοῦ κατὰ τὸ τέταρτον[17] αὐτάρκως εἰρήκαμεν[18]· τοῦ δὲ κατὰ τὴν μήτραν ἐν τῷ τρίτῳ. Ἐπεὶ δὲ[19] τὰ διασαπέντα ἢ τοῦ κατὰ φύσιν ἁπλῶς ἐξεστηκότα[20]

[1] εἰδεχθὴς omis d. GLP. — [2] ἐπώδυνος omis d. DP. — [3] ὧν FM., κρυπτὸς M. — [4] ἐκάλεσεν S. — [5] χεῖρον XABCDEFGHJKLOPRSVeBaT., σχεῖρον N. — [6] ποτὲ δὲ καὶ LP., δὲ omis d. D., ἑλκώμενος LP. — [7] γὰρ omis d. P. — [8] ἔχει M. — [9] μὲν ἐν M. — [10] μὲν omis d. DGLMPR. — [11] τε καὶ EX., καὶ μετὰ τοὺς μαστ... O. — [12] ἐπὶ γυναικῶν ABCEFGTXLMNOPSVeBa. — [13] ἔχουσι τὰς ABCTEFGXLNOPVe., ἔχων τὰς M., ἔχει τε τὰς Ba. — [14] περιτεταγμένας S., περιτεταμμένας F. — [15] αὐτῶν LP., αὐτοῦ M. — [16] τῶν P. — [17] τέταρτον βιβλίον EMX. — [18] εἴρηται LP., εἰρήκασιν X. Au 4e livre, ch. 26, Paul traite du cancer en général. On y trouve d'abord répétées les paroles qu'il reproduit ici; puis il ajoute

ils divisent un peu obliquement la peau par une incision transversale entre la cinquième et la sixième côte; puis, perçant avec le bistouri pointu la membrane qui tapisse les côtes (*la plèvre*), ils évacuent le pus. Mais ceux-là, ainsi que ceux qui brûlent avec le fer jusqu'au foyer, ou donnent immédiatement la mort, l'esprit vital s'échappant entièrement avec le pus, ou produisent des fistules incurables.

CHAPITRE XLV.

DU CANCER.

Le cancer est une tumeur inégale, bosselée, hideuse à voir, livide, douloureuse: tantôt sans ulcération, et alors Hippocrate l'appelle latent; quand on l'opère, il revient pire; tantôt s'ulcérant, car comme il tire son origine d'une bile noire, il est en général corrosif. Le cancer s'établit dans beaucoup de parties du corps, mais surtout à la matrice et aux mamelles chez les femmes. Il a des veines étendues de tous côtés, de même que le crabe a des pieds; c'est de là qu'il a pris le nom de cet animal. Nous avons suffisamment exposé au quatrième livre son traitement pharmaceutique, et au troisième livre ce qui concerne le cancer de l'utérus. Il est nécessaire de l'enlever

que son nom lui vient, selon quelques-uns, de ce que quand il s'est emparé d'un organe, il ne le lâche plus, de même que fait le crabe quand il s'est attaché à quelque chose; il est incurable et ne cède à aucun moyen, ni aux adoucissants, qui ne changent rien à son état, ni aux remèdes énergiques, qui le rendent pire. Il arrive cependant quelquefois qu'on empêche le cancer de se développer, si l'on évacue l'humeur atrabilaire avant que la maladie ait pris racine. Les saignées et les purgatifs sont au premier rang des moyens à employer. Dans les cancers ulcérés, on applique le suc de solanum. Au chapitre 67, liv. III, Paul traite du cancer utérin; il décrit cette affection et l'aspect qu'elle présente. Que le cancer soit ou non ulcéré, il préconise les applications émollientes et narcotiques. — 10 ἐπειδὴ BJMNOVeBa., ἐπὶ δὲ LP., τὰ omis d. CP. — 20 ἐξεστηκότος M.,

σώματα τὴν ἀφαίρεσιν ἀπαιτεῖ [21]. Τοὺς μὲν [22] ἐν τῇ μήτρᾳ καρκίνους, οὔτε δυνατὸν [23], οὔτε συμφέρον ἐστὶ [24] χειρουργεῖν. Τῶν δὲ κατὰ τὰ [25] ἐκτὸς καὶ οὐχ ἥκιστα κατὰ [26] τοὺς μαστοὺς τὴν χειρουργίαν ἐκθησόμεθα [27].

Τινὲς μὲν οὖν [28] καυτηρίοις ὅλον τὸ περιττὸν ἐδαπάνησαν [29]· ἕτεροι δὲ τὸν ὅλον μαστὸν ἐκτεμόντες [30] ἔκαυσαν. Ὁ δὲ Γαληνὸς τὴν διὰ τομῆς μόνον [31] παραλαμβάνει χειρουργίαν, γράφων ὧδε [32]· «Εἴγε μὴν ἐπετόλμησά [33] ποτε διὰ χειρουργίας ἰάσασθαι [34] καρκῖνον, ἠρξάμην [35] κενοῦν ἀπὸ καθάρσεως τοῦ μελαγχολικοῦ χυμοῦ. Περικόψας οὖν [36] πᾶν ἀκριβῶς τὸ πεπονθὸς ὡς μηδεμίαν ἀπολείπεσθαι ῥίζαν, ἔασον ἐκχυθῆναι τὸ αἷμα, καὶ μὴ ταχέως ἐπίσχῃς, ἀλλὰ καὶ θλίβε [37] τὰς πέριξ φλέβας ἐκπιέζων αὐτοῦ [38] τὸ παχὺ τοῦ αἵματος. Εἶτα θεράπευε [39] τοῖς ἄλλοις ἕλκεσι παραπλησίως.» Ταῦτα μὲν ὁ Γαληνός. Καὶ τὰ λοιπά τε [40] τῶν κακοήθων καὶ σηπεδονωδῶν [41] ἑλκῶν, οἷον φαγεδαίνας [42] τε καὶ γαγγραίνας [43], καὶ τὰ παραπλήσια [44] τὸν αὐτὸν χειρουργητέον τρόπον.

σώματος M. — 21 ἀπαιτεῖν LP. — 22 γὰρ pour μὲν DHJKR., οὖν ἐν τῇ μήτ... GL.; τῇ omis d. MR. — 23 οὔτε δυνατὸν omis d. C. — 24 ἐστὶ omis d. M. — 25 τὰς BJNOVe., τῶν E. — 26 τε τοὺς μαστοὺς ABCDEFGTMNOPSVeBa., δὲ τοὺς μ... L., κατὰ omis d. tous excepté d. X. — 27 ἐκτήσομεν S., τὴν omis d. C. — 28 οὖν τῶν ἀρχαίων καυτ... EX. — 29 ἐκδαπανήσομεν G., ἐδαπανήσομεν LP. — 30 ὁμοίως ἔκαυσαν E. — 31 μόνην P., παραλαμβάνειν BNOVe. — 32 οὕτως pour ὧδε D., οἵ γε P.

ΜϚʹ.

ΠΕΡΙ ΓΥΝΑΙΚΟΜΑΣΤΩΝ ΑΝΔΡΩΝ [1].

Ὥσπερ ταῖς θηλείαις οὕτω καὶ τοῖς [2] ἄῤῥεσι περὶ [3] τὸν τῆς ἥβης χρόνον οἱ μαστοὶ [4] φυσῶνται κατὰ [5] ποσόν. Ἀλλὰ τοῖς μὲν πλείστοις ἀποκαθίστανται πάλιν. Ἐπ' ἐνίων δὲ [6] ἀρχὴν λαβόντες [7] αὔξονται πιμελῆς ὑποτρεφομένης [8]. Τῆς γοῦν ἀπρε-

1 ἀνδρῶν omis d. ABCDEFGHJKLNOPRSVeBaTX. — 2 ταῖς BNPVeBa., ὥρεσιν P. — 3 κατὰ pour περὶ DJR. — 4 ἡ μέν τι pour οἱ μαστοὶ P. — 5 κατὰ τὸ

lorsque les parties sont putréfiées ou simplement dénaturées. Quant aux cancers de l'utérus, il n'est ni possible ni utile de les opérer. Mais pour ceux qui sont extérieurs et surtout pour ceux des mamelles, nous exposons leur mode d'ablation.

Quelques-uns consument avec des cautères toute la partie excédante; d'autres cautérisent après avoir enlevé toute la mamelle. Mais Galien n'accepte que l'opération seulement qui se fait par ablation, et la décrit en ces termes : «Si par hasard j'entreprends de guérir le cancer par l'amputation, je commence par faire évacuer les humeurs mélancoliques en purgeant le patient; ayant donc coupé exactement tout ce qui est malade de manière à ne laisser aucune racine, laissez couler le sang et ne vous hâtez pas de l'arrêter, mais pressez même les veines à l'entour pour en faire sortir le plus épais; ensuite traitez de la même manière que les autres plaies. » Ainsi parle Galien.* On doit opérer de cette manière les autres ulcères malins et putrides, tels que les ulcères phagédéniques et gangréneux, et autres semblables.

—33 ἐπιτόλμησας ABCEFGJLMNOSVeBaTX., ἐπιτολμήσαν P., τότε N. —34 ἰᾶσθαι ABCEFGTXJLMNOPSVeBa., καρκίνῳ P.—35 ἀρξαίμην ABCTXEFGLMNOP SVeBa., ἀρξάμην J., ἄρξαι μὲν Cornarius.— 36 δὲ pour οὖν ABCEFGJLMNOPS VeBaTX. — 37 θλίψον GLP. — 38 αὐτῷ GLP., αὐτὸ παχὺ M. — 39 θεραπεύετε P., τὰς ἄλλας ἕλκεις M. — 40 τε omis d. BDNORVeBa., δὲ HJK. — 41 σηπεδονῶν DR. 42 φαγαδαίνης R., φαγαδαίνες LP. — 43 γάγγραινα D. — 44 περιπλήσια H.

* *Method.*, liv. XIV.

CHAPITRE XLVI.

DE L'HYPERTROPHIE DES MAMELLES CHEZ LES HOMMES.

Les mamelles des hommes se gonflent un peu, comme celles des femmes, à l'époque de la puberté. Mais chez la plupart elles s'affaissent ensuite. Chez quelques-uns pourtant la graisse qui survient entretient l'accroissement qu'elles ont d'abord pris. Il

ποσὸν DMXRS. —6 καὶ pour δὲ LP.— 7 λαμβάνοντες C., λαβόντας GP., λαμβάνονται αὔξοντες T. — 8 ἐπιτρεφομ... JO., ὑποστρεφομ.... PT., ὑποτρεφόμενοι M. — 9 θερα-

πείας ἐχούσης[9] ὄνειδος τὸ κατὰ τὴν θηλύτητα[10] χειρουργεῖν ἄξιον. Μηνοειδῆ τοίνυν τομὴν[11] εἰς τὸ κάτω τοῦ μαστοῦ δόντες καὶ ὑποδείραντες[12], καὶ ἀφελόντες τὴν πιμελὴν, ῥαφαῖς ζυγώσομεν. Εἰ δὲ καὶ ἀπονένευκε τυχὸν διὰ μέγεθος εἰς τὰ[13] κάτω καθάπερ ἐπὶ γυναικῶν[14] ὁ μαστὸς, ἐν τοῖς ἄνω[15] αὐτοῦ μέρεσι δύο μηνοειδεῖς ἐμβαλοῦμεν διαιρέσεις συμβαλλούσας[16] ἀλλήλαις κατὰ τὰ[17] πέρατα, ὥστε[18] τὴν μικροτέραν ὑπὸ τῆς μείζονος περιέχεσθαι[19], καὶ τὸ μεταξὺ δέρμα ὑποδείραντες[20] καὶ ἀφελόντες τὴν πιμελὴν, ὁμοίως ταῖς ῥαφαῖς χρησόμεθα. Εἰ δὲ διαμαρτόντες[21] ἔλασσον ἐκκόψωμεν[22], τὸ ταινίδιον τὸ περισσεῦον πάλιν περιελόντες ῥάψομεν, καὶ ἔναιμον ἐπιθήσομεν φάρμακον.

πείας pour ἀπρεπείας T., οὔσης pour ἐχούσης C.; τὸ omis d. GLP. — [10] τὴν θῆλυν ταύτην EX., τὴν θῆλυν S., τῇ χειρουργίᾳ pour χειρουργεῖν S. — [11] τομῇ M. — [12] ὑποδείξαντες ACT., ὑποδήροντες D.; καὶ omis d. ABCEFGLMNXTOPSVeBa. — [13] τὸ GLPR. — [14] γυναικὸς DHKR., ὁ omis d. DR., ὀνομαστὸς A. — [15] ἐν τοῖς ἄνω omis d. ABCFGHTJKLMNOPRSVeBa., ἐπὶ γυναικὸς μαστὸς μέρη δύο ἐν τοῖς ἄνω μέρεσιν αὐτοῦ μηνοειδεῖς D., μέρη pour μέρεσι HKMR.; αὐτοῦ omis d. HKMR.

ΜΖʹ.

ΠΕΡΙ ΚΑΥΣΕΩΣ ΗΠΑΤΟΣ.

Εἰ μὲν μετὰ βάρους ἡ ὀδύνη γίνοιτο τοῖς[1] τὸ ἧπαρ ἀφιστάμενον[2] ἔχουσι, δηλοῦται τὸ σαρκῶδες αὐτοῦ πεπονθός. Εἰ δὲ ὀξὺς ὁ πόνος, μᾶλλον ἐν τῷ χιτῶνι τὸ πῦον, καὶ δεῖ[3] καίειν οὕτω· καυτήρια λεπτὰ πυρηνοειδῆ[4] καύσαντες ἀκριβῶς, ἐμβάλομεν ἀνωτέρω τοῦ βουβῶνος ὀλίγον πρὸς τῷ πέρατι τοῦ ἥπατος μίαν ἐσχάραν ἐντιθέντες[5]. Καύσαντες δὲ ὅλον[6] τὸ δέρμα, καὶ φθάσαντες ἕως τοῦ χιτῶνος, ἐκκρίνομεν τὸ πῦον. Μετὰ δὲ τὴν κένωσιν[7], τῷ φακομέλιτι[8] χρησό-

[1] τὸ εἰς pour τοῖς F., ἡ omis d. LP. — [2] ἐφιστάμενον M., ἀφιστάμενος P. — [3] δὴ S. — [4] πυροειδῆ N. — [5] ἀντιθέντες P., τιθέντες ABCEFJMTNOSVeBaX. — [6] ὅλω

est bon d'opérer cette messéante difformité qui donne l'air efféminé. Faisant donc une incision en croissant à la partie inférieure de la mamelle, nous disséquons et nous enlevons la graisse, puis nous réunissons par des points de suture. Mais si par hasard la mamelle tombe, à cause de sa grosseur, sur les parties inférieures, comme chez les femmes, nous faisons à sa partie supérieure deux incisions semi-lunaires se rejoignant par leurs extrémités, de manière que la plus grande embrasse la plus petite; ensuite nous disséquons la peau qui est dans l'intervalle, puis nous enlevons la graisse et nous employons de même les sutures. Si par erreur nous avons coupé moins qu'il ne faut, nous incisons de nouveau et nous enlevons la portion surabondante, puis nous cousons et nous appliquons un remède approprié aux plaies sanglantes.

— 16 συμβαλλούσαις LMPRST. — 17 τὰ omis d. ABCFNOPVeBa. — 18 ὡς τὴν μικρ... DHKR., κατὰ au lieu de τὴν P. — 19 παραπέχεσθαι GLP. — 20 καὶ omis d. ABCFGLMNOPSVeBa., τε pour καὶ EX., ἀφελοῦντας GLP. — 21 διαμαρτάνοντες LP. — 22 ἐκκόπτομεν D.; M. omet depuis τὸ ταινίδιον jusqu'à ῥάψομεν inclusivement.

CHAPITRE XLVII.

DE LA CAUTÉRISATION DU FOIE.

S'il survient une douleur gravative à ceux qui ont un abcès au foie, cela montre que sa partie charnue est malade. Si la douleur est aiguë, c'est que le pus est dans sa tunique, et il faut cautériser ainsi : Ayant fait chauffer soigneusement un mince cautère à bouton, nous l'appliquons un peu au-dessus de l'aine à l'endroit où se termine le foie, et nous faisons une seule eschare. Après avoir brûlé tout le derme et être arrivé jusqu'à

LP., τοῦ δέρματος P. — 7 τὴν καῦσιν τῷ φ... EX., τὴν ἔκκρισιν O., τὸ pour τῷ NVe. — 8 φαρμακομέλιτι ACGLPT. — 9 χρησάμενοι ABCEFGJLMNOPSVeBaT.,

μεθα[9], τοῖς τε διὰ μελικράτου[10] καὶ τῶν σαρκούντων εἰδῶν. Εἰς ὕστερον δὲ καὶ τῶν[11] ἀπουλούντων χρησόμεθά τινι[12].

τῆς pour τοῖς DR., τῷ C., δὲ pour τε EGKLMORSBa. — [10] μελικράτῳ P. — [11] τῶν omis d. ABCETFGLMNOPSVeBaX., ὑπουλούντων D., ἐπουλούν-

---

ΜΗ΄.

ΠΕΡΙ ΚΑΥΣΕΩΣ[1] ΣΠΛΗΝΟΣ.

Ἀγκίστροις ἀνατείναντες[2] τὸ δέρμα τὸ ἐπικείμενον[3] τῷ σπληνὶ, μακρῷ[4] καυτηρίῳ πεπυρακτωμένῳ[5] διαμπὰξ αὐτὸ καύσομεν, ὥστε τῇ μιᾷ προσβολῇ[6] δύο γενέσθαι ἐσχάρας[7]. Καὶ τοῦτο προσάξομεν[8] τριχῶς, ὥστε τὰς πάσας ἓξ[9] ἐσχάρας γενέσθαι. Ὁ δὲ Μάρκελλος τῇ λεγομένῃ τριαίνῃ, ἢ τριαινοειδεῖ[10] καυτηρίῳ χρώμενος, τῇ μιᾷ προσβολῇ τὰς[11] ἓξ ἐσχάρας εἰργάζετο[12].

[1] ἐγκαύσεως DR. — [2] ἀνατείνοντες HK. — [3] ὑποκείμενον LP. — [4] μακρῷ τῷ καυτ... E. — [5] πεπυρακτωμένον GLP. — [6] προβολῇ HKP. — [7] ἐσχάρες P. — [8] πράξομεν ABCEFGJLMNOPSVeBaT. — [9] ἓξ omis d. H. — [10] τρινοειδεῖ P.

ΜΘ΄.

ΠΕΡΙ ΚΑΥΣΕΩΣ ΣΤΟΜΑΧΟΥ.

Ἐπὶ[1] τῶν χρονίως[2] ῥευματιζομένων στομάχων οἱ νεώτεροι καύσει ἐκέχρηντο[3]. Οἱ μὲν πυρηνοειδέσι καυτηρίοις τρεῖς ἐμβάλλοντες ἐσχάρας[4], μίαν μὲν ἐπὶ τὸν ξιφοειδῆ χόνδρον, ἑτέρας δὲ δύο κατωτέρω, κατὰ τρίγωνον σχῆμα, τὸ δὲ[5] βάθος, ὅλον[6] τὸ δέρμα διακαίοντες· οἱ δὲ μίαν[7] μόνην παρέχουσι μείζονα κατ' αὐτὸ τὸ[8] στόμα τῆς γαστρὸς ἐσχάραν. Ἕτεροι[9] δὲ οὐ[10]

[1] ἐπὶ δὲ τῶν L. — [2] χρονίων DT. — [3] κέχρηνται EX., ἐγκέχρηνται P. — [4] ἐσχάρες P. — [5] τὸ εἰς βάθος DHKR. — [6] ὅσον O. — [7] μίαν μὲν S. — [8] κατὰ τὸ σῶμα L.,

la tunique, nous évacuons le pus. Après l'évacuation, nous nous servons des lentilles broyées avec du miel, ainsi que de l'hydromel et des remèdes incarnatifs; puis ensuite des médicaments cicatrisants.

των M., δὲ omis d. T. — [12] τινι omis d. ABCEFGLMNOPSVeBaX.

CHAPITRE XLVIII.

DE LA CAUTÉRISATION DE LA RATE.

Après avoir soulevé avec des crochets la peau qui recouvre la rate, nous la brûlons de part en part avec un long cautère incandescent de manière à faire deux eschares d'un seul coup. Nous renouvelons trois fois cette opération, de sorte qu'il y ait en tout six eschares. Marcellus se servait de l'instrument appelé trident ou cautère en forme de trident et faisait d'un seul coup les six eschares.

— [11] ἐξ omis d. ABCEFGJLMNOPSVeBaTX. — [12] εἰργάζεται NVe., ἐργάζεται O., ἐργάζεσθαι J., ἐργάζετο LP.

CHAPITRE XLIX.

DE LA CAUTÉRISATION DE L'ESTOMAC.

Dans les rhumes chroniques de l'estomac, les modernes emploient la cautérisation. Les uns avec des cautères à bouton font trois eschares : une au cartilage xiphoïde, et les deux autres plus bas en forme de triangle; et quant à la profondeur, ils brûlent tout le derme : les autres en font une seule plus grande sur l'orifice même de l'estomac. Il y en a qui ne brûlent pas

κατὰ τὸ στόμα M., τὸ σῶμα G., τὸ omis d. S.; P. omet depuis τὸ δὲ βάθος jusqu'à τὸ στόμα inclusiv. — [9] ἐπεὶ δὲ pour ἕτεροι δὲ D. — [10] οὐ δὲ ABCDFGHJKLMT

σιδήρῳ καίουσιν [11], ἀλλὰ ταῖς καλουμέναις ἴσκαις [12] · εἰσὶ δὲ σπογγώδη [13] τινὰ σώματα αἱ ἴσκαι [14] ἐν ταῖς δρυσὶ [15] καὶ ταῖς καρύαις [16] γινόμεναι, τοῖς βαρβάροις μᾶλλον ἐν χρήσει καθεστῶτα. Συγχωροῦσι δὲ μένειν ἐπὶ χρόνον [17] ἀναπούλωτα τὰ ἕλκη · μᾶλλον δὲ καὶ προσαναξαίνουσιν, ἵνα τῇ πολλῇ δι' αὐτῶν [18] διαφορήσει τὸ στόμα τῆς γαστρὸς ἀρευμάτιστον [19] διαμένοι.

XNOPSVeBa. — [11] καίοντες R. — [12] ὕσκαις D.. — [13] σπογγοειδῆ JL. — [14] ὕσκαι D., ἀλλ' ἴσκαι LP., αἱ ἴσκαι omis d. S. — [15] ῥίσιν L., ῥύσιν P. — [16] καρέαις HKR., καρύαις ABC SVeBa., γινόμενα S. Paul d'Égine est le seul auteur grec, je crois, qui parle de ces isques, dont il donne d'ailleurs immédiatement la définition; ce mot ne se trouve dans aucune édition du *Thesaurus* d'Henri Étienne et dans aucun dictionnaire ou lexique, à l'exception de celui de Castelli. Qu'était-ce donc que la cautérisation par les isques? Il me paraît impossible de ne pas voir là une véritable application du

---

N.

ΠΕΡΙ ΥΔΡΩΠΩΝ [1].

Τὴν τῶν ὑδρώπων ἢ ὑδέρων σύστασιν, καὶ πόσαι τούτων διαφοραὶ, τίνα τε [2] τὰ αἴτια, πῶς τε [3] διαγνωστέον, καὶ τὰς κατὰ φαρμακείαν [4] αὐτῶν θεραπείας ἐν τῷ τρίτῳ παραδεδωκότες [5] βιβλίῳ, προαποδεδειγμένου [6] τε κατ' ἐκεῖνο [7] τοῦ τὸν ἀσκίτην μόνον [8] ὑποπίπτειν χειρουργίᾳ, ταύτην [9] νῦν παραδώσοντες ἥκομεν.

Ὄρθιον [10] τοίνυν στήσομεν [11] τὸν ἄνθρωπον · εἰ δὲ μὴ δύνα-

[1] περὶ ὑδρώπων ἢ ὑδέρων K. Paul renvoie ici au chap. 48 du 3e livre de ses œuvres. Dans ce chapitre, l'auteur distingue trois sortes d'hydropisies : la première a lieu lorsqu'il y a un peu d'eau et beaucoup de gaz dans le ventre; il l'appelle *tympanite*. La seconde existe lorsqu'il y a beaucoup d'eau et peu de gaz; c'est l'*ascite*. La troisième se produit lorsque l'eau se répand dans la texture des membres; il la nomme *leucophlegmatie* à cause de la couleur qu'elle donne à la chair, ou *hyposarcidios*, ou enfin *anasarque*. Ces différentes espèces d'hydropisies ont diverses causes : la première, une inflammation ou une induration du foie qui empêche la sanguification, ou encore une affection de l'estomac et des intestins, ou de longues fièvres; la seconde provient des mêmes causes, et en outre d'affec-

avec le fer, mais avec ce qu'on appelle des isques. Or les isques sont des corps spongieux qui viennent dans les chênes et dans les noyers. Ils sont mis en usage principalement chez les Barbares. On laisse les plaies rester longtemps sans se cicatriser; bien plus, on les excite, afin qu'à l'aide de l'évacuation considérable qui se fait par là, l'orifice de l'estomac ne soit plus atteint par les rhumes.

moxa; et la qualification de *barbares* appliquée par Paul aux peuples qui ont inventé ce moyen de cautérisation, et qui en font usage, me semble une confirmation de cette opinion. Au reste, le passage de notre auteur est assez clair pour que chaque lecteur puisse se former une opinion à cet égard. — [17] χρόνου NRVeBa., ἀπούλωτα DJ., ἀνούλωτα ABCFGLMNOPSVeBaT. — [18] ἵνα τῇ πολὺ αὐτῶν ἐμφορήσει D., πολλῇ αὐτῶν διαφ... R. — [19] ἀναρευματιστον LP., διαμένῃ JR., διαμείνῃ M., μένῃ E.

CHAPITRE L.

DE L'HYDROPISIE.

Nous avons dit dans le troisième livre comment se forment les collections hydropiques, combien il y en a de différentes espèces, quelles sont leurs causes, comment on les reconnaît et quel est leur traitement pharmaceutique. Il a été déjà montré dans ce livre que l'ascite seule réclamait l'opération. Nous arrivons maintenant à décrire cette opération.

Nous plaçons le malade debout, et s'il ne le peut pas, nous le

tions de la rate, de fluxions intestinales qui attirent à elles l'alimentation du reste du corps; enfin la troisième a lieu quand le sang qui circule dans le corps devient froid et pituiteux. Paul indique ensuite une longue série de remèdes contre ces diverses hydropisies, et il termine en indiquant la paracentèse contre l'ascite. — [2] δὲ pour τε ABDEGKNVeBa. — [3] τε omis d. DR. — [4] θεραπείαν αὐτῶν φαρμακείας LBGP., αὐτῶν omis d. M., αὐτῶν θεραπείας omis d. NVe. — [5] προπαραδεδωκότες J. — [6] προαπεδεγμένου R., σὺν pour τε DHKR.; τε omis d. J. — [7] τοῦ κατ' ἐκείνου BFMNOVe., τοῦ κατ' ἐκεῖνο CS., τοῦ κατ' ἔκει T., κατ' ἐκεῖνον GBa., κατ' ἐκείνου JR., τοῦτον ADMT. — [8] μόνον omis d. M., ὑποπίπτει DLP., χειρουργίαν R. — [9] ταύτῃ S. — [10] ὄρθριον Ve. — [11] στήσαντες L., συστήσαντες P. — [12] δύνοιτο

το[12], καθίσομεν · εἰ δὲ μηδὲ[13] τοῦτο, παραιτητέον[14] ἡμῖν ἐστι[15] τὴν χειρουργίαν εἰ[16] τοσοῦτον ἠσθένησεν. Ἑστῶτος οὖν ὀρθοῦ[17] τοῦ ἀνθρώπου, κελεύσομεν ὑπηρέταις[18] ἐξόπισθεν ἑστῶσι[19] θλίβειν διὰ[20] τῶν χειρῶν καὶ ἀπωθεῖν[21] τὸν ὄγκον κάτω ὡς πρὸς τὸ ἦτρον. Αὐτοὶ δὲ λαβόντες[22] σκολόπιον ἢ[23] φλεβοτόμον, εἰ μὲν ἀπὸ τῶν περὶ[24] τὰ ἔντερα μορίων ὁ[25] ὕδρωψ ἐγένετο, κατὰ κάθετον[26] τοῦ ὀμφαλοῦ ὅσον τρισὶν αὐτοῦ[27] δακτύλοις ἀποστάντες[28] διαιροῦμεν τὸ ἐπιγάστριον[29] ἄχρι τοῦ[30] περιτοναίου. Εἰ δὲ πρωτοπαθήσαντος τοῦ ἥπατος, ἐξ ἀριστερῶν τοῦ ὀμφαλοῦ διαιροῦμεν[31]. Εἰ δὲ ἀπὸ σπληνὸς, ἐν τοῖς δεξιοῖς · οὐ τμητέον γὰρ ἐπ' ἐκεῖνο τὸ μέρος ἐφ' ὃ[32] μέλλουσι κατακλίνεσθαι. Καὶ διαδέροντες τῇ ἀκμῇ τοῦ ὀργάνου τὸ ὑπερκείμενον δέρμα, μικρὸν ἀνωτέρω τῆς πρώτης τομῆς διαιροῦμεν[33] τὸ περιτόναιον ἄχρι κενεμβατήσεως τοῦ ὀργάνου. Μετὰ δὲ τοῦτο, χαλκοῦν καλαμίσκον[34] διά τε τῆς[35] τοῦ ἐπιγαστρίου καὶ τῆς τοῦ περιτοναίου διαιρέσεως καθίσομεν, ἔχοντα τὴν ἐκτομὴν παραπλησίαν τοῖς γραφικοῖς καλάμοις, καὶ δι' αὐτοῦ τὸ ὑγρὸν κομισόμεθα σύμμετρον[36] πρὸς τὴν δύναμιν, ἁπτόμενοι τοῦ σφυγμοῦ. Εἶτα τὸν καλαμίσκον κομισάμενοι στήσομεν[37] τὸ ὑγρόν · στήσεται γὰρ[38] εὐθὺς ἐναλλὰξ δοθείσης αὐτῆς[39] τῆς διαιρέσεως, καὶ ἡμεῖς δὲ διὰ τὸ ἀσφαλὲς[40] μότου[41] στρεπτάριον διὰ μόνης τῆς τοῦ ἐπιγαστρίου καθίσομεν διαιρέσεως · ἀνακλίναντές τε[42] καὶ ἀνακτησάμενοι τὸν ἄνθρωπον, τῇ[43] ἑξῆς πάλιν ὀλίγον[44] τοῦ ὑγροῦ πρὸς τὴν δύναμιν διὰ[45] τοῦ καλαμίσκου κενώσομεν · καὶ οὕτως ἑξῆς ἄχρις ἐλάχιστον περιλειφθῇ[46], πανταχοῦ τὴν ἀθρόαν[47] φυλαττόμενοι κένωσιν. Πολ-

ABCFGJLMNOPSVeBaT. — [13] μὴ τοῦτο ABFGLMNOPSVeBaT., τοῦτον LP. — [14] παρατητέον LP., ἡμᾶς M. — [15] ἔσται ἡ χειρουργία S.; ἐστὶ omis d. DGMT. — [16] ἢ pour εἰ S. — [17] ὀρθροῦ LP. — [18] ὑπηρέτας KR. — [19] ἱστῶσι NVc. — [20] μετὰ pour διὰ DR. — [21] ἀπωθεῖ P. — [22] τὸ σκολ... XABCEFGJLMNOPSVeBaT. — [23] ἢ τὸ φλ... E. — [24] περὶ omis d. LP., ἐπὶ pour περὶ N. — [25] ὁ omis d. GLP. — [26] κάτωθεν pour κατὰ καθ... EGLPX. — [27] αὐτοῦ omis d. M. — [28] ἀποστήσαντες P. — [29] ὑπογάστριον VeBaT., τὸ omis d. LP. — [30] τοῦ omis d. ABCFGJLMNOPSVeBaT. — [31] διέλομεν ABCEFGJLMNOPSVeBaTX. — [32] ἐφ' ᾧ ABFGJLMNOPXVeBa. — [33] διέλομεν ABCEFGJLMTXNOPSVeBa. — [34] καλαμίσκου

faisons asseoir; si cela même lui est impossible, alors nous refusons d'opérer un homme arrivé à ce degré de faiblesse. Le malade donc se tenant droit, nous prescrirons à des aides placés derrière lui de comprimer avec les mains et de repousser l'enflure en bas vers l'hypogastre; puis nous-même saisissant un scolopium * ou un phlébotome, si l'hydropisie provient des parties situées autour des intestins, nous inciserons l'abdomen jusqu'au péritoine perpendiculairement au-dessous et à la distance de trois doigts de l'ombilic. Mais si le mal vient primitivement d'une affection du foie, nous inciserons sur la partie gauche de l'ombilic; si c'est au contraire d'une affection de la rate, sur la partie droite; car il ne faut pas couper du côté sur lequel les malades doivent se coucher. Après avoir divisé la peau surjacente avec la pointe de l'instrument, nous ouvrirons le péritoine un peu au-dessus de cette première incision en poussant jusqu'à ce que l'instrument ne rencontre plus d'obstacle. Après cela nous placerons dans l'incision de la paroi hypogastrique et dans celle du péritoine un tube d'airain taillé de la même manière que les roseaux pour écrire, et par ce canal nous évacuerons l'eau proportionnellement aux forces mesurées par le toucher du pouls. Nous enlèverons ensuite le tube pour arrêter l'écoulement. Il s'arrête en effet aussitôt, attendu que les incisions ont été faites non parallèlement. Pour plus de sûreté, nous placerons de la charpie roulée dans l'ouverture seulement de la paroi abdominale. Puis, ayant couché et reconforté le malade, le lendemain nous évacuerons encore un peu d'eau, suivant les forces, à l'aide du tube, et nous ferons ainsi les jours suivants jusqu'à ce qu'il reste le

Ve. — 35 διὰ τετάρτης N., τοῦ ἐπιγαστρίου καὶ τῆς omis d. Ve., τοῦ omis d. AC.; M. omet καὶ τῆς τοῦ περιτοναίου διαιρέσεως. — 36 συμμέτρως S. — 37 στήσομεν omis d. M. — 38 γὰρ omis d. M., δὲ pour γὰρ DR. — 39 αὐτῆς omis d. DHKRS. — 40 τὸ ἀφελὲς X. — 41 μέτον ABCEFGTLMNOPSVeBaX.; GLP. omettent depuis καὶ ἡμεῖς jusqu'à διαιρέσεως inclusiv. — 42 τε omis d. LP. — 43 τῆς P., τῇ δὲ X. — 44 ὀλίγου D. — 45 διὰ omis d. GLP. — 46 παραληφθῇ DNR. — 47 ἀκρώαν LP.

* Bistouri pointu et très étroit.

λοὶ[48] γὰρ ἀπειραγαθήσαντες[49], ἅμα τῷ ὑγρῷ καὶ τὸ ζωτικὸν πνεῦμα κενώσαντες, ἀθρόως ἀπέκτειναν τὸν ἄνθρωπον. Ὅσοι δὲ τῆς ἀσφαλείας[50] μᾶλλον φροντίζουσιν, ὀλίγον διὰ τῆς χειρουργίας κενώσαντες ὅσον[51] κουφισθῆναι τοῦ πολλοῦ βάρους τὴν δύναμιν, τὸ λοιπὸν ὑδραγωγοῖς φαρμάκοις, καὶ ψάμμῳ[52], καὶ ἡλίῳ, καὶ δίψει, καὶ ξηραινούσαις τροφαῖς ἐδαπάνησαν. Καὶ τῇ καύσει δὲ κέχρηνται[53], κατά τε[54] στομάχου, καὶ[55] ἥπατος, σπληνός τε καὶ ὑπογαστρίου[56] καὶ κατὰ τοῦ[57] ὀμφαλοῦ πέντε[58] παρέχοντες ἐσχάρας[59]. Οἱ μὲν σιδηροῖς λεπτοῖς καυτηρίοις, οἱ δὲ διὰ τῶν καλουμένων ἰσκῶν, ἤ τινος ἑτέρας[60] τοιαύτης ὕλης. Καὶ πολλοί γε[61] ταύτῃ τῇ μεθόδῳ μᾶλλον ἰάθησαν[62]· ἐνίοτε μὴ[63] παρακεντηθέντες τὸ σύνολον.

— 48 πολλοὶ καὶ οὗτος γὰρ LP. — 49 ἄπειρα καθήσαντες DHKR. — 50 ὠφελείας P. — 51 ὃς pour ὅσον C. — 52 ψάμμοις R. — 53 κέχρηται P. — 54 τοῦ στομ... ABCEFGJLNOPSVeBaTX. — 55 καὶ τοῦ ἥπατος EO. — 56 τε καὶ γαστρὸς X. — 57 τῷ

ΝΑ.

ΠΕΡΙ ΕΞΟΜΦΑΛΩΝ [1].

Τὸ ἐξόμφαλον γίνεται πάθος, ὅτε μὲν ῥαγέντος κατ' ἐκεῖνο[2] τοῦ περιτοναίου, καὶ προπεσόντος[3] ἤτοι ἐπιπλόου, ἢ ἐντέρου[4]· ὅτε δὲ ἀργοῦ ὑγροῦ ὑποδραμόντος[5] τὸν ὀμφαλόν· ἄλλοτε δὲ[6] σαρκὸς ὑποτραφείσης[7], ἄλλοτε δὲ καὶ αἵματος συνδοθέντος[8] διὰ φλεβὸς ἢ ἀρτηρίας ῥῆξιν[9] ὡς ἐπὶ τῶν[10] ἀνευρυσμάτων· ἐνίοτε δὲ[11] οὐχ αἵματος, ἀλλὰ πνεύματος[12] μόνον. Εἰ μὲν οὖν ἐπίπλους ἔξωθεν εἴη, περὶ τὸν ὀμφαλὸν ὄγκος[13] ὁμόχρους τε καὶ εὐαφὴς[14] καὶ ἀναλγὴς[15] καὶ ἀνώ-

1 ἐξομφάλου DP. — 2 κατ' ἐκείνου LPR., μετ' ἐκεῖνο AC. — 3 προσπεσόντος GP., ἢ τοῦ ABCEFGJLMNOPSVeBa., ἐπιπλόῳ E. — 4 ἢ ἐντέρου omis d. J. — 5 ἐπιδραμόντος T. — 6 καὶ pour δὲ LP. — 7 ὑποτραφείση. τοῦ καὶ ἄλλ... L., καὶ ἄλλοτε

moins possible d'eau, évitant toujours une évacuation complète. En effet, beaucoup de gens inexpérimentés font sortir l'esprit vital en même temps que l'eau et tuent aussitôt le malade. Mais tous ceux qui s'inquiètent davantage d'agir avec sécurité, n'enlèvent à l'aide de l'opération que ce qu'il faut pour alléger les forces d'un grand poids et consument le reste avec les moyens hydragogues, tels que les bains de sable, l'insolation, la soif et une nourriture desséchante. Ils emploient aussi la cautérisation en faisant cinq eschares : sur l'estomac, sur le foie, sur la rate, sur l'hypogastre et sur l'ombilic. Les uns se servent de cautères de fer minces, les autres de ce qu'on appelle les isques et de quelques autres matières analogues ; et beaucoup ont mieux guéri par cette méthode, quelquefois sans avoir été ponctionnés du tout.

omis d. DR. — [58] πέντε omis d. S., παρέχοντος T. — [59] ἐσχάρες P., καὶ οἱ μὲν T. — [60] ἑτέρας τινὸς B. — [61] γε et τῇ omis d. LPX. — [62] ἰώθησαν R. — [63] μὴ omis d. O., μηδὲ παραx... S. περικεντηθέντες H.

CHAPITRE LI.

DE L'EXOMPHALE.

L'exomphale, naît tantôt parce que, le péritoine étant rompu en cet endroit, l'épiploon ou l'intestin tombe en avant, tantôt parce qu'une humeur inutile se glisse sous l'ombilic ; d'autres fois parce qu'il s'y engendre de la chair ; d'autres fois encore parce qu'il s'y amasse du sang par suite de la rupture d'une veine ou d'une artère, comme dans l'anévrysme ; parfois ce n'est pas du sang, mais de l'esprit seulement. Or si c'est l'épiploon qui est sorti, il apparaît à l'ombilic une tumeur

δὲ αἷμ... X. — [8] συνδεθέντος ACT., συναναδεθέντος DHJKR. — [9] ῥὴξ LP. — [10] νευρισμάτων Ve. — [11] δὲ omis d. BFGLMNOPSVeBa. — [12] ἀλλὰ πνεύματος omis d. N. — [13] ὄγκους LP., ὄγκος omis d. R. — [14] εὐβαφὴς FMNVeBa. — [15] τε καὶ

μαλος φαίνεται· εἰ δὲ ἔντερον[16], πρὸς τοῖς εἰρημένοις καὶ ἀνώμαλος πλέον, καὶ κατὰ τὴν[17] τῶν δακτύλων ἐπέρεισιν ἀφανιζόμενος[18], ἔσθ' ὅτε δὲ[19] καὶ βορβορύζων, βαλανείοις τε καὶ διατάσεσι μᾶλλον αὐξόμενος[20]· εἰ δὲ ὑγρὸν, εὐαφὴς[21] μὲν ὁμοίως ὁ ὄγκος, οὐχ' ὑπείκων δὲ κατὰ τὴν θλίψιν, οὐδὲ μειούμενος, οὐδὲ μὴν αὐξόμενος[22]· εἰ δὲ αἷμα[23], πρὸς τοῖς εἰρημένοις σημείοις[24], καὶ πελιδνότερος ὁ ὄγκος[25] φαίνεται· σαρκός τε ὑποτραφείσης[26] σκληρότερος καὶ ἀντίτυπος ὁ ὄγκος ἔσται, καὶ μένων[27] ἐπὶ τοῦ αὐτοῦ μεγέθους· τοῖς δὲ δι' ἐμπνευμάτωσιν[28], εὐάφεια παρακολουθήσει[29], καί τις ἦχος κατὰ[30] τὴν ἐπίκρουσιν[31], καὶ ἀφανισμὸς[32] πρὸς τὴν θλίψιν.

Χειρουργήσομεν οὖν τόνδε[33] τὸν τρόπον· ἀναστήσαντες[34] τὸν ἄνθρωπον ὀρθὸν· κελεύσομεν αὐτῷ[35] συνταθῆναι τῇ τοῦ πνεύματος ἀπολήψει, κἄπειτα μέλανι γραφικῷ περιγράψαντες κατὰ[36] κύκλον πᾶσαν τοῦ ὀμφαλοῦ τὴν ἐπανάστασιν[37], σχηματίσομεν ὕπτιον, καὶ σμιλίῳ περιχαράξομεν τὸν ὄγκον κατὰ[38] τὴν σημείωσιν· ἔπειτα τὸ μέσον ἀνατείναντες ἀγκίστρῳ, λίνον ἢ νεῦρον περιβαλοῦμεν περὶ τὴν ἐγχάραξιν, οὕτω γὰρ ἂν[39] κρατηθήσεται μὴ ἀπολισθάνον[40], ἀγκύλην κατὰ τῆς ἐφάψεως τάττοντες[41]. Ἔπειτα κατὰ τὴν[42] κορυφὴν στομώσαντες τὸν ὄγκον τὸν ἐσφιγμένον, καθίσομεν[43] δάκτυλον[44] λιχανὸν, ἐρευνήσομέν[45] τε ἀκριβῶς μήπως ἐκ τοῦ ἐντέρου ἕλιξ[46], ἢ τοῦ ἐπιπλόου μέρος[47] συναπεσφιγμένον εἴη. Κἂν μὲν ἔντερον εἴη τὸ ἀπειλημμένον[48], σχάσαντες τὴν ἀγκύλην τοῦ βρόχου[49], ὤσομεν αὐτὸ εἰς τὰ ἐντός· εἰ δὲ ἐπίπλους εἴη, τοῦτον ἐπισπα-

ἀνώμ... M.; T. omet depuis φαίνεται jusqu'à ἀνώμαλος inclusiv. — 16 ἕτερον LP. — 17 τὴν omis d. LP. — 18 ἀναφανιζόμενος LP. — 19 δὲ omis d. GLP., βορβορίζων ADFGTLMNOPVeBa. — 20 αὐξανόμενος GLP. — 21 εὐβαφὴς FNOVeBa. — 22 αὐξανόμενος GLP. — 23 εἰ δ' ἅμα ABDFHNORSVeBa., εἰ δ' ἄρα GL., ὡ δ' ἄρα P. — 24 σημείοις omis d. LP. — 25 φαίνεται omis d. ABCEFGLMNOPSVeTBa. — 26 ὑποτροφαῖς ABCEFGJLMOPVeBaT., ὑποτρεφείσης N., ἢ σκληρότερος ABCFGJLMOPST.; E et X. omettent depuis ὄγκος jusqu'à ἀντίτυπος inclusiv. — 27 μένει P., μόνον S. — 28 διὰ πνευμάτωσιν ABCETXFGLMNOPSVeBa. — 29 περικολουθήσει H. — 30 μετὰ pour κατὰ DR. — 31 ἐπικρίουσιν N., ἐπίκουσαν R., καὶ omis d. DHKR. — 32 ἀφανιζόμενος DHKR., τὴν omis d. R. —

sans changement de couleur, molle au toucher, indolente et inégale ; si c'est l'intestin, outre ce que nous venons de dire, la tumeur est plus inégale et disparaît sous la pression des doigts ; quelquefois aussi elle fait entendre un gargouillement et augmente davantage par les bains et par les efforts ; si c'est de l'humeur, elle est de même molle au toucher, et elle ne cède, ni ne diminue, ni n'augmente par la pression ; si c'est du sang, outre les signes déjà énumérés, la tumeur paraît plus livide ; si c'est de la chair qui la forme, elle est plus épaisse, plus résistante et conserve sa même étendue ; si c'est de l'esprit, elle est molle au toucher, un certain bruit se fait entendre par la percussion et elle disparaît sous la pression.

Nous opérons de la manière suivante : Faisant tenir debout le malade, nous lui ordonnerons de pousser avec effort en retenant son haleine, et avec de l'encre à écrire nous dessinerons tout le contour de la tumeur ombilicale. Nous ferons ensuite coucher le malade sur le dos et avec un scalpel nous circonscrirons la tumeur par une entaille en suivant la ligne tracée ; puis, la soulevant par le milieu avec un crochet, nous placerons une ficelle de lin ou une corde de boyau dans l'entaille, et nous arrêterons cette ligature par une anse nodale ; car, étant ainsi retenue, elle ne pourra s'échapper en glissant. Alors nous ouvrirons par son sommet la tumeur ainsi étranglée, et nous introduirons le doigt index pour rechercher soigneusement si une spirale d'intestin ou une partie d'épiploon n'a pas été en même temps serrée : si

[33] οὖν τοῦτον τὸν XABCEFGJLMNOPSVeBaT. — [34] ἀναστάντες R., οὖν τὸν DR. — [35] αὐτὸν JKPRLH., συσταθῆναι GP., κελεύσομεν αὐτὸν στῆναι καὶ ἐγκατέχειν πνεῦμα συνταθῆναι τῇ, κ. τ. λ. D. — [36] κατὰ τὸν JOS., κύκλῳ P. — [37] ἐπανάτασιν R. — [38] καὶ pour κατὰ M. — [39] ἂν omis d. ABCGLMNOPVcBaT. — [40] ἀπολισθάναν P., ἀγκύλην οὖν S. — [41] πάτοντες LP., τύπτοντες JR. — [42] κατὰ τὴν ἐγχάραξιν, οὕτω γὰρ κρατηθήσεται τὴν κορυφὴν O., τὴν omis d. ACDEFGHKLMRXSVcT.; κατὰ τὴν omis d. P. — [43] τὸν δάκτ... J. — [44] τὸν λιχανὸν LMOP. — [45] ἐρευνήσομεν τὸν λιχανὸν τὰ ἀκρ... L., τε omis d. P. — [46] ἑτέρου pour ἐντέρου P., ἔλεγξιν pour ἕλιξ LP., ἔλιγξ T. — [47] μέρους D., συναποσφιγγόμενον ABCETXFGJLMNOPSVcBa. — [48] ἀπολημμένον DLP. — [49] βρόγχου BDEFGJNO

σάμενοι [50] τὸ περιττὸν αὐτοῦ ἀποτέμομεν [51], ἀπολινώσαντες τὸ παρεμπίπτον [52], ὡς εἰκὸς, ἀγγεῖον. Ἔπειτα [53] λαβόντες [54] δύο βελόνας ἐχούσας λίνον ἁπλοῦν, κατὰ χιασμὸν [55] αὐτὰς [56] διὰ τῆς γινομένης περιχαράξεως διάξομεν [57]· καὶ κόψαντες τὰς ἀγκύλας τῶν λίνων, ὥσπερ ἐπὶ ἀνευρύσματος ἐλέγομεν [58], ἐκ τεσσάρων ἀρχῶν ποιησόμεθα τὴν ἀπόσφιγξιν.

Μετὰ δὲ τὸ ἀποσαπῆναι καὶ ἐκπεσεῖν [59] τὰ ἀπολινωθέντα σώματα, τῇ ἐμμότῳ θεραπεύσομεν [60] ἀγωγῇ, κοιλοτέραν [61] τὴν οὐλὴν ἀεὶ [62] γίνεσθαι σπουδάζοντες. Ταῦτα μὲν ἐπιπλόου ἢ ἐντέρου [63] τὸ πάθος ἐργαζομένων [64]. Εἰ δὲ σὰρξ, ἢ ὑγρὸν, ἢ [65] αἷμα τοῦ πάθους αἴτιον γίνοιτο, περιελόντες [66] κατὰ κύκλον [67] τοῦ ὄγκου τὴν [68] μεσότητα, ἔπειτα κομισάμενοι τὸ ἐγκείμενον [69] ἔξωθεν τοῦ περιτοναίου κατὰ τὸν ὀμφαλὸν [70], κατὰ [71] συσσάρκωσιν τὴν θεραπείαν ποιησόμεθα. Τὸ [72] δὲ κατ' ἀνεύρυσιν [73] ἢ παρένθεσιν πνεύματος ἐξομφάλον [74] ἀπαγορεύσομεν, ὥσπερ καὶ [75] τὰ ἀνευρύσματα.

RSVeBa., ὅσον μὲν pour ὤσομεν P., ὠθήσομεν HKR., ἐνθήσομεν D. — [50] ἐπισπασάμενοι LP. — [51] ἀποτέμνομεν GLP. — [52] παραπίπτον M. — [53] ἔπει pour ἔπειτα O. — [54] λαβόντας GLP. — [55] κατασχισμὸν EX., κατασχασμὸν M., κατάσχομεν GLP. — [56] αὐτὸ N. — [57] διάγομεν ABCEFGJLMNOPVeBaTX., διαγάγομεν S. — [58] ἐπὶ ἐκ τεσσάρων BO. — [59] ἀποπεσεῖν DHKR, ἐμπεσεῖν N. — [60] αὐτοὺς ἀγωγῇ ACDEFGHKLMPRTX. — [61] δὲ τὴν οὐλὴν AGLMPVeBaT., δὴ τὴν οὐλὴν BCFJNOS., οὐλὴν omis d. BO. — [62] ἀεὶ omis d. ABCDFHJKLMOPRST. —

l'intestin est pris, nous relâchons l'anse de la corde et nous le repoussons à l'intérieur; si c'est l'épiploon, nous l'attirons et nous en coupons la partie inutile, après avoir lié les vaisseaux qui interviennent, comme cela est naturel. Ensuite, prenant deux aiguilles munies d'un fil simple, nous les poussons en forme de *chi* (X) par l'entaille circulaire qui a été faite; et ayant coupé les anses des fils, nous faisons la constriction avec leurs quatre chefs, comme nous l'avons dit au sujet de l'anévrysme.

Après que les parties liées se sont putréfiées et sont tombées, nous traitons par le pansement de charpie enduite de remèdes, nous efforçant d'obtenir toujours une cicatrice profonde. Voilà ce qu'il faut faire quand la maladie est constituée par l'intestin ou par l'épiploon. Mais si la tumeur est formée par de la chair, de l'eau ou du sang, nous l'ouvrons circulairement par son milieu, puis nous évacuons ce qu'il y a dans l'ombilic en dehors du péritoine, et nous employons le traitement incarnatif. Quand au contraire l'exomphale est formé par dilatation ou par interclusion d'esprit, nous nous abstenons d'opérer, de même que pour les anévrysmes.

[63] ἑτέρου LP. — [64] ἐργαζομένου DLNP. — [65] ἢ omis d. ACT. — [66] περιέχοντες J. — [67] κύκλου LPT. — [68] τὴν omis d. BGLMNPVeBa. — [69] ἢ ἔξωθεν A., καὶ ἔξωθεν T. — [70] κατὰ τὸν οὖλον R., κατὰ τὴν οὐλὴν D. — [71] κατὰ τὴν συσσάρκ... E., κατὰ σάρκωσιν GLP. — [72] τοῦ ABCEFGJLNOPSVeBaT., τοὺς X. — [73] κατ' εὔρυσιν LP., ἀνεύρωσιν R. — [74] ἐξομφάλου ABCEFGJLNOPSVeBaT., ἐξομφαλοῦ DHK., ἐξομφάλους X. — [75] καὶ omis d. T.

ΝΒʹ.

ΠΕΡΙ ΤΩΝ ΚΑΤΑ ΤΟ ΠΕΡΙΤΟΝΑΙΟΝ ΤΡΩΣΕΩΝ ΚΑΙ ΠΕΡΙ ΠΡΟΠΤΩΣΕΩΣ ΕΝΤΕΡΟΥ Η ΕΠΙΠΛΟΥ, ΕΝ Ω ΚΑΙ ΤΡΟΠΟΣ ΓΑΣΤΡΟΡΡΑΦΙΑΣ, ΕΚ ΤΩΝ ΓΑΛΗΝΟΥ *.

Ὡς δ' ἄν τις[1] ἄριστα μεταχειρίζοιτο[2] τὰς τοῦ περιτοναίου τρώσεις[3] ἐφεξῆς σκεπτέον. Εἰ μὲν οὖν μικρὸν εἴη τὸ τραῦμα, ὥς τε τὸ[4] προπεσὸν ἔντερον ἐμφυσηθὲν μηκέτι οἷόν τε εἶναι[5] καταστεῖλαι[6], ἀναγκαῖον ἤτοι τὴν φύσαν[7] ἐκκενοῦν, ἢ τὸ τραῦμα μεῖζον ἐργάζεσθαι. Βέλτιον δὲ οἶμαι τὸ πρότερον, ἐάνπερ οἷόν τε ᾖ[8] τυχεῖν αὐτοῦ. Πῶς δ' ἄν τις[9] τύχοι μᾶλλον ἢ[10] εἰ τὴν αἰτίαν ὑφ' ἧς[11] ἐμφυσᾶται τὸ ἔντερον ἐκποδὼν ποιήσαιτο[12]; τίς οὖν ἐστιν αὕτη; ἡ[13] ἐκ τοῦ περιέχοντος ἀέρος ψύξις[14], ὥστε καὶ[15] ἡ ἴασις ἐν[16] τῷ θερμᾶναι[17]. Σπόγγον οὖν μαλακὸν χρὴ ὕδατι θερμῷ βρέξαντας[18], εἶτα ἐκπιέσαντας[19], ἐκθερμῆναι τούτῳ[20] τὸ ἔντερον. Εὐτρεπιζέσθω δὲ ἐν τῷ τέως οἶνος αὐστηρὸς θερμός· καὶ γὰρ[21] θερμαίνει μᾶλλον ὕδατος, καὶ ῥώμην ἐντίθησι τῷ ἐντέρῳ.

Εἰ δὲ καὶ τούτοις χρησαμένων[22] ἔτι διαμένοι[23] τὸ ἔντερον ἐμπεφυσημένον[24], τέμνειν τοῦ περιτοναίου τοσοῦτον χρὴ[25] ὅσον δεῖται τὸ προπεπτωκός[26]. Ἐπιτήδεια δὲ εἰς τὴν τοιαύτην τομὴν[27] ἐστι τὰ καλούμενα ὀρθὰ συριγγοτόμα[28]. Ἐπιτήδειον

* Ce chapitre, ainsi que l'indique son titre, est pris dans Galien, *Methodus medendi*, lib. VI, cap. 5, 2, 10, p. 414 de l'édition de Kühn; mais il n'a pas été pris textuellement, et notre auteur a abrégé Galien en beaucoup d'endroits : ses abréviations sont même assez considérables pour que le texte soit parfois obscur, et que les opérations qui y sont décrites soient difficiles à comprendre. Je suppléerai donc d'après le texte de Galien, mais dans mes notes, les passages qui me paraîtront manquer de clarté. Le manuscrit S m'a surtout servi ici pour rendre intelligibles plusieurs passages qui ne l'étaient pas avec toutes les autres leçons.

1 δ' ἂν ἥτις D., ὡς ἄν τις R. — 2 μεταχειρίζοι L., ταῖς ABCTEFGJLMNOPVeBaX. — 3 τρώσεσιν ABCEFGJLMNOPVeBaTX. — 4 ὡς τὸ ABCEFGJLMNOPVeBaTX., προσπεσὼν P., προσὸν T. — 5 καὶ καταστ..., ABCFLMNOVeT. — 6 Il y a dans Galien καταστέλλειν, ἆρ' οὐκ ἀναγκαῖον ἐνταῦθα δυοῖν θάτερον ἤτοι... ἐργάζεσθαι; n'est-il pas nécessaire de faire de deux choses l'une, ou..? — 7 φύσιν GLP. — 8 ᾖ omis d. J. — 9 πῶς ἄν τίς R., αὖτις E., τυχὸν DR. — 10 ἢ omis d.

CHAPITRE LII.

DES BLESSURES DU PÉRITOINE ET DU PROLAPSUS DES INTESTINS OU DE L'ÉPIPLOON, AINSI QUE DE LA MANIÈRE DE FAIRE LA GASTRORRHAPHIE, D'APRÈS GALIEN.

Il faut examiner maintenant comment on traite le mieux possible les blessures du péritoine. Si la blessure est petite, de sorte que l'intestin sorti soit gonflé et ne puisse plus être replacé, il est nécessaire ou d'évacuer la flatuosité ou d'agrandir la plaie. Le premier moyen vaut mieux à mon sens, s'il est possible de l'employer. Or comment y arriverait-on mieux qu'en supprimant la cause qui fait gonfler l'intestin? Quelle est donc cette cause? C'est le refroidissement de l'air ambiant, de sorte que la guérison consiste dans la chaleur. Il faut en conséquence imbiber une éponge douce d'eau tiède, et, après l'avoir exprimée, en réchauffer l'intestin. Que l'on prépare cependant du vin austère et chaud; car il échauffe davantage que l'eau et donne de la force à l'intestin.

Si malgré cela l'intestin reste gonflé, on doit inciser du péritoine autant qu'il faut pour faire rentrer la portion intestinale sortie. L'instrument droit qu'on appelle syringotome est propre à cette incision. Dans les blessures de la partie inférieure, la po-

ABCEFJNOPVeBaT., εἰς F, ἢ P pour εἰ. — [11] ὑφ' οἷς D., ἐφ' οἷς HKR., ἐφ' ἧς LP., δι' ἧς S. — [12] ποιήσοιτο M. — [13] ἡ omis d. R. — [14] ψύξις τε καὶ BFGJMLOP., ψύξις καὶ DKHR. — [15] ἡ omis d. BDJLMNOPVeBa. — [16] ἐν omis d. SABCDFGHJKLMNOPRVeBaT., τῶν ABCFGLMT., τὸ DHKR., τοῦ E. — [17] θερμὴ εἶναι EX., θερμῶν M., θερμῶνναι L., θερμῆναι SABCFGNOPVeBaT. — [18] βρέξαντες P. — [19] ἐκπιάσαντας SABCEFGLNVeBaTX., ἐκπιάσαντες P. — [20] τοῦτο SABCDEFGLMNOPVeBaT. — [21] καὶ γὰρ καὶ θ... GNVeBa., θερμαίνειν P. — [22] χρησαμένους ABFJTXMNOVe., χρησαμένοις CGLPS.; ἔνεστι pour ἔτι GLP. — [23] διαμένειν P. — [24] ἐμφυσημένον J. — [25] χρῆναι AT., χρὴ δὲ G. — [26] τὸ πεπτωκὸς C., προσπεπτωκὸς EFX. — [27] εἰσι DN., τομὴν δέ ἐστι P. — [28] συριγγώματα omnes, συγγώματα GL. Ici Galien ajoute : τὰ δ' ἀμφήκη τῶν μαχαιρίων, ἢ κατὰ τὸ πέρας ὀξέα παντὶ τρόπῳ φευκτέα; mais les bistouris à double tranchant, ou ceux

δὲ σχῆμα τῷ[29] κάμνοντι[30], πρὸς μὲν τοῖς κάτω μέρεσι τῆς τρώσεως[31] γεγενημένης, τὸ[32] ἀνάῤῥοπον[33] · καὶ κατὰ μὲν τα δεξιὰ μέρη, ἐπὶ τὰ ἀριστερά · κατὰ δὲ τὰ ἀριστερὰ, ἐπὶ τὰ δεξιὰ[34] κλίνεσθαι. Τοῦτο μὲν δὴ καὶ τοῖς μεγάλοις καὶ τοῖς μικροῖς ἕλκεσι κοινόν[35]. Αἱ δὲ ἀποθέσεις τῶν ἐντέρων εἰς τὴν οἰκείαν χώραν, ἐπὶ τοῖς μεγάλοις γινόμεναι[36] τραύμασιν, ὑπηρέτου δεξιοῦ δέονται · χρὴ γὰρ αὐτὸν ὅλον[37] ἔξωθεν καταλαβόντα[38] τὸ τραῦμα ταῖς ἑαυτοῦ[39] χερσὶν, εἴσω προστέλλειν[40] τε καὶ σφίγγειν, ὀλίγον ἑκάστοτε τῷ ῥάπτοντι παραγυμνοῦντα[41] · καὶ μέντοι καὶ τὸ ῥαφὲν αὐτὸ[42] μετρίως προστέλλειν ἄχριπερ[43] ἂν ὅλον ἀκριβῶς ῥαφῇ.

Τίς δ' ἂν εἴη[44] τρόπος ἐπιτήδειος εἰς τὰ τοιάδε[45] τῆς καλουμένης γαστροῤῥαφίας ἐφεξῆς λέγωμεν[46]. Ἐπειδὴ[47] συμφῦναι χρὴ τῷ περιτοναίῳ τὸ ἐπιγάστριον, ἀρκτέον[48] ἀπὸ τοῦ δέρματος ἔξωθεν ἔσω διείραντα[49] βελόνην. Ἐπειδὰν δὲ τὸ δέρμα καὶ τὸν μῦν[50] ὄρθιον ὅλον διεξέλθῃ[51], τὸ παρακείμενον ὑπερβαίνοντα[52] περιτόναιον, ὠθεῖν[53] αὐτὴν ἔσωθεν ἔξω[54] διὰ τοῦ λοιποῦ[55] περιτοναίου · κἄπειτα ἐντεῦθεν ἔσωθεν ἔξω διαπείρειν τὸ ἕτερον[56] ἐπιγάστριον. Διεξελθούσης δὲ τελέως αὖθις[57] ἔξωθεν ἔσω τὸ ἐπιγάστριον τοῦτο διείροντα[58], εἶτα τὸ παρακείμενον[59] αὐτῷ περιτόναιον ὑπερβαίνοντα[60], ἐπί τε τὸ ἀντι-

qui sont pointus doivent être complétement mis de côté. — 29 J'ai ajouté σχῆμα d'après Galien pour rendre le texte plus clair, quoique ce mot ne se trouve dans aucun manuscrit. — 30 τὸν κάμνοντα LP. — 31 γαστρὸς pour τρώσεως N., τῆς omis d. M. — 32 τὸν J. — 33 Il faut ajouter ici d'après Galien : πρὸς δὲ τοῖς ἄνω τὸ καταῤῥοπον, pour celles de la partie supérieure d'être incliné en bas. Galien continue ainsi : « Ces deux positions ont un seul et même but, c'est que les autres intestins ne puissent en rien peser sur celui qui est sorti. C'est pour cela aussi que, dans les blessures du côté droit, le malade doit être couché sur le côté gauche, et que, dans les blessures du côté gauche, il doit être couché sur le côté droit; de telle sorte que la partie blessée soit toujours l'endroit le plus élevé. » — 34 κατακλίνεσθαι DHK RS. — 35 καίνον M. — 36 γινόμενον P., γινόμενοι HKR. — 37 οἷον *omnes*; ὅλον est dans Galien. — 38 αὐτῶν... καταλαβόντων M. — 39 ἑαυτῶν M. — 40 περιστέλλειν EX. — 41 περιγυμνοῦντα H., παραγυμνοῦντας M. — 42 αὐτοῦ MT., αὐτῷ P. — 43 ἂν ὅλον est omis dans tous les manuscrits et se trouve dans Galien; ἅπερ pour ἄχριπερ X. — 44 τίς ἂν εἴη R. — 45 τοιαῦτα Galien. — 46 τὶς δ' ἂν εἴη τρόπος γαστροῤῥαφίας ἐπι-

sition convenable pour le malade est d'avoir le bassin élevé ; pour les blessures du côté droit, d'être couché sur le côté gauche, et pour les blessures du côté gauche, d'être couché sur le côté droit ; et cela est bon pour les grandes comme pour les petites blessures. Mais le replacement des intestins dans leur lieu propre, lorsqu'il doit avoir lieu dans les grandes blessures, exige un aide adroit ; car il doit, après avoir embrassé en dehors la blessure tout entière dans ses mains, repousser en dedans et comprimer les parties en les découvrant peu à peu à celui qui les coud ; en outre, il doit encore maintenir doucement ce qui est cousu jusqu'à ce que la suture entière soit exactement achevée.

Disons maintenant quelle est la manière convenable de faire dans ces cas ce qu'on appelle la gastrorrhaphie. Puis donc qu'il est nécessaire de faire adhérer l'épigastre au péritoine, on doit commencer par la peau et pousser l'aiguille de dehors en dedans. Dès qu'elle a traversé la peau et tout le muscle droit, laissant de côté le péritoine adjacent, il faut la pousser de dedans en dehors à travers la lèvre opposée du péritoine, et percer de dedans au dehors l'autre partie de l'épigastre. L'aiguille, ayant ainsi traversé complétement, sera de nouveau introduite de dehors en dedans, en perçant cette même lèvre épigastrique ; ensuite, ayant laissé de côté le péritoine adjacent pour aller vers celui qui est placé à

τήδειος εἰς τὰ τοιαῦτα. ἐφεξῆς λέγω... S. — [47] ἐπειδὴ γὰρ DHJKR., συμφῦσαι Galien. — [48] ἀρκτέον μὲν Galien. — [49] εἴσω διαπείροντα τὴν βελ... Galien, διείραντες GLPX., διείραντας M., βελόνης X. — [50] τὸ μῦν BNVc., τῶν μύων EX., τὸν μῦν τὸν ὄρθιον Galien, ὄρθιον omis d. GLP. — [51] διεξέλει LP., διεξέλθοι M.Galien. — [52] ὑπερβαίνοντας M., βαίνειν τῷ περιτ... X. — [53] ὠσθεῖν EX., αὐτὴν omis d. C. — [54] ἔξω omis d. ACDGJLMNPVcBa., ἔσωθεν omis d. O. ; ACGJLMT omettent en outre διὰ τοῦ λοιποῦ περιτοναίου · κἄπειτα ἐντεῦθεν ἔσωθεν. — [55] λοιποῦ ἀντικειμένου περιτ... Galien. — [56] ἔντερον ἐπιγ... Tous les manuscrits, excepté T et les deux éditions imprimées, portent cette leçon ; mais ἔντερον a été corrigé et remplacé par ἕτερον dans ADGHJKRS. Le mot est omis dans EX. ; C. omet depuis διεξελθούσης jusqu'à τὸ ἐπιγάστριον inclusiv. ; GL. ont la leçon suivante : τὸ ἔντερον ἐπιγάστριον διεξελθούσης δὲ τελέως αὖθις ἔσωθεν ἔξω διαπείρειν τὸ ἔντερον (ἕτερον G.) ἐπιγάστριον τοῦτο διείραντας. — [57] αὐτῆς Galien. — [58] διείραντας ABCFGJLMNOPSVcBaT., δείραντας EX., διαιροῦντας Galien. — [59] περικείμενον HT., αὐτὸ MST. — [60] ὑπερβαίνοντας

κείμενον ἐλθόντα [61] ἔσωθεν ἔξω τοῦτο διακεντεῖν [62], ἅμα δὲ αὐτῷ [63] καὶ τὸ πλησίον ἐπιγάστριον ἅπαν [64]. Εἶτ' αὖθις καὶ αὖθις τοῦτο ἐργάζεσθαι [65] μέχριπερ ἂν ὅλον ὁμοίως ῥάψωμεν τὸ [66] τραῦμα.

Διάστημα δὲ [67] τῶν ῥαφῶν ὅσον μὲν ἐπὶ τῷ σφίγγεσθαι τὰ ὑποκείμενα βραχύτατον [68] εἶναι χρεόν· ὅσον δὲ ἐπὶ [69] τῷ τὸ μεταξὺ τῶν ῥαφῶν δέρμα [70] διαμένειν ἀσύῤῥηκτον, οὐ χρηστὸν τὸ βραχύ. Φεύγοντας [71] οὖν ἑκατέρου τὴν ὑπερβολὴν, ἀμφοῖν αἱρεῖσθαι τὸ μέτριον [72], ὥσπερ γε καὶ αὐτοῦ τοῦ ῥάμματος [73] ἡ σύστασις· τὸ μὲν γὰρ σκληρότερον [74] ἐκρήσσει τὸ δέρμα, τὸ δὲ μαλακώτερον αὐτὸ φθάνει ῥηγνύμενον. Οὕτω δὲ καὶ τῷ [75] μὲν ἐγγυτάτῳ τῶν ἄκρων χειλῶν διαπείρειν τὴν βελόνην, τὸ λοιπὸν τοῦ δέρματος ὀλιγοστὸν ὂν [76], ἀναγκάζεται καὶ βιάζεται [77] ῥήγνυσθαι· τὸ δὲ πλεῖστον ἀποχωρεῖν τὸ [78] πολὺ τοῦ δέρματος ἀκόλλητον ἀπολείπει [79]. Ταῦτα μὲν οὖν εἰ καὶ πάντων ἑλκῶν ἐστι κοινὰ, μάλιστα φυλακτέον αὐτὰ [80] ἐν ταῖς γαστροῤῥαφίαις.

Ἤτοι [81] δὲ ὡς προείρηται [82] ποιητέον [83], ἐστοχασμένου τοῦ συμφυῆναι [84] τῷ περιτοναίῳ τὸ ἐπιγάστριον, ἐπειδὴ μόγις [85] αὐτῷ συμφύεται νευρῶδες ὑπάρχον [86]· ἢ, ὡς ἔνιοι συνάγοντες [87] ἀλλήλοις τὰ κατὰ φύσιν οἰκεῖα, περιτοναίῳ μὲν [88] περιτόναιον, ἐπιγαστρίῳ δὲ [89] ἐπιγάστριον· ἔστω δὲ τοῦτο κατὰ [90] τόνδε τὸν τρόπον. Ἀπὸ τοῦ πλησίον ἡμῶν [91] ἐπισγαστρίου

ABCEFGJLNOPSVeBaTX., ἐπὶ τούτῳ τὸ ἀντ... P. — 61 ἐλθόντας ABCEFGJLMNOPSVeBa., — ἐλόντας T., ἔξωθεν ἔσω F. — 62 διακευτεῖν Vc., διακειντεῖν A Ba. — 63 αὐτῶν R., αὐτὸ S., καὶ τὸ omis d. LP. — 64 Ici Galien ajoute : « Puis commençant de nouveau par celui-ci, on le coud avec le péritoine opposé; et, perçant encore la peau contiguë, l'aiguille est itérativement enfoncée en dedans dans cette partie que l'on coud avec la lèvre péritonéale opposée, laquelle est traversée avec la peau qui la recouvre. — 65 αὖθις κατεργάζεσθαι ABCEFGLMNOPVeBaTX., καὶ αὖθις omis d. MRX., — τοῦτο κατεργάζ... J., ταύταις ἐργάζ... R. — 66 τὸ omis d. D. — 67 δὲ omis d. D. — 68 βραχύτητα R., χρεῶν RST. — 69 δὲ omis d. P., τῷ omis d. ACFLMT., τὸ omis d. CNRVc., ἐπὶ omis d. NVc., ἐπὶ τὴν μεταξὺ P. — 70 δέρμα omis d. D. — 71 φεύγων ABCEFGJLMNOPSVeBaTX. — 72 Ici Galien ajoute : « Et cela s'applique à tous les genres de plaies, comme aussi, etc., etc., » ἤδη δὲ καὶ τοῦτο κοινόν πως ἁπάντων ἕλκων, ὥσπερ γε... — 73 τοῦ

l'opposé, il faudra le transpercer de dedans en dehors et en même temps que lui tout l'épigastre qui lui est contigu. On continuera en recommençant ainsi jusqu'à ce que toute la blessure soit cousue de même.

L'intervalle entre les points de suture qui a pour but de tenir serrées les parties internes devra être très petit; mais celui qui a pour but de maintenir sans rupture la peau entre les points de suture ne doit pas être petit. Évitant donc l'exagération pour l'un comme pour l'autre, on doit prendre pour les deux un terme moyen, comme aussi pour la consistance du fil lui-même; car trop fort, il brise la peau, tandis que trop mince il peut se rompre lui-même. De même si l'on passe l'aiguille trop près des bords de la plaie, ce qui reste de peau étant insuffisant, est exposé et forcé à se rompre; si, au contraire, on la passe trop loin, il reste beaucoup de peau non agglutinée. Ces remarques s'appliquent à toutes les solutions de continuité, mais il faut en tenir compte surtout dans les gastrorrhaphies.

Ainsi donc il faut agir comme nous venons de le dire quand on veut réunir le péritoine à l'épigastre, ce qu'on obtient avec peine, parce qu'il est de structure nerveuse; ou bien, comme quelques-uns font, il faut réunir les unes aux autres les parties qui sont de même nature, savoir : le péritoine au péritoine, et l'épigastre à l'épigastre. Voici comment cela se fait :

omis d. R., τοῦ δέρματος LP. — 74 σκληρόν τε ACT., σκληρότερον χρὴ ῥήσσειν τὸ δ... Galien. — 75 τὸ AEFGMPST Galien, καὶ omis d. P., ἐγγυτάτων P. — 76 ὧν LP., τῶν G., ὂν omis d. X. — 77 βιάζεται δὲ ῥήγνυσθαι τὸ πλεῖστον BaX., — βιάζεται, ῥήγνυσθαι δὲ τὸ MOTPVc. — 78 ἀποχωρεῖν omis d. ABCEFGJLMNOPSVeBaTX., τὸ δὲ πολὺ ABCEFGJLMNOPSVeBaTX. — 79 ἀπομένει M. — 80 αὐτὰ omis d. DHKMR., φυλακτέον αὐτὰ ῥαφίαις GLP. — 81 οἵ τη D.; dans Galien il y a αὐτὰς δὲ τὰς γαστροῤῥαφίας ἤτοι γε ὡς προ... — 82 ὥσπερ εἴρηται LP. — 83 ποιητέον ἐστιν DHKR., ἐστοχασμένους ACHKRT., ἐστοχασμένως DG., ἐστοχασμένος LP. — 84 συμφυῆναι omis d. GLP. — 85 ἔπει δὲ μόλις D., ἐπειδὴ μήτις M., μόλις RHK., αὐτὸ DPS., ἑαυτῷ Dalech. — 86 ὑπάρχων DEFLMPSVeBa. — 87 συνάγοντας HR. — 88 μὲν ὡς περιτ... ABCEFGJLMNOPVeBaTX., περιτοναίῳ S., περιτοναῖος Ve. — 89 δὲ ὡς ἐπιγ... CGLOPT. — 90 ἔστω δὲ τοῦτο κάτω. Κατὰ δὲ τὸν αὐτὸν τρόπον ἀπὸ τοῦ ABCDEFGHJKTXLMNOPRVeBa. — 91 ἡμῶν omis d. S. —

διεκβάλλειν[92] χρὴ τὴν βελόνην ἔξωθεν ἔσω δι' αὐτοῦ μόνου[93], κἄπειθ' ὑπερβαίνοντας[94] ἄμφω τὰ χείλη τοῦ περιτοναίου πάλιν ἀντιστρέφειν[95] τὴν βελόνην ἔξωθεν ἔσω δι' ἀμφοτέρων τῶν χειλῶν τοῦ περιτοναίου, κἄπειτ' αὖθις ἀντεπιστρέφοντας[96] ἔσωθεν ἔξω διεκβάλλειν[97] κατὰ τὸ ἀντικείμενον ἐπιγάστριον. Οὗτος ὁ τρόπος τοῦ κοινοῦ καὶ προχείρου, καθ' ὃν διὰ τῶν τεσσάρων[98] χειλῶν ἐπιβολῇ μιᾷ διεκβάλλουσι τὴν βελόνην, διαφέρει[99] τῷ κατακρύπτειν ἔνδον ἀκριβῶς τοῦ ἐπιγαστρίου[100] τὸ περιτόναιον.

Ἐπιτήδεια δὲ φάρμακα[101] τῆς αὐτῆς ὕλης[102] τοῖς ἐναίμοις ὀνομαζομένοις. Ὅπως δὲ μὴ[103] συμπαθῇ τι[104] τῶν κυριωτέρων, ἐλαίῳ χρὴ συμμέτρως[105] θερμῷ ἔριον ἁπαλὸν δεύσαντας[106], ὅλον ἐν κύκλῳ περιλαμβάνειν[107] τὸ μεταξὺ[108] βουβώνων τε καὶ μασχαλῶν. Ἄμεινον δὲ καὶ διὰ κλυστῆρος[109] ἐνιέναι τοῖς ἐντέροις[110]. Εἰ δέ τι καὶ αὐτῶν τῶν ἐντέρων τρωθείη[111], οἶνος ἔστω τὸ ἐνιέμενον αὐστηρὸς, μέλας[112], χλιαρὸς, καὶ μᾶλλον εἰ διατρωθείη[113] σύμπαν. Εὐίατα[114] μὲν οὖν τὰ παχέα τῶν ἐντέρων, δυσίατα δὲ τὰ λεπτά. Πάντη[115] δὲ ἀνίατος ἡ νῆστις[116], διά τε τὸ πλῆθος καὶ τὸ[117] μέγεθος τῶν ἀγγείων[118], καὶ τὸ λεπτὸν καὶ νευρῶδες τοῦ χιτῶνος, ἀλλὰ καὶ τὴν χολὴν ἀκραιφνῆ πᾶσαν[119] ἐκδέχεται, καὶ πάντων ἐστὶν ἐγγυτάτω τοῦ ἥπατος. Γαστρὸς δὲ τὰ κάτω[120] τὰ σαρκώδη θεραπεύειν τολμᾶν δεῖ· ἐγχωρεῖ γὰρ[121] καὶ τυχεῖν οὐ μόνον ὅτι[122] παχύτερα ταῦτά ἐστιν[123], ἀλλὰ καὶ τοῖς ἰωμένοις φαρμάκοις εὐπετὴς ἡ ἕδρα

92 διεισβάλλειν BEGLOPSX., διεμβάλλειν DHKR, δεῖ pour χρὴ S — 93 μόνον GLP., μάννου E. — 94 καὶ ὑπερβ... M., καθ' ὑπερβαίνοντες ACNVeGLPTX., καθ' ὑπερβαίνοντας DHKR. — 95 ἀντεπιστρέφειν S.; GLP. omettent depuis πάλιν jusqu'à τοῦ περιτοναίου inclus. — 96 ἀντιστρέφοντας DHKR. — 97 διαβάλλειν T. — 98 τετάρτων E., τετραγώνων GLP. — 99 διαφέρειν P., διαφέρει δὲ DHJKR., τὸ DST., αὐτῷ pour τῷ LP. — 100 ὅλον τὸ περιτ... Galien; M. omet depuis ἔσω δι' ἀμφοτέρων jusqu'à l'alinéa. — 101 τὰ τῆς DHKR. — 102 ὄντα τοῖς DHKR., τοῖς ἀνέμοις D., ἐναίμοις omis d. GLP. — 103 ὅπως μηδὲ συμπ... ABCDEGJLMOPSVeTX., ὅπως δὲ μηδὲν HKNR. — 104 τί omis d. HKR. — 105 συμμέτρῳ ABCDEFLMNOPVeBa. — 106 δεύσαντες GLPT., ὀλίγον pour ὅλον DHKR. — 107 περιλαμβάνει LP., παραλαμβάνειν M. — 108 τῶν βουβώνων ADHKMORVeBa. Notre auteur a abrégé ce passage; mais ce

Nous enfonçons une aiguille dans la partie de l'épigastre la plus proche de nous, de dehors en dedans et seulement dans l'épigastre; puis, passant par-dessus les deux lèvres du péritoine, nous retournons l'aiguille de nouveau de dehors en dedans, et nous la passons dans les deux lèvres du péritoine; ensuite nous la retournons derechef et nous traversons de dedans en dehors l'épigastre du côté opposé. Ce procédé diffère du mode vulgaire et facile qui d'un seul coup fait passer l'aiguille par les quatre bords, en ce qu'il cache exactement le péritoine en dedans de l'épigastre.

Les médicaments convenables sont de même substance que ceux reconnus propres aux plaies sanglantes. Afin qu'aucune des parties nobles ne souffre par sympathie, il faut choisir de la laine douce imbibée d'huile modérément chaude et la placer tout autour dans l'intervalle des aines et des aisselles. Il est bon aussi d'introduire un clystère dans les intestins. Si quelque portion des intestins eux-mêmes a été blessée, qu'on injecte du vin austère noir et tiède, et surtout si la paroi tout entière a été lésée. Or les gros intestins se guérissent facilement, mais les intestins grêles difficilement. Le jéjunum est tout à fait incurable, tant à cause du nombre et de la grosseur de ses vaisseaux que parce que sa tunique est mince et nerveuse, comme aussi parce qu'il reçoit toute la bile sans mélange et que de tous il est le plus près du foie. On doit entreprendre de guérir les parties in-

qu'il a omis n'est point nécessaire à l'intelligence de son texte; chacun d'ailleurs pourra consulter Galien. Paul a voulu rester fidèle à la loi de concision qu'il s'est imposée en commençant. — [109] κλυστήρων S., σκληρὸς LP. — [110] Galien ajoute ici τοιοῦτον ἕτερον, et je crois ces mots nécessaires pour rendre la pensée de l'auteur. On devra alors traduire ainsi : « Il est bon d'introduire dans les intestins quelque liquide semblable, à l'aide d'un lavement. » — [111] τρωθῇ S., οἴνου X., οἶνον E., ἔσται LP. — [112] ὁ μέλας ABEFGJMNOBa., ὁ μέγας LP., ὁ μέλυ Vc., πᾶσι χλιαρὸς L. — [113] μᾶλλον ἤδη τρωθείη P.; M. omet depuis οἶνος ἔστω jusqu'à διατρωθείη inclusiv. — [114] εὐίατον EX. — [115] πᾶσι ABCEFGJLMNOPVcBaTX., παντάπασι S. — [116] κύστις DT.— [117] τὸ omis d. HK. — [118] τοῦ ἀγγείου M. — [119] παραδέχεται D., ἐνδέχεται P., εἰσδέχεται S. — [120] δὲ κατὰ σαρκ... LP., τὰ σαρκώδη omis d. S. — [121] ἐγχωρεῖν P. — [122] ὅτι καὶ E., ὅτι omis d. CX., ταχύτερα T. — [123] ἐστιν omis

κατὰ[124] δὲ τὴν χώραν· τὰ δὲ ἐν τῷ στόματι αὐτῆς[125] καὶ στομάχῳ[126] τῇ παρόδῳ μόνον ψαύει[127] τῶν πεπονθότων. Τοῖς[128] δὲ ἐν τῷ στόματι καὶ τὸ περιττὸν τῆς αἰσθήσεως ἐναντιοῦται πρὸς τὰς ἰάσεις.

Ὅταν δὲ περιτοναίου ῥαγέντος ἐπίπλους[129] προπέσῃ, καὶ ἤτοι πελιδνωθείη[130], ἢ μελανθείη, βρόχῳ διαλαμβάνοντας[131] πρὸ τοῦ μελανθέντος, διὰ τὸν ἀπὸ τῆς αἱμοῤῥαγίας κίνδυνον, ἀποτέμνειν χρὴ τὸ[132] μετὰ τὸν βρόχον, ἐν τῷ κάτω[133] πέρατι τῆς γαστροῤῥαφίας ἐκκρεμεῖς[134] τοῦ βρόχου τὰς ἀρχὰς[135] ποιησαμένους, πρὸς τὸ[136] κομίσασθαι ῥᾳδίως αὐταῖς[137] ὅταν ἀποπτυσθῶσιν[138] ἐκπυήσαντος τοῦ τραύματος.

d. M. — 124 τήνδε τὴν ABCEFGJLMNOPSVeBaT. — 125 αὐτῆς omis d. S. — 126 στομαχοῦ BENOVeBa. — 127 παύει C., ψαύειν P.; παρόδῳ omis d. M. μόνῃ LP. — 128 τὰ δὲ M.; X. omet depuis τῆς αἰσθήσεως jusqu'à δὲ περιτοναίου inclusiv. — 129 ἐπιπλείους N., προσπέσῃ ABCEFGHJNORSVeBaTX., προτέσῃ L., προσ-τέσῃ P. — 130 πελιδνωθῇ ἢ μελανθῇ ABCTEFGJLMNOPVeBaX. — 131 βρόχον P.,

---

ΝΓʹ.

ΠΕΡΙ ΠΟΣΘΗΣ ΛΕΙΠΟΔΕΡΜΟΥ[1].

Ἐφ' ὧν ὀλίγον ἐνδεῖ τῷ δέρματι τοῦ αἰδοίου τινὲς[2] διὰ τὴν ἀπρέπειαν[3] διττὸν ἐπενόησαν χειρουργίας τρόπον[4]· ποτὲ μὲν ἄνω κατὰ[5] τὴν ἀρχὴν τοῦ αἰδοίου τὸ δέρμα τέμνοντες κυκλοτερῶς, ἕνεκα τοῦ λυθείσης τῆς συνεχείας ἕλκεσθαι[6] κάτω τὸ δέρμα μέχρι τοῦ ἐσκεπάσθαι[7] τὴν καλουμένην βάλανον· ἐνίοτε δὲ[8] ὑποδέροντες σμίλῃ κατὰ τὸ ἔνδον ἀπὸ τῆς κατὰ τὴν[9] βάλανον ῥίζης, εἶτα ἕλκοντες κάτω, κἄπειτα δεσμοῦντες μαλακῷ τινὶ ὀθονίῳ πέριξ τὴν ποσθὴν, δηλονότι μεσολαβομένου[10]

1 λειποδέρμου BN. — 2 τινὲς δὴ διὰ M. — 3 ἀτρέπειαν N., διττὴν D. — 4 τρόπος D., τρόπον omis d. P. — 5 κάτω LP. — 6 ἑλκυσθῆναι DHKR., κατὰ

férieures et charnues de l'estomac ; et l'on peut y réussir non-seulement parce qu'elles sont très épaisses, mais aussi parce que le séjour des médicaments curatifs a lieu facilement dans cet endroit, tandis que dans les blessures de l'œsophage et de l'orifice de l'estomac les remèdes ne font qu'effleurer en passant ces parties : et quant aux blessures qui sont dans son orifice, sa trop grande sensibilité s'oppose d'ailleurs à leur guérison.

Lorsque dans les ruptures du péritoine il y a chute de l'épiploon et qu'il devient livide et noir, il faut le saisir avec un fil avant qu'il soit devenu noir, à cause du danger de l'hémorrhagie, et couper ce qui est au-dessus du fil, mettant les chefs du fil pendants dans l'extrémité inférieure de la plaie cousue, afin de pouvoir les enlever facilement lorsqu'ils seront rejetés par suite de la suppuration de la blessure.

διαλαμβάνοντές τε ABTCEFGNOSL. — [132] τὸν JLPT., βρόγχον FLNRVe. — [133] κατὰ C. — [134] ἐκτεμεῖς C., βρόγχου FLNSVc. — [135] ἀπαρχὰς ABCGLMTNOP VeBa. — [136] πρὸς τὸ μὴ E., κωμύσαι τε LP. — [137] αὐτὰ P. — [138] ἀποπτυθῶσιν MO., παραποπεισθῶσιν P., ἐκποιήσαντος ALPT.

CHAPITRE LIII.

DU PRÉPUCE ÉCOURTÉ.

Pour remédier à la difformité de ceux à qui il manque un peu de peau aux parties honteuses, quelques-uns ont imaginé deux genres d'opération. Parfois on coupe circulairement la peau à l'extrémité supérieure des parties, afin qu'après la solution de continuité faite, la peau inférieure soit attirée jusqu'à ce qu'elle recouvre ce qu'on appelle le gland. D'autres fois on dissèque avec un bistouri la partie interne à partir de la racine du gland, puis on tire en bas, et après avoir interposé un morceau de linge

pour κάτω LP. — [7] σκεπάσαι EX. — [8] δὲ omis d. GLPT. — [9] τὴν omis d. LP., τὸ pour τὴν N. — [10] μεσολαβουμένου ABCDEFGJMNOSVeBaT. —

τινὸς ὀθονίου κατὰ τὴν γεγονυῖαν ὑποδορὰν, ὑπὲρ τοῦ μὴ συμφυῆναι [11] τὴν ποσθὴν τῇ [12] βαλάνῳ.

Τοῦτον μᾶλλον [13] Ἄντυλλος ἀποδέχεται τὸν τρόπον [14] πλατυκώτερον [15] αὐτὸν ἐξηγούμενος. Ἡμεῖς δὲ κεφαλαιωδῶς μόνον εἰπεῖν ἠρκέσθημεν, ὅτι κατὰ τὸ σπάνιον ἐν τοῖς ἔργοις τῆς τέχνης ἡ τοιαύτη ἐπιζητεῖται χειρουργία, διὰ τὸ μήτε δυσεργίαν τινὰ τὸ πάθος ἐμποιεῖν, μήτε τοσαύτην ἀπρέπειαν ὡς ταύτης μᾶλλόν τινα τὴν διὰ τῆς χειρουργίας αἱρεῖσθαι [16] βάσανον.

[11] συμφῆναι LP. — [12] τῷ D. — [13] μάλιστα T. — [14] τὸν κόπον T. — [15] πλατυ-

---

ΝΔʹ.

ΠΕΡΙ ΥΠΟΣΠΑΔΙΑΙΩΝ.

Πολλοῖς ἐκ γενετῆς [1] ἡ βάλανος οὐ τέτρηται [2] · ἀλλ' ὑπὸ τῷ κυνὶ καλουμένῳ κατὰ τὸν ἀπαρτισμὸν τῆς βαλάνου τὸ τρῆμά ἐστιν. Ἐντεῦθεν οὔτε οὐρεῖν εἰς τοὔμπροσθεν δύνανται, ἂν μὴ πάνυ [3] τὸ μόριον ἀνακλάσωσιν ὡς πρὸς [4] τὸ ἦτρον, οὔτε [5] τεκνοποιεῖν, τοῦ σπέρματος αὐτοῖς εἰς τὴν μήτραν ἐπ' εὐθείας ἐξακοντίζεσθαι μὴ δυναμένου. Πρὸς δὲ τούτοις καὶ ἀπρέπειαν οὐ τὴν τυχοῦσαν ἐμποιεῖ [6] τὸ πάθος. Πάντων οὖν ἁπλούστατός τε καὶ ἀκινδυνότατός ἐστιν [7] ὁ κατὰ ἀποκοπὴν [8] τῆς χειρουργίας τρόπος.

Δεῖ [9] τοίνυν σχηματίσαι [10] τὸν κάμνοντα ὕπτιον [11] · ἔπειτα ἀνατείνειν τὴν βάλανον διὰ τῶν δακτύλων [12] τῆς ἀριστερᾶς χειρὸς ἰσχυρῶς [13], εἶτα ἀκμῇ [14] σμιλίου τὴν βάλανον [15] κατὰ τὴν στεφάνην ἀποτέμνειν [16], οὐ λοξὴν ποιοῦντας [17] τὴν ἀπο-

[1] ἐκγενῆς T., βαλάνατος M., οὐ omis d. J. — [2] τέρηται S. — [3] σπάνιον pour πάνυ LP. — [4] ὥσπερ τὸ ἧττον T. — [5] οὕτω P., οὐ τεκνοπ... T. — [6] ποιεῖ E. — [7] ἐστιν omis d. M. — [8] κατακοπὴν P. — [9] δεῖ omis d. ABÇDFGHKLMN

dans l'incision faite, afin que le prépuce ne se réunisse pas au gland, on enveloppe le prépuce tout autour avec un linge fin.

Antyllus préfère cette manière et l'expose longuement. Quant à nous, nous nous sommes contenté d'en parler sommairement, parce que cette opération est rarement nécessaire dans l'exercice de l'art chirurgical, puisque la maladie n'apporte aucune difficulté dans les fonctions et que la difformité qui en résulte n'est pas assez grande pour qu'on lui préfère la douleur d'une opération.

τερῶς S., πλακτικώτερον LP., αὐτοῦ T. — [16] ἐρεῖσθαι Ve., βάλανον ABCDRVe.

CHAPITRE LIV.

DE L'HYPOSPADIAS.

Beaucoup de gens ont le gland imperforé dès leur naissance, mais l'orifice existe sous la partie appelée chien (*filet ou frein*) vers la terminaison du gland. Par suite de cette disposition, ils ne peuvent ni pisser en avant à moins qu'ils ne replient fortement la partie vers le bas-ventre, ni faire des enfants, puisqu'ils ne peuvent darder en droite ligne leur sperme dans la matrice. En outre, cette maladie produit une difformité qui n'est pas à dédaigner. Or la manière la plus simple et la plus sûre de l'opérer est celle qui se fait par incision.

Il faut en conséquence faire coucher le malade sur le dos, puis attirer fortement le gland avec les doigts de la main gauche, et ensuite le couper à l'endroit de la couronne avec la pointe d'un bistouri, en ayant soin de ne pas faire l'incision

OPRVeT. — [10] σχηματίσαντες DHJKR. — [11] ὕπτιον χρὴ M. — [12] τοῦ δακτύλου LP. — [13] ἰσχυρῶς omis d. J. — [14] ἀκμῇ omis d. M. — [15] τὴν βάλανον omis d. DHKR. — [16] ἀποτέμνειν αὐτὴν DHKR. — [17] ποιοῦντες DT., ποιοῦντα LP. —

τομὴν, ἀλλὰ περιγλυφῇ[18] ὁμοίαν[19], ὥστε κατὰ μέσου[20] τινὰ ἐξοχὴν φαίνεσθαι βαλανοειδῆ. Ἐπεὶ δὲ[21] πολλάκις αἱμοῤῥαγία γίνεται[22], εἰ μὲν οἷόν τε[23], διὰ τῶν ἰσχαίμων αὐτὴν στήσομεν· εἰ δὲ μὴ, τῇ διὰ τῶν[24] λεπτῶν καυτηρίων χρησόμεθα καύσει[25].

[18] περιγραφὴν LP., περιγλυφὴν S. — [19] ὁμοιαῖαν LP. — [20] μέσον DLP. — [21] ἐπεὶ δὴ ABGJLNOPVeBa. — [22] αἱμοῤῥαγίαι γίνονται LP. — [23] οἷόν τε δὲ LP. — [24] τῇ διὰ κάτω λεπτῶν LP., λευκῶν R. — [25] καῦσιν LP.

Dalechamp trouve cette opération fort difficile. Je crois, en effet, qu'en suivant

---

ΝΕ'.

ΠΕΡΙ ΦΙΜΩΣΕΩΣ[1].

Διττὸν τὸ[2] τῆς φιμώσεως αἴτιον γίνεται· ποτὲ μὲν γὰρ[3] ἡ ποσθὴ καλύψασα τὴν βάλανον ἀποσύρεσθαι[4] πάλιν ἀδυνατεῖ[5], ποτὲ δὲ ἀπαχθεῖσα[6] ὀπίσω οὐκέτι ἐπάγεται[7]. Τοῦτο τὸ εἶδος ἰδίως περιφίμωσις[8] προσαγορεύεται. Ἡ μὲν οὖν πρώτη διαφορὰ γίνεται ἤτοι[9] δι' οὐλὴν ἐν τῇ[10] ποσθῇ γενομένην[11], ἢ διὰ σαρκὸς πρόσφυσιν· ἡ δὲ δευτέρα ἐν ταῖς τῶν αἰδοίων φλεγμοναῖς ἀποτελεῖται, ὁπόταν ἀπαχθέντος[12] τοῦ δέρματος ὀπίσω ἡ[13] βάλανος ἀνοιδήσασα[14] μηκέτι ἐπιδέχηται[15] τὴν ποσθήν.

Εἰ[16] μὲν οὖν τὸ πρῶτον εἶδος τῆς φιμώσεως αἴτιον γίνοιτο[17], χειρουργήσομεν αὐτοὺς[18] τόνδε τὸν τρόπον. Μετὰ τὸ[19] σχηματίσαι τὸν πάσχοντα[20] οἰκείως, ἐπισπασάμενοι[21] τὴν ποσθὴν εἰς τοὔμπροσθεν, καθίσομεν ἄγκιστρα τρία ἢ τέσσαρα εἰς αὐτὴν τὴν ἄκραν, καὶ δόντες ὑπηρέταις διακρατεῖν[22] ἐπιτρέψομεν ἐφ' ὅσον[23] οἷόν τε διατείνειν[24] καὶ ἀνοίγειν[25] αὐτήν· ἔπειτα

[1] φίμου ABCDEFGHJKLNOPRSVeBaTX. — [2] τὸ omis d. ABCEFGJLMNOPSVeBa. — [3] γὰρ omis d. M., ἡ omis d. EX. — [4] ἀποσύρασθαι ABCEFGLMNOPSVeBaTX. — [5] ἀδύνατον LP. — [6] διαπαχυθεῖσα M., ἐπαχθεῖσα T., ὀπόσω LP. — [7] ἀπάγεται LPX. — [8] περιφίμωσον GLP. Cornarius veut qu'on substitue au mot du texte celui de παραφίμωσις; λέγεται pour προσαγορεύεται MT. — [9] εἴτοι S. —

oblique, mais semblable à une ciselure circulaire, de manière qu'au milieu il y ait une saillie ayant la forme du gland. Souvent il survient une hémorrhagie : si cela a lieu, nous l'arrêtons à l'aide des moyens hémostatiques ; s'ils ne suffisent pas, nous employons la cautérisation avec des cautères minces.

à la lettre le procédé décrit ici, on ne remédierait guère à l'hypospadias ; car Paul d'Égine ne dit pas comment il rétablit le méat dans sa direction naturelle. Le champ est donc ouvert aux conjectures. Je constate seulement que le texte est clair et précis.

CHAPITRE LV.

DU PHIMOSIS.

Il y a deux causes qui font naître le phimosis : l'une lorsque le prépuce, après avoir couvert le gland, ne peut plus être ramené ; l'autre lorsque ayant été ramené en arrière, il ne peut plus recouvrir le gland. Cette dernière espèce a reçu le nom particulier de *paraphimosis*. La première espèce provient ou d'une cicatrice survenue au prépuce, ou d'une excroissance charnue : la seconde se produit dans les inflammations des parties honteuses, lorsque, la peau étant amenée en arrière, le gland gonflé ne peut plus admettre le prépuce.

Si donc une cause quelconque amène la première espèce de phimosis, nous l'opérons de la manière suivante : Après avoir disposé convenablement le malade, nous tirons le prépuce en avant et nous plaçons dans son bord libre trois ou quatre crochets ; et les donnant à tenir à des aides, nous leur prescrivons de tirer et d'ouvrir le prépuce autant que possible. Ensuite si

[10] ἐπειδὴ οὐ λίνῳ τοῦ πάθη P. — [11] γενομένον P. — [12] ἀποχθέντος EX., ἀπαφθέντος P. — [13] τοῦ pour ἡ GLP. — [14] ἀναδήσασα P. — [15] ἐπιδέχητε VeBa., ἐπιδέχεται LOPTX. — [16] ἡ pour εἰ LP. — [17] γέγονεν S., γίνεται τὸ L., γίνεται P. — [18] αὐτὸν τρόπῳ τοιῷδε M. — [19] τὸ omis d. GL., μέν τις σχημ... P. — [20] κάμνοντα pour πάσχοντα DMS., ὑπτίως pour οἰκείως MS. — [21] ἐπισπασώμενοι LP. — [22] διακρατῆναι LP., ἐπιστρέψομεν GLP. — [23] ἐφ' ὅσην LP. — [24] διά τινα pour διατείνειν LP. — [25] ἀνά-

ἐὰν[26] ἐξ οὐλῆς ἡ ἔξω συνδρομὴ γένοιτο[27], φλεβοτόμῳ ἢ σκολοπίῳ ἐκ τῶν ἔνδοθεν μερῶν διαιροῦμεν τὴν ποσθὴν, ἐν[28] τρισὶν ἢ τέσσαρσι[29] τόποις ποιούμενοι τὰς διαιρέσεις κατὰ τὰ[30] ἔνδοθεν μέρη[31], εὐθυτενεῖς τε καὶ ἴσον[32] ἀπ' ἀλλήλων διεστώσας[33]. Ἔστι δὲ διπλῆ[34] κατὰ τὴν[35] βάλανον ἡ ποσθή. Τὸ οὖν ἓν αὐτῆς, ἤγουν τὸ ἔνδοθεν μέρος, διέλομεν[36]· οὕτω γὰρ τὸ ἀγκύλιον τὸ ἐκ τῆς οὐλῆς γεγονὸς διαλύσαντες, ἐπάξομεν τὴν ποσθήν.

Εἰ δὲ σὰρξ προσπεφυκυῖα[37] ἐκ τῶν ἔνδοθεν μερῶν ἐργάζοιτο τὴν φίμωσιν, κατὰ τῆς σαρκὸς πάσης[38] τὰς ἐγχαράξεις τάξομεν[39] ἀποσύραντες τὴν ποσθήν. Τὰς δὲ μεταξὺ τῶν διαιρέσεων ὑπεροχὰς τῆς σαρκὸς[40] ξύσομεν. Μετὰ δὲ τοῦτο μολίβδου σωλῆνα[41] περιβαλοῦμεν τῇ βαλάνῳ πάσῃ, κατειλήσαντες[42] αὐτὴν ἐξηρασμένῃ[43] παπύρῳ. Ἐχέτω δὲ πάντη ἴσον[44] τὸ ἄνοιγμα ὁ σωλήν[45]. Οὕτω γὰρ διὰ τὴν τοῦ σωλῆνος[46] περίθεσιν κωλυθήσεται συμφῦναι πάλιν ἐπαχθεῖσα[47] ἡ ποσθὴ ἐν διαστάσει[48] φυλαττομένη ὑπό τε τοῦ μολίβδου καὶ τῆς κατειλημμένης[49] παπύρου· ἀνοιδοῦσα γὰρ[50] ἐκ τῆς διαβροχῆς ἔτι μᾶλλον διΐστησι[51] τὸ δέρμα. Τοῦτο οὖν ποιοῦμεν[52], εἴτε δι' οὐλὴν, εἴτε[53] δι' ἔκφυσιν σαρκὸς φιμώσεως γεγενημένης χειρουργήσαιμεν[54].

Εἰ δὲ ἡ[55] λεγομένη περιφίμωσις γένοιτο, εἰ μὲν ἐγχρονίσοι[56], συμφύεται καὶ ἀνίατός ἐστιν, εἰ μή τις θέλοι χειρίζειν[57] ὥσπερ λειπόδερμον[58]· εἰ δὲ μήπω[59] συμπεφυκέναι τύχοι, κατασχάσαντες[60] αὐτὴν εὐθυτενέσιν ἀμυχαῖς τρισὶν[61] ἢ τέσ-

γειν DHKR. — [26] κἂν pour ἐὰν D. — [27] γένηται T., φλεβοτόμον P. — [28] ἢ pour ἐν LPT. — [29] τέσσαρες NVe. — [30] τὸ pour τὰ DR. — [31] ἔνδον μέρος DR., εὐθυνεῖσθαι X. — [32] οὔσας ἀλλήλων M., ἀπ' omis d. BJO. — [33] διεστῶτας LPR. — [34] πλὴν pour διπλῆ P. — [35] τὴν omis d. P. — [36] τὸ οὖν ἐν αὐτῇ στόμα ἔνδοθεν μέρους διελοῦμεν ABCEFGJLMNOPVeBaTX., στόμα τοῦ ἐνδ..., E.Corn.X. — [37] προπεφ.. M., ἡ δὲ σὰρξ πρός τε κεφαλὴ καὶ τῶν ἔνδοθεν... P. — [38] πάσας JR. — [39] εἰσάξομεν GLP., ἀποσύροντες S. — [40] τῆς σαρκὸς omis d. LP. — [41] σπλῆνα ABCEFGJOSVeBaTX., μολιβδοσπλῆνι LP., περὶ βαλάνῳ D. — [42] πᾶσι καταλύσαντες P., κατειλάσαντες E. — [43] ἐξηραμένῃ DMPT., ἐξηραμμένῃ HKS., ἐξηρασμένην N., ἐξηραμένης R.. — [44] ἄνιγμα

la contraction externe provient d'une cicatrice, nous divisons avec un phlébotome ou avec un scolopium * la partie interne du prépuce en faisant sur cette partie trois ou quatre incisions droites et également distantes l'une de l'autre. Or le prépuce est formé de deux membranes autour du gland. Nous incisons l'une d'elles, c'est-à-dire l'interne ; car ayant ainsi détruit l'obstacle qui vient de la cicatrice, nous ramenons le prépuce.

Mais si c'est une excroissance de chair à l'intérieur du prépuce qui produit le phimosis, nous faisons des scarifications sur toute la chair en tirant le prépuce ; puis nous raclons les saillies charnues entre les incisions. Ensuite nous enfermons le gland tout entier dans un tuyau de plomb, après l'avoir enveloppé de papyrus desséché. Ce tuyau doit avoir partout une dimension égale. En effet, l'interposition de ce tuyau empêchera le prépuce amené de nouveau sur le gland d'y adhérer, maintenu comme il le sera à distance par le tuyau de plomb et par l'enveloppe de papyrus ; et celui-ci, en se gonflant par la sérosité, éloignera encore davantage la peau. C'est ainsi que nous agissons pour opérer le phimosis provenant soit de cicatrice, soit d'excroissances charnues.

Quant à l'affection appelée paraphimosis, si elle devient chronique, il y a adhérence et elle est incurable, à moins qu'on ne veuille employer les mêmes moyens que pour le prépuce écourté. S'il arrive au contraire qu'il n'y ait pas adhérence,

NSVeBa., ἄνυγμα EGLPX., ἄνογμα JM., πάν τι ἴσον S πάντα P. — 45 ὁ σπλὴν ABCDEFGHJKLMOPRVeBaTX. — 46 σπληνὸς P. — 47 ἐπαναχθεῖσα S. — 48 διατάσει NR.Corn. — 49 καταληφθείσης P., κατειλιχθείσης M. — 50 γὰρ omis d. T. — 51 δυήσει pour διΐστησι P., τοῦ δέρματος LP. — 52 ποιουμένην P., ἤτε S. — 53 ἤτε S. — 54 χειρουργήσομεν DGHKLMPRT. — 55 ἡ omis d. F. — 56 ἐγχρονίσοιεν ABCEFGJLNOPSVeBaX., ἐγχρονίσειεν T. — 57 χρήζειν BEFGJLMNOPSVeBa., ἢ χειρίζοι D., ἢ χρήζει HKR. — 58 λειπόδερμα R., οἱ λειπόδερμοι Cornarius. — 59 μήπου S. — 60 κατασχίσαντες HKR., κατασχάσαντα P. — 61 τρεῖς ἢ τέσσαρες

* C'est un bistouri étroit et pointu.

σαρσιν ἢ καὶ πλείοσι κύκλῳ, καὶ[62] καταντλήσαντες χλιαρῷ ἐλαίῳ πολλῷ, ἐπισπασόμεθα πρὸς[63] τοὐκτός.

FLNVe. — 62 καὶ omis d. ABCDTXEFGJLMNOPSVeBa. — 63 πρὸς εἰ τοὐκτός Ve.

ΝϚʹ.

ΠΕΡΙ ΠΡΟΣΦΥΟΥΣ ΠΟΣΘΗΣ *.

Ἑλκώσεως προηγησαμένης[1] περὶ τὴν βάλανον ἢ τὴν ποσθὴν, περὶ ἀμφότερα γίνεται πρόσφυσις. Δεῖ οὖν ὑποδείραντας[2] ἐφ' ὅσον οἷόν τέ ἐστιν ἀκμῇ σμιλίου ἢ πολυποδικοῦ[3] σπαθίου, τὰς ἀντοχὰς ἀπολύειν[4] πειρωμένους, μάλιστα μὲν καθαρῶς τὴν βάλανον ἀπὸ τῆς προσπεφυκυίας[5] ποσθῆς διακρίνειν[6]. Εἰ δὲ δυσχερὲς εἴη τοῦτο, προσλαμβάνειν[7] τι μᾶλλον[8] τῆς βαλάνου πρὸς τὴν ποσθὴν ἤπερ[9] τοὐναντίον· λεπτὴ γὰρ οὖσα ἡ ποσθὴ διατιτρᾶται[10] ῥᾳδίως. Μετὰ δὲ τὴν ἀπόλυσιν τῆς προσφύσεως, ὀθόνιον λεπτὸν ὕδατι ψυχρῷ διάβροχον μεταξὺ θετέον τῆς βαλάνου καὶ τῆς ποσθῆς, ἵνα μὴ πάλιν πρόσφυσις γένηται, στύφοντι οἴνῳ ἐπουλοῦντας[11] αὐτά.

* Ce chapitre se trouve entièrement omis dans M.

1 ἑλκώσεως προηγησαμένης omis d. C. — 2 ὑποδείραντες LP. — 3 πολυτικοῦ ABC EFGJLMNOPSVeBaTX. — 4 ὑπολύειν D., ἐκλύειν EX., πυρωμένη P. — 5 προσπε-

---

ΝΖʹ.

ΠΕΡΙ ΤΩΝ ΠΕΡΙΤΕΜΝΟΜΕΝΩΝ [1].

Οὐ περὶ τῶν διὰ σέβας[2] ἐθνικὸν περιτεμνομένων νῦν[3] ὁ λόγος[4] ἡμῖν, ἀλλὰ περὶ τούτων οἷς, διαθέσεως αἰδοιϊκῆς[5] γινομένης, ἡ ποσθὴ[6] μελαίνεται. Χρὴ τοίνυν ἐπ' αὐτῶν τὸ[7] μεμελασμένον

1 τεμνομένων D. — 2 σέβας αὐτῶν LP., ἐθνικῶν ABDEFGLNVeT. — 3 νῦν omis d. M. — 4 ἐστὶν ἡμῖν GLP. — 5 αἰδοικῆς MSBa., αἰδοικεῖς Ve., αἰδοϊκοῖς FT.,

on l'incise tout autour par trois, quatre ou plus de scarifications en droite ligne, et, en baignant le prépuce avec beaucoup d'huile tiède, on l'attire au dehors.

CHAPITRE LVI.

DU PRÉPUCE ADHÉRENT.

L'adhérence a lieu entre le prépuce et le gland par suite d'une ulcération préexistant sur l'un des deux. Il faut donc disséquer et s'efforcer de détruire autant que possible les adhérences avec la pointe d'un scalpel ou d'une spathe à polype, ayant grand soin surtout de discerner nettement le gland du prépuce adhérent. Si cela présente des difficultés, il vaut mieux prendre quelque chose du gland pour le prépuce que de faire le contraire; car le prépuce étant mince est facile à perforer. Après la destruction de l'adhérence, il faut placer entre le gland et le prépuce un linge fin imbibé d'eau froide, afin que l'adhérence ne puisse plus se former de nouveau; puis nous faisons cicatriser les parties avec du vin astringent.

ψυκυίας F. — 6 διακρίναι P. — 7 περιλαμβάνῃ S., περιλαμφάνειν L. — 8 μάλιστα DHKR. — 9 εἴπερ KS. — 10 διατέτρηται T. — 11 ἐπουλοῦντες S.

CHAPITRE LVII.

DE LA CIRCONCISION.

Nous ne parlons pas ici de ceux qui sont circoncis comme étant d'une religion particulière, mais de ceux chez qui le prépuce devient noir par suite de maladie envahissant les parties

ἐνδυκῶν L., ἐνδυμῶν P. — 6 ὑποσθῇ F. — 7 τῶν μεμελασμένων FL., τὸ μεμελαμένον O.

ἅπαν διαιρεῖν[8] κατὰ κύκλον[9]· καὶ μετὰ τοῦτο[10] λεπίδι σὺν μέλιτι χρηστέον[11], ἢ καὶ σιδίῳ[12] καὶ ὀρόβῳ δίκην ἐμμότου[13]. Εἰ δ' αἱμοῤῥαγήσοι ποτὲ, τοῖς μηνοειδέσι καυτηρίοις χρηστέον πρὸς ἀμφότερα συμβαλλομένοις[14], αὐτήν τέ φημι τὴν αἱμοῤῥαγίαν καὶ τὴν νομὴν τοῦ τραύματος. Εἰ[15] δὲ ὅλη ποτὲ δαπανηθείη[16] ἡ βάλανος, σωληνάριον μολιβδοῦν ἐνθέντες[17] τῷ πόρῳ, δι' αὐτοῦ[18] κελεύσομεν ἀπουρεῖν[19] τοὺς κάμνοντας[20].

— 8 διαιρεῖ P., διαιρεῖν καὶ κατὰ NVc. — 9 κύκλῳ LP. — 10 τὸ λεπίδι ABCEFGL MNOPSVcBaT. — 11 χριστέον T. — 12 σιδηρωδίῳ N. — 13 ἐμμότῳ DHKR. — 14 συμβαλλομένης PT., — αὐτὴν omis d. M. — 15 ἡ E. — 16 δαπάνη P., δαπανηθῇ

ΝΗ'.

ΠΕΡΙ ΘΥΜΩΝ[1] ΤΩΝ ΕΝ ΑΙΔΟΙΟΙΣ.

Οἱ θύμοι σαρκώδεις[2] εἰσὶν ὑπεροχαὶ, ποτὲ μὲν ἐπὶ τῆς βαλάνου, ποτὲ δὲ[3] ἐπὶ τῆς ποσθῆς συνιστάμεναι[4]. Τούτων δὲ οἱ μέν εἰσι κακοήθεις, οἱ δὲ οὔ. Τοὺς μὲν οὖν εὐήθεις ἀποξέειν[5] ἀκμῇ σμιλίου προσήκει καὶ τὴν χαλκῖτιν ἐπιπάττειν· ἐπὶ[6] δὲ τῶν κακοήθων, μετὰ τὴν ἀφαίρεσιν, καύσει[7] χρηστέον. Εἰ δὲ κατ' ἀλλήλων ἐν τῇ ποσθῇ γεννῶνται θύμοι, οἱ μὲν ἔνδον αὐτῆς, οἱ δὲ ἐκτὸς, χρὴ μὴ[8] πᾶσιν αὐτοῖς ἀθρόως ἐπιχειρεῖν, ὅπως μὴ λάθωμεν τὴν ποσθὴν διατέμνοντες[9] λεπτὴν οὖσαν[10], ἀλλὰ πρῶτον ἀφαιρεῖν[11] τοὺς ἔνδον, καὶ μετὰ τὴν ἀπούλωσιν αὐτῶν, τότε καὶ τοὺς ἐκτὸς ἐπιχειρεῖν. Τινὲς δὲ τῶν νεωτέρων ψαλίδι αὐτοὺς ἀποκείραντες ἢ[12] ἱππίᾳ τριχὶ ἀποδήσαντες[13] ἐθεράπευον[14]· ὥσπερ ἄλλοι ψυχροκαυτῆρι[15] τούτους ἀποκαίουσιν[16].

1 θυμώντων Vc. — 2 σαρκῶδες T. — 3 δὲ omis d. J. — 4 συνιστάμενοι MP. — 5 ἀποζαίειν C., ἀποξέειν P. — 6 τοὺς δὲ κακοήθεις M. — 7 καίειν M., καύσει χρηστέον omis d. E. — 8 μὴ omis d. X. — 9 διατεμόντες G., διατέμνοντας LP. — 10 λεπτὸν οὖσα LP. — 11 ἀφαιρεῖ F. ; DHKR omettent depuis ὅπως μὴ jusqu'à ἐκτὸς ἐπιχειρεῖν

honteuses. Il faut exciser circulairement chez eux tout ce qui est devenu noir, et après cela se servir d'écaille d'airain avec du miel ou d'écorce de grenade et d'ers à la manière des remèdes qu'on applique sur de la charpie. Si parfois il y a hémorrhagie, il faut employer les cautères semi-lunaires dans un double but, je veux dire pour arrêter l'hémorrhagie et pour borner l'ulcération phagédénique. Lorsque le gland tout entier a été consumé, nous plaçons dans le méat urinaire un petit canal de plomb par lequel nous faisons uriner le malade.

LMS. — 17 ἐνθὲς KDHR., τῷ πόῤῥῳ BOVe. — 18 δι' αὐτοῦ τε κέλευε DHKR., κελεύσαντες ABCEFGJOP., κελεύσαντας L. — 19 ἀπορεῖν LP. — 20 τοὺς κάμνοντας omis d. DHKR.

CHAPITRE LVIII.

DES THYMES AUX PARTIES GÉNITALES.

Les thymes sont des excroissances charnues placées tantôt sur le gland, tantôt sur le prépuce. Or, les unes sont de mauvaise nature, les autres non. Il convient de racler ces dernières avec le tranchant d'un bistouri et de saupoudrer avec de la calamine. Quant à celles de mauvaise nature, il faut cautériser après leur excision. S'il y a des thymes placées les unes correspondant aux autres en dedans et en dehors du prépuce, il ne faut pas les opérer toutes à la fois, de peur de perforer par inadvertance le prépuce qui est mince : mais il faut d'abord enlever celles de la partie interne ; et après leur cicatrisation, opérer celles de la partie externe. Cependant quelques modernes les guérissent en les coupant avec des ciseaux, ou en les liant avec un crin de cheval ; de même que d'autres les brûlent avec des cautères froids.

inclusiv. — 12 ἢ omis d. ABCEFGLNOPVeBaTX., καὶ pour ἢ DHJKR., τριχίον EX. — 13 ἐκδήσαντες EX. — 14 ἐθεράπευσαν DM., θεραπεύονται P. — 15 ψυχρῷ καυτῆρι MS., τούτοις GL. — 16 ἀποξέουσι S.

ΝΘ'.

ΠΕΡΙ ΚΑΘΕΤΗΡΙΣΜΟΥ ΚΑΙ ΚΑΥΣΜΟΥ[1] ΚΥΣΤΕΩΣ.

Ἀπολειφθέντος[2] οὔρου κατὰ τὴν κύστιν διά τινα ἔμφραξιν, οἷον[3] ἀπὸ θρόμβων, ἢ λίθων, ἢ κατ'[4] ἄλλην αἰτίαν τινὰ[5], χρησόμεθα καθετηρισμῷ πρὸς κομιδὴν τοῦ περιττοῦ.

Λαβόντες οὖν πρὸς ἡλικίαν καὶ γένος[6] ἁρμόζοντα καθετῆρα, εὐοδιάσομεν[7] αὐτόν. Ὁ δὲ τοῦ εὐοδιασμοῦ[8] τρόπος τοιοῦτός ἐστιν. Ἔριον σμικρὸν λίνῳ[9] δήσαντες κατὰ τὴν μεσότητα, τὸ λίνον τε[10] δι' ὀξυσχοίνου[11] διαγαγόντες διὰ τῆς τοῦ καθετηρίου σύριγγος, τὸ ἔριον ἐφαρμόσομεν[12] τῷ τρήματι τῷ πρὸς τῷ πυρῆνι τοῦ καθετῆρος. Καὶ ψαλίσαντες τὰ[13] ἐξέχοντα τοῦ ἐρίου, καθίσομεν εἰς ἔλαιον τὸν καθετῆρα. Τὸν δὲ[14] κάμνοντα σχηματίσομεν[15] εἰς καθέδριον[16], προκαταιονήσαντες, εἰ μήτι κωλύοι. Λαβόντες δὲ[17] τὸν καθετῆρα, καθίσομεν ἐπ' εὐθείας πρῶτον ἄχρι βάσεως τοῦ καυλοῦ· κἄπειτα τὸ αἰδοῖον[18] ἀνακλάσομεν[19] ὡς πρὸς τὸν[20] ὀμφαλὸν, καὶ γὰρ ἀπὸ τούτου τοῦ μέρους σκολιὸς ὑπάρχει τῆς κύστεως ὁ πόρος· κἄπειθ' οὕτω[21] τὸν καθετῆρα προσοίσομεν[22]. Ἐπειδὰν δὲ κατὰ τὸ περίναιον πλησίον τῆς ἕδρας γένηται[23], πάλιν τὸ αἰδοῖον, ἐγκειμένου τοῦ ὀργάνου, κατακάμψομεν εἰς τὸ[24] κατὰ φύσιν ἐπανάγοντες[25] σχῆμα· ἀπὸ γὰρ περιναίου[26] τῆς κύστεως ὁ πόρος ἄνω τείνει[27]. Προσβιβάσομέν τε τὸν καθετῆρα ἕως εἰς[28] τὴν κύστιν κενεμβατήσῃ. Μετὰ δὲ τοῦτο ἐπισπασόμεθα τὸ[29] ἐγκείμενον τῷ καθετῆρι λίνον, ἵνα τῷ ἐρίῳ συνεφελκόμενον[30] τὸ οὖρον ἐπακολουθήσῃ, καθάπερ ἐπὶ τῶν σιφώνων[31] γίνεται.

1 κνισμοῦ D. — 2 τοῦ οὔρου P. — 3 οἷον omis d. T. — 4 κατ' omis d. ABCTXEFGLNOPSVeBa., δι' ἄλλην M. — 5 ἄλλης τινὸς αἰτίας GLP. — 6 γένος ἢ ἀνὴρ ἢ γυνὴ ἁρμόζοντα... S., γένος omis d. P. — 7 ἐφοδιάσομεν M. — 8 ἐφοδιασμοῦ M. — 9 λίνον S. — 10 τὸ pour τε M. — 11 ὀξυσχίνου K. — 12 ἐφαρμόσθομεν B. — 13 τῷ pour τὰ Ve., ἐξέχοντες M.; D. omet depuis καὶ ψαλίσαντες jusqu'à τὸν καθετῆρα inclusiv. — 14 δὲ omis d. R. — 15 σχηματίσαντες ABCEFGJLMNOPSVeBaX. — 16 καὶ

CHAPITRE LIX.

DU CATHÉTÉRISME ET DE L'INJECTION DE LA VESSIE.

Si l'urine reste dans la vessie par suite de quelque empêchement, tel que thrombus, pierres, ou par quelque autre cause, nous employons le cathétérisme pour évacuer le trop-plein.

Prenant donc un cathéter en rapport avec l'âge et le sexe, nous le dirigeons adroitement. Or voici la manière de le bien diriger : nous attachons le milieu d'un brin de laine avec un fil de lin ; puis, à l'aide d'un jonc pointu, poussant ce fil dans le canal du cathéter, nous adaptons la laine au trou qui se trouve au bout de l'instrument ; nous coupons ensuite avec des ciseaux l'excédant de la laine, et nous trempons le cathéter dans l'huile. Nous plaçons le malade sur un siége après l'avoir préalablement baigné, si rien n'en empêche, et prenant le cathéter, nous le portons d'abord en droite ligne jusqu'à la racine de la verge ; puis nous replions les parties, de manière à les incliner vers l'ombilic, car à cet endroit de son trajet, le canal de la vessie devient oblique, et nous dirigeons le cathéter dans le sens de cette obliquité. Lorsqu'il arrive le long du périnée, près de l'anus, nous inclinons de nouveau la partie, l'instrument y restant placé, et nous la ramenons à sa situation naturelle. En effet, à partir du périnée, le canal de la vessie se dirige en haut ; nous poussons alors le cathéter jusqu'à ce qu'il ait pénétré dans la cavité vésicale. Après cela nous retirons le fil engagé dans l'instrument, afin que l'urine entraînée par la laine sorte au

προκαταιο... HKMR. — 17 δὲ omis d. CDFJKMPR. — 18 τὸ αἰδοῖαν Ve. — 19 ἀνακλάσαντες S. — 20 τὸ P. — 21 εἰθ' οὕτω S. — 22 προσήσομεν LP. — 23 γίνεται LP. — 24 τὴν D. — 25 ἐπάγοντες ABCEFGXKLMNOPRSVeBa., τὸ σχῆμα ACKT. — 26 περιτοναίου BFMNOVeBa., τοῦ περιναίου S. — 27 ἀνατείνει FM., ἄνω τείνειν LP. — 28 εἰς omis d. BJNOVeBa. — 29 τὸν M., τῷ ἐκχειμένῳ PS. — 30 συνεφελκόμενοι τῷ οὔρῳ P. — 31 συμφώνων JNPRVeX. —

Τοιοῦτος μὲν [32] ὁ τῆς καθέσεως τρόπος. Ἐπειδὴ δε πολλάκις ἑλκωθεῖσαν κύστιν δεόμεθα κλύσαι [33], εἰ μὲν ὠτικοὶ κλυστῆρες [34] δύναιντο παραπέμπειν τὸ ἔνεμα [35], ἐκείνοις χρησόμεθα κατὰ τὸν εἰρημένον τρόπον παραπέμποντες [36] αὐτούς · εἰ δὲ μὴ δυνατὸν εἴη, τῷ καθετῆρι προσαρμόσαντες τὸ δέρμα, ἢ κύστιν βοείαν [37], διὰ τῆς τοῦ καθετῆρος ἐνέσεως ἐγκλύσομεν [38].

32 μὲν omis d. AHLNVeBa. — 33 κλύσεως S. — 34 καυτῆρες D. — 35 ἔνχιμα NP., ἐκείνης T. — 36 παραπέμποτες P. — αὐτοῖς S., αὐτοὺς omis d. T. — 37 βοίαν PS. — τῆς omis d. T. — 38 κλύσομεν M.

Ξ'.

ΠΕΡΙ ΛΙΘΙΑΣΕΩΣ Η ΛΙΘΟΤΟΜΙΑΣ [1].

Τῆς τῶν λίθων γενέσεως τὴν αἰτίαν [2], καὶ ὅτι τοῖς μὲν παισὶν [3] ἐν τῇ κύστει μᾶλλον, τοῖς δὲ προήκουσιν [4] ἐν τοῖς νεφροῖς οἱ λίθοι γεννῶνται, δι' ἑτέρων ἐπιδείξαντες, ἐπὶ τὸν τῆς λιθοτομίας χωρήσομεν τρόπον, τὰ σημεῖα πρότερον τῶν [5] ἐν τῇ κύστει προτάξαντες λίθων [6].

Οὐρούντων μὲν οὖν, ἔκκρισις ὑδατώδης αὐτοῖς [7] γίνεται, ὑπόστασίς τε ψαμμώδης, ἐν αὐτοῖς [8] κνηθομένοις συνεχῶς [9] τὸ αἰδοῖον χαλώμενόν [10] τε καὶ αὖθις [11] ἐντεινόμενον [12] ἀλόγως, ὅτι [13] δὴ καὶ ψηλαφῶσιν [14] αὐτὸ συχνῶς [15] ἐρεθιζόμενοι [16] καὶ μάλιστα τὰ παιδία. Ἐν δὲ τῷ τραχήλῳ τῆς κύ-

1 ἢ λιθοτομίας omis d. ABCEFGJLMNOPSVeBaTX. — 2 τῆς αἰτίας LP. — 3 πᾶσιν DVe., ἐν τοῖς D. — 4 προσήκουσιν EX. Paul fait allusion ici au ch. 45, liv. III de ses œuvres. Dans ce chapitre, il donne d'abord le diagnostic différentiel des coliques néphrétiques et les signes auxquels on reconnaît la présence des calculs rénaux. C'est une douleur vive aux reins semblable à celle causée par un poinçon qu'on y enfoncerait, la douleur d'un des testicules, l'engourdissement de la cuisse, la constipation, les vents et les évacuations bilieuses, les urines rares et chargées de sables, la constriction des voies urinaires. Ensuite il donne les symptômes des calculs dans la vessie ; ce sont les mêmes qu'il répète ici. Quant à l'étiologie des calculs, il dit que c'est une humeur épaisse et terreuse qui en est la cause matérielle, et que la chaleur brûlante des reins et de la vessie en est la cause efficiente. Il indique les médicaments propres à dissoudre les calculs : ce sont, pour les reins, la racine d'asperge et de ronce, le verre brûlé, le trèfle d'eau, le

dehors, comme cela a lieu dans les siphons. C'est ainsi que se fait le cathétérisme. Mais comme nous avons souvent besoin de baigner la vessie quand elle est ulcérée, si les seringues auriculaires peuvent transmettre l'injection, nous les employons en les appliquant de la manière décrite : si cela est impossible, nous adaptons au cathéter une peau ou vessie de bœuf, et nous injectons par le conduit du cathéter.

CHAPITRE LX.

DE LA PIERRE OU DE LA LITHOTOMIE.

Comme nous avons exposé ailleurs les causes qui engendrent les pierres, et que ces pierres viennent dans la vessie principalement chez les enfants, et dans les reins chez ceux qui sont avancés en âge, nous arrivons à la manière de les extraire par l'opération. Et d'abord nous exposerons les signes de la présence des pierres dans la vessie.

L'urine des calculeux est aqueuse, mais elle a un sédiment sablonneux ; la verge est sujette à un prurit continuel ; elle se relâche et revient en érection sans motif, parce que les malades irrités, et surtout les enfants, y portent très souvent les mains.

bdellium, l'écorce de racine de laurier, le poivre noir, la semence d'althæa, le vinaigre scillitique, les bains, etc., etc. Il parle d'un remède très vanté chez les Troglodytes : il s'agit d'un tout petit oiseau analogue au roitelet, que l'on conserve dans le sel et qu'on mange cru ; non-seulement il expulse par le moyen de l'urine les calculs déjà formés, mais encore il empêche qu'il s'en forme d'autres. On peut aussi le faire brûler vivant avec ses plumes, et mêler le résidu de la combustion avec du poivre et du vin miellé pour le boire. Quant à la prophylaxie de la gravelle et des calculs, il prescrit un régime modéré et l'exercice ; il défend l'alimentation végétale et lactée, ainsi que le vin et la viande, et, en un mot, les mets chauds et excitants, et les condiments. — [5] τῶν omis d. GLP., τῇ omis d. M. — [6] προκατάρξαντες D., προκατάξαντες R. — [7] αὐτῆς P., γίνονται S. — [8] ἐν αὐτοῖς καὶ κνηθ... ABCDEFGJLMNOPSVeBaTX. — [9] ἅμα au lieu de συνεχῶς DHKR. — [10] χαλώμενοι P. — [11] αὖθις Ve. — [12] ἐντεινόμενοι P. — [13] ὅτε δὴ DHKR., ποτὲ δὲ S., ὅτι δὲ T. — [14] ψηλαφοῦσιν ABCEFGLNOPSVeBaT., αὐτῷ S. — [15] συνεχῶς M. — [16] ἐρεθιζόμενα,

στεως ἐμπίπτοντος[17] λίθου, καὶ ἰσχουρία ἐξαίφνης[18] γίνεται. Τῶν δὲ λιθοτομουμένων[19], παῖδες μὲν[20] ἄχρι τεσσαρεσκαίδεκα ἐτῶν εὐθεράπευτοι[21] διὰ τὴν τοῦ σώματος ἁπαλότητα[22]· γέροντες δὲ δυσθεράπευτοι διὰ τὸ δυσελκὲς τοῦ σώματος. Αἱ[23] δὲ μεταξὺ τούτων ἡλικίαι, καὶ κατὰ τοῦτο μέσως[24] πως ἔχουσι. Καὶ πάλιν εὐθεράπευτοι[25] μὲν οἱ μείζονας ἔχοντες[26] λίθους, ὅτι τὰς φλεγμονὰς εἰθίσθησαν[27]· δυσθεράπευτοι δὲ[28] οἱ μικροτέρους[29], διὰ τὰ ἐναντία[30].

Τούτων οὕτως ἐχόντων ἐπὶ τὴν χειρουργίαν ἐρχόμενοι[31], τῇ διασείσει χρησόμεθα πρότερον, ποτὲ μὲν δι' ὑπηρετῶν, ποτὲ δὲ καὶ αὐτοῦ τοῦ[32] κάμνοντος πηδῶντος[33] ἀφ' ὑψηλοῦ τινὸς, ἵν' ὁ λίθος ὑποβιβασθείη[34] πρὸς τὸν τράχηλον τῆς κύστεως. Ἔπειτα σχηματίσομεν αὐτὸν ὥσπερ ὀρθὸν καθήμενον[35], τὰς χεῖρας ὑπὸ[36] τοὺς ἰδίους ἔχοντα μηροὺς, ὅπως εἰς ὀλίγον χωρίον ἡ κύστις ὑποδράμῃ[37]. Εἰ μὲν οὖν ἁπτομένοις ἡμῖν ἔξωθεν ὁ λίθος ὑποπίπτοι κατὰ τὸν περίναιον[38] ὑπὸ τῆς διασείσεως[39] ἐκπεσὼν, πρὸς τὴν χειρουργίαν αὐτόθεν[40] τρεπόμεθα· εἰ δὲ μὴ ὑποπίπτοι[41], τὸν λιχανὸν τῆς ἀριστερᾶς χειρὸς δάκτυλον, εἰ παιδίον εἴη τὸ νοσοῦν, ἢ[42] καὶ τὸν μέσον ἐὰν τελειότερον, ἀλείψαντες[43] ἐλαίῳ καθίσομεν εἰς τὴν ἕδραν· καὶ ὑπτίοις[44] τοῖς δακτύλοις διερευνῶντες, ὑποπεσόντα τε τὸν λίθον κατὰ μικρὸν μετάγοντες[45] εἰς τὸν τράχηλον τῆς κύστεως σφηνώσομεν· καὶ[46] τῷ δακτύλῳ ἢ τοῖς δακτύλοις ὠθοῦντες[47] αὐτὸν πρὸς τοὐκτὸς ἐσφηνωμένον, ὑπηρέτῃ τε[48] προστάξαντες θλίβειν ταῖς χερσὶ τὴν κύστιν, ἑτέρῳ κελεύσομεν ὑπηρέτῃ διὰ

ABCEFLNOSVeT., ἐρεθιζομένους P., ἐρεθιζόμενοι omis d. M. — [17] τοῦ λίθου EFJON SVeBa. — [18] ἐντεῦθεν pour ἐξαίφνης T. — [19] λιθοτομημένων LP. — [20] παῖδες μὲν omis d. GLP., ἄχρι omis d. M. — [21] ἀθεράπευτοι T. — [22] τῶν σωμάτων ABCEF GJTXMNOSVeBa., μαλακότητα ABCEFGJLMOPSVeBaTX.; N. omet depuis διὰ τὴν τῶν jusqu'à δὲ δυσθεράπευτοι inclusiv. — [23] ὡς δὲ T. — [24] μέσω GLP. — [25] ἀθεράπευτοι T. — [26] ἔχοντας P., λίθους omis d. X. — [27] ἠθίσθησαν ABCEFGJ MNOSVeBaTX. — [28] δὲ omis d. D., μὲν pour δὲ d. LP. — [29] μικρότεροι E., μικροτέρου X., μικροτέρας F. — [30] τὰς ἐναντίας αἰτίας EX. — [31] ἀνερχόμενοι C., ἐχόμενοι P. — [32] τοῦ omis d. GLP. — [33] πηδώντων GL., πηδόντος T., πηδόντων P. — [34] ὑποβιβασθεὶς ἥκει S.; T. omet ὑποβιβασθείη. — [35] ὀρθὸν καθήμεν D.,

Quand une pierre tombe sur le col de la vessie, l'ischurie survient subitement. Or, parmi ceux que l'on taille, les enfants, jusqu'à l'âge de quatorze ans, sont ceux qui guérissent le mieux, à cause de la mollesse de leur corps. Les vieillards guérissent difficilement, parce que leur corps est rebelle à la cicatrisation des plaies. Les personnes d'âge moyen tiennent le milieu entre les autres, conformément à cette raison. A leur tour, ceux qui ont de grosses pierres guérissent bien, parce qu'ils sont habitués aux inflammations ; ceux qui en ont de petites guérissent difficilement par la raison contraire.

Les choses étant ainsi, et l'opération résolue, nous employons d'abord la succussion, soit qu'elle se fasse par des aides, soit que le malade saute lui-même d'un lieu élevé, afin que la pierre vienne descendre sur le col de la vessie. Ensuite nous plaçons le patient assis presque droit, en lui mettant ses mains sous ses cuisses, pour que la vessie se trouve resserrée en un petit espace. Si, en palpant en dehors, il nous paraît que la pierre, ébranlée par la secousse, est descendue vers le périnée, nous procédons immédiatement à l'opération : mais si elle n'est pas descendue, nous introduirons dans l'anus, après l'avoir oint d'huile, le doigt indicateur de la main gauche si le malade est un enfant, et aussi celui du milieu si c'est un homme plus âgé, et ces doigts étant renversés, nous fouillerons et amènerons la pierre en la faisant descendre peu à peu sur le col de la vessie, où nous la fixerons. Puis, avec un ou plusieurs doigts, nous la pousserons ainsi fixée vers le dehors, et, prescrivant à un aide de com-

ὀρθοκαθήμενον ABCFGJLNOSVeBa., ὀρθῶ καθήμενοι P. — 36 ἐπὶ pour ὑπὸ T. — 37 ἀποδράμῃ LP., ὑποδράσῃ N., ὑποδράμοι EX. — 38 περιτόναιον DO. — 39 διασείνον L, διασείσε P. — 40 αὐτόθι C. — ἐκτρεπ... T. — 41 ὑποπιπτόντος D.; LP. omettent depuis ἐκπεσὼν jusqu'à τὸν λιχανὸν inclusiv. — 42 εἰ παιδίον τὸ νοσοῦν ᾖ, καὶ τὸν μέσον... ABCDFGLMBa., εἰ παιδίον τὸ νοσοῦν ἢ καὶ τὸν μέσον. Ἐὰν... JNOPVeT., εἰ παιδίον τὸ νοσοῦν εἴη, εἰ καὶ τὸν μ... E, εἰ παιδίον τὸ νοσοῦν ᾖ, εἰ καὶ τὸν μ... S. — 43 ἀναλείψαντες BMNOVeBa. — 44 ὑπτίως P. — 45 ἀμετάγοντες EX.; J. omet depuis ὑποπεσόντα jusqu'à μετάγοντες inclusiv. — 46 καὶ omis d. J. — 47 ὠωοῦντες Ve. αὐτὸ ABCFGJNOVeT., αὐτῷ LP. — 48 ὑπηρετητέον πρo-

μὲν [49] τῆς δεξιᾶς χειρὸς ἔχειν ἄνω τοὺς διδύμους, τῇ ἑτέρᾳ δὲ τὸν περίναιον [50] ἀποτείνειν ἐπὶ θάτερα τῆς δοθησομένης τομῆς.

Αὐτοί τε [51] λαβόντες τὸ [52] καλούμενον λιθοτομον, μεταξὺ μὲν [53] τῆς ἕδρας καὶ τῶν διδύμων, μὴ κατὰ μέσου δὲ [54] τοῦ περιναίου [55], ἀλλ' ἐπὶ θάτερα [56] πρὸς τῷ ἀριστερῷ πυγαίῳ λοξὴν τὴν διαίρεσιν ἐμβαλοῦμεν κατ' ἐπικόπου τοῦ [57] λίθου τέμνοντες, ὥστε τὴν τομὴν ἔξωθεν μὲν [58] εὐρυχωρίαν ἔχειν [59], ἔνδοθεν δὲ μὴ πλέον ἢ ὥστε τὸν λίθον [60] δυνηθῆναι δι' αὐτῆς ἐκπεσεῖν· ἔσθ' ὅτε γὰρ [61] διὰ τῆς ἐπερείσεως τῶν κατὰ τὴν ἕδραν δακτύλων ἢ δακτύλου ἅμα τῇ τομῇ καὶ χωρὶς [62] ἀναβολῆς χαριέντως [63] ὁ λίθος ἐκπηδᾷ [64]. Εἰ δὲ μὴ ἐκπηδήσοι, τῇ διὰ τοῦ λιθουλκοῦ [65] ἀναβολῇ τοῦτον ἐξέλκομεν [66].

Μετὰ δὲ τὴν τοῦ λίθου κομιδὴν τοῖς διὰ μάννης [67], λιβάνου, καὶ ἀλόης, καὶ συμφύτου, ἢ καὶ μίσυος [68], καὶ τῶν ὁμοίων ἰσχαίμοις ξηροῖς τὴν αἱμοῤῥαγίαν στήσαντες, ἔρια ἢ πτύγματα [69] οἰνελαίῳ δεύσαντες ἐπιθήσομεν, καὶ τοῖς λιθικοῖς [70], ἤγουν ἐξασκελέσιν [71], ἐπιδέσμοις χρησόμεθα. Εἰ δέ τι δέος [72] αἱμοῤῥαγίας εἴη, πτύγμα ἐπιβλητέον [73] ἀπὸ ὀξυκράτου ἢ ὑδροῤῥοδίνου, καὶ ἀνακλίναντες τὸν κάμνοντα συχνότερον ἐπιβρέχομεν.

Κατὰ δὲ τὴν τρίτην [74] λύσαντες, ὑδρελαίῳ τε πολλῷ καταιονήσαντες [75], ἐμμότῳ τῇ τετραφαρμάκῳ [76] χρησόμεθα, συχνότερον αὐτοὺς ἐπιλύοντες καὶ θεραπεύοντες, διὰ τὴν ἐκ [77] τοῦ οὔρου δριμύτητα. Εἰ [78] δὲ φλεγμονή τις ἐπιγένηται, τοῖς πρὸς ταύτην [79] καταπλάσμασί τε καὶ καταντλήμασι χρησόμεθα· καὶ [80] εἰς τὴν κύστιν ἐνέσομεν [81] ῥόδινον ἢ χαμαιμή-

ταξ.. R., τε omis d. T. — 49 διὰ μὲν omis d. L., ὑπηρέτῃ διὰ μὲν omis d. P. — 50 περιτόναιον DHKRS. — 51 δὲ pour τε d. S. — 52 τὸ omis d. F. — 53 μὲν omis d. T. — 54 μὲν pour δὲ M. — 55 περιτοναίου DE. — 56 θάτερα τῆς δοθησομένης τομῆς πρὸς τῷ GLP. — 57 τοῦ omis d. HKR. — 58 μὲν omis d. ABCTFGJLMNOPSVeBa. — 59 ἔχει PR., ἔνδον R. — 60 μὴ δυνηθῆναι T. — 61 γὰρ καὶ διὰ T. — 62 χωρῆς P. — 63 χαριέντων C., χαριέντος JVe. — 64 ἐπηδᾷν S., ἢ p. εἰ L. — 65 λίθου λευκοῦ T. — 66 ἐξέλομεν ADEFHJKMRSVeBa. — 67 διαβάνης P. — τῆς pour τοῖς T. — 68 μύσιος DGL

primer la vessie avec les mains, nous ordonnerons à un autre de relever en haut les testicules avec la main droite et de tendre avec la gauche le périnée des deux côtés, là où l'incision doit être faite.

Nous-même alors, saisissant l'instrument appelé lithotome, nous ferons une incision oblique entre l'anus et les testicules, non pas sur le milieu du périnée, mais sur le côté, près de la fesse gauche, en nous servant de la pierre comme point d'appui et de telle sorte que l'incision ait en dehors une ouverture spacieuse, mais qu'en dedans elle ne soit pas plus grande qu'il ne faut pour que la pierre puisse y passer. En effet, quelquefois en pressant avec un ou plusieurs doigts sur l'anus, la pierre s'élance gracieusement et sans plus de retard au dehors, en même temps qu'on achève l'incision. Quand elle ne sort pas ainsi, nous l'extrayons au moyen du tirepierre.

Après la sortie du calcul, nous arrêtons l'hémorrhagie à l'aide des hémostatiques secs, comme la poudre de manne, d'encens, d'aloès, de consoude, de misys ou autres semblables; puis nous appliquons de la laine ou des compresses imbibées de vin et d'huile, et nous employons le bandage lithique, c'est-à-dire à six chefs. Si l'on craint encore l'hémorrhagie, il faut placer des compresses d'oxycrat et d'eau de roses, et, faisant recoucher le malade, nous le lotionnons fréquemment.

Vers le troisième jour, on lève l'appareil et on arrose abondamment avec de l'eau et de l'huile; ensuite on emploie la charpie enduite des quatre remèdes, en ayant soin de la lever et de la changer très souvent, à cause de l'âcreté de l'urine. S'il survient quelque inflammation, nous la combattons par les cataplasmes et les lotions appropriés, et nous injectons dans la

PVcBaX., μύσυος NST. — 69 πτύσματα NR, πύγματα T., εἰ ἐλαίῳ P. — 70 λιθιακοῖς O. — 71 ἐξαγκέλεσιν R. — 72 τι δὲ ὡς X. — 73 ἐπικλητέον O. — 74 τρίτην ἡμέραν λυσ... R. — 75 κατεωνίσαντες JNOVcBa., καταιωνίσαντα LP. — 76 τῇ τε τετραφ... T. — 77 ἐκ omis d. T. — 78 ἡ pour εἰ L. — 79 ταῦτα LP. — 80 καὶ omis d. LP., εἰ pour εἰς T. — 81 ἔσω-

λινον ἢ βούτυρον, εἰ μή τις ἡμᾶς[82] φλεγμονὴ κωλύοι. Ὁμοίως δὲ καὶ εἰ νομῶδες[83] ἢ ἄλλως πως[84] κακόηθες γένηται τὸ ἕλκος, πρὸς ἕκαστα καταλλήλως[85] ἁρμοσόμεθα[86]. Ἀφλεγμάντου δὲ γενομένου τοῦ ἕλκους, λούσαντες[87] αὐτοὺς τῇ διὰ χυλῶν ἐμπλάστρῳ χρησόμεθα κατά τε τῶν ψοῶν[88] καὶ τοῦ ὑπογαστρίου[89]. Παρ' ὅλον δὲ τὸν[90] τῆς θεραπείας καιρὸν τοὺς μηροὺς ἅμα χρὴ δεσμεῖν[91], πρὸς τὸ[92] τοῖς βοηθήμασιν ἐπηρεμεῖν[93].

Εἰ δὲ μικρὸς[94] ὑπάρχων ὁ λίθος ἐμπέσοι τῷ καυλῷ[95], καὶ μὴ δύναιτο[96] ἐξουρηθῆναι, τὴν ποσθὴν[97] ἰσχυρῶς εἰς τοὔμπροσθεν ἐπισπασάμενοι[98], ἐπιδήσομεν αὐτὴν κατὰ τὸ ἄκρον τῆς[99] βαλάνου. Διαδήσομεν δὲ καὶ ὄπισθεν τοῦ αἰδοίου τὸν καυλὸν πρὸς τὸ πέρας τὸ[100] πρὸς τῇ κύστει τὴν διάσφιγξιν[101] ἐπιβάλλοντες· κἄπειτα διέλομεν κάτωθεν τὸ σῶμα τὸ περιέχον τὸν λίθον[102] κατ' ἐπικόπου αὐτοῦ τοῦ λίθου. Κάμψαντες[103] δὲ τὸν καυλὸν διεκβαλοῦμεν[104] τὸ λιθίδιον, καὶ λύσαντες τοὺς δεσμοὺς ἐκθρομβώσομεν[105] τὸ ἕλκος. Ὁ μὲν οὖν ὄπισθεν ἐπιβεβλήσθω[106] δεσμὸς διὰ τὸ μὴ πάλιν δρομῆσαι τὸν λίθον ὀπίσω· ὁ δὲ ἔμπροσθεν[107], ἵνα[108] μετὰ τὴν τοῦ λίθου κομιδὴν[109] λυομένης τῆς ποσθῆς ἀντανατρέχον[110] τὸ δέρμα καλύψῃ[111] τὴν διαίρεσιν.

μεν LPX. — 82 ὑμᾶς D. — 83 ἀνομῶδες LP. — 84 πῶς ἠκακόηθες ABCEFGJ LMNOPVeBaX. — 85 καταλλήλους R. — 86 ἁρμοζόμεθα R. — 87 λύσαντες DR. — αὐτὸν T. — 88 ψοιῶν D., ψυῶν HK., ψιῶν R. — 89 ἐπιγαστρίου HK. — 90 τὸ B.; O omet τοὺς μηροὺς ἅμα. — 91 διεμεῖν N., διαγκεῖν Ve. — 92 τῷ M. — 93 ὑπηρεμεῖν ACGLMNOPVeBa.; T. omet depuis πρὸς τὸ jusqu'à ἐπηρεμεῖν inclusiv. — 94 μικρὸν LP. — 95 καυλίῳ O. — 96 δύναται J. — 97 προσθὴν N. — 98 ἐπισπάμενοι F. — 99 τοῦ LP.; S. omet depuis αὐτὴν jusqu'à δὲ καὶ inclusiv. — 100 τὸ omis d. DLPR., τῷ pour τὸ S., πρὸς omis d. LP., τὴν κύστιν X. — 101 ἄσφιγξιν R. — 102 διέλομεν κάτω τὸν λίθον κατ' ἐπ... ACNOTVeBa., κάτω τὸ δέρμα τὸ περιέχ...

vessie de l'eau de rose, de camomille ou de butyre, à moins que quelque inflammation ne nous en empêche. De même, si la plaie devient rongeante ou de quelque autre manière maligne, nous adaptons à chacun de ces cas les moyens convenables. Mais si elle ne s'enflamme pas, nous baignons le malade et nous appliquons un emplâtre de diachylon sur les reins et sur l'hypogastre. Toutefois, pendant tout le temps de la cure, il faut attacher les cuisses ensemble, afin que les appareils ne soient pas dérangés.

Si une petite pierre vient à tomber dans la verge et ne peut s'en aller avec l'urine, nous tirerons fortement le prépuce en avant, et nous le lierons sur le sommet du gland. Nous lierons aussi en arrière le canal de la verge, en opérant la constriction vers l'extrémité près de la vessie, et ensuite nous ouvrirons à sa portion inférieure la partie qui contient la pierre, en nous servant de cette dernière comme point d'appui; puis, en courbant la verge, nous expulserons le calcul. Nous enlèverons alors les ligatures et nous ferons agglutiner la plaie. Or, on place une ligature en arrière, afin que le calcul ne retourne pas sur ses pas, et l'on en place une en avant pour qu'après la sortie de la pierre, la peau du prépuce déliée revienne sur elle-même et couvre l'incision.

GLP., μαστὸ περιέχον τὸν λίθ... BFS., διέλομεν περιέχον τὸν λίθον κατ'... E. « Et postea » inferne colem ad ipsum occurrentem calculum secabimus (Corn.); deinde infra » colem dividemus super lapidem ipsum qui excidendus subjicitur (G. Andern.). » — διέλομεν κάτω τὸν λίθον περιέχον τὸν λίθον X. Ce passage est omis dans M. — [103] κόψαντες F., δὲ omis d. LP. — [104] διεμβαλοῦμεν L., διεμβάλον P. — [105] διεκθρομβώσομεν EGLP. — [106] ἐπεβέβλητο ABCEFGSMNVeBaX., ἐπεμβέβλητο O., ἐπιβέβληται LP. ἐπιβέβλητο T. — [107] ὁ δὲ ἔμπροσθεν λελύσθω DHKR. — [108] ἵνα μὴ S. — [109] ἐκκομιδὴν M. — [110] ἀνατρέχων ABCFGJLMNOPVeBa., ἀντανατρέχει S. — [111] καλύπτον S.

ΞΑ'.

ΠΕΡΙ ΤΩΝ ΠΕΡΙ[1] ΤΟΥΣ ΔΙΔΥΜΟΥΣ ΣΩΜΑΤΩΝ.

Εἰς τὴν[2] περὶ τῶν κηλοτομιῶν[3] διδασκαλίαν συμβαλλομένων[4] τῶν περὶ τοὺς διδύμους σωμάτων τοὺς ὅρους πρότερον ὑπογράφομεν. Αὐτὸς μὲν οὖν[5] ὁ δίδυμος οὐσία[6] ἐστὶν ἀδενώδης[7] καὶ ψαφαρὰ[8], πεποιημένη εἰς τὴν τοῦ σπέρματος γόνιμον δύναμιν[9].

Οἱ δὲ παραστάται καὶ κρεμαστῆρες[10] ὀνομαζόμενοι ἐκφύσεις εἰσὶ τῆς τοῦ νωτιαίου[11] μυελοῦ μήνιγγος σὺν φλεψὶν[12] ἀρτηριώδεσιν ἐν τοῖς διδύμοις καθήκουσαι[13], δι' ὧν ἡ τοῦ σπέρματος εἰς τὸ αἰδοῖον γίνεται πρόεσις[14].

Τὰ σπερματικὰ δὲ[15] ἀγγεῖα φλέβες εἰσὶν ἀπὸ τῆς κοίλης φλεβὸς εἰς τοὺς ὄρχεις[16] ἑλικοειδῶς φερόμεναι[17], δι' ὧν οἱ δίδυμοι τρέφονται.

Ἐλυτροειδής *[18] τέ ἐστι χιτὼν νευρώδης τὴν φύσιν, κατὰ μὲν

1 περὶ τῶν κατὰ τοὺς HJKR. — 2 εἰς τὴν τῶν περὶ ST. — 3 κηλοτόμων ABCEFGL MNOPSVeBaTX. — 4 συμβαλλομένους ABCEFGLMNOPSVeBaTX. — 5 οὖν omis d. DHKMR. — 6 οὐσίας M. — 7 ἀδενώδους M. — 8 ψαφαρὰς πεποιημένης M. — 9 σπέρματος δύναμιν τὴν γονιμωτάτην DR. — 10 κρεμαστηροὶ D. — 11 νοστιαίου R. — 12 φλέξιν EX., βλέψιν LP. — 13 καθήκουσι LP. — 14 προαίρεσις EM. — 15 καὶ pour δὲ LP. — 16 ὄρχους H., ἑλκοειδῶς GP. — 17 φερόμενα BEFGJLBaVeNPX., προσφερόμεναι T.; O. omet depuis ἡ τοῦ σπέρματος jusqu'à φερόμεναι δι' ὧν inclusiv. DHKR. omettent depuis ἑλικοειδῶς jusqu'à τρέφονται inclusiv.

* Tous les commentateurs s'efforcent de modifier le texte de ce passage, suivant leurs idées, pour le rapprocher le plus possible des connaissances anatomiques modernes; mais j'ai dû respecter le texte donné par les manuscrits, afin de ne point substituer les découvertes postérieures aux opinions plus ou moins exactes de notre auteur. Je dois cependant signaler ici une remarque de Freind au sujet de ce passage; voici ce qu'il dit : « Douglas, après avoir démontré le premier que l'allongement de la membrane ou lame extérieure du péritoine ne forme pas la tunique ou gaîne des testicules, comme on le croyait alors, mais une gaîne particulière aux vaisseaux spermatiques, remarqua dans la suite, en lisant Paul, que cet ancien médecin avait connu cette tunique, et qu'il l'avait décrite sous le nom d'ἑλικοειδής, nom tiré des différentes contorsions qu'on observe dans les vaisseaux qu'elle couvre. Cornarius et les autres commentateurs et scholiastes, qui n'ont point connu cette tunique, corrigent ce mot et prétendent qu'il faut lire ἐρυθροειδής, la confondant ainsi avec la tunique vaginale. » (Freind, *Histoire de la médecine*, 1re partie, p. 93.)

CHAPITRE LXI.

DES PARTIES QUI ENVELOPPENT LES TESTICULES.

Nous donnons d'abord la description des parties qui enveloppent les testicules, pour l'instruction de ceux qui sont appelés à en enlever les tumeurs. Or, le testicule lui-même est une substance glanduleuse et friable, ayant pour fonction d'élaborer le sperme et de le rendre prolifique.

Les organes appelés parastates et crémasters sont des prolongements des méninges de la moelle épinière qui arrivent aux testicules avec les veines artérielles, par le moyen desquelles le sperme jaillit dans la verge.

Les vaisseaux spermatiques sont des veines qui se portent sinueusement de la veine cave aux testicules, et par lesquelles ceux-ci se nourrissent.

L'élytroïde est une tunique de nature nerveuse, libre par sa

J'avoue que je ne puis nullement être de l'avis de Freind et de Douglas; et, quoiqu'un seul de mes manuscrits porte en cet endroit la leçon ἐλυτροειδής avec cette singulière orthographe αἰλιτροειδής (mss. 446 du *Suppl.*—S.), je suis fermement convaincu que cette leçon est la bonne. Et d'abord, pour ce qui concerne l'opinion de Freind et de Douglas, je la crois inadmissible par les raisons suivantes: 1° nulle part, dans les auteurs anciens, il n'est fait mention d'une tunique ou gaîne appelée ἐλικοειδής; 2° si Paul avait, le premier, donné ce nom à une enveloppe du testicule ou des vaisseaux spermatiques, il en serait nécessairement question dans les chapitres suivants, et ce nom y reviendrait plusieurs fois, ce qui n'a pas lieu, même dans les manuscrits qui donnent ici la leçon ἐλικοειδής; 3° la courte description qui vient à la suite de ce nom ne peut, en aucune manière, s'appliquer à la gaîne des vaisseaux spermatiques, comme le veulent Freind et Douglas; mais elle s'applique au contraire à merveille à la tunique élytroïde ou vaginale.

Quant à Cornarius et aux autres scholiastes qui veulent ici le mot ἐρυθροειδής, quoiqu'ils aient pour eux l'opinion du *Thesaurus* d'Henri Étienne (ἐλυτροειδής, scriptura vitiosa pro ἐρυθροειδής, *Thesaurus*, édit. de M. Firmin Didot), je repousse également leur leçon, qui, d'ailleurs, ne se trouve dans aucun des manuscrits que j'ai consultés. Les nouveaux éditeurs du *Thesaurus* disent même : « Nullus tamen codex » ipsum ἐρυθροειδής exhibere videtur. » Il est en effet hors de toute vraisemblance que les Grecs, qui sont si exacts dans l'application de leurs vocables, aient donné ce nom, qui exprime quelque chose de rouge, à une tunique séreuse.

τὰ κυρτὰ[19] καὶ ἔμπροσθεν[20] τοῦ διδύμου ἀπόλυτος, κατὰ δὲ τὰ σιμὰ[21] καὶ ὄπισθεν προσπεφυκὼς[22], ἐκ τοῦ[23] περιτοναίου τὴν γένεσιν ἔχων[24] χιτῶνος.

Τὸ δὲ μέρος τοῦτο καθ' ὃ προσπέφυκε τῷ διδύμῳ[25], ὀπισθίαν πρόσφυσιν ὀνομάζουσι.

Δαρτοὶ δέ εἰσιν οἱ κολλῶντες ὑμένες τὸ ἔξωθεν[26] δέρμα πρὸς τὸν ἐλυτροειδῆ[27] χιτῶνα προσφυόμενοι αὐτῷ, καθ' ἃ μέρη[28] κἀκεῖνος ὄπισθεν τοῦ διδύμου[29] προσφύεται.

Τοῦτο δὲ αὐτὸ τὸ ἔξωθεν ῥυσσὸν δέρμα περιβεβλημένον[30] τοῖς ὄρχεσιν ὄσχεος προσαγορεύεται.

J'adopte donc la leçon ἐλυτροειδής par les motifs suivants : 1° Ce nom est donné par Celse à la tunique vaginale : « Hæc (venæ et arteriæ) autem tunica contе» guntur tenui, nervosa, sine sanguine, alba, quæ ἐλυτροειδής a Græcis nomi» natur » (lib. VII, sect. 18). 2° Le nom très ancien de *tunica vaginalis* est la traduction exacte du nom grec ἐλυτροειδής, tandis que le nom ἐρυθροειδής est un non-sens. 3° Parmi mes manuscrits, les quatre que je considère comme les meilleurs donnent partout, dans les chapitres suivants, et même dans l'avant-dernier alinéa de ce chapitre, c'est-à-dire à six lignes de distance, ce nom d'ἐλυτροειδής à cette tunique; et dans ce passage, le seul où ils aient la leçon ἑλικοειδής, le sens est manifestement altéré par une faute des copistes; voici en effet le texte que donnent ici les manuscrits DHKR. : τὰ σπερματικὰ δὲ ἀγγεῖα φλέβες εἰσὶν ἀπὸ τῆς κοίλης φλεβὸς εἰς τοὺς ὄρχεις. Ἑλικοειδής τέ ἐστι χιτὼν νευρώδης τὴν φύσιν, etc., etc., ce qui présente évidemment une lacune; autrement on n'y trouverait point la correction grammaticale habituelle à notre auteur. La plupart des autres manuscrits n'ont point cette lacune, et ajoutent après εἰς τοὺς ὄρχεις : ἑλικοειδῶς φερόμεναι, δι' ὧν οἱ δίδυμοι τρέφονται. C'est probablement ce mot ἑλικοειδῶς qui a causé l'erreur des

---

ΞΒ'.

ΠΕΡΙ ΥΔΡΟΚΗΛΗΣ.

Ἀργὸν ὑγρὸν συλλεγόμενον[1] περὶ τὸ μέρος τῶν τὸν ὄσχεον[2] διαπλεκόντων σωμάτων, ὄγκον τε ἀπεργαζόμενον αἰσθητόν, ταύτης τῆς ὀνομασίας[3] τετύχηκε. Συνίσταται μὲν οὖν ὡς τὰ πολλὰ τὸ[4] ὑγρὸν ἐν ἐλυτροειδεῖ[5] περὶ τὸν δίδυμον εἰς

[1] σωρευόμενον GLP. — [2] τὸ τῶν ὀσχέων R., τῶν ὀσχέων E., τῶν τὸν ὀσχέων F. — [3] προσηγορίας ἔτυχεν S., τετύχημεν L. — [4] τὸν ὑγρὸν L., τῶν ὑγρῶν P. — [5] ἐρυτροειδεῖ

portion convexe et en avant du testicule, mais adhérant à celui-ci par sa partie concave et en arrière : elle tire son origine de la membrane péritonéale.

On a nommé adhérence postérieure cette partie par où elle adhère au testicule.

Les dartos sont les membranes qui réunissent la peau extérieure à la tunique élytroïde en s'y collant elles-mêmes à l'endroit où cette tunique est adhérente à la partie postérieure du testicule.

A son tour, cette peau extérieure rugueuse qui enveloppe les testicules a été nommée oschéon (*scrotum*).

copistes. 4° Enfin, bien que beaucoup de manuscrits donnent la leçon ἐρυτροειδής, il faut bien remarquer que leur orthographe ἐρυτροειδής par un τ et non point par un θ, présente un mot qu'on ne trouve dans aucun lexique et dans aucun auteur, que je sache, et qu'on ne sait à quelle racine rattacher ; ce qui laisse facilement supposer que le ρ a été substitué ici à un λ.

Je crois donc avoir justifié mon opinion par de bonnes raisons, et je la présente avec confiance au lecteur, malgré l'autorité respectable des auteurs qui en ont adopté une autre, et quoique je sois le premier à la produire.

[18] ἐρυτροειδὴς AEGLPTX., ἐλικοειδὴς BDFHJKMNORVeBa. ; C. omet ce mot et les six qui le suivent. — [19] κύτα S. — [20] ἔμπρὸς ABCEFGLNPVeBaTX., τῶν διδύμων M. — [21] κοῖλα pour σιμὰ ABCFGJLMNOPVeBaT. — [22] προσπεφυκὼς αὐτῷ ABCEFGJLMNOPVeBaTX., προσπεφυκὼς αὐτὸν S. — [23] ἐκ τοῦ αὐτοῦ DHKR., περιναίου HK. — [24] ἔχειν M., χιτῶνος omis d. S. — [25] τοῖς διδύμοις M. — [26] τὸ δέρμα C. [27] ἐρυτροειδῆ ABCDEFGLMNOPTVeBaX., ἐρυθροειδῆ S. — [28] μέρος P., κἀκεῖνοι K. — [29] τῶν διδύμων ACDEFGHKLMNPRSVeT. — προσφέρεται pour προσφύεται T. — [30] τὸ προβεβλημένον HKR., τὸ προσβεβλημένον D.

CHAPITRE LXII.

DE L'HYDROCÈLE.

On a donné ce nom à une collection d'humeurs inutiles dans une des parties qui forment le tissu des bourses, collection qui produit une tuméfaction sensible. Cette humeur se tient le plus souvent dans l'élytroïde, autour du testicule et à la partie anté-

ABCEFGLMNOPSVeBaX. — ἐν τῷ ἐρυτροειδῆ παρὰ τὸν T., ἐν ἐλυτροειδεῖ χιτῶνι

τοὔμπροσθεν μέρος, καθ' ὃ μάλιστα χωρίζεται τοῦ διδύμου ὁ ἐλυτροειδής [6]. Σπανίως δὲ καὶ ἐν τοῖς ἐξωτέρω [7] τοῦ ἐλυτροειδοῦς [8] ὑμένος τὸ πάθος συνίσταται. Πολλάκις δὲ [9] ἐν ἰδίῳ χιτῶνι περιέχεται τὸ ὑγρὸν, καὶ καλοῦσιν οἱ χειρουργοὶ τοῦτο τὸ πάθος ἐν ἐπιγενητῷ [10]. Εἰ μὲν οὖν διὰ προηγουμένην [11] αἰτίαν, οἷον ἀσθένειαν τῶν μορίων, τὸ πάθος συσταίη, τὸ λόγῳ [12] τροφῆς προσφερόμενον [13] αἷμα εἰς ὑδατώδη [14] ἢ ὀῤῥώδη ἀργὴν οὐσίαν [15] μεταβάλλεται· εἰ δὲ [16] διὰ πληγὴν [17], αἱματώδης ἢ τρυγώδης [18] ἡ οὐσία περιέχεται.

Κοινὸν μὲν οὖν σημεῖόν ἐστιν [19] ὄγκος ἀνώδυνος, μόνιμος κατὰ τὸν ὄσχεον [20], καθ' οἵαν δήποτε περίστασιν οὐκ ἀφανιζόμενος, ἀλλ' εἴκων μὲν ἐπὶ τῶν ὀλίγον [21] ἐχόντων [22] ὑγρὸν, οὐκ εἴκων δὲ ἐπὶ τῶν πολύ [23]. Καὶ ἐφ' ὧν μὲν ἐν τῷ [24] ἐλυτροειδεῖ συνέστη [25] τὸ ὑγρὸν, ὁ ὄγκος περιφερής ἐστι, μικρὸν [26] ὑπομήκης καθάπερ ὠόν, καὶ τούτοις ὁ δίδυμος ἄδηλός [27] ἐστιν οἷα [28] πανταχόθεν περιπλεόμενος [29]. Εἰ δὲ ἐκτὸς τοῦ ἐλυτροειδοῦς [30] ὑπὸ τοῖς δαρτοῖς εἴη, δι' ὀλίγων [31] ὑποπίπτει σωμάτων. Ἐν ἐπιγενητῷ δὲ [32] τοῦ ὑγροῦ συστάντος, διὰ τὴν ἀπανταχόθεν [33] συστροφὴν καὶ σφαίρωσιν [34] ὁ ὄγκος ἑτέρου διδύμου παρέχεται φαντασίαν [35]. Καὶ εἰ μὲν ὑδατῶδες [36] εἴη τὸ ὑγρὸν, ὁμόχρους ὁ ὄγκος διαυγάζεται. Εἰ [37] δὲ τρυγῶδες [38] ἢ αἱματῶδες εἴη [39], ἐνερευθὴς ἢ πελιδνὸς [40] φαίνεται. Εἰ δὲ ἐν ἀμφοτέροις τοῖς μέρεσι τοῦ ὀσχέου τὰ σημεῖα ταῦτα φανείη [41], δικήλους τούτους εἶναι [42] ἰστέον.

προσφυομένον περὶ... J. — 6 ἐρυτροειδής ABCEFGLMNOPSVeBaTX. — 7 ἐξωτέροις D., ἐξωπέρω L. — 8 ἐρυτροειδοῦς ABCEFGLMNOTPSVeBaX. — 9 δὲ καὶ ABCDEFHJKLMOPRSTX. — 10 ἐπιγεννητὴν, ἐν omis d. M., τὸ πάθος ὑδροκήλης ἐὰν ἐπιγένηται T. — 11 προηγησαμένην DRT. — 12 λόγος R. — τῷ λογῳ T., τῆς τροφῆς C. — 13 φερόμενον ABCETGHJKLMOPX. — 14 ὑδατώδεις LP., ἢ εἰς ὀρόδη J., ὀῤώδη ABDEFGHKP. — 15 ἤγουν ὑδροκήλην μεταβ... T. — 16 καὶ pour δὲ LP. — 17 πληγῶν DHR. — 18 ἡ omis d. ABCDEFGJLMTNOPSVeBa. — 19 ἐστιν omis d. M. — ἀνώνυμος T. — 20 τῶν ὀσχέων S. — 21 ὀλίγων BCDNVe.; P. omet depuis καθ' οἵαν jusqu'à ἐχόντων ὑγρὸν inclusivement. — 22 τὸ ὑγρὸν ABCDFGJMNOPSVeBaTX. — 23 πολλῶν R. — 24 τῷ omis d. BCEFGJLMNOPSVeBaX., ἐρυτροειδεῖ ABCEFGLMNOPSVeBaTX. — 25 συνέστι GP. —

rieure, là principalement où l'élytroïde est séparée du testicule. Rarement la maladie a lieu en dehors de la membrane élytroïde; mais souvent l'humeur se rassemble dans une tunique propre, et les chirurgiens appellent cette maladie *en épigénète*. Lorsque la maladie survient par suite d'une cause préexistante, telle qu'une asthénie des parties, le sang, apporté pour nourrir les organes, se transforme en une substance aqueuse ou séreuse inutile; lorsque c'est par suite d'un coup, l'humeur est sanguinolente et comme bourbeuse.

Toutefois il y a un signe commun: c'est une tumeur indolente, immobile dans le scrotum, ne disparaissant pas dans quelque circonstance que ce soit, mais cédant à la pression quand il y a une petite quantité d'eau, et ne cédant pas quand il y en a beaucoup. Dans les cas où l'humeur se tient dans l'élytroïde, la tumeur est arrondie, un peu oblongue comme un œuf, et alors le testicule est caché comme s'il était noyé de toutes parts. Mais quand l'humeur est en dehors de l'élytroïde, sous les dartos, on la sent à travers un petit nombre de parties interposées. Si l'eau est colligée dans une membrane propre, la tumeur prend l'aspect d'un autre testicule, à cause de sa sphéricité et de son isolement. Si l'humeur est aqueuse, la tumeur sera transparente, sans changement de couleur; si elle est bourbeuse ou sanguinolente, la tumeur paraîtra livide ou rougeâtre. Lorsque ces signes apparaîtront dans les deux parties du scrotum, on saura qu'il y a deux hydrocèles.

[26] μικροῦ NVe., μικρὸς LP., ἐπιμήκης DR. — [27] ἄδηλον LPVe.; M. omet depuis μικρὸν jusqu'à ἄδηλός ἐστιν inclusivement. — [28] οἷά τε ABCTEFGJLMNOPS VeBaX. — [29] περιπλεκόμενος AT. — [30] ἐρυτροειδοῦς ABCEFGLMNOPSVeBa TX. — [31] δι' ὀλίγον EFLMPBa. — [32] δὲ omis d. GLP. — [33] ἀπάντοθεν LP. — [34] σφήνωσιν DHKR. — [35] φαντασία P. — [36] ὑδατώδης P. — [37] ἡ P. — [38] τρυγῶδες εἴη τὸ ὑγρὸν N., ἢ καὶ αἱμ... D. — [39] εἴη omis d. ABEFGJLMNOPSVe BaX., ἢ ἐνερευθὴς ABCEFGJLMNOPSVeBaTX. — [40] πελιδνὸς λέγεται GLP. — πελιδνὰ T. — [41] φάνειεν M., ταῦτα omis d. M. — [42] εἶναι omis d. C., ὄστεον LP.

Χειρουργοῦμεν δὲ [43] τοῦτον τὸν τρόπον. Ψιλώσαντες τὴν ἥβην καὶ τὸν ὄσχεον, εἰ μὴ παῖς εἴη [44], κατακλίνομεν αὐτὸν ὕπτιον ἐπὶ βάθρου [45], ὑποβάλλοντες τοῖς μὲν πυγαίοις πολύπτυχόν τι ῥάκος, τῷ δὲ ὀσχέῳ [46] σπόγγον εὐμεγέθη, καὶ καθεσθέντες [47] ἐξ εὐωνύμων τοῦ κάμνοντος, ὑπηρέτῃ [48] κελεύσομεν ἐκ δεξιῶν [49] αὐτοῦ τοῦ κάμνοντος καθεσθέντι [50] τό τε αἰδοῖον ἀποτείνειν [51] ἐπὶ θάτερα, καὶ τὸ δέρμα τοῦ ὀσχέου πρὸς τὸ ἐπιγάστριον ἀποτείνειν [52]. Αὐτοὶ δὲ λαβόντες [53] σμίλην διαιροῦμεν [54] τὸν ὄσχεον ἀπὸ τοῦ μέσου κατὰ μῆκος ἄχρι πλησίον τῆς ἥβης, εὐθυτενῆ [55] διαίρεσιν παρέχοντες [56] παράλληλον τῇ διχοτομούσῃ [57] τὸν ὄσχεον γραμμῇ, διαιροῦντες τέως τὸν [58] ἐλυτροειδῆ. Ἐν ἐπιγεννητῷ [59] δὲ τοῦ ὑγροῦ ὄντος, καθ' ἃ ἡ κορυφὴ τοῦ ἐπιγεννητοῦ διασημαίνει [60] χιτῶνος, κατ' ἐκεῖνα τὴν διαίρεσιν ἐμβαλοῦμεν [61]. Ἀγκίστρῳ δὲ τὰ χείλη τῆς τομῆς διαστήσαντες, τῷ τε ὑδροκηλικῷ κοπαρίῳ καὶ τῷ σμιλίῳ τοὺς δαρτοὺς ἐξυμενίσαντες [62], γυμνώσαντες δὲ [63] τὸν ἐλυτροειδῆ [64] φλεβοτόμῳ, μέσον αὐτὸν διαιροῦμεν [65], κατ' ἐκεῖνα μάλιστα τὰ μέρη καθ' ἃ τοῦ διδύμου ἀφέστηκε [66]· καὶ τὸ ὑγρὸν ὅλον ἢ τὸ πλέον αὐτοῦ ἐν ἀγγείῳ τινὶ ἐκκρίναντες, ἀγκίστροις [67] τὸν ἐλυτροειδῆ περιαιροῦμεν [68], ὅλον μάλιστα τὸ λεπτότατον [69] αὐτοῦ μέρος.

Τὸ [70] ἐντεῦθεν δὲ, ὁ μὲν Ἄντυλλος ῥαφαῖς καὶ τῇ εναίμῳ [71] θεραπείᾳ χρῆται, οἱ δὲ νεώτεροι τῇ συσσαρκωτικῇ [72] καλουμένῃ ἀγωγῇ [73]. Εἰ δὲ ὁ [74] δίδυμος σῆψιν [75] ἢ ἑτέραν [76] τινὰ κάκωσιν [77] ἔχων εὑρεθείη [78], τὰ ἀγγεῖα τὰ σὺν τῷ κρεμαστῆρι

— [43] δὲ omis d. P. — [44] ἢ pour εἴη ABCEFGJLMNOPSVeBaX. — [45] ὑπὸ βάθρου BCXFGTLMNOPSVeBa., ὑπὸ βάθραν DHJKR., ἐπιβάλλοντες BFHKMOXSVeBa. — [46] τὸ δὲ ὄσχεον PX. — [47] καὶ omis d. ST., καθιέντες L., καθέντες ABCDEFTGH JKXNOPRSVeBa., ἐξωνύμων T. — [48] ὑπηρέταις M., κελεύσαντες T. — [49] ἐκ δεξιῶν omis d. S., αὐτοῦ omis d. M. — [50] καθεσθεῖσι M. — [51] ἀποτείναντες LP. — [52] ἐπιτείνειν ABCEFJMTXNO VeBa., ὑποτείνειν P. — [53] διελόντες σμήλῃ D. — [54] διακόπτομεν M., διέλομεν ABCEFGJLXNOPSVeBaT.; τὸ ὄσχ... CEGLMNOPVeBa. — [55] τὴν διαίρεσιν BCEFGHJKLMNOPRSVeTX., διαίρυσιν Ba. — [56] ποιοῦντες S. — [57] διχοτομήσῃ LP., τῶν ὀσχέων S. — [58] τὸ ὀστὸν pour τέως τὸν P., ἐρυτροειδῆ ABCEFGLMNOPSVe BaTX. — [59] ἐν ἐπιγεννητῶν GLP. — [60] διαμήνει D.; X. omet depuis καθ' ἃ jusqu'à χιτῶνος inclusiv. — [61] ἐμβάλλομεν M. — [62] ἐξυμέσαντες M., γυμνάσαντες LP. — [63] τε

Nous faisons l'opération de la manière suivante : après avoir rasé le pubis et le scrotum du patient, s'il n'est pas un enfant, nous le couchons à la renverse sur un banc, et nous mettons sous ses fesses beaucoup de vieux linge, et sous son scrotum une grosse éponge ; puis, nous tenant à sa gauche, nous ordonnons à un aide, placé à sa droite, de tirer d'un côté la verge et de tendre vers le ventre la peau du scrotum. Alors, saisissant un bistouri, nous divisons le scrotum dans le sens de sa longueur, depuis son milieu jusqu'auprès du pubis, en faisant une incision droite, parallèle à la ligne qui divise en deux parties le scrotum, et nous coupons jusqu'à l'élytroïde. Si l'humeur est dans une membrane propre, nous ferons l'incision là où se montre le sommet de la tunique congénère. Séparant alors les lèvres de la plaie avec un crochet, nous disséquerons les dartos avec le couteau à hydrocèle et avec le bistouri ; et, après avoir dénudé l'élytroïde, nous l'ouvrirons avec un phlébotome vers son milieu, à cet endroit principalement où elle s'éloigne du testicule ; ensuite ayant évacué dans un vase la totalité ou la plus grande partie de l'humeur, nous enlèverons avec des érignes l'élytroïde et surtout toute sa partie la plus mince.

Pour ce qui suit, Antyllus emploie la suture et les moyens appropriés aux plaies sanglantes ; mais les modernes se servent du pansement appelé *incarnatif*. Si l'on trouve que le testicule est atteint de putridité ou de quelque autre altération maligne, nous saisissons, au moyen d'un fil, les vaisseaux qui sont avec

pour δὲ MR. — 64 ἐρυτροειδῆ ABCEFGLMNOPSVeBaTX. — 65 διέλομεν ABCEFGJLNOPRSVeBaTX., αὐτῶν GMPR. — 66 ἀφέστημεν L. — 67 ἀγκίστρῳ M. — ἐρυτροειδῆ ABCEFGLMNOPSVeBaTX. — 68 περιέλομεν ACST., περιείλομεν BEFGJLMNOPVeBaX., οἷον μάλιστα ABFGJLMNOPSVeBaX. — 69 λεπτότερον M. — 70 τοὐντεῦθεν AC., τοῦ ἐντεῦθεν BEFGJLXNOPSVeBa., κἀντεῦθεν T. — 71 ἐνέμῳ JR. — 72 σαρκωτικῇ ACT. — 73 ἀγωγῇ omis d. DR. — 74 ὁ omis d. AEGMOPSVeBa. — 75 σηψίν τινα GLP., ἢ omis d. BCGLNOPVe.; M. omet ici plusieurs lignes depuis τὸ ἐντεῦθεν jusqu'à παράσχομεν τομὴν inclusiv. — 76 ἑτέροις P., τινὰ omis d. P. — 77 σάρκωσιν E., ἔχων omis d. J. — 78 εὑρεθῇ S.

βρόχῳ [79] διαλαβόντες, αὐτόν τε [80] τὸν κρεμαστῆρα διατεμόντες [81] ἐξαιροῦμεν τὸν δίδυμον. Καὶ ἐπὶ τῶν δικήλων δὲ [82] τὸν αὐτὸν τρόπον διττῶς ἐνεργήσομεν, τὰς διαιρέσεις ἑκατέρωθεν εἰς [83] τὰ πρὸς [84] βουβῶνας μέρη τοῦ ὀσχέου τάττοντες [85]. Μετὰ δὲ ταῦτα καθέντες [86] πυρῆνα [87] μήλης διὰ τῆς διαιρέσεως κάτω πρὸς τὸ πέρας τοῦ ὀσχέου, δι' αὐτοῦ τε [88] τὸν ὄσχεον κυρτώσαντες, ἐπάκμῳ [89] σμιλίῳ τὴν καθ' ὑπόῤῥυσιν παράσχωμεν τομὴν, ἵνα καὶ οἱ θρόμβοι τοῦ αἵματος καὶ τὸ πῦον δι' αὐτῆς [90] ἐκκρίνοιντο.

Δι' αὐτῆς δὲ τοῦ πυρῆνος τῆς μήλης [91] τὸν λημνίσκον πρὸς τὴν ἄνω διαίρεσιν διεκβαλοῦμεν [92], καὶ περισπογγίσαντες τοὺς μώλωπας, ἔρια [93] ἐλαιοβραχῆ διὰ τῆς τομῆς κάτω πρὸς τὸν δίδυμον ἐμβαλοῦμεν [94]· ἔξωθέν τε [95] ἄλλα ἔρια [96] οἰνελαίῳ βραχέντα τῷ ὀσχέῳ [97], ὑπογαστρίῳ τε [98] καὶ βουβῶσι, περιναίῳ [99] τε καὶ ταῖς [100] ψόαις ἐπεμβαλοῦμεν [101]. Καὶ πτύγμα τριπλοῦν ἐπὶ τούτοις ἁπλώσαντες, ἐπιδήσαντές [102] τε τῷ ἐξασκελεῖ [103] καὶ τοῖς ἁρμοδίοις ἐπιδέσμοις, ἀνακλινοῦμεν [104] τὸν ἄνθρωπον, ὑποβαλόντες ἔρια τῷ ὀσχέῳ διὰ τὸ ἀναπαύεσθαι· καὶ [105] δέρμα αὐτοῖς ὑφαπλώσαντες [106] μαλακὸν εἰς ὑποδοχὴν [107] τῶν ἐπιβροχῶν, ἐπιβρέχομεν δὲ [108] ἐλαίῳ θερμῷ ἄχρι τῆς τρίτης ἡμέρας· μεθ' ἣν λύσαντα [109] δεῖ ἐν μὲν τῷ τραύματι τῇ τετραφαρμάκῳ [110] ἐμμότῳ χρῆσθαι, τὸν λημνίσκον διὰ τῆς γύρεως [111] ἀλλάττοντα.

— [79] βρόχον P. — [80] τε omis d. ABCEFGJLMNOPSVeBaTX. — [81] διατέμνοντας ABCEFJMNOSVeBaTX., διατέμνοντες DGLP, ἐξελεῖν pour ξαιροῦμεν ABCEFGJLMNOPSTXVeBa. — [82] δὲ omis d. ABCEFGLMNOPSVeBaTX. — [83] εἰς omis d. ABCDEFHJKLMNOPRSVeBaXT., κατὰ pour εἰς Corn. — [84] πρὸς τοῦ βουβῶνος LP. — [85] φυλάττοντες AT. — [86] καθέντας LP. — [87] πυρῖνας LP., σμήλης ABEFGJLMNOXTPSVeBa. — [88] τε omis d. D. — [89] ἐπάκμων DR., ἐπάκμη E., ἐπ' ἄκρῳ N., ἐπακμοσμηλίῳ GLP., μηλίῳ T. — [90] αὐτοῖς LNVe., αὐτοῦ M, ἐκκρίνοιτο JLNPVe.; δι' αὐτῆς ἐκκρίνοιντο omis d. T. — [91] τῇ σμήλῃ AC., τῆς σμήλης BDFGJLNOPSVeBaTX. — [92] ἐκβαλοῦμεν R., διεκβάλλομεν ABCEFGJLMNPSVeBa., διεκβάλωμεν TX. — [93] ἐρίῳ EX, ἐλαίῳ βεβρεγμένα S., ἐλαιοβρεχῆ O. — [94] ἐκβαλοῦμεν Ve.; M omet depuis καὶ περισπογγίσαντες jusqu'à ἐμβαλοῦμεν inclusiv. — [95] τε omis d. D. — [96] ἔξια L. — [97] τῶν ὀσχέων GLP., ὑπογάστριον LP. — [98] τε omis d. ABCDEFGJLMNOPVeBaT., βουβῶνι T. — [99] περιτοναίῳ R.

le crémaster, et nous enlevons le testicule en coupant le crémaster lui-même. Nous agissons deux fois de la même manière quand il y a deux tumeurs, et nous faisons de chaque côté les incisions à la partie du scrotum qui se trouve près des aines. Après cela, dirigeant le bouton d'une sonde dans l'incision vers l'extrémité inférieure du scrotum, et recourbant le scrotum avec cet instrument, nous faisons, avec la pointe d'un bistouri, une ouverture pour l'écoulement des caillots sanguins et du pus.

A l'aide du même bouton de sonde, nous insérons une tente dans l'incision supérieure, et, après avoir épongé les plaies, nous mettons de la laine imbibée d'huile dans l'incision inférieure près du testicule : extérieurement nous mettons encore d'autre laine imbibée d'huile et de vin sur le scrotum, sur l'hypogastre, sur les aines, sur le périnée et sur les lombes. Puis, ayant appliqué sur le tout un triple linge, nous lions avec le bandage à six chefs et avec des bandes bien ajustées. Nous couchons le malade après lui avoir mis de la laine sous le scrotum pour que cet organe repose mollement, et nous étendons sous lui une peau douce pour recevoir les ablutions. Nous lotionnons avec de l'huile tiède jusqu'au troisième jour, après lequel, l'appareil étant levé, il faut changer la tente au moyen de la fleur de farine, et mettre dans la plaie de la charpie enduite des quatre remèdes.

— [100] ταῖς omis d. M. — [101] ἐπεμβάλομεν ABCEFGLMNOPSVeBaT., ἐπεμβάλλωμεν X. — [102] καὶ ἐπιδήσαντες, τε omis d. DHKR. — [103] ἐξασκελῷ D., ἐξασκελὴν S., σκελεῖ T. — [104] ἀνακλίνομεν ATXBCDEFGJMNOSVeBa., ἀνακλίναντες LP. — [105] τὸ δέρμα ABCEFGJLMNOPVeBaTX. — [106] ἐφαπλώσαντες ABCEFGJLMNOPSVeBaTX. — [107] ὑποχὴν S. — [108] δὲ omis d. P., τε pour δὲ S. — [109] λύσαντες EMNSVe., δὴ pour δεῖ P. — [110] φαρμάκῳ P. — [111] λύσεως pour γύρεως, Cornarius. J'avoue que je ne comprends pas ce que peut faire ici la fleur de farine; mais, enchaîné par l'unanimité des manuscrits, qui tous, sans exception, donnent ce mot, j'ai dû me résigner à traduire ce texte sans me rendre bien compte de la pensée de l'auteur. La substitution de Cornarius est beaucoup plus claire; elle signifie simplement que la tente de charpie doit être changée pendant le pansement.

Toutefois cette difficulté n'a pas en réalité une grande importance; car il est évident que l'insertion de la tente de charpie dans la plaie, ainsi que l'application

Ἔξωθεν δὲ πάλιν τὰς ἐμβροχὰς ἐπιβλητέον διὰ τὴν φλεγμονὴν ἄχρι τῆς ἑβδόμης, μεθ' ἣν μοτοφυλακίῳ φαρμάκῳ χρησόμεθα. Μετὰ δὲ τὴν τοῦ ἕλκους ἀνακάθαρσιν, καὶ μετρίαν σάρκωσιν ἤδη λοιπὸν, καὶ λουομένων [112] αὐτῶν, τὸν λημνίσκον ἀφαιρετέον, καὶ τῇ λοιπῇ τῆς θεραπείας ἀκολουθίᾳ καθὼς ἔμπροσθεν εἴρηται χρηστέον. Εἰ [113] δὲ φλεγμονή τις εἴη, ἢ [114] αἱμοῤῥαγία, ἤ τι τῶν [115] τοιούτων ἐπιγένηται μεταξὺ [116], κατάλληλον δεῖ πρὸς ἕκαστον ἀπαντᾷν [117], ἵνα μὴ παλιλλογῶμεν [118].

Εἰ δὲ [119] καῦσιν μᾶλλον ἐπὶ τῶν ὑδροκηλικῶν [120], ὡς [121] τοῖς νεωτέροις δοκεῖ, παραλαμβάνοιμεν [122], πάντα τὰ πρὸ [123] τῆς χειρουργίας καὶ μετὰ τὴν χειρουργίαν εἰρημένα πρακτέον [124], καὶ τὰ ἐν αὐτῇ δὲ τῇ χειρουργίᾳ, χωρὶς μόνου [125] τοῦ σιδήρῳ τέμνειν [126], καὶ τῆς καθ' ὑπόῤῥυσιν [127] διαιρέσεως. Πυρώσαντες τοίνυν δέκα ἢ δώδεκα τῶν [138] γαμμοειδῶν καυτήρων [129], καὶ μαχαιρωτοὺς [130] δύο, πρῶτον μὲν τὸν ὄσχεον τοῖς γαμμοειδέσι κατὰ μέσον [131] διακαύσομεν, κοπαρίῳ δὲ ἢ τυφλαγκίστρῳ τοὺς ὑμένας διαδείραντες [132], τῷ μαχαιρωτῷ [133] τούτους καυτῆρι ὥσπερ διατέμνοντες καύσομεν [134]. Γυμνωθέντα δὲ τὸν ἐλυτροειδῆ [135] χιτῶνα, λευκὸς [136] δὲ καὶ στεγανὸς [137] οὗτος ὢν ῥᾷστα γινώσκεται [138], τῷ ἄκρῳ [139] τοῦ γαμμοειδοῦς διακαύσαντες τὸ ὑγρὸν ἐκκρινοῦμεν [140]. Καὶ μετὰ ταῦτα τὸ [141] γυμνωθὲν αὐτοῦ πᾶν ἀγκίστροις ἀνατείναντες [142] τῷ μαχαιρωτῷ [143] καυτῆρι περιέλωμεν [144].

de charpie enduite d'onguent *tetrapharmacum*, ont pour but de faire suppurer la plaie et de n'en obtenir la réunion que par seconde intention. C'est ce qui devient encore plus clair par ce qui suit, puisque l'auteur ajoute qu'il faut supprimer la tente de charpie dès que la carnification de la plaie se produit convenablement. Seulement on ne voit pas dans tout cela le rôle que la fleur de farine peut jouer. — [112] λυομένων R.; T. omet depuis καὶ τῇ λοιπῇ jusqu'à εἰ δὲ φλεγμονὴ incl. — [113] ἡ pour εἰ RSBa.; A. omet depuis καὶ τῇ λοιπῇ jusqu'à χρηστέον inclusiv. — [114] ἡ S. — [115] τῶν omis d. MS. — [116] μεταξὺ καταλλήλων PS., δὲ pour δεῖ T. — [117] ἀπαντᾷ L. — [118] πάλιν λέγομεν P., πολυλογοῦμεν T. — [119] εἰ δὲ καὶ GP. — [120] ὑδροκηλητῶν S. — [121] ὡς ἐν τοῖς R. — [122] παραλαμβάνομεν HKM. — [123] πρὸς P. — [124] πρακτέα E., τὰ omis d. T. — [125] μόνου DKRS., σιδήρου ABCEFGJLNOPSVeBaTX. — [126] τομῆς S. — [127] ὑποῤῥέωσιν S. — [128] τῶν omis d. P. — [129] καυστηρίων P. — [130] μαχαιρῶν τοὺς ABCEFGLNOVeBa

On doit continuer les ablutions extérieures jusqu'au septième jour, à cause de l'inflammation ; après quoi nous nous servons de l'onguent conservateur des bandages. Après l'expurgation de la plaie, lorsqu'il y a désormais une carnification modérée, et que l'on a fait baigner les malades, il faut enlever la tente et employer pour la suite du traitement ce que nous avons dit précédemment. Si, dans l'intervalle, il survenait de l'inflammation, ou une hémorrhagie, ou quelque chose de semblable, il faudrait obvier à chacun de ces accidents par les moyens convenables, pour ne pas répéter ce qui a été dit.

Si l'on préfère employer la cautérisation pour les hydrocèles, comme cela paraît bon aux modernes, on agit comme il vient d'être dit pour toutes choses avant, après et dans l'opération elle-même, à l'exception seulement de l'ouverture par l'instrument tranchant et de l'incision évacuatrice. Faisant donc rougir dix à douze cautères ayant la forme du gamma (Γ), et deux cultellaires, nous brûlons d'abord le scrotum par son milieu avec les cautères gammoïdes, puis, ayant séparé les membranes avec un bistouri ou avec un crochet mousse, nous les brûlons comme en coupant avec le cautère cultellaire. L'élytroïde étant dénudée, et on la reconnaîtra facilement parce qu'elle est blanche et sans ouverture, nous la brûlons avec le bout d'un cautère gammoïde, et nous évacuons l'humeur. Après cela, nous tirons avec des crochets toute sa partie dénudée, et nous l'enlevons avec le cautère cultellaire.

TX., μαχαιρῶν δύο M., μαλχαιρῶν τοὺς P. — 131 μέσου M., κατακαύσομεν GLP., διακαίομεν M. — 132 διαδέροντες ABTXCEFGJLMNOPSVeBa. — 133 τῷ μαχαιρίῳ τῷ ATXBCEFGLMNOPSVeBa., τούτους omis d. Ba., τούτου ABCEFGLNOPSTX., τούτῳ M. — 134 καίομεν M. — 135 ἐρυτροειδῆ ABCEFGLMNPSVeBaTX. — 136 λεπτὸς A., χαλεπὸς T. ; λευκὸς omis d. P., δὲ omis d. GLP. — 137 στεναγὸς ABNSVeBa., οὗτος omis d. ABCEFGJLMNOPSVeBaTX. — 138 γνωρίζεται EX., διαγινώσκεται GLP. — 139 καὶ τῷ ἄκρῳ M., τῷ ἄστρῳ N., τῆς γαμμ... T. — 140 ἐκκρίνομεν ABTXCDEFGLMNOPSVeBa. — 141 τὸ omis d. BEFGXJLMNOPSVeBa., γυμνοθέντος O. — 142 διατείναντες T. — 143 μαχαιρίῳ τῷ ABCDEFGLMNOPSVeBaTX. — 144 ἕλκομεν PX., ἕλομεν BFGLMNOPSVeBa.

ΞΓʹ.

ΠΕΡΙ ΣΑΡΚΟΚΗΛΗΣ ΚΑΙ ΠΩΡΟΚΗΛΗΣ.

Σὰρξ κατά τι μέρος γινομένη τῶν τὸν ὄσχεον καταπλεκόντων [1] σωμάτων τὸ σαρκοκηλικὸν ἐργάζεται πάθος. Γίνεται δὲ τοῦτο κατὰ ἄδηλον αἰτίαν, ῥευματισθέντος τοῦ διδύμου καὶ σκιῤῥωθέντος [2], ἢ ἐκ πληγῆς ἢ ἐξ ἀπείρου [3] μετὰ κηλοτομίαν [4] θεραπείας. Παρέπεται [5] δὲ καὶ τούτοις ὁμόχροια [6] ἅμα σκληρότητι. Σκιῤῥώδους μὲν [7] ὄντος τοῦ ὄγκου, ἄχροιά [8] τε καὶ ἀναισθησία · κακοήθους [9] δὲ, πόνοι νυγματώδεις [10].

Χειρουργοῦντες τοίνυν σχηματίσομεν ὡς καὶ [11] πρῶτον τὸν [12] πάσχοντα καὶ διέλωμεν ὡσαύτως. Καὶ εἰ [13] μὲν κατὰ συσσάρκωσιν [14] διδύμου τὸ πάθος ὑπέστη, καὶ δαρτὸν καὶ ἔλυτρον [15] ὁμοίως διέλομεν [16]. Ἔπειτα τὸν δίδυμον ἀνατείναντες καὶ τοῦ ἐλύτρου [17] τοῦτον ἔξω κομίσαντες, εἶτα [18] διακρίναντες τὸν κρεμαστῆρα τῶν ἀγγείων, τὰ μὲν ἀγγεῖα διασφίγξομεν [19], τὸν δὲ κρεμαστῆρα διακόψομεν [20] · τὸν δὲ συσσαρκωθέντα δίδυμον ὡς ἀλλότριον ἐκβαλοῦμεν. Εἰ δὲ περί τινα τῶν χιτώνων ἢ τῶν ἀγγείων ἡ συσσάρκωσις γένηται [21], διελόντες τὸν [22] ὄσχεον καὶ τοὺς ὑποκειμένους [23] ὑμένας τῇ σαρκὶ, πᾶν τὸ σεσαρκωμένον [24] περιέλωμεν. Εἰ δὲ [25] ἡ ὀπισθία [26] πρόσφυσις σαρκωθείη [27], περιελόντες τὰ πέριξ αὐτῆς [28], καὶ τὸν δίδυμον αὐτῇ συνεξελοῦμεν [29] · ἀδύνατον γὰρ χωρὶς αὐτῆς [30] μεῖναι τὸν δίδυμον.

Οἱ δὲ πῶροι κατά τε τὸν δίδυμον [31] καὶ κατὰ [32] τὸν ἐλυ-

[1] τῶν σωμ... BO. — [2] σμιῤῥωθέντος ἢ ἐμπληγῆς Ve. — [3] ἀτέχνου M. — [4] κηλοτομίας θεραπείαν T. — [5] κηλοτομίαν θεραπεύεται δὲ καὶ P. — [6] τε ἅμα M. — [7] δὲ pour μὲν CEFLTXMNPSVe.; J. omet depuis ὁμόχροια jusqu'à τοῦ ὄγκου inclusiv.; O. omet depuis ἅμα jusqu'à ἄχροια inclusiv. — [8] ὄχροια C. — [9] κακοήθεις DS. — [10] γυμνατώδεις LP., καὶ νυγματ... M. — [11] καὶ omis d. O. — [12] πρότερον τὸν ἄνθρωπον D., πρῶτον τὸν ἄνθρωπον HKR., κάμνοντα S., τὸν omis d. VeN. — [13] ἡ pour εἰ VeX. — [14] σάρκωσιν MS., διδύμων O. — [15] ἔρυτρον ABCEFGLMNOPSVeBaX., δαρτὸν τὸ ἔρυτρον T. — [16] ὁμοίως διέλομεν omis d. O. — [17] ἐρύτρου ABCEFGLMNOTX

CHAPITRE LXIII.

DU SARCOCÈLE ET DU POROCÈLE.

La maladie du sarcocèle est constituée par de la chair qui survient dans quelqu'une des parties composant les bourses. Cette affection provient d'une cause latente qui fluxionne et indure le testicule, ou de suites de coups, ou d'un traitement malhabile après l'opération de la hernie. Dans ces derniers cas, il s'ensuit une induration sans changement de couleur à la peau. Si donc la tumeur devient squirrheuse, elle perd sa couleur et sa sensibilité; mais quand elle est de mauvaise nature, il y a des douleurs lancinantes.

Pour opérer, nous disposons le malade comme précédemment, et nous incisons de la même manière. Si la maladie vient de la carnification d'un testicule, nous divisons également le dartos et la tunique; ensuite, tirant le testicule et le faisant sortir hors de la tunique, nous séparons le crémaster des vaisseaux, nous lions ceux-ci et nous coupons le crémaster, puis nous enlevons le testicule carnifié comme un corps étranger. Mais si la concrétion charnue se trouve sur l'une des tuniques ou sur l'un des vaisseaux, après avoir incisé les crotum et les membranes sous-jacentes, nous enlevons tout ce qui est carnifié. Si c'est l'adhérence postérieure qui est indurée, nous enlevons toutes les parties environnantes et même le testicule, car il est impossible que cet organe reste sans elle.

Quant aux callosités, on les trouve au testicule et à l'élytroïde,

PSVeBa. — 18 εἶτα omis d. ABCEFGLMNOPSVeBaX., καὶ pour εἶτα T. — — 19 διασφίγξαντες D., διασφήξομεν Ve. — 20 καὶ τὸν συσσ... M. — 21 γίνεται CDJ LMNOPVeBa. — 22 τὸ L. — 23 ὑποκειμένας L. — 24 ἐσαρκωμένον S. — 25 εἰ δὲ καὶ ἡ O., ἡ omis d. LP. — 26 ὀπισθίους P. — 27 σαρκωθῇ S. — 28 τὰ πέριξ αὐτῆς omis d. X. — 29 συνεξέλομεν DT. — 30 αὐτοῖς P.; DH. omettent cette phrase. — 31 τῶν διδύμων S.; J. omet οἱ δὲ πῶροι κατά τε τὸν δίδυμον. — 32 κατὰ omis d. JP.

τροειδῆ[33] συνίστανται, τῇ τε ἀντιτυπίᾳ[34] τῇ πολλῇ καὶ τῇ[35] σκληρότητι καὶ τῇ ἀνωμαλίᾳ σαρκοκήλης[36] τε καὶ ὑδροκήλης διακρινόμενοι· καὶ τούτους οὖν χειρουργητέον ὡς καὶ[37] τὴν σαρκοκήλην.

τὸ LP. — [33] ἐρυτροειδῆ ABCEFGJMNOSVeBaTX., ἐρυθροειδὲς LP. — [34] τῇ πολλῇ ἀντιτυπίᾳ καὶ σκληρ... M., τε omis d. AT. — [35] τῇ omis d. ABCEFG

ΞΔ΄.

ΠΕΡΙ ΚΙΡΣΟΚΗΛΗΣ ΚΑΙ ΠΝΕΥΜΑΤΟΚΗΛΗΣ[1].

Τὰ μὲν κατὰ τὸν ὄσχεον[2] ἢ τοὺς δαρτοὺς ἀγγεῖα κιρσούμενα κιρσοὺς ἁπλῶς[3] ὀνομάζουσι. Τὰ δ' ἄλλα τὰ[4] τρέφοντα τὸν δίδυμον ἐὰν ἀποκιρσωθῇ[5], κιρσοκήλην τὸ πάθος προσαγορεύουσι. Τὰ δὲ σημεῖα τούτων[6] εὔδηλα· σύστασις γὰρ[7] ὀγκωδεστέρα, καὶ σκολιὰ κατὰ ποσὸν, βοτρυοειδὴς[8], καὶ χάλασμα τοῦ διδύμου προφαίνεται[9], καὶ ἄλλαι τινὲς δυσεργίαι, μάλιστα ἐν δρόμοις, καὶ γυμνασίοις, καὶ ὁδοιπορίαις.

Χειρουργοῦμεν[10] δὲ αὐτοὺς οὕτω. Μετὰ τὸν οἰκεῖον σχηματισμὸν διαψηλαφίσαντες τὸν ὄσχεον, τὸν μὲν κρεμαστῆρα εἰς τὸ κάτω[11] μέρος ἀπωσόμεθα[12]. Εὔγνωστος δέ ἐστι[13] λεπτότερος ὑπάρχων[14] τῶν ἀγγείων καὶ στεῤῥότερος καὶ ἀντιτυπῶν[15], οἷα δυνατὸς ὢν καὶ ἰσχυρός· καὶ ὁ κάμνων δὲ[16] ἀλγεῖ κατὰ τὴν θλίψιν αὐτοῦ, καὶ πρὸς τῷ καυλῷ τεταγμένος[17]. Τὰ δὲ ἀγγεῖα διὰ τῶν δακτύλων ἡμῶν τε καὶ ὑπηρέτου ἀπολαβόντες[18] ἐν τῷ ὀσχέῳ, καὶ ἰσχυρῶς διατείναντες, λοξὴν[19] ἐπισύρομεν τὴν ἀκμὴν τοῦ σμιλίου κατ' ἐπικόπου[20] τῶν ἀγ-

[1] πνευμοκήλης NVeBa. — [2] κατ' ὄσχεον C. — [3] ἁπλαῖς L. — [4] τὰ omis d. ACT. — [5] ἀποσκιῤῥωθῇ D., κιρσοκόλλην D. — [6] τῶν τοιούτων S. — [7] γὰρ omis d. M., ὄγκος δι' ἕτερα P., ὀγκωειδεστέρα T. — [8] βοτρυειδὴς CLPT. — [9] ἐπροσφαίνηται GH., προσφαίνεται KP. — [10] χειρουργήσομεν E. — [11] κατὰ LP. — [12] ἀπώθομεν M. —

et on les distingue du sarcocèle et de l'hydrocèle par leur grande rénitence, par leur dureté et par leur inégalité. On doit les opérer comme le sarcocèle.

JLMNOPSVeBaTX. — 36 σαρκοκόλης D. — 37 καὶ omis d. S., σαρκοκόλλην D., καὶ τὴν omis d. T.

CHAPITRE LXIV.

DU CIRSOCÈLE ET DU PNEUMATOCÈLE.

On appelle simplement varices les vaisseaux du scrotum et des dartos dilatés. Mais si les autres vaisseaux qui nourrissent le testicule se dilatent, on nomme cette affection cirsocèle. Les signes en sont manifestes. En effet, on remarque tout d'abord une sorte de gonflement quelque peu sinueux, ayant l'apparence d'une grappe, et un relâchement du testicule. Elle occasionne quelques autres inconvénients, surtout pour la course, pour la gymnastique et pour le voyage.

Voici comment nous l'opérons : après avoir placé convenablement le malade, nous palpons le scrotum et nous repoussons le crémaster à la partie inférieure. On le reconnaît facilement parce qu'il est plus mince que les vaisseaux, plus ferme et résistant, comme quelque chose de fort et de solide; en outre, parce que sa compression fait souffrir le malade et qu'il est situé près de la verge. Puis, saisissant dans le scrotum les vaisseaux avec nos doigts et avec ceux d'un aide, et les tirant fortement, nous dirigeons obliquement le tranchant d'un bis-

13 εὔγνωστός τε ἐστι καὶ λεπτ... LMNOPVeX. — 14 ὑπαρχόντων τῶν DHK ; ὑπάρχων omis d. ABCEFGTJLMNOPSVeBaX., λεπτότερός τε τῶν ἀγγ. ABCEFGLBa. — 15 ἀντίτυπος S., δυναστὸς ABCEJOT.; X. omet depuis στεῤῥότερος jusqu'à ἰσχυρὸς inclus. — 16 δὲ καὶ ἀλγεῖ LP. — 17 τεταραγμένος BSVeBa., τεταμμένο, DJR. — 18 ἀπολαβὼν S. — 19 καὶ ἐπισυρομένην S. — 20 κατ' ἐπικόπρου BO., κατ' ἐπικόπην S.

γείων. Εἶτα δι' ἀγκίστρων καταπάρσεως ὑποδείραντες [21] τὰ ὑποκείμενα τῷ δέρματι [22], τά τε ἀγγεῖα γυμνώσαντες, ὡς ἐν τῇ [23] περὶ τῆς ἀγγειολογίας καὶ περὶ τῶν ἀνευρυσμάτων ἐλέγομεν, βελόνην [24] διπλοῦν ἔχουσαν [25] λίνον διείραντες καὶ κόψαντες τὴν ἀγκύλην τοῦ λίνου, κατά τε [26] τὴν πρώτην αὐτῶν ἀποκίρσωσιν καὶ τὸ [27] κάτω πέρας τὰ ἀγγεῖα βροχίσομεν· μέσην [28] δόντες ἐπ' ὀρθὸν διαίρεσιν, καὶ τὸ συναχθὲν αἷμα κενώσαντες [29] τῇ πυοποιῷ θεραπεύσομεν αὐτοὺς [30] ἀγωγῇ, ὅπως καὶ οἱ βρόχοι [31] σὺν τοῖς ἀγγείοις αὐτομάτως ἐκπέσωσιν.

Ὁ δὲ Λεωνίδης φησὶν ὡς ἐὰν μέν τινα τῶν τρεφόντων [32] τὸν δίδυμον [33] ἀγγείων ἀποκιρσωθείη [34], οὕτω δεῖ πράττειν. Εἰ δὲ πάντα, σὺν αὐτοῖς καὶ τὸν δίδυμον χρὴ λαμβάνειν ἵνα μὴ τῶν τρεφόντων ἐστερημένος [35] ἀγγείων ἀπομαρανθείη.

Τὴν [36] δὲ πνευματοκήλην κατὰ γένος ἀνεύρυσμα τυγχάνουσαν, ὁ μὲν Λεωνίδης παντάπασιν [37] ἀπαγορεύει χειρουργεῖν, διὰ τὸν [38] ἐν χερσὶν ὑπὸ [39] τῆς ἀνεπισχέτου [40] αἱμοῤῥαγίας κίνδυνον. Οἱ δὲ νεώτεροι, διττῆς [41] οὔσης τῆς γενέσεως αὐτῆς [42], τῆς μὲν ἀπὸ τῶν τεσσάρων ἀγγείων τῶν [43] τρεφόντων τὸν δίδυμον γινομένης, τῆς δὲ ἀπὸ τῶν ἐν τοῖς [44] δαρτοῖς καὶ τῷ ὀσχέῳ ἀρτηριῶν, ταύτην μὲν ἀπαγορεύουσι, τὴν δὲ προτέραν [45] χειρουργοῦσι. Διακρίνομεν δὲ αὐτὰς τῷ [46] τὴν μὲν ἀπὸ τῶν ἀρτηριῶν γινομένην ῥᾳδίως πρὸς τὴν τῶν δακτύλων πίλησιν ἀφανίζεσθαι [47], τὴν δὲ ἀπὸ τῶν τρεφουσῶν τὸν δίδυμον [48] φλεβῶν ἢ μηδ' ὅλως, ἢ μετὰ πολλῆς εὐλαβείας.

— 21 ὑποδειράντας ABCFGHJKLNORSVeTX. — 22 δέρμα LP. — 23 ἐν τῷ DHKR., τῆς omis d. CDM. — 24 βελονῆς P., διπλῆν ABCETFGJLNOPVeBa. — 25 ἐχούσης P. — 26 τὴν omis d. BCDEFGJLMNOPSVeBaTX., τε omis d. T. — 27 τῷ R., κατὰ P. — 28 μέσον R. — 29 κενοῦντες M., τῇ τε πυοπ... ABXCEFGLNOPSVeBa. — 30 αὐτοὺς omis d. HKR. — 31 βρόγχοι GRS. — 32 τῶν τρεπτὸν τὸν διδ... T. — 33 τῶν διδύμων HK.; τὸν omis d. DHK., ἀγγείων omis d. S. — 34 ἀποκιρσωθῇ HKLRS., οὕτω δὴ NSVeBa. — 35 ἐστερεμένος P., ἐστερημένοις J.

touri sur ces vaisseaux servant d'appui à l'instrument. Ensuite, à l'aide de crochets que nous fixons, disséquant les parties situées sous la peau et mettant à nu les vaisseaux, comme nous l'avons dit dans les chapitres de l'angiotomie et des anévrysmes, nous faisons passer dessous une aiguille munie d'un fil double, et après avoir coupé l'anse du fil, nous lions les vaisseaux aux endroits où commence et où finit leur dilatation; alors nous faisons dans le milieu une incision droite, et, après avoir évacué le sang coagulé, nous appliquons le pansement suppuratif, afin que les fils tombent d'eux-mêmes avec les vaisseaux.

Toutefois, Leonidès dit qu'il faut agir ainsi, lorsque quelques-uns seulement des vaisseaux qui nourrissent le testicule sont dilatés; mais que si tous le sont, on doit emporter avec eux le testicule, de peur qu'étant dépouillé de ses vaisseaux nutritifs, il ne tombe en consomption.

Quant au pneumatocèle, qui est de la famille des anévrysmes, Leonidès défend absolument de l'opérer, à cause du danger imminent d'une hémorrhagie qu'on ne pourrait arrêter. Mais comme il peut venir de deux manières, savoir : ou des quatre vaisseaux qui alimentent le testicule, ou des artères qui sont dans les dartos et dans le scrotum, les modernes, tout en désespérant de celui-ci, opèrent le premier. Or nous les distinguons ainsi : celui qui vient des artères, en ce qu'il disparaît facilement sous la pression des doigts; celui qui vient des veines nourricières du testicule, en ce qu'il ne disparaît point du tout, ou avec beaucoup de peine.

— 36 τὸν R. — 37 παντάπασιν πάντα ἀπαγ... R., ἀπαγορεύειν LP. — 38 τοῦ LP., τὸ T. — 39 ὑπὸ omis d. P. — 40 ἀνυποσχέτου ABCEFGTJLMNOPSVeBaX. — 41 διὰ τῆς pour διττῆς LP. — 42 αὐτῶν M. — 43 τῶν omis d. ABCEGLNPSVeT. — 44 ἀπὸ τῆς δαρτῆς P.; τῶν ἐν omis d. S., τῶν et τοῖς omis d. M., ἐν τοῖς omis d. L. — 45 χειρουργίαν χειρουργοῦσι R., τὴν δὲ προτέραν χειρουργοῦσι omis d. X. — 46 τὸ S., τὴν μὲν ἀπὸ τὴν A. — 47 ἀφιζάνεσθαι D., ἀφανιζάνεσθαι R. — 48 τῶν διδύ-

Χειρουργοῦμεν δὲ [49] ὡς ἐπὶ τῶν κιρσοκηλῶν [50] εἴρηται, τῶν φλεβῶν ἑκάστην [51] ἐκλαμβάνοντές τε [52] καὶ ἀπολινοῦντες*.

μων PR. — [49] δὲ omis d. M. — [50] κιρσοκολῶν D. — [51] ἑκάτην J. — [52] τε omis d. DGHKLRS., καὶ omis d. GL.

ΞΕʹ.

ΠΕΡΙ ΕΝΤΕΡΟΚΗΛΗΣ.

Ἐντεροκήλη [1] ἐστὶν εἰς ὄσχεον [2] ἐντέρου κατολίσθησις. Γίνεται δὲ ἢ διὰ ῥῆξιν τοῦ περιτοναίου [3] ῥαγέντος κατὰ τὸν [4] τοῦ κενεῶνος τόπον, ἢ δι' ἔκτασιν [5] αὐτοῦ τοῦ περιτοναίου [6]. Ἀμφότερα μὲν οὖν, ἡ ῥῆξίς [7] φημι καὶ ἡ ἔκτασις [8], γίνονται βίας [9] τινὸς προηγησαμένης, οἷον πληγῆς, ἢ πηδήματος [10], ἢ κραυγῆς. Ἡ [11] δὲ κατ' ἐπέκτασιν ἰδίως, καὶ διὰ πάρεσιν καὶ δι' ἑτέρας [12] τοῦ σώματος ἀσθενείας γίνεται.

Σημεῖα δὲ κοινὰ μὲν ἀμφοῖν, ὅ τε προφανὴς κατὰ τὸν ὄσχεον ὄγκος, καὶ τὸ [13] ἐν γυμνασίοις τε καὶ ἀλέαις [14], καὶ ἐν κατοχῇ πνεύματος, καὶ ταῖς ἄλλαις περιστάσεσι [15], μείζονα τὸν ὄγκον [16] αὐτὸν ἑαυτοῦ [17] γίνεσθαι. Ἐν [18] δὲ τῇ συμπιέσει [19] βραδέως μὲν [20] ἀνατρέχειν θλιβόμενον, ταχέως [21] δὲ πάλιν ἀντικατολισθαίνειν [22]. Ἄνωθεν δὲ τὸ ἔντερον [23] κατὰ τοὺς ὑπτίους σχηματισμοὺς μένει [24] κατὰ χώραν ἕως ἂν ὀρθοὶ στῶσι [25]. Καὶ ἡ τῆς κόπρου δὲ εἰς ὄσχεον [26] ἀπόληψις κίνδυνον αὐτοῖς

[1] ἐντεροκήλης Ve., ἑτεροκήλης Ba. — [2] ὀσχέου R., εἰς τὸν ὄσχεον T., ἢ εἰς ὄσχεον D. [3] περιτοναίου χιτῶνος J., ῥυέντος pour ῥαγέντος M. — [4] τὸν omis d. R., τοῦ omis d. AT. — [5] ἐκπέτασιν E., ἔντασιν DHKR., ἐπέκτασιν X. — [6] περιτοναίου χιτῶνος DHKR.; J. omet depuis ῥαγέντος jusqu'à περιτοναίου inclusiv. — [7] ῥῆξιν J.; ἡ omis d. J., οὖν omis d. M., μὲν omis d. T. — [8] ἐπέκτασις EX., ἔντασις DHJKR., γίνεται R. — [9] πρὸς βίας LP., μίας pour βίας T. — [10] πεδήματος Ve. — [11] εἰ δὲ GLP., δὲ omis d. MT. — [12] δι' omis d. ABCDEFGJLMNOPRTXVe Ba. — [13] τὸν BNO. — [14] πάλαις pour ἀλέαις Dal., ἄλαις G. Andern. Les commentateurs ont généralement rejeté ce mot

Au reste, nous opérons comme il a été dit au sujet du cirsocèle, en retirant et en liant chaque veine.

* Ici se termine le manuscrit S, n° 446 Supp.

CHAPITRE LXV.

DE L'ENTÉROCÈLE.

L'entérocèle est le glissement de l'intestin dans le scrotum. Il survient ou par la rupture du péritoine, qui se brise dans la cavité abdominale, ou par la distension de ce même péritoine. Or ces deux accidents, je veux dire la rupture et la distension, proviennent de quelque violence précédente, telle que coups, saut ou cri. Mais l'entérocèle par distension a lieu proprement à cause d'un relâchement ou d'une autre asthénie de cette partie.

Les symptômes communs à tous les deux sont : tumeur manifeste dans le scrotum, laquelle devient plus grosse qu'auparavant, par suite d'exercice, par les chaleurs, par rétention de la respiration et par d'autres circonstances. Si on la comprime, elle se retire lentement pour revenir de nouveau très vite. L'intestin reste en place en haut quand les malades sont couchés sur le dos, jusqu'à ce qu'ils se remettent debout. Le séjour des matières stercorales dans le scrotum amène souvent

pour lui substituer, les uns παλαις, dans les luttes, les autres ἅλαις dans les courses. Sans doute ces mots iraient mieux au sens de la phrase; mais je ne les ai trouvés dans aucun manuscrit. — ἐν omis d. ABCEFGLMNOPVeBaTX., κατοψὴν BCEFNTX., τὸ κατοχῇ P. — 15 παραστάσεσι GLP., περιτάσεσι Dal., μείζονα omis d. D. — 16 αὐτὸν omis d. M. — 17 αὐτοῦ D., ἑαυτοῖς GLP., γίνεται LP. — 18 ἐὰν pour ἐν LP. — 19 σημειώσει pour συμπιέσει BCDEFTXGHJKLMNOPRVeBa. — 20 μὲν omis d. LP., ἀνατρέχει M. — 21 βραδέως ACGLMPT. — 22 ἀντολισθαίνειν R., ...θάνειν EFGX., ... θαίνει M. — 23 ἕτερον T., τοὺς omis d. T. — 24 μέρει BO., μένειν P., καταχῶρα F. — 25 ἱστῶσι ABCEFGJTXLNOPVeBa. — 26 καὶ εἴ τις δὲ κόπρου

πολλάκις ἐπήνεγκεν· ὀδυνῶνται [27] γάρ, ἔσθ' ὅτε καὶ βορβορύζουσι πρὸς τὴν ἐπίθλιψιν.

Ἴδια δὲ σημεῖα τῶν [28] μὲν κατ' ἐπέκτασιν, τὸ μὴ ἀθρόως, ἀλλὰ κατὰ μέρος, ἐν χρόνῳ [29] καὶ ἐπὶ τοῖς τυχοῦσιν [30] αἰτίοις ἔσθ' ὅτε [31] τὴν κατολίσθησιν γίνεσθαι [32]· καὶ τὸν ὄγκον ὁμαλὸν καὶ βύθιον φαίνεσθαι, τοῦ κατολισθήσαντος ἐντέρου τῷ [33] περιτοναίῳ περισφιγγομένου. [34] Τοῖς δὲ κατὰ ῥῆξιν, τὸ [35] ἀθρόως ἐξ ἀρχῆς γίνεσθαι τὴν κατολίσθησιν, καὶ ἐπὶ βεβαίοις [36] αἰτίοις μόνον· καὶ τὸν ὄγκον ὑπερμεγέθη, ἀνώμαλόν τε καὶ ἐπιπολῆς [37], εὐθὺς ἐπὶ τῷ δέρματι φαίνεσθαι διὰ τὸ ἔξωθεν ἐκπίπτειν [38] τοῦ περιτοναίου τὰ ἔντερα. Εἰ μὲν οὖν τοῦ περιτοναίου ῥαγέντος ἐπίπλους μόνον ἐκπέσῃ [39] κατὰ τὸν ὄσχεον, ἐπιπλοκήλη προσαγορεύεται τὸ πάθος· εἰ δὲ καὶ ἔντερον, ἐπιπλοεντεροκήλη [40]· εἰ δὲ καὶ ὕδωρ ἐν τῷ ἐλύτρῳ [41] φανείη, σύνθετος [42] ἐκ τῶν τριῶν καὶ [43] ἡ ὀνομασία γίνεται. Οὔτε δὲ ταύτας [44], οὔτε τὴν κατὰ ῥῆξιν ἐντεροκήλην χειρουργίαις ὑποβαλοῦμεν [45]. Μόνην δὲ τὴν κατ' ἐπέκτασιν ἐντεροκήλην χειρουργοῦμεν, τόνδε τὸν [46] τρόπον.

Μετὰ τὸν ὕπτιον σχηματισμόν, ἀνατείναντες σὺν τῷ [47] ὑπηρέτῃ τὸ [48] πρὸς τῷ βουβῶνι δέρμα, ἐγκαρσίως διέλωμεν, τέμνοντες ὅλον [49] ὡς ἐπὶ τῆς ἀγγειολογίας. Τινὲς δὲ οὐκ ἐγκαρσίως, ἀλλ' ἐπ' ὀρθὸν τέμνουσιν [50]. Ἀγκίστρῳ τε καταπείραντες ἐξαπλώσομεν [51] τὴν διαίρεσιν μέτρον ἔχουσαν ὅσον ὁ [52] ἀναβαλλόμενος δίδυμος. Εἶτα πάλιν ἄγκιστρα [53] καταπείραντες ἐν τῷ [54] δέρματι τὸ πλῆθος [55] πρὸς τὸ τοῦ τραύματος [56] μέγεθος, τυφλαγκίστρῳ ἢ κοπαρίῳ τοὺς ὑμένας καὶ τὴν πιμελὴν ὑποδέ-

εἰς ὄσχεον ἀπολειφθείη DHKR. — [27] ὀδυνῶντα LP. — [28] τοῖς JR., ἴδια μὲν τοῖς κατ' ἐπέκτασιν D., δὲ omis d. T. — [29] τε καὶ M. — [30] στοιχοῦσιν F., *ob leves causas* Dal. — [31] καὶ ἑστῶτα P. — [32] γίνεται LP. — [33] τῷ δὲ π... GP., περιτοναίου LP., τοῦ περιτοναίου T. — [34] σφιγγομένου DR. Ici GLP. font un nouveau chapitre avec ce titre : Διαφορὰ τῶν κατὰ ῥῆξιν καὶ τῶν κατ' ἐπέκτασιν. — [35] τοῦ E. — [36] G. Andernach et Dal. substituent βιαίοις à βεβαίοις; mais il est évident que ce mot βεβαίοις est mis ici pour former antithèse au mot τυχοῦσιν employé un peu plus haut; d'ailleurs aucun manuscrit ne justifie cette substitution. — [37] ἐπιπολὺς D., ἐξεπιπολῆς T. — [38] ἐκπίπτει LP. — [39] ἐκπέσοι E.,

du danger; aussi la compression de la tumeur est douloureuse et fait parfois entendre un gargouillement.

Les signes particuliers pour l'entérocèle par distension sont: que la chute n'a pas lieu en masse, mais par parties, avec le temps, et quelquefois par des causes fortuites; que la tumeur paraît égale et profonde, l'intestin hernié étant serré de toutes parts par le péritoine. Dans l'entérocèle par rupture, au contraire, la chute a lieu entièrement dès le principe et seulement par des causes déterminées; la tumeur considérable, inégale et superficielle, apparaît immédiatement sous la peau, parce que les intestins sont tombés hors du péritoine. Si l'épiploon tombe seul dans les bourses, par suite de la rupture du péritoine, on appelle cette affection épiplocèle; si l'intestin tombe aussi, on l'appelle épiplo-entérocèle; si, en outre, il paraît de l'eau dans l'élytroïde, l'appellation est composée de ces trois éléments. Au reste, nous ne soumettons à l'opération ni ces affections, ni l'entérocèle par rupture. Nous opérons seulement l'entérocèle par distension, et de la manière suivante.

Le malade étant couché sur le dos, et la peau soulevée par un aide près de l'aine, nous la divisons en travers, et nous la coupons entièrement comme dans l'angiotomie. Quelques-uns ne font pas l'incision en travers, mais droite. Avec des crochets, nous déployons l'incision, qui doit avoir une dimension égale à celle du testicule à enlever. Ensuite, plaçant de nouveau des érignes dans la peau, autant qu'en exige la grandeur de la plaie, nous séparons avec un crochet

περὶ pour κατὰ DE. — 40 ἐντεροκήλη M. — 41 ἐν ἐρύτρῳ ABCEFGLMNOPVeBaTX. — 42 σύνθεπος L. — 43 καὶ omis d. P., ἡ omis d. D. — 44 ταύταις J., δὲ omis d. T. — 45 ὑποκαλοῦμεν O. — 46 τὸν omis d. LP. — 47 τῷ omis d. M. — 48 τῷ PT. — 49 ὅλον omis d. NVe. — 50 τέμνοντες D., ἄγκιστρα M. — 51 ἐξαπλοῦμεν M. — 52 ἀπὸ pour ὁ R., ὅσον omis d. T. — 53 ἄγκιστρον EX.; LP. omettent depuis ἐξαπλώσομεν jusqu'à καταπείραντες inclusiv. — 54 ἐν τῷ τετάρτῳ δέρματι ABCEFGLMNOVeBaX.; ἐν τῷ ἐνδοτάτῳ δερμ. Corn. — 55 τῷ πλῆθος BNOVeBa., ὡςπρὸς τὸ JR. — 56 τοῦ δέρματος μεγ... M., τοῦ omis d. FT. —

ροντες, σμίλῃ διατέμωμεν [57]. Γυμνωθέντος δὲ πανταχόθεν τοῦ περιτοναίου, καθέντες τὸν λιχανὸν δάκτυλον [58] πρὸς τὰ ὄπισθεν [59] τοῦ ὀσχέου μεταξὺ [60] περιτοναίου καὶ δαρτῶν, τὴν ὀπισθίαν ἀπολύσομεν [61] πρόσφυσιν· κἄπειτα τῇ δεξιᾷ χειρὶ τὸ πέρας ἐνδιπλοῦντες ἐπὶ τὰ ἔνδον τοῦ ὀσχέου, ὁμοῦ τε [62] τῇ ἀριστερᾷ τὸ περιτόναιον [63] ἀνέλκοντες, πρὸς τὴν διαίρεσιν ἀναλάβωμεν [64] τὸν δίδυμον ἅμα τῷ ἐλύτρῳ [65]. Καὶ τῷ ὑπηρέτῃ κελεύσομεν [66] ἀνατείνειν τὸν δίδυμον· αὐτοὶ [67] δὲ τὴν ὀπισθίαν πρόσφυσιν τέλεον ἀπολύσαντες [68], κατανοήσομεν [69] τοῖς δακτύλοις μή τις [70] ἕλιξ ἐντέρου [71] συναπείληπται [72] κατὰ τὸν ἐλυτροειδῆ [73], καὶ κάτω πρὸς τὴν γαστέρα ταύτην ὠθήσομεν [74].

Εἶτα λαβόντες βελόνην εὐμεγέθη [75] λίνον ἔχουσαν διπλοῦν [76] δεκάπλοκον, πρὸς τὸ πέρας τοῦ περιτοναίου τὸ [77] πρὸς τῇ διαιρέσει κατὰ μέσον διείρομεν [78]· κόψαντες δὲ τὴν διπλόην τέσσαρας ἀρχὰς [79] ποιήσομεν, καὶ ταύτας κατὰ χιασμὸν [80] ἀντεμπλέξαντες [81] ἐξ ἀμφοτέρων τὸ περιτόναιον ἰσχυρῶς ἀποσφίγξομεν [82], καὶ πάλιν τὰς ἀρχὰς περιειλήσαντες [83], ἐπισφίγξομεν γενναίως ὡς [84] μηδὲν τῶν τρεφόντων ἀγγείων ἔτι χορηγεῖν [85] δύνασθαι. Ἵνα δὲ [86] μὴ ἐντεῦθεν φλεγμονὴ γένηται καὶ δεύτερον ἐξωτέρω [87] δεσμὸν ἐμβαλοῦμεν [88], ἧττον ἢ δύο δακτύλους ἀπέχοντα τοῦ [89] προτέρου.

Μετὰ δὲ τούτους τοὺς δεσμούς, ὅσον δακτύλου μέγεθος ἐάσαντες [90] τοῦ περιτοναίου, ὅλον αὐτὸ [91] κατὰ κύκλον [92] ἀποτέμωμεν, συναφαιροῦντες [93] δηλαδὴ καὶ τὸν δίδυμον. Καὶ πάλιν

57 διατέμνομεν ABCDEFGLMNOTXPVeBa. — 58 τοῦ πρὸς T. — 59 ἔσθεν L. — 60 μεταξὺ δὲ περ... P. — 61 ἀπολύομεν M. — 62 τε omis d. LP., τὴν LP. — 63 τὸν περιτον.. ABCDEFGHKLMNOPXVeBa., ἀνέλκοντας D. — 64 ἀναλαμβάνομεν M. — 65 ἐρύτρῳ ABCEFGMNOXVeBa., τὸ ἐρύθρον καὶ τὸ ἐν ὑπηρ... LP., καὶ τῷ ἐν ὑπηρ... ABCEFGJXMNOVeBa. — 66 κελεύομεν M., ἀντιτείνειν DOR., ἀνατείναν L. — 67 αὐτὴν LP ; T omet depuis ἅμα τῷ jusqu'à τὸν δίδυμον iuclusiv. — 68 ἀπολύοντες M. — 69 κατανοοῦμεν M., κατανοῆμεν P. — 70 μήτι ABa., μητῆς R. — 71 ἑτέρου LTX., ἐν ἑτέρου P. — 72 συναπειλεῖ G., συναπειλῆ LP. — 73 ἐρυθροειδῆ ABCEFG LMNOPVeBaTX., καὶ κατὰ L. — 74 ὠθοῦμεν M. — 75 εὐμεγέθην P. — 76 διαπροῦν L., διοπροῦν P., δεκαπλὸν LP. — 77 τὸ omis d. F. — 78 διαίρομεν ABCEFG

mousse ou avec un scalpel les membranes et la graisse, et nous les coupons avec un bistouri. Ayant ainsi mis à nu le péritoine de tous côtés, nous poussons le doigt indicateur vers les parties postérieures du scrotum, entre le péritoine et les dartos, pour détruire l'adhérence postérieure; puis, avec la main droite, nous replions en dedans l'extrémité du scrotum en même temps qu'avec la main gauche nous tirons en haut le péritoine, et que nous élevons vers l'incision le testicule avec sa tunique. Alors nous prescrivons à notre aide de tirer le testicule, et nous-même, après avoir détruit complétement l'adhérence postérieure, nous examinerons avec les doigts si quelque spirale d'intestin n'est pas restée dans l'élytroïde, et nous la pousserons dans le bas-ventre.

Ensuite, prenant une grande aiguille munie d'un fil double tressé à dix brins, nous la passerons par le milieu de l'extrémité du péritoine qui se trouve près de l'incision; puis, ayant coupé l'anse, nous ferons quatre chefs que nous enlacerons de chaque côté en forme de X (*chi*), en serrant fortement le péritoine; et entortillant de nouveau les bouts de fil, nous serrerons vigoureusement, de manière qu'aucun des vaisseaux nutritifs ne puisse désormais fournir des aliments. Et pour qu'ensuite il ne survienne pas d'inflammation, nous placerons une deuxième ligature plus en dehors, à moins de deux doigts de distance de la première.

Ces ligatures étant faites, nous laissons une portion du pé-

JLMNOPVeBaTX. — 79 ἐσχάρας R., ποιοῦμεν M. — 80 ταύτας κατέχειν δεσμὸν BGLMXENOPVeBa., κατέχει δεσμὸν F. — 81 ἀντεπλέξαντες LPR., ἐξαμφοτέρω Ve. — 82 ἀποσφίγγομεν M., ἀποσφίξομεν T. — 83 περιειλαντες P., ἐπισφίγξαντες μὲν γενν... ABCDEFGLMNOTXPVeBa. — 84 ὡς omis d. ABCEFGLNOPVeTX. — 85 ἐπιχορηγεῖν D. — 86 δὲ omis d. ABCEFGLMNOPVeBaTX. Les mêmes ne mettent pas de point après δύνασθαι, faisant rapporter la proposition incidente ἵνα μὴ à ce qui précède et non à ce qui suit, ils mettent le point après γένηται. — 87 ἐξωτέρω omis d. M. — 88 ἐμβάλλομεν M. — 89 ἀπέχοντας τοῦ δακτύλου M., πρὸς ἑτέρου P. — 90 σπάσαντες M. — 91 αὐτὸν DR. — 92 κύκλῳ P., ἀποτέμνομεν MP. — 93 συναφελοῦντες O.

τὴν καθ' ὑπόῤῥυσιν τοῦ ὀσχέου παρασχόντες[94] διαίρεσιν, τόν τε[95] λημνίσκον διεκβαλόντες[96], τάς τε ἐλαιοβραχεῖς[97] ἐμβροχὰς καὶ τοὺς ἐπιδέσμους ὡς ἐπὶ τῶν ὑδροκηλικῶν[98] ἐπιβαλόντες, ἅπαντα τὰ λοιπὰ καθάπερ[99] ἐκεῖσε λέλεκται διαπραξόμεθα[100].

Τινὰς δὲ τῶν οὐκ ἀφυῶν χειρουργῶν[101] οἶδα μετὰ τὴν ἐκτομὴν τοῦ ἐλυτροειδοῦς[102] καυτῆρσι διαπύροις[103] τὸ πέρας αὐτῆς[104] ἐπικαίοντας διὰ φόβον αἱμοῤῥαγίας ὡς ἔοικεν. Οὗτοι δὲ αὐτοὶ μετὰ τὴν χειρουργίαν ἔλουον[105] εὐθὺς τοὺς κάμνοντας ἐν πυέλῳ[106] μακρᾷ ξυλίνῃ θερμὸν ὕδωρ ἐχούσῃ[107] μέχρι τῆς ἑβδόμης ἡμέρας, ἕως[108] πεντάκις τοῦ νυκθημέρου τοῦτο πράττοντες, καὶ μάλιστα[109] ἐπὶ τῶν παιδίων, καὶ θαυμασίως ἐξέβαινεν[110], ἀφλεγμάντων τε μενόντων[111] αὐτῶν καὶ τῶν βρόχων ἅμα τοῖς σώμασι ταχέως ἀποπιπτόντων. Ἐν δὲ τῷ[112] μεταξὺ τοῦ[113] λούεσθαι χρόνῳ[114], τὰς εἰρημένας ἐπιβροχὰς[115] ἐπέβαλλον. Ἕτερος δέ τις πρὸς τοῖς εἰρημένοις καὶ πεπέρει λείῳ σὺν ἐλαίῳ[116] τὴν ῥάχιν αὐτῶν κατὰ τὸν χρόνον[117] τοῦτον ἀνέτριβεν[118].

— [94] παρεσχόντες M., παρασχότες L. — [95] τε omis d. M. — [96] διεισβάλλομεν M., διεισβάλλοντες ABCXEFGJLMNOPVeBaT. — [97] ἐλαίου LP. — [98] ὑδρικηλικῶν O. — [99] καθάπερα LP. — [100] διαπραττόμεθα M. — [101] χειρουργίων P. — [102] ἐρυτροειδοῦς ABCDEFGLTXMNPVeBa. — [103] καυθῆρη συδιαπείραν P. — [104] αὐτοῦ DFTVe., ἐπικαίοντα ABGLOPTX., διακαίοντα C., ἐπικαίοντες N. — [105] ἔλαιον PT. — [106] πτυέλῳ LP. — [107] ἐχούσης P. — [108] ὡς C. — [109] μάλιστα μὲν T.

ΞϚʹ.

ΠΕΡΙ ΒΟΥΒΩΝΟΚΗΛΗΣ.

Τῆς γινομένης κατ' ἐπέκτασιν[1] ἐντεροκήλης βουβωνοκηλικὸν προηγεῖται[2] νόσημα. Τὸ πρῶτον γὰρ[3] ἐπεκτεινομένου τοῦ[4]

[1] ἐπένταειν DHJKR. — [2] προηγηγεῖται Ba. — [3] γὰρ omis d. C., ἐπεντεινομένου

ritoine de la grandeur d'un doigt, et nous le coupons lui-même entièrement tout autour, en enlevant en même temps aussi le testicule. Après avoir fait encore une incision au scrotum pour servir de voie à l'écoulement, nous y insérons une tente, et nous arrosons d'huile les bandages, comme dans l'opération de l'hydrocèle, agissant pour le reste comme il a été dit à ce sujet.

J'ai connu quelques chirurgiens fort capables, qui, après l'excision de l'élytroïde, brûlaient l'extrémité de la plaie avec des cautères incandescents, sans doute par crainte d'hémorrhagie. Ces mêmes chirurgiens, après l'opération, baignaient aussitôt les malades dans un grand bassin de bois contenant de l'eau chaude : jusqu'au septième jour, ils renouvelaient ce bain jusqu'à cinq fois en vingt-quatre heures, surtout chez les enfants; et cela réussissait à merveille, car les malades restaient sans inflammation, et les fils tombaient promptement avec les autres parties. Dans l'intervalle des bains, on leur faisait les lotions déjà mentionnées. Un autre, outre les moyens déjà décrits, leur frictionnait le rachis pendant ce même temps avec du poivre pilé dans de l'huile.

— 110 ἐξαίμβαινεν N. — 111 ἐξεβαίνει ἀφλεγμοῖς τῶν τεμνόντων P., ἀφλεγμάντων τεμνόντων EFGLNOVeX., τε omis d. M. — 112 τὸ JR. — 113 τοῦ omis d. ABCEF GLOPTX. — 114 χρόνον P. — 115 ἐμβροχὰς MX., ἐπιβάλλων ABFJNOVeX., ἐπιβάλλομεν GLP., βάλλων T. — 116 πέπερι ABCDEFGJLMOPRVeBaT., λεῖον FGLP., λείῳ omis d. DHKR., ὀξελαίῳ N. — 117 καιρὸν GLP., τοῦτο Ve., αὐτῶν pour τοῦτον T. — 118 ἀνάτριβεν LP.

CHAPITRE LXVI.

DU BUBONOCÈLE.

La maladie appelée bubonocèle précède l'entérocèle par distension. En effet, quand d'abord le péritoine se distend, l'intestin

DHKRJ., ἐπικτεινομένου NVe. — 4 τοῦ omis d. ABCEFGLMNOPTXVeBa. —

περιτοναίου χαλώμενον τὸ ἔντερον τέως μὲν ἐφίσταται[5] κατὰ τὸν βουβῶνα καὶ ποιεῖ[6] τὴν βουβωνοκήλην, ἥντινα χειρουργοῦσιν οἱ ἀρχαιότεροι τόνδε τὸν[7] τρόπον.

Μετὰ τὸ[8] δοθῆναι τὴν διαίρεσιν ὅσον δακτύλων τὸ μῆκος τριῶν ἐγκαρσίαν[9] κατὰ τὸ ἐξογκούμενον τοῦ βουβῶνος καὶ[10] τοὺς ὑμένας τε καὶ τὴν πιμελὴν ἐκλαβεῖν[11], κατὰ τὸ[12] μέσον τοῦ περιτοναίου γυμνωθέντος, καθ' ὃ κορυφοῦται, πυρὴν ἐνταττέσθω[13] μήλης· ἀπωθεῖται γὰρ οὗτος[14] εἰς τὸ βάθος[15] τὰ ἔντερα. Τὰς οὖν ἐπαναστάσεις τοῦ περιτοναίου τὰς ἑκατέρωθεν γινομένας τοῦ πυρῆνος τῆς μήλης[16] ῥαφαῖς πρὸς ἀλλήλας[17] ζυγώσομεν, ἔπειτα τὸν πηρῆνα[18] ἐξελκύσομεν, οὔτε τὸ περιτόναιον ἀποκόπτοντες, οὔτε τὸν δίδυμον ἀναβάλλοντες[19], οὔτε ἄλλο[20] οὐδὲν, ἀλλ' ἐναίμῳ[21] θεραπεύοντες ἀγωγῇ[22]. Ἐπειδὴ δὲ τοῖς νεωτέροις ἡ καῦσις μᾶλλον ἐπὶ[23] τῶν βουβωνοκηλικῶν προκέκριται, καὶ ταύτην εἰκότως παραδώσομεν.

Ἐπιτρέψομεν[24] τοίνυν ἑστῶτι τῷ ἀνθρώπῳ μετὰ συμμέτρου κίνησιν βιαιότερον βήττειν καὶ ἐντείνεσθαι[25] μετὰ κατοχῆς τοῦ πνεύματος· τοῦ δὲ ὄγκου κατὰ τὸν βουβῶνα φανέντος, μέλανι γραφικῷ ἢ κολλυρίῳ τὸ χωρίον[26] τὸ μέλλον καίεσθαι περιγράψομεν κατὰ τρίγωνον σχῆμα, πρὸς τὴν τοῦ[27] βουβῶνος θέσιν ἄνω τὴν ἐγκαρσίαν γραμμὴν[28] τάττοντες. Ἐμβαλοῦμεν[29] δὲ καὶ σημεῖον κατὰ μέσον[30] τοῦ τριγώνου. Ἀνακλιθέντος[31] δὲ τοῦ κάμνοντος, πυρώσαντες[32] καυτῆρας ἐμβαλοῦμεν[33] κατὰ τοῦ μέσου σημείου, πρῶτον τοὺς ἡλωτούς, εἶτα κατὰ τῶν πλευρῶν τοῦ τριγώνου τοὺς γαμμοειδεῖς, καὶ τρίτον τοῖς πλινθωτοῖς ἢ φακωτοῖς ὅλον τὸ τρίγωνον ἐξομαλίσομεν, ὑπηρέτου[34] παρ' ὅλην τὴν καῦσιν ῥάκει τοὺς ἰχῶρας ἐκμάττοντος[35].

5 ἀφίσταται ABCDHFGJKLNOPVeBaTX. — 6 ποιεῖν GLP. — 7 τὸν omis d. F. — 8 τὸ omis d. P. — 9 ἐγκαρσίων JVeBa. — 10 καὶ omis d. ABCEFGTXJLMN OPVeBa., τὰς F. — 11 ἐκβαλεῖν L., ἐκλαβεῖν omis d. P. — 12 τὸ omis d. BEFG LOX. — 13 πυρήνη ταττέσθω ABCEFGJMNOTVeBaX., πυρῆνά τε τὰ πρὸς μήλης L σμήλης BDGJNVeBa., σμήλη OT. — 14 οὖτο H. — 15 τὰ βάθει GL., εἰς τὰ ἐντ.. M. P. omet depuis τοῦ περιτοναίου jusqu'à ἐπαναστάσεως inclusiv. — 16 τοῦ τῆς πυρηνοσμήλης ABCEFXGLNOPVeBa., τοῦ τῆς πυρινομήλης T., τῆς μήλης πυρῆνος M.,

se glisse et s'arrête quelque temps dans l'aine pour y former le bubonocèle, que les anciens opèrent de cette manière.

Après avoir fait l'incision transversale longue de trois doigts sur l'aine tuméfiée, et avoir retiré les membranes et la graisse, sur le milieu du péritoine mis à nu et à l'endroit où il proémine, on applique le noyau d'une sonde avec lequel on repousse les intestins dans le fond du ventre; puis on joint l'une à l'autre par des sutures les deux portions saillantes du péritoine qui se trouvent de chaque côté du noyau de la sonde; ensuite on retire la sonde. Il ne faut ni couper le péritoine, ni enlever le testicule ou autre chose, mais appliquer le pansement approprié aux plaies sanglantes. Toutefois, comme les modernes ont jugé la cautérisation préférable dans le bubonocèle, nous devons naturellement la décrire.

Après s'être donné un mouvement modéré, le malade, se tenant debout, sera invité à tousser et à retenir avec effort sa respiration; et quand la tumeur de l'aine se sera montrée, on fera avec de l'encre ou avec un collyre une figure triangulaire sur la place qui doit être brûlée, en traçant une ligne oblique en haut, suivant la direction de l'aine. Nous marquons aussi d'un signe le milieu du triangle; ensuite, ayant fait coucher le malade et rougir des cautères, nous portons d'abord un de ceux en forme de clou sur le signe du milieu, puis ceux en forme de gamma (Γ) sur les côtés du triangle; enfin, avec un troisième en forme de carré long ou avec le lenticulaire, nous achevons le triangle. Un aide doit essuyer pendant toute la cautérisation la

γραφαῖς D. — 17 ἀλλήλαις J., ἀλλήλους R. — 18 πυρίνων GLP. — 19 ἀναβάλλοντα GLP. — 20 ἀλλῶς LP. — 21 ἐνέμῳ JLP. — 22 ἀγωγῆς Ve. — 23 ὑπὸ pour ἐπὶ T. — 24 τοίνυν ἔστω τῷ ἀνθ... ἐπιτρέψομεν omis ABCEFGJTXLMNOPVeBa. — 25 ἐντύνεσθαι NVe. — 26 τῷ χωρίῳ J. — 27 τοῦ omis d. EPBaX. — 28 τομὴν pour γραμμὴν T. — 29 ἐμβάλομέν τε καὶ ABCDEFGJLMNOPVeBaTX. — 30 μέσου M., τὸ μέσον GLP. — 31 ἀναβληθέντος O. — 32 καὶ καυτῆρας ABCXEFGJNOVeBa., δὲ καὶ καυτῆρας T. — 33 ἐκβαλοῦμεν P.; J. omet depuis ἀνακλιθέντος jusqu'à τριγώνου inclusivement. — 34 ὑπηρέτῃ GLP. — 35 ἐκμάττοντες GLP. —

Ἕως τότε κατὰ βάθος καίοντες ἕως οὗ [36] πιμελὴν φθάσομεν [37] ἐπὶ τῶν συμμέτρων τὴν ἕξιν· οὔτε γὰρ ἐπὶ τῶν ἀπιμέλων [38] διὰ ξηρότητα τῷ σημείῳ προσεκτέον [39], ἵνα μὴ λάθωμεν ἑαυτοὺς [40] τὸ περιτόναιον καίοντες· οὔτε μὴν ἐπὶ [41] τῶν παχυτέρων τε καὶ πιμελωδεστέρων, ἐφ' ὧν καὶ πρὸ [42] τῆς αὐτάρκους καύσεως ἡ πιμελὴ [43] φαίνεται. Μᾶλλον δὲ τῷ τεχνικῷ τὴν συμμετρίαν [44] ἐξεύρομεν στοχασμῷ.

Μετὰ δὲ τὴν καῦσιν, ἅλας ἅμα πράσῳ λειώσαντες ἐμβαλοῦμεν τῇ ἐσχάρᾳ καὶ τῷ βουβωνοκηλικῷ [45] χιοειδεῖ ἐπιδέσμῳ χρησόμεθα. Ταῖς δ' ἑξῆς ἡμέραις [46], τοῖς ἀπεσχαρωτικοῖς φαρμάκοις οἷον φακομέλιτι καὶ τοῖς ὁμοίοις [47] ἀποθεραπεύσομεν.

36 τὴν πιμελὴν JKR. — 37 φθάσαντες ABCEFGJLMNOPVeBaTX., μὲν ἐπὶ τῶν J. — 38 ἐπιμέλων NPVeX. — 39 προσακτέον ABCFGJLMNOT. — 40 αὐτοὺς ABCDEFGJLMNOPVeBaTX.; καίοντας T. — 41 ἐπὶ omis d. NVe. — 42 πρὸς P.

XZ'.

ΠΕΡΙ ΡΑΚΩΣΕΩΣ ΟΣΧΕΟΥ.

Χαλωμένου [1] τοῦ κατὰ τὸν ὄσχεον δέρματος χωρὶς τῶν ἔνδον αὐτοῦ [2] σωμάτων, ἡ ῥάκωσις γίνεται, πάθος ἀπρεπέστατον. Ὁ μὲν οὖν Λεωνίδης ὕπτιον ἀνακλίνας τὸν ἄνθρωπον [3], κατ' ἐπικόπου [4] σανιδίου τινὸς ἢ σκληροῦ δέρματος, τὸ περιττὸν ἐξέτεμνε καὶ ῥαφαῖς ἐζύγου [5] τὰ χείλη. Ὁ δὲ Ἄντυλλος [6] ῥαφαῖς πρότερον τρισὶν [7] ἢ τέτταρσι τὸ περιττὸν διακρατήσας [8] δέρμα, ψαλίδι ἐπάκμῳ [9] ἢ σμίλῃ, τοῦτο [10]

1 ἀλωμένου DR. — 2 αὐτῶν MP. — 3 ἄνθρωπον σμίλῃ κατ'... ABCEFGJLMNOPVeBaTX. — 4 ἐπικόπτου O. — 5 ἐξύγρου ABCDEFGHJKLNOPRVeTX., ἐξύφαινε M. Quoique tous les manuscrits, à l'exception de M., donnent ἐξύγρου, j'ai cru devoir déroger cette fois à la loi que je me suis imposée, et donner la leçon ἐζύγου, qui est celle de l'édition de Bâle, et qui seule est évidemment conforme à la

sanie avec un chiffon. Nous brûlons en profondeur jusqu'à ce que nous atteignions la graisse chez les malades qui ont une constitution moyenne ; mais il ne faut pas s'attacher à ce signe chez ceux qui sont sans graisse, à cause de leur maigreur, de crainte que par erreur nous ne brûlions le péritoine, ni non plus chez ceux qui sont trop replets et trop gras, car chez eux la graisse apparaît avant que la brûlure soit suffisante. Nous comprendrons mieux le point qu'il faut atteindre par l'habitude de la pratique.

Après la cautérisation, nous broyons du sel avec du poireau et nous le plaçons sur l'eschare, puis nous appliquons le bandage en forme de *chi* (X), adapté à l'aine. Les jours suivants nous pansons avec les remèdes propres à faire tomber l'eschare, tels que la farine de lentille avec du miel, et autres semblables

— 43 ἐπιμελῆ LNPVe. — 44 τὴν θεραπείαν ἐξευρ... D. — 45 βουβωνικῷ ABCEFGL MNOPVeBaTX., χιονοειδεῖ FLP., χειροειδεῖ M. — 46 ἡμέρας LP., ταῖς DR., ἐσχαρωτικοῖς X. — 47 ὁμοίως FLP., ἐκθεραπεύσομεν X.

CHAPITRE LXVII.

DU RHACOSIS.

Le relâchement de la peau du scrotum, sans que les parties qu'il renferme y participent, donne lieu au rhacosis, maladie fort disgracieuse. Leonidès, après avoir fait coucher le malade sur le dos, coupait ce qui était superflu, en s'appuyant sur une petite planche ou sur un cuir épais, et réunissait les bords par des sutures. Mais Antyllus maintenait d'abord la peau inutile par trois ou quatre points de suture, puis la coupait, en dehors

pensée de l'auteur ; toutefois la leçon de M. pourrait également convenir : ἐξυφαίνω, ourdir, tisser. — 6 καὶ ῥαφαῖς ACNVeBa. — 7 τρισὶν omis d. C. — 8 διακεντήσας ABCEFGJLMNOPVeBaTX. — 9 ἐπάκμωνι DJR. — 10 τοῦτο omis d. EX., καὶ

μετὰ τὰς ῥαφὰς ἐξέτεμνε· καὶ ῥαφαῖς ἐξασφαλισάμενος [11] ἐναίμως ἐθεράπευε [12].

pour μετὰ JR. — [11] ἐπασφαλισάμενος ABCEFGJLMOPBaTX., ἐπεσφαλ... NVe., ἐνέμως JPT., ἐναίμων M. — [12] ἐθεράπευσε R.

ΞΗ'.

ΠΕΡΙ ΕΥΝΟΥΧΙΣΜΟΥ.

Σκοπὸν ἐχούσης τῆς ἡμετέρας τέχνης ἀπὸ τοῦ παρὰ φύσιν ἐπὶ τὸ κατὰ φύσιν [1] ἐπανάγειν τὰ σώματα, τῆς ἐναντίας ὁ εὐνουχισμὸς ἐπαγγελίας τετύχηκεν. Ἀλλ' ἐπειδὴ καὶ ἄκοντες πολλάκις ὑπό τινων ὑπερεχόντων [2] εὐνουχίζειν ἀναγκαζόμεθα, λεκτέον ὡς ἐν ἐπιτόμῳ τὸν τρόπον τῆς ἐγχειρήσεως. Διττὸς δέ ἐστιν οὗτος· ὁ μὲν κατὰ θλάσιν, ὁ δὲ κατ' ἐκτομήν.

Ὁ μὲν οὖν [3] κατὰ θλάσιν οὕτως ἐπιτελεῖται [4]· ἔτι νήπια [5] ὄντα τὰ παιδία ἐγκαθιζέσθω [6] εἰς λεκάνην θερμοῦ ὕδατος. Ἔπειτα ὅταν χαλασθῇ τὰ σώματα [7] ἐν αὐτῇ τῇ λεκάνῃ τοῖς δακτύλοις θλάσθω [8] τὰ διδύμια ἕως οὗ ἀφανισθῇ καὶ διαλυθέντα [9] μηκέτι τῇ ἁφῇ [10] συνεστῶτα ὑποπέσῃ [11].

Ὁ δὲ κατ' ἐκτομὴν τρόπος τοιοῦτός ἐστιν· ὕπτιος ἐσχηματίσθω [12] ἐπὶ βάθρου ὁ εὐνουχιζόμενος καὶ τοῖς δακτύλοις τῆς ἀριστερᾶς χειρὸς πιεζέσθω ὁ ὄσχεος σὺν τοῖς διδύμοις· καὶ διαταθεὶς [13] ἐπ' ὀρθὸν τεμνέσθω [14] σμίλῃ δυσὶ [15] τομαῖς, μιᾷ καθ' ἑκάτερον [16] δίδυμον. Ἐκπηδήσαντες δὲ οἱ δίδυμοι ἐκτεμνέσθωσαν διαδερόμενοι, λεπτοτάτης μόνον συνεχείας τῆς κατὰ τὴν πρόσφυσιν [17] τῶν ἀγγείων καταλιμπανομένης. Οὗτος ὁ

[1] ἐπὶ τὸ κατὰ φύσιν omis d. ABCEFGHJKLTXMOPR. — [2] περιεχόντων M. — [3] οὖν omis d. ATBCEFGLMNPVeBa.; XE. omettent ὁ μὲν κατὰ θλάσιν, ὁ δὲ κατ' ἐκτομήν. — [4] ἐκτελεῖται M., ἐπιμελεῖται LP. — [5] ἀνήπια LP. — [6] ἐπικαθίζεται BDEFGLO., ἐπικαθέζεται ACMNPVeBaTX. — [7] τὸ σῶμα J. — [8] θλᾶς ABXCE

des points de suture, avec des ciseaux tranchants ou avec un bistouri, et, après l'avoir fortifiée par des sutures, la traitait à la manière des plaies sanglantes.

CHAPITRE LXVIII.

DE L'EUNUCHISME.

Notre art ayant pour but de ramener à leur état naturel les parties qui en sont écartées, l'eunuchisme se trouve dans un ordre contraire. Mais puisque, malgré nous, quelques hommes puissants nous obligent souvent à faire des eunuques, je dois dire en abrégé le moyen de pratiquer cette opération. Il y a deux manières, l'une par écrasement, l'autre par excision.

La première se fait ainsi : les enfants, encore en bas âge, sont placés dans un bassin d'eau chaude ; ensuite, quand les parties sont relâchées, dans ce même bain, on presse sous les doigts les testicules jusqu'à ce qu'ils soient anéantis et, qu'étant dissous, on ne les sente plus sous le toucher.

Quant à l'excision, elle se fait ainsi : Celui qu'on doit faire eunuque sera placé sur un banc, et avec les doigts de la main gauche on tendra le scrotum avec les testicules ; puis, après les avoir distendus, on fera deux incisions droites avec un bistouri, une pour chaque testicule. Dès que ces glandes saillissent, on les dissèque et on les extirpe en laissant seulement une très petite portion de l'adhérence postérieure en continuité avec les vaisseaux. Cette méthode est préférable à celle par écrasement ;

FGLNOPVeBa., θλᾷν T., τὰ δίδυμα MN. — [9] διαλυθέντος E. — [10] τῇ ἀμφῇ X. — [11] ἐπιπέσῃ J., ὑποπέσοι GO. — [12] σχηματιζέσθω MBa. — [13] διατιθεὶς NVe. Corn. — [14] τεμνέσθωσαν R. — [15] δύο ABCEFGJLMNOPVeBaTX. — [16] καθ' ἕτερον tous excepté H. — [17] φύσιν ABCEFGJLMNOPVeBaX. ; τὴν omis d. DLP., τὴν κατὰ

τρόπος τοῦ κατὰ θλάσιν προκέκριται [18] · οἱ γὰρ τεθλασμένοι ποτὲ καὶ [19] συνουσίας ὀρέγονται, μέρους τινὸς, ὡς ἔοικε, τῶν διδύμων ἐν τῇ θλάσει διαλανθάνοντος [20].

φύσιν, τῆς omis T.; λιμπανομένης X. — [18] κέκριται LP. — [19] καὶ omis d. NVe.

ΞΘ'.

ΠΕΡΙ ΕΡΜΑΦΡΟΔΙΤΩΝ [1].

Τὸ ἑρμαφρόδιτον πάθος κατὰ σύνθεσιν ἀπό τε [2] Ἑρμοῦ καὶ Ἀφροδίτης [3] ὠνόμασται, πολλὴν παρέχον [4] ἀπρέπειαν ἀμφοτέροις τοῖς γένεσι. Τεσσάρων οὖν [5] οὐσῶν κατὰ Λεωνίδην τῶν διαφορῶν αὐτοῦ, αἱ μὲν τρεῖς ἐπὶ τῶν ἀνδρῶν [6] συνίστανται, ἡ δὲ μία ἐπὶ τῶν γυναικῶν.

Ἐπὶ μὲν γὰρ τῶν ἀνδρῶν, ποτὲ μὲν κατὰ τὸ περίναιον [7], ποτὲ δὲ κατὰ μέσον τὸν ὄσχεον [8] θέσις αἰδοίου γυναικείου τετριχωμένου φαίνεται, τρίτη [9] δὲ πρὸς ταύταις καθ' ἣν ἐπί τινων διὰ τοῦ κατὰ τὸν ὄσχεον οἷον αἰδοίου * τὰ οὖρα προχεῖται [10].

Ἐπὶ δὲ τῶν γυναικῶν ἀνωτέρω τοῦ αἰδοίου κατὰ τὸ [11] ἐφήβαιον ἀνδρείου πολλάκις αἰδοίου ἔκφυσις [12] εὑρίσκεται, τριῶν τινῶν ἐξεχόντων [13] σωμάτων, ἑνὸς μὲν ὥσπερ καυλοῦ, δυοῖν δὲ καθάπερ διδύμων. Ἡ μὲν οὖν τρίτη τῶν ἀνδρῶν, καθ' ἣν τὸ οὖρον διὰ τοῦ ὀσχέου ἐκκρίνεται, ἀνίατός ἐστιν· αἱ λοιπαὶ δὲ τρεῖς θεραπεύονται, τῶν περιττῶν ἀφαιρουμένων σωμάτων, καὶ ὡς ἑλκῶν [14] θεραπευομένων.

[1] περὶ ἑρμαφροδίτου πάθους M. — [2] ἀπὸ τοῦ Ἑρμοῦ LP. — [3] ἀφροδίτοις Ve.; EX. omettent depuis καὶ Ἀφροδίτης jusqu'à γένεσι inclusiv. — [4] παρέχων BFMNO VeBa., παρέπων T. — [5] γὰρ pour οὖν ABCETXFGHJKLNOPVeBa. — [6] λυδρῶν R., συνέστανται CNRVeBa. — [7] περιτόναιον DMR. — [8] τὴν μεσὴν τοῦ ὀσχέου M., τὸ μέσον ὄσχεον BCEFJNOVeBaX., τὸν μέσον ὄσχεον ADT., τὸ μέσον ὀσχέου GLP. — [9] τρίτην J.; GLP. omettent depuis θέσις αἰδοίου jusqu'à κατὰ τὸν ὄσχεον inclusiv. — [10] πρόκειται ABCDEFJLMNVeBa. — [11] ἀνωτέρου τοῦ ἐφήβαιον T.

car, ceux qui ont eu les testicules écrasés recherchent quelquefois le coït, parce qu'apparemment quelque partie de ces organes a échappé à l'écrasement.

— [20] θλάσει δὲ λανθάνοντος X.

CHAPITRE LXIX.

DES HERMAPHRODITES.

La maladie des hermaphrodites a été nommée ainsi par composition des noms de Mercure et de Vénus. Elle apporte beaucoup de difformité à l'un et à l'autre sexe. Il y en a, selon Léonidès, quatre espèces différentes : trois pour les hommes et une pour les femmes.

Pour les premiers, la place des parties sexuelles féminines, garnies de poils, apparaît tantôt au périnée, tantôt au milieu du scrotum; la troisième espèce a lieu chez ceux qui urinent par une sorte d'urèthre situé au scrotum.

Pour les femmes, on trouve souvent en haut de leurs parties génitales, près du pubis, une surcroissance pareille à l'organe viril, trois parties s'élevant alors en saillie, l'une comme la verge et deux comme les testicules. La troisième espèce, qui chez les hommes consiste en ce que l'urine est évacuée par le scrotum, est incurable. Mais les trois autres se guérissent en enlevant les parties inutiles et en traitant à la manière des plaies.

— [12] θέσις au lieu d'ἔκφυσις ABCEFGJLMNOPVeBaTX. — [13] ἐξοχόντων P. — [14] ὡς λεπτῶν θεραπ... M.; καὶ ὡς ἑλκῶν θεραπευομένων omis d. D.

* Dalechamps traduit ainsi : « La troisième différence est qu'aucuns de ces derniers pissent par la nature de la femme, qui est au milieu de la bourse. » Dans Cornarius et G. d'Andernach, il y a une amphibologie qui résulte du mot *pudendum*, lequel se dit, comme le mot grec αἰδοῖον, aussi bien du sexe féminin que du sexe masculin.

Ο'.

ΠΕΡΙ ΝΥΜΦΟΤΟΜΙΑΣ ΚΑΙ ΚΕΡΚΩΣΕΩΣ.

Ὑπερμεγέθης ἐνίαις γίνεται νύμφη [1] καὶ εἰς ἀπρέπειαν αἰσχύνης [2] ἀπαντᾷ. Καθὼς [3] δέ τινες ἱστοροῦσιν ἔνιαι [4] διὰ τούτου [5] τοῦ μέρους καὶ ὀρθιάζουσιν ἀνδράσιν ὁμοίως καὶ πρὸς συνουσίαν ὁρμῶσι [6]. Διόπερ ὑπτίας ἐσχηματισμένης τῆς γυναικὸς, μυδίῳ [7] κατασχόντες τὸ περιττὸν τῆς νύμφης ἐκτέμνομεν [8] σμίλῃ· φυλαττόμενοι τὸ ἐκ βάθους αὐτὴν ἐκτέμνειν, ἵνα μὴ ῥυαδικὸν ἐκ τούτου γένηται πάθος.

Καὶ τὴν κέρκωσιν δὲ σαρκώδη ἔκφυσιν οὖσαν [9] ἀπὸ τοῦ στομίου τῆς μήτρας ἀναπληροῦσαν [10] τὸ γυναικεῖον αἰδοῖον [11], ποτὲ δὲ καὶ εἰς τὰ [12] ἔξω δίκην κέρκου προπίπτουσαν [13], παραπλησίως ἀφαιρετέον τῇ νύμφῃ [14].

[1] νύμφαι D. — [2] αἰσχύνην P., ἀπαντᾷ omis d. LP. — [3] καθ' ὃς Ve., δὲ omis d. P. — [4] ἔνιοι D. — [5] τούτου omis d. ABCEFGJLMNOPVcBaTX. — [6] ὁρμῶσαι P., δι' ὃ P. — [7] μυδίων GP. — [8] ἐκτέμωμεν ABCEFGJNVcTX, ἐτέμωμεν OPBa., συμλίῳ GLP. — [9] οὖσαι Ve. — [10] ἀναστομοῦσαν LP.; M. omet ἀπὸ τοῦ

ΟΑ'.

ΠΕΡΙ ΤΩΝ ΕΝ ΤΟΙΣ ΓΥΝΑΙΚΕΙΟΙΣ ΤΟΠΟΙΣ ΘΥΜΩΝ ΚΑΙ ΚΟΝΔΥΛΩΜΑΤΩΝ ΚΑΙ ΑΙΜΟΡΡΟΪΔΩΝ.

Ὁ μὲν θύμος [1] ὑπεροχή τίς ἐστι, ποτὲ μὲν ἐνερευθὴς [2], ποτὲ δὲ λευκὴ [3], κατὰ τὸ πλεῖστον ἄπονος, ἐμφερὴς [4] τοῖς τοῦ [5] θύμου κορύμβοις.

Τὰ δὲ κονδυλώματα στολιδώδεις [6] ἐπαναστάσεις εἰσὶν, ὥσπερ [7]

[1] θύμον Ve. — [2] ἐρευθὴς GLP. — [3] λευκὴν GP. — [4] ἐμφερὴς δὲ τοῖς A., τῆς T.

CHAPITRE LXX.

DE LA NYMPHOTOMIE ET DU CERCOSIS.

Quelquefois le clitoris est très grand et se présente avec une difformité indécente. C'est ainsi qu'on raconte que chez quelques femmes cet organe entre en érection à la manière des hommes et recherche le coït. Ayant donc fait coucher la femme sur le dos, nous saisissons avec une pince le clitoris, et nous coupons avec un bistouri sa partie superflue. Nous nous gardons de couper trop profondément, de peur qu'il n'en résulte l'affection rhyadique.

Quant au cercosis, qui est une excroissance charnue de l'orifice de la matrice, remplissant la partie sexuelle des femmes, et parfois se prolongeant en dehors semblablement à une queue, il faut le couper de même que le clitoris.

στομίου τῆς μήτρας ἀναπληροῦσαν. — [11] αἰδοίου M. — [12] τὸ D., τὴν M. — [13] προσπίπτουσαν ABCEFJNPVeBaX. — [14] τὴν νύμφην LP.; M. omet παραπλησίως ἀφαιρετέον τῇ νύμφῃ.

CHAPITRE LXXI.

DES THYMES, DES CONDYLOMES, DES HÉMORRHOÏDES AUX PARTIES GÉNITALES FÉMININES.

Les thymes sont des éminences tantôt rouges, tantôt blanches, la plupart du temps sans douleur et ressemblant aux corymbes du thym.

Les condylomes sont des tumeurs rugueuses de même que les

— [5] τοῦ omis d. CGLPT. — [6] στολίδες P., στολιώδεις T. — [7] ὥσπερ οὖν ABCE

αἱμοῤῥοΐδες παραπλήσιοι ταῖς[8] κατὰ τὴν ἕδραν. Ποτὲ δὲ καὶ αἱμοῤῥαγοῦσι.

Πάσας οὖν τὰς τοιαύτας ἐν ταῖς γυναιξὶν ὑπεροχὰς ὑπ' ὄψιν γινομένας ἐν τῇ γυμνώσει * μυδίῳ[9] διακρατήσαντες[10], ἡμισπαθίου τῇ ἀκμῇ ἐκτέμωμεν· καὶ χρησόμεθα κηκίδι[11] λείᾳ ἢ σχιστῇ[12] στυπτηρίᾳ· τὴν γὰρ ἀπολίνωσιν ἐπὶ τούτων οἱ μείζονες[13] τῶν χειρουργῶν οὐ προσίενται.

FGLMNOPVeBaTX. — [8] τῆς κατὰ τῆς ἕδρας P. — [9] μυθίῳ Ba., μυδίῳ omis d. M. — [10] διακρατήσαντας RT., ...σαντα L. — [11] κικίδι ABCFGLNPRVeBaX., κηκίδια E., κηκιδίοις λείοις M., λείαν LP. — [12] σχιστὴν στυπτηρίαν PX. — [13] μειζόνων

ΟΒ'.

ΠΕΡΙ ΑΤΡΗΤΩΝ ΚΑΙ ΦΙΜΟΥ.

Ἄτρητοί εἰσιν ἔνιαι κατὰ[1] τὰ γεννητικὰ μόρια[2] γυναῖκες, ὅτε μὲν ἐκ φύσεως, ὅτε δὲ ἐξ ἐπιγεννήματος, νόσου τινὸς προηγησαμένης· καὶ ποτὲ μὲν ἐν βάθει, ποτὲ δὲ ἐν τοῖς πτερυγώμασιν, ἢ ἐν τοῖς μεταξὺ χωρίοις[3]· καὶ ἢ κατὰ σύμφυσιν[4] ἢ δι' ἔμφραξιν. Τὸ δὲ διαφράττον ἢ σάρξ ἐστιν ἢ ὑμήν. Παραποδισμὸν δὲ[5] τοῦτο πολὺν[6] ἐργάζεται τὸ πάθος, ὅτε μὲν ἐν τῇ συνουσίᾳ[7], ὅτε δὲ ἐν τῇ συλλήψει, ἢ τῇ[8] ἀποτέξει, ἐνίοτε δὲ καὶ κατὰ τὴν ἔμμηνον κάθαρσιν, εἰ δὴ[9] διὰ παντὸς εἴη διαφράττων[10] ὁ ὑμὴν ἢ ἡ σάρξ[11]· ἐπί τινων γὰρ ἐν τῷ μέσῳ τέτρηται.

Τὴν αἰτίαν τοίνυν εὑρηκότες ἢ κατὰ τὸ[12] πρόχειρον ἢ καὶ[13] καθέσει διόπτρας, εἰ μὲν σύμφυσις μόνον[14] εἴη, ταύτην ὀρθῇ[15] διαιρέσει διὰ συριγγοτόμου ἀπολύσομεν[16]· εἰ δὲ διάφραξις[17],

[1] ἄτρητοι κατὰ τὰ γενν... ABCEJMNOVeBaTX., ἄτρητοι κατὰ τρεῖς γενν... GLP., ἄτρητοι κατὰ γενν... F., γέννηται M. — [2] μόρια γίνονται γυναῖκες ABCEFGJLMNOPVeBaTX. — [3] χωρὶς R. — [4] ἢ κατὰ φύσιν ABCGJLMNPVeBaT. — [5] δὲ omis d. D. — [6] πάλιν LP. — [7] ἐν τῇ οὐσίᾳ L. — [8] ἤτοι P., καὶ τῇ T. — [9] εἰ δὲ ABCTXEGLNOPVe., εἴ γε DHJK. — [10] ὁ omis d. ABCEFGLMNOPVeBaTX. — [11] ἡ omis d. ABCEFGLMNOPVeBaTX. — [12] τὸν L., τὴν P. —

hémorrhoïdes, qui sont en cette partie semblables à celles situées à l'anus. Quelquefois elles saignent aussi.

Il faut saisir avec des pinces toutes ces tumeurs des parties sexuelles féminines que nous pouvons voir à l'inspection du corps nu et les enlever avec le tranchant de l'hémispathe ; puis nous employons la noix de galle pulvérisée ou de l'alun schisteux ; car les meilleurs chirurgiens repoussent la ligature pour ces maladies.

ιτῶν L.; car les meilleurs chirurgiens n'admettent pas qu'on les coupe avec une ficelle (Dalechamps).

* Omnes itaque ejusmodi eminentias in fœminis sub conspectum venientes *et denudatas*, etc. (Cornarius.)

CHAPITRE LXXII.

DES IMPERFORATIONS ET DU PHIMUS.

Les femmes peuvent avoir les parties génitales imperforées, tantôt naturellement, tantôt par suite de quelque maladie précédente. L'obstacle est situé, ou profondément, ou dans les lèvres, ou dans les parties intermédiaires. L'imperforation a lieu, soit par adhérence, soit par obstruction. L'obstacle est constitué soit par de la chair, soit par une membrane. Or, cette maladie apporte une grande difficulté pour le coït, pour la conception ou pour la parturition, quelquefois même pour l'écoulement menstruel, si toutefois la chair ou la membrane bouche entièrement ; car parfois il y a un trou au milieu.

Ayant donc trouvé la cause à la simple inspection ou par l'immission du dioptre, s'il y a seulement adhérence, nous la détruisons avec le syringotome par une incision droite ; mais s'il y a

[13] καὶ omis d. DRT. — [14] μόνη P. — [15] ὀρθὴν LP. — [16] ἀπολάβομεν P. — [17] Tous les manuscrits et les deux éditions imprimées ont διάτασις au lieu de διάφραξις. Mais, outre que διάτασις n'exprime pas l'idée d'un obstacle matériel tel qu'une membrane ou de la chair, ce mot ne répond pas non plus à la distinction établie plus haut par l'auteur : ἢ κατὰ σύμφυσιν, ἢ δι' ἔμφραξιν. Il y a plus : ce mot détruit

ἀγκίστρων καταπάρσει [18] τὸ μεταξὺ σῶμα, εἴτε ὑμὴν [19], εἴτε σὰρξ εἴη, τείναντες, τῷ συριγγοτόμῳ διέλωμεν. Καὶ στήσαντες τὴν αἱμοῤῥαγίαν ἀδήκτοις [20] ξηραίνουσι φαρμάκοις. Ἔπειτα τοῖς [21] ἀπουλωτικοῖς χρησόμεθα, πριαπίσκον [22] τινὶ τῶν ἀπουλωτικῶν χρισθέντα [23] φαρμάκων ὑποτιθέντες [24], ἐφ' ὧν μάλιστα μὴ πάνυ διὰ βάθους ἡ χειρουργία γέγονεν, ὑπὲρ τοῦ μὴ πάλιν συμφυῆναι [25] τὰ μόρια.

Καὶ ὁ φίμος [26] δὲ κατὰ τὸ στόμα [27] συνιστάμενος τῆς ὑστέρας ὡσαύτως χειρουργεῖται [28].

en grande partie le rapport évidemment exprimé entre les deux propositions εἰ μὲν σύμφυσις et εἰ δὲ διάφραξις, rapport mis encore plus en relief par les mots εἴτε ὑμὴν, εἴτε σαρξ εἴη. Par ces raisons, j'ai dû abandonner la leçon des manuscrits pour rétablir celle qui ressort avec évidence et de la pensée de l'auteur et de la construction grammaticale. — [18] ἐπάρσει D., ἀγκίστρῳ P. — [19] εἴτε ὑμὴν ἢ BCFGLMO., εἴτε σὰρξ ἢ AE ; εἴη omis d. T., εἴτε ὑμὴν, ἤτε σὰρξ, ἢ τείναντες X. ; τέμνοντες pour

---

ΟΓ'.

ΠΕΡΙ ΑΠΟΣΤΗΜΑΤΟΣ ΥΣΤΕΡΑΣ [1].

Περὶ τὸ στόμιον [2] τῆς ὑστέρας συστάντος ἀποστήματος [3] δυναμένου ἀχθῆναι ὑπὸ χειρουργίαν, οὐ προχείρως [4] ἐπὶ τὴν τομὴν σπευστέον [5], ἀλλὰ τελειωθείσης μὲν τῆς διαθέσεως [6], αὐξηθείσης δὲ κατὰ τὸ πλεῖστον τῆς φλεγμονῆς, λεπτοποιηθέντων δὲ τῶν [7] ἐπικειμένων ὑγρῶν σωμάτων διὰ τὴν κυριότητα τῆς ὑστέρας.

Ἐν δὲ τῷ ἐνεργεῖν [8] σχηματιζέσθω ἡ γυνὴ ἐπὶ δίφρου ὑπτία, συνηγμένα [9] ἔχουσα τὰ σκέλη πρὸς τὸ ἐπιγάστριον [10] καὶ τοὺς μηροὺς ἀπ' ἀλλήλων διεστῶτας. Ὑποβεβλήσθωσαν [11] δὲ

[1] μήτρας DHK. — [2] μὲν τῆς ὑστέρας BCDEFHKMNORX., μὲν οὖν τῆς J. — [3] ἀποστήματος EX. — [4] ἀπροχείρους M., οὐ προθύμως O. — [5] σπευτέον ABCEFGL

une cloison, nous la tirons en la saisissant avec des crochets, que ce soit une membrane ou de la chair, et nous l'enlevons avec le syringotome; puis nous arrêtons l'hémorrhagie à l'aide des medicaments siccatifs rendus adoucissants. Ensuite nous employons les cicatrisants en plaçant un phallus enduit de quelque remède de cette espèce, dans les cas surtout où l'opération n'a pas été faite trop profondément, de peur que les parties ne se réunissent de nouveau.

Quant au phimus qui se trouve à l'orifice de l'utérus, on l'opère de la même manière.

τείναντες M. — 20 τοῖς ἀδήκτως ξηρ... DHKR., φαρμάκοις omis d. DR.— 21 τοὺς B. — 22 πριαπισμῷ ABCEFJMNOVeX., περιαπισμῷ T., παραπισμῷ GLP. — 23 χρισθέντων JRM. — 24 ὑποθέντες M., ὑποτιθὲν P. — 25 πάλιν φυῆναι ABCEFGJLMN OPVeBaTX. — 26 ὁ φισμὸς LP., ὑφισμὸς G., φύμος N. — 27 σῶμα M., τὸ et τῆς omis d. P. — 28 χειρουργητέον DHKR.

CHAPITRE LXXIII.

DE L'ABCÈS DE L'UTÉRUS.

Lorsqu'à l'orifice de la matrice il existe un abcès pouvant être traité par la chirurgie, il ne faut pas l'ouvrir trop promptement, mais seulement lorsque l'affection a atteint sa maturité, que l'inflammation est arrivée à son plus haut degré, et que les parties humides adjacentes sont devenues plus ténues à cause de la puissance de l'utérus.

Pour opérer, on placera la femme renversée sur un siége, ayant les jambes relevées sur le ventre et les cuisses éloignées l'une de l'autre. Les bras seront placés sous les jarrets et y seront

MNOPVeBaTX. — 6 διαλύσεως D. — 7 δὲ omis d. M., ὑποκειμένων LP. — 8 ἐνεργεῖ LP. — 9 συνημένα LP., συνιστάμενα N. — 10 ὑπογάστριον APT. — 11 ὑπερ-

αὐτῆς οἱ πήχεις [12] ὑπὸ τὰς ἰγνύας καὶ βρόχοις τοῖς καταλλήλοις ἀνειλήφθωσαν [13] πρὸς τὸν αὐχένα. Ὁ δὲ ἐνεργῶν ἐκ τῶν δεξιῶν μερῶν καθεζόμενος, διοπτριζέτω [14] τῇ πρὸς τὴν ἡλικίαν [15] καταλλήλῳ διόπτρᾳ.

Δεῖ δὲ διοπτρίζοντα διὰ μήλης ἀναμετρεῖσθαι τὸ τοῦ κόλπου τοῦ [16] γυναικείου βάθος [17], ἵνα μὴ, μείζονος ὄντος τοῦ [18] τῆς διόπτρας λωτοῦ, θλίβεσθαι συμβαίνῃ [19] τὴν ὑστέραν. Κἂν εὑρεθῇ τοῦ κόλπου μείζων [20] ὢν, τὰ πτύγματα ἐπιτιθέσθω κατὰ τῶν πτερυγωμάτων [21], ἵνα κατ' αὐτῶν ἡ διόπτρα ἑδράζηται [22]. Δεῖ δὲ καθιέναι τὸν λωτὸν εἰς τὸ ἄνω μέρος τὸν [23] κοχλίαν ἔχοντα, καὶ κρατεῖσθαι μὲν τὴν διόπτραν ὑπὸ τοῦ ἐνεργοῦντος, στρέφεσθαι δὲ τὸν κοχλίαν [24] δι' ὑπηρέτου, ἵνα [25] διϊσταμένων τῶν ἐλασμάτων [26] τοῦ λωτοῦ διασταλῇ ὁ κόλπος.

Ὑποπεσὸν δὲ τὸ ἀπόστημα [27] εἰ εὐαφὲς καὶ λεπτὸν ὑπάρχοι, ὅπερ τῇ ἐπαφῇ [28] τοῦ δακτύλου ὑποπεσεῖται, διαιρείσθω [29] κατὰ τὴν κορυφὴν σπαθίῳ ἢ κατιάδι · καὶ διὰ τοῦ στομίου [30], μετὰ τὴν ἔκκρισιν τοῦ πύου, λημνίσκος τρυφερώτατος δι' ἐλαίου ῥοδίνου τιθέσθω, ἢ μᾶλλον ἔξω τῆς διαιρέσεως εἰς τὸν γυναικεῖον κόλπον χωρὶς συνώσεως [31]. Ἔξωθεν δὲ τῶν πτερυγωμάτων καὶ κατὰ τοῦ ἤτρου καὶ τῆς [32] ὀσφύος ἔρια οἰσυπηρὰ [33] ἢ καθαρὰ ἐλαίῳ δεδευμένα [34] ἐπιτιθέσθω.

Τῇ δὲ τρίτῃ ἐγκαθίζειν εἰς [35] ὑδρέλαιον θερμὸν ἢ μαλάχης ἀφέψημα [36], καὶ ἀπομάξαντας [37] ἐντιθέναι τὸν λημνίσκον πράως εἰς [38] τὴν διαίρεσιν κεχρισμένον τῷ τετραφαρμάκῳ [39] καθαυτὸν ἢ σὺν ἀπέφθῳ μέλιτι · ἔστω [40] δὲ ἀνειμένη διὰ βουτύρου ἢ ῥοδίνου · καταπλάσμασί τε [41] ἔξωθεν σκέπειν [42]

ζεβλήσθωσαν D. — [12] αὐτοῖς οἱ πήχυς R., ἐπήχεις L., αἱ πήχεις T., οἱ πτήχεις X., ἐπὶ τὰς GLP. — [13] ἀνειλήφθησαν M. — [14] διοπρηζέτω LP., διοπτιζέτω N. — [15] τὴν ὕπτιαν κατ... M., καταλλήλων DE., καταλλήλως GL. — [16] τοῦ omis d. M. — [17] βάθους LP. — [18] τοῦ omis d. LP. — [19] συμβαίνει ABCDEFGJNX. — [20] μείζονες C., μείζων ὁ λωτὸς ABCEFGLMNOPTXVeBa. — [21] πτερυγωμάτων omis d. T. — [22] ἑδράζεται NVe., ἐργάζεται D., ἐργάζηται T., δεῖ καὶ LP.; J omet ἡ διόπτρα ἑδράζηται· δεῖ δὲ καθιέναι τὸν λωτόν. — [23] τὸ Ve., κοχλίον BCEFGLNOP

attachés avec des liens correspondant les uns aux autres, qu'on suspendra au cou. L'opérateur, étant placé à droite, se servira d'un dioptre adapté à l'âge.

Or, il faut auparavant mesurer avec une sonde la profondeur du vagin de la femme, de peur que, si le canal d'un dioptre est trop grand, il n'arrive que la matrice soit comprimée ; et si on trouve que le canal de l'instrument est plus grand que celui du vagin, il faut placer des compresses sur les grandes lèvres, afin que le dioptre s'appuie sur elles. Ensuite on introduit le dioptre de telle sorte que la vis soit à la partie supérieure ; l'instrument est maintenu par l'opérateur, mais c'est un aide qui doit tourner la vis au moyen de laquelle les lames s'écartent et dilatent le vagin.

Lorsqu'on a rencontré l'abcès, si on le trouve mou et ténu, ce qu'on sent par le toucher du doigt, il faut l'ouvrir à son sommet avec une spathe ou avec un poinçon, et après l'évacuation du pus, placer une mèche de charpie très moelleuse imbibée d'huile et d'eau de roses dans l'ouverture, ou mieux en dehors de cette ouverture, dans le vagin et sans compression. On mettra en dehors des grandes lèvres, sur le bas-ventre et sur les reins, de la laine grasse ou nette imbibée d'huile.

Le troisième jour, on fera asseoir la malade dans un mélange tiède d'eau et d'huile, ou dans une décoction de mauves ; et après avoir détergé, on insinuera doucement dans la plaie une tente enduite de tétrapharmacum seul ou avec du miel épuré, ramolli avec du beurre ou de l'eau de roses. Ensuite on couvrira les

VeBaX. — 24 *idem.* — 25 ἵνα μὴ διϊ... D. — 26 ἐμπλασμάτων N., ἐμπλησμάτων Ve. — 27 ὑπόστημα LP., εὐδαφὲς FMNVeBa. — 28 ὅπερ ὑπὸ ἀφῆς δακτύλου ABCEF GLMNOPVeBaT., ὑπὸ ἀφῇ δ... X. — 29 διαιρεῖσθαι O. — 30 τομίου GMNPBa., τοῦτο μίου Ve. ; M omet depuis ἵνα διϊσταμένων jusqu'à χωρὶς συνώσεως inclusiv. — 31 συνέσεως T. — 32 τῆς omis d. ABCDEFGJLNOPVeBaTX. — 33 σύπηρα ACT., ὑσοίπηρα LP. — 34 δεδευμένους P. — 35 εἰς omis d. ABCEFGJLMNOP VeBaTX., ὑδρελαίῳ θερμῷ M. — 36 ἀφεψήματι M. — 37 ἀπομάξαντες P., ἀπομάξαντα DM., ἐνθεῖναι ABCEFGLMNOVeBaTX., ἐκτιθέναι D. — 38 εἰς omis d. O. — 39 τῇ τε φαρμάκων LP. — 40 ἔστι F. — 41 τὸ ἔξωθεν ACENVeBaT. — 42 σκέπη P.

ἕως ἀφλέγμαντα γένηται καὶ [43] καθαρά. Εἰ δὲ δυσκόλως ἀνακαθαίροιτο, ἐκκλυστέον δι' ὠτικοῦ [44] ἵρεως ἀφεψήματι, ἢ ἀριστολοχίας [45], ἢ μέλιτι. Ἐπουλοῦν δὲ τῇ [46] διὰ καδμίας [47] ἀνιεμένῃ οἴνῳ διὰ μότου βρεχομένου. Εἰ [48] δὲ ἐντὸς τοῦ στομίου τῆς ὑστέρας ἡ ἀπόστασις [49] εἴη, τὴν χειρουργίαν παραιτητέον *.

— [43] καὶ omis d. M. — [44] δι' ὠτικοῦ κλυστῆρος M., ἱερεῶς X. — [45] ἀριστολοχίᾳ C., μελίτος GLP. — [46] τῆς BCNOVe., τὴν FLT. — [47] καδείας LP., ἀνιεμένην BCFGLNOPVeT., ἀνιεμένῳ M. — [48] ἡ BJOVe., ἐτὸς pour ἐντὸς J. — [49] ἀπότασις BFNVaBa.

ΟΔ'.

ΠΕΡΙ ΕΜΒΡΥΟΥΛΚΙΑΣ ΚΑΙ ΕΜΒΡΥΟΤΟΜΙΑΣ [1].

Τὴν τῶν δυστοκουσῶν ἐπιμέλειαν ἐν τῷ τρίτῳ παραδεδωκότες βιβλίῳ, εἰ μὴ πρὸς ἐκείνην ὁ τόκος [2] κατορθοῖτο ἐπὶ τὴν χειρουργίαν εἰκότως [3] τρεπόμεθα, σημειούμενοι [4] πρότερον εἴτε περιεστικῶς [5] ἔχοι ἡ γυνὴ, εἴτε μή [6]. Καὶ εἰ μὲν σώζοιτο, τηνικαῦτα ἐγχειρήσομεν · εἰ δὲ μὴ, τὴν ἐγχείρησιν παραιτητέον. Αἱ μὲν οὖν ὀλεθρίως διακείμεναι καταφέρονται ληθαργικῶς καὶ πάρετοί [7] εἰσι καὶ δυσανάκλητοι · κἂν [8] ἀνακληθῶσι πρὸς τὰς ἐμβοήσεις, ἀσθενῶς ἀποκρινόμεναι πάλιν καταφέρονται. Τινὲς δὲ καὶ συνέλκονται [9] σπασμωδῶς, ἢ δονοῦνται τὸ νευρῶδες, ἢ ἀτροφοῦσιν [10]. Ὁ σφυγμὸς δὲ διογκούμενος [11] ἰσχυρῶς [12] καταλαμβάνεται, ἀμυδρὸς δὲ [13] καὶ ἀσθενής. Αἱ δὲ σωθησόμεναι [14] οὐδὲν τοιοῦτον πάσχουσι.

[1] καὶ ἐμβρυοτομίας omis d. DHJKR. — [2] ὁ τίκος LP. — [3] εἰκότος KL. — [4] σημειούμενον P. — [5] πυρεκτικῶς M., περιεκτικῶς ABCDEFGJNORVeBaT., περιεκτῶς HK. — [6] εἴτε μὴ omis d. LP. — [7] παραιτοί NVe. — [8] καὶ ἀνακλιθῶσι NVe. — [9] συνεξέλκονται G., καὶ omis d. R. — [10] διατροφοῦσιν R. — [11] διογκώμενος ABCEFGLMOTXPBa. — [12] ἰσχυρῶς καὶ O., καταλαμβάνουσιν ἀμυδρῶς LP. — [13] δὲ omis d. LX. — [14] ἀσθενῶς · ἀπο-

parties extérieures de cataplasmes jusqu'à ce qu'il n'y ait plus d'inflammation et que la partie soit purifiée. Si elle se nettoie difficilement, il faut injecter, avec une seringue auriculaire, une décoction d'iris ou d'aristoloche ou du miel. On cicatrise avec de la calamine dissoute dans du vin dont on imbibera de la charpie. Mais si l'abcès est en dedans de l'orifice utérin, il faut s'abstenir d'opérer.

* D'après M. de Haller, ce chapitre serait pris d'Archigène.

CHAPITRE LXXIV.

DE L'EXTRACTION DU FOETUS ET DE L'EMBRYOTOMIE.

Nous avons décrit dans le troisième livre* les soins à donner aux femmes qui ont des couches difficiles. Mais si par ces moyens le travail de l'accouchement ne s'améliore pas, nous avons naturellement recours à la chirurgie. Avant d'en venir là, on doit considérer si la femme a des chances en sa faveur ou non ; et si elle peut être sauvée, alors nous employons la main, sinon nous nous abstenons d'opérer. Or, celles qui sont dans des conditions funestes tombent dans la léthargie, dans des défaillances, et sont difficiles à rappeler à elles-mêmes ; et lorsqu'elles sont ranimées par des cris, après avoir faiblement répondu, elles s'assoupissent de nouveau. Quelques-unes ont des convulsions, ou agitent leurs nerfs, ou tombent dans l'abattement ; on sent le pouls fortement gonflé, mais languissant et faible. Celles, au contraire, qui peuvent être sauvées, n'éprouvent rien de semblable.

* Paul renvoie au chap. 76 du liv. III, qui a pour titre : Περὶ δυστοκίας (*De l'accouchement difficile*). Ce serait déflorer ce chapitre que de l'analyser ici ; nous aimons mieux y renvoyer le lecteur, en rappelant que Paul fut surtout renommé comme accoucheur pendant sa vie, et qu'au rapport d'Aboulfaradj les sages-femmes venaient de toutes parts le consulter.

Κατακλιθείσης [15] τοίνυν ἐπὶ κλίνης ὑπτίας τῆς γυναικὸς καὶ μᾶλλον καταῤῥόπου [16], τὰ σκέλη ἐπηρμένα διακρατείτωσαν [17] ἑκατέρωθεν γυναῖκες ἢ [18] ὑπηρέται τινές· εἰ δὲ μὴ παρείησαν [19], διά τινων δεσμῶν τῷ κλινιδίῳ τὸν θώρακα προσκαταλαμβάνειν [20] τῆς γυναικὸς, ὥστε μὴ πρὸς τοὺς ἐπισπασμοὺς [21] ἀκολουθοῦν τὸ σῶμα τῆς ὁλκῆς τὸν τόνον ὑπεκλύειν [22]. Καὶ παραστελλομένων τῶν πτερυγωμάτων δι' ὑπηρέτου, τὴν εὐώνυμον χεῖρα συνηγμένην [23] μετ' εὐρώστων [24] δακτύλων λελιπασμένην [25] καθιέναι πρὸς τὸ στόμα τῆς μήτρας, καὶ [26] διευρύνειν αὐτὸ, ἐλαιοχυτούμενον [27] δὲ τοῦτο προσαναχαλᾷν [28] καὶ ζητεῖν ποῦ [29] καταπαρτέον τὸν ἐμβρυουλκόν [30].

Ἐπιτήδειοι δὲ πρὸς κατάπαρσιν [31] τόποι, τῶν μὲν ἐπὶ κεφαλὴν [32] καταφερομένων, ὀφθαλμοὶ καὶ ἰνίον [33] καὶ στόμα πρὸς [34] οὐρανίσκον, ἀνθερεὼν [35] τε καὶ κλεῖδες [36] καὶ οἱ παρὰ [37] τὰς πλευρὰς καὶ τὰ ὑποχόνδρια [38] τόποι· τῶν δὲ ἐπὶ [39] πόδας, τὰ ὑπὲρ τῆς ἥβης [40] ὀστᾶ καὶ μεσοπλεύρια καὶ κλεῖδες πάλιν. [41] Ἔπειτα τὸν ἐμβρυουλκὸν τῇ δεξιᾷ χειρὶ κατέχειν· τὴν καμπὴν [42] δὲ αὐτοῦ τοῖς δακτύλοις ἐγκρύψαντα [43] τῇ εὐωνύμῳ χειρὶ πρᾴως συνεισφέρειν, καὶ καταπείρειν ἔν τινι [44] τῶν εἰρημένων τόπων [45] ἄχρι κενεμβατήσεως· καὶ ἀντίθετον τούτῳ [46] δεύτερον, ὅπως ἰσόῤῥοπος [47] καὶ μὴ ἑτεροκλινὴς [48] ὁ ἐπισπασμὸς ἐπιτελοῖτο [49]. Εἶτα ἕλκειν [50] ὁμαλῶς μὴ μόνον ἐπ' εὐθείας, ἀλλὰ καὶ εἰς τὰ πλάγια, καθάπερ ἐπὶ τῆς κομιδῆς τῶν ὀδόντων γίνεται, καὶ μὴ αὖθις ἀνεῖναι [51] τὴν τάσιν ἐν

κρινόμεναι GLP., τοιοῦτο F. — [15] κατακλινθείσης O. — [16] καταῤῥόπον Ve., καὶ τὰ σκέλη T. — [17] κρατήσαντες GLP. — [18] καὶ pour ἢ F. — [19] παρεῖεν M. — [20] προκαταλαμβάνει G., προσκαταλαμβάνει ABCFJLNOPVe., προκαταλάμβανε Ba. — [21] ἀποσπασμοὺς E., τοῖς ἐπισπασμοῖς M., ἀκολουθεῖν D., ἀκολούθως M. — [22] ὑπεκλύῃ Ba., ὑπεκλύει EFNVe., ὑπεκλύοι ABGJLMOTX., ὑπεκλοίει C., ὑπεκλίνει P. — [23] συνηγμένων ABCEFGLMNOPVeBaTX., μετέωρον pour μετ' εὐρώστων M. — [24] τῶν δακτ... LMP. — [25] λελεπτυσμένην BXOVeBa., λελεπτυσμένων N., λελεπισμένην ATCEFGLP., λελιπασμένων DJ., καθεῖναι M. — [26] καὶ μὴ διευρ... E. — [27] ἐλαιοχυτοῦμεν D., τοῦτον P. — [28] προσαναχολᾷν NVe., προσαναχαλά LP. — [29] τοῦ L. — [30] εὐριουλκὸν LPX. — [31] κατάπταρσιν J. — [32] κεφαλῇ ABCTXEFJ

La femme étant donc couchée à la renverse sur un lit et pendante sur le bord, des femmes ou des servantes contiennent de chaque côté les jambes élevées ; et s'il ne s'en trouve pas de présentes, on attache au lit par quelques liens le thorax de la malade, afin que le corps n'obéisse pas aux efforts de traction de manière à paralyser la force de cette traction. Ensuite on fait écarter les grandes lèvres par un aide, et on dirige vers l'orifice de l'utérus la main gauche rétrécie par une réunion vigoureuse des doigts et enduite d'un corps gras. On dilate cette ouverture et on y répand de l'huile pour la relâcher, puis on cherche l'endroit où l'on devra fixer l'instrument extracteur (*embryulque*).

Or, les endroits propres à cet objet, dans le cas où la tête se présente, sont les yeux, l'occiput, le palais de la bouche, le menton, les clavicules et les parties qui se trouvent sur les côtés et vers les hypochondres : dans le cas de présentation par les pieds, ce sont les os pubiens, les espaces intercostaux et encore les clavicules. Il faut ensuite saisir de la main droite l'embryulque en cachant sa courbure avec les doigts et l'insinuer doucement dans la main gauche, puis le ficher dans un des endroits désignés en poussant jusqu'à ce qu'il ne rencontre plus d'obstacle ; un second embryulque sera placé à l'opposé de celui-ci, afin que la traction se fasse en équilibre et sans pencher d'un côté plus que de l'autre. Après cela, on doit tirer d'une manière égale non pas seulement en droite ligne, mais d'un côté et

LMNOVeBa. — 33 ἰνίου Ve. — 34 πρὸ G. — 35 ἀνθερεῶνα P., ἀνθεραπεύων R. — 36 τε καλεῖται A., τε καλεῖ δὲ CF., τε καὶ καλεῖ. Εἰ δὲ παρὰ τὰς X., τε καλεῖ εἰ δὲ BEO., τε καὶ εἰ καλεῖ δὲ GLP.., τε κἄπειτα δὲ καὶ T. — 37 περὶ M. — 38 καὶ ὑποχόνδριον BXEFGJLNOPVeBa., καὶ τὸ ὑποχόνδριον M., καὶ ὑποχόνδριοι ACT. — 39 ὑπὸ τοὺς LP., ἐπὶ τοὺς ABCEFGJLMNOPVeBaX., τὸ δὲ ἐπὶ τοὺς T. — 40 τὴν ἤβην M. — 41 καὶ ἔπειτα ABCEFGLMNOPVeBaTX. — 42 τὴν καλύπτην M., τὴν κάμπτην X. — 43 ἐγκύψαντα D. — 44 ἔν τινι omis d. EX. ; DR. omettent depuis πράως jusqu'à εἰρημένων inclusiv. — 45 τόπῳ L., τόπον R. — 46 τοῦτο ABCDEFGLMNOPVeBaTX. — 47 ἰσόῤῥοπον EX. — 48 ἑτεροκλινῆ EX. — 49 ἐπιτελεῖτο ADGLPT., ἐπιτελεῖται J., ἐπιτηλεῖτο Ve. — 50 ἕλκει LP. — 51 ἀνιέναι DR., τὴν

τῷ μεταξύ. Κἄπειτα τὸν λιχανὸν δάκτυλον λελιπασμένον [52] ἢ καὶ πλείονας καθιέντα [53] ἐν τῷ μεταξὺ τοῦ τε [54] στόματος τῆς ὑστέρας καὶ τοῦ [55] σφηνωθέντος σώματος περιάγειν κυκλοτέρως οἱονεὶ [56] περιδέροντα. Ἐπακολουθοῦντος [57] δὲ κατὰ λόγον [58] τοῦ ἐμβρυουλκοῦ εἰς τὰ ὑπερκείμενα μεταφέρειν [59] δεήσει, καὶ οὕτω πράττειν ἕως τελείας [60] ἐξολκῆς [61] τοῦ ἐμβρύου.

Προβεβλημένου δὲ χερίου [62] καὶ ἀνατρέπεσθαι μὴ δυναμένου διὰ [63] τὴν σφήνωσιν, περιβαλόντα [64] δεῖ ῥάκος εἰς τὸ μὴ διολισθαίνειν ποσῶς [65] ἐπισπᾶσθαι καὶ προπεσὸν [66] ὅλον ἀποκόπτειν ἀπὸ τοῦ ὤμου. [67] Τὸ αὐτὸ δὲ ποιεῖν καὶ εἰ τὰ δύο χέρια [68] προπέσοι. Ὁμοίως δὲ καὶ [69] τοὺς πόδας προπίπτοντας [70], μὴ συνακολουθοῦντος [71] τοῦ λοιποῦ σώματος, ἀπὸ τῶν βουβώνων ἀποκοπτέον [72] · ἔπειτα πειρᾶσθαι τὸ λοιπὸν σῶμα διαστρέφειν. Εἰ δὲ μείζονος τοῦ κεφαλαίου [73] τυγχάνοντος ἡ σφήνωσις γένοιτο [74], ὑδροκεφάλου μὲν ὄντος τοῦ ἐμβρύου, πολυποδικῷ [75] σπαθίῳ ἢ καθιάδι ἢ σκολοπομαχαιρίῳ κρυπτομένῳ [76] κατὰ τοὺς δακτύλους τὸ κρανίον [77] διελεῖν, ἵνα κενωθὲν συμπέσοι. Εἰ δὲ φυσικῶς ἀδροκέφαλον [78] εἴη, διελόντα ὁμοίως τὸ κρανίον συνθλᾷν [79] δι' ὀδοντάγρας ἢ ὀστάγρας [80]· καὶ εἰ ὑπερέχοι τὰ ὀστᾶ κομίζεσθαι ταῦτα. Εἰ δὲ προβιβασθείσης τῆς κεφαλῆς κατὰ τὸν θώρακα σφήνωσις γένηται [81], τῷ αὐτῷ ὀργάνῳ διαιρείσθωσαν [82] οἱ περὶ τὰς κλεῖς τόποι [83] μέχρι κενεμβατήσεως, ἵνα τοῦ ὑγροῦ κενωθέντος ὁ θώραξ συμπέσοι [84]. Εἰ δὲ μὴ συμπίπτοι [85], διελόντα καὶ τὰς κλεῖς

πᾶσιν X. — [52] λελεπτισμένον X., λελεπισμένον ABCEFGJLNOPVeBa., λελεπυσμένον T. — [53] καθίενται LP., ἐν τῷ omis d. ABCDEFGJLMTXNOPVeBa. — [54] τοῦ τε τοῦ στ... LP. — [55] τοὺς L., σφηνωθέντου LP. — [56] οἱονεὶ Ba., οἱονὶ D. [57] ἐπακολουθοῦντες GLP. — [58] κατ' ὀλίγον GLP. — [59] διαφέρειν P. — [60] ὡς τελεῖν ABCEFGLMOPT., ὥς τε ἑλεῖν N., πράττει ὡς στελεῖν X. — [61] ἐξ ἀρχῆς M., τὸ ἔμβρυον ABCEFGLMOPVeT. — [62] χειρίου BOVeBa.; χερίου καὶ omis d. GLP., καὶ omis d. T., δὲ omis d. M. — [63] κατὰ pour διὰ X. — [64] περιβαλόνται B., περιβαλόντας AGNVeBa., δὴ LP., δὲ M pour δεῖ. — [65] ποσῷ BEFGOPVe. — [66] προσπεσὸν CD., προπεσὼν NPVe. — [67] τὸ omis d. R., καὶ τὸ LP. — [68] χειρία GMBa. — [69] καὶ εἰ τοὺς E. — [70] προσπίπτοντας ERX. — [71] συνακολουθοῦντας ABCEFGJ

de l'autre, comme on fait pour l'extraction des dents; et il ne faut pas qu'il y ait de temps d'arrêt pendant la traction. On doit aussi introduire l'index, ou même plusieurs doigts enduits d'un corps gras, entre l'orifice de la matrice et le corps qui s'y trouve enserré, et le tourner tout autour comme pour opérer un décollement. Si l'instrument obéit comme de raison, il faudra le reporter sur des parties plus élevées et faire ainsi jusqu'à l'extraction complète de l'embryon.

Quand le bras se présente et que le resserrement empêche de le repousser, il faut l'envelopper de chiffons pour qu'il ne glisse pas et le tirer un peu, puis le détacher tout entier de l'épaule. On doit faire de même si les deux bras se présentent. On doit de même aussi couper les jambes aux aines si elles se présentent et si le reste du corps ne les suit pas; puis on s'applique à extraire ensuite le reste du corps. Lorsque la tête se trouve trop grosse, et qu'il en résulte un enclavement parce que l'embryon est hydrocéphale, il faut perforer le crâne avec une spathe à polype, ou avec un poinçon, ou avec un bistouri pointu caché entre les doigts, afin qu'étant vidée elle puisse sortir; si la tête est naturellement grosse, on ouvre de même le crâne et on le concasse avec les pinces à l'aide desquelles on extrait les dents ou les os; et si les os font saillie, il faut aussi les enlever. Lorsque la tête est déjà sortie et que c'est le thorax qui se trouve enclavé, on doit ouvrir avec le même instrument les parties voisines des clavicules jusqu'à ce qu'on arrive dans la cavité, afin que, l'humeur étant évacuée, le thorax puisse sortir; mais

LMNOPVeT., τῷ λοιπῷ σώματι GLP. — 72 ἀποκοπέον L. — 73 κεφαλίου JM. — 74 γίνοιτο ABEFGLMNPVeBaTX., γένηται J., γίγνοιτο C., γένοιται D., ὑδροκεφαλαίου X., ἀδροκεφάλου C. — 75 πολυπικῷ ABCEFGJLMNOPVeBaTX. — 76 κρυπτομένης D., κρυπτομένου T. — 77 κρανίδιον ACNOVeBa. — 78 ἀνδροκέφαλον EX., εἴη omis d. ABCEFGLMNOPVeBaTX., ἐνδιελόντα ABCDEFMNOVeBa TX. — 79 σὺν θλανοντάγρας ABCEFGOTX., σὺν θλανοτάγρας LP. — 80 ὠτάγρας HKRX. — 81 γίνεται LP. — 82 διαιρείσθησαν LP. — 83 τόπῳ R. — 84 συμπέσῃ ABCEFJX., ἐμπέσῃ T. — 85 συμπέπτει AT.; GLP. omettent depuis τηνικαῦτα

αὐτὰς ἀφαιρεῖν δεῖ· τηνικαῦτα γὰρ συμπεσεῖται. Εἰ δὲ τὸ ὑπογάστριον ἐμπεφυσημένον εἴη, τεθνηκότος τοῦ ἐμβρύου[86] ἢ ὑδρωπικοῦ τυγχάνοντος, τῇ αὐτῇ μεθόδῳ κενοῦν αὐτὸ[87] σὺν αὐτοῖς τοῖς ἐντοσθιδίοις[88].

Τῶν δὲ ἐπὶ πόδας φερομένων[89], ἡ μὲν παρέγκλισις[90] ῥᾳδίως ἀπευθύνεται[91] πρὸς τὸ στόμα τῆς ὑστέρας. Εἰ δὲ κατὰ τὸν θώρακα ἢ τὸ ἐπιγάστριον σφηνωθῇ, διὰ ῥάκους[92] ἐπισπασάμενον αὐτὸ[93] κατὰ τὸν αὐτὸν τρόπον διαιρεῖν[94] τὰ περιεχόμενα. Εἰ δὲ τῶν λοιπῶν ἀφῃρημένων τὸ κεφάλαιον[95] προσαναδραμὸν ἐγκατασχεθείη[96], καθιέναι[97] τὴν ἀριστερὰν[98] χεῖρα, κἂν μὲν διεστηκὸς ᾖ[99] τὸ στόμα τῆς ὑστέρας ἐπιχαλᾷν τὴν χεῖρα[100] κατὰ τὸ βάθος, καὶ τὸ κεφάλαιον[101] ἀναζητηθὲν μετακυλίσαι τοῖς δακτύλοις[102] πρὸς τὸ στόμιον[103]· ἔπειτα ἐμβρυουλκὸν ἕνα ἢ[104] δεύτερον καταπείραντας[105] διὰ φλεγμονὴν τοῦ στομίου μὴ βιάζεσθαι[106], ἀλλ' ἐγχυματισμοῖς[107] λιπαροῖς καὶ δαψιλέσι[108] χρῆσθαι, ἐγκαθίσμασί τε καὶ ἐμβροχαῖς καὶ καταπλάσμασιν, ὅπως διαστάντος[109] τοῦ στομίου κομισθῇ καθ' ἃ προείρηται. Τὰ δὲ πλάγια τῶν ἐμβρύων, εἰ μὲν ἀπευθύνοιντο[110], ταῖς εἰρημέναις χρῆσθαι μεθόδοις[111], εἰ δὲ μὴ, ἔνδον ὅλον αὐτὸ[112] κατατέμνοντα κομίζεσθαι κατὰ μέρος, φυλαττόμενον[113] μή τι τῶν μορίων αὐτοῦ διαλαθὸν ἔνδον καταλειφθείη.

Μετὰ δὲ τὴν χειρουργίαν ταῖς πρὸς τὰς φλεγμονὰς τῆς ὑστέρας ἐπιμελείαις[114] χρηστέον. Εἰ δὲ καὶ αἱμοῤῥαγία γένοιτο[115], καὶ ταύτης ἔχεις[116] τὴν θεραπείαν.

jusqu'à τεθνηκότος inclusiv. — [86] τὴν τοῦ ἐβρίου L., τὴν τοῦ ἐμβρίου P., ἢ ὑδροπικοῦ omis d. E. — [87] αὐτοὺς LP. — [88] ἐντοσθίοις CM. — [89] ἐπιφερομένων ABCEFGJLXNOPVeBaT. — [90] παράκλισις LP., παρέγκλησις JORVeTX. — [91] ἐπευθ... X., πρὸ A. — [92] διαρκοῦς P., διὰ ῥάκος D., ἐπισπασώμενον LP. — [93] καὶ κατὰ ABCEFGJLTMNOPVeBa. — [94] διαιροῦν TXABCEFGJLMNOPVeBa.; Cornarius veut ici διαιροῦντα κενοῦν τὰ περιεχόμενα. — [95] κεφάλιον M., προσδραμὼν D., προσαναδρασμὸν T. — [96] ἐγκαχθείη O. — [97] καθιέναι χρὴ τὴν M. — [98] αὐτοῦ χεῖρα LP. — [99] εἴη BNOVeBa., εἰ DE. — [100] τὴν θῦρα LP. — [101] κεφάλιον M., ἀναγκάζειν τεθὲν M. — [102] τὸ πρὸς τὸ O. — [103] στόμα LMP. — [104] ἢ καὶ K. — [105] κατα-

s'il ne sort pas encore, il faut rompre et enlever les clavicules elles-mêmes, et alors le thorax sortira. Lorsque le ventre est ballonné par suite de la mort du fœtus ou parce qu'il est hydropique, on le vide par la même méthode et en même temps les intestins eux-mêmes.

Ceux qui présentent les pieds sont facilement dirigés par leur inclinaison vers l'ouverture de l'utérus, et si le thorax ou le ventre s'enclavent, on les attire à l'aide de chiffons et on évacue les matières qu'ils contiennent par le même mode d'incision. Mais si, toutes les autres parties étant enlevées, la tête remonte et se trouve retenue, il faut introduire la main gauche et la porter jusqu'au fond de l'utérus si la dilatation du col le permet, puis, après avoir recherché la tête, la faire rouler avec les doigts vers l'orifice. Ensuite, ayant fixé un ou deux embryulques, on n'emploie pas la force, de peur d'enflammer le col de l'utérus; mais on doit faire usage d'injections abondantes et grasses, de bains de siége, de lotions et de cataplasmes, afin que le col se dilate et que la tête soit évacuée comme il a été dit. Quant aux fœtus qui présentent les flancs, s'ils peuvent être redressés, on se sert des méthodes décrites; s'ils ne le peuvent pas, on coupe le fœtus lui-même en dedans tout entier, et on l'extrait par morceaux en faisant bien attention qu'il n'en reste pas à notre insu quelque portion à l'intérieur.

Or, après l'opération, il faut employer les moyens usités dans l'inflammation de l'utérus; et s'il survient une hémorrhagie, vous connaissez aussi son traitement.

πείραντος ACT., καταπείραντες BDEFGXKLMNOPVeBa. Cornarius donne ici une leçon qui change beaucoup le sens : ἔπειτα ἐμβρυουλκὸν ἕνα ἢ δεύτερον καταπείραντα ἐπισπᾶσαι. Μεμυκότως δὲ διὰ φλεγμονὴν, κ. τ. λ.; c'est-à-dire : « ensuite, ayant fixé un ou deux embryulques, on l'attire. Si au contraire l'orifice n'est pas dilaté, on n'emploie pas la force, etc. » — [106] κιάζεσθαι P., βιάζειν M., μὴ omis d. X. — [107] ἐγχυματισμῷ LP., λιπαροῖς omis d. T. — [108] δαψαῖσι T. — [109] διαστάντες P. — [110] ἀπευθύνοιτο ACGJLMNOPVeBaT. — [111] μεθοδίαις GLP., χρῆσθαι omis d. T. — [112] αὐτὸ τὸ ὅλον LP., κατατέμνοιτο M. — [113] φυλαττόμενοι LP. — [114] ἐπιμελείας ABCDRT. — [115] γίνεται LP. — [116] ἔχειν EX., ἔχει P.

ΟΕ'.

ΠΕΡΙ ΧΟΡΙΟΥ ΕΚΛΕΙΨΕΩΣ [1].

Πολλάκις μετὰ τὴν τοῦ [2] ἐμβρύου κομιδὴν ἐγκατέχεται κατὰ [3] τὴν ὑστέραν τὸ χόριον, ὃ δὴ [4] καὶ δευτέριον καλεῖται. Διεστῶτος μὲν οὖν τοῦ στομίου τῆς μήτρας καὶ αὐτοῦ τοῦ χορίου ἀπολελυμένου [5], καὶ παρά τι μέρος τῆς ὑστέρας σφαιροειδῶς συνεστραμμένου [6], ῥάστη ἐστὶν ἡ κομιδή. Τὴν γὰρ χεῖρα τὴν ἀριστερὰν θερμὴν καὶ λελιπασμένην [7] εἰς τὸ βάθος δεῖ καθιέναι, καὶ ὑποπεσὸν τὸ δευτέριον [8] ἐκβάλλειν.

Εἰ δὲ προσπεφυκὸς εἴη τῷ [9] τῆς ὑστέρας πυθμένι, καθιέναι μὲν [10] ὁμοίως τὴν χεῖρα, συλλαμβάνοντα [11] δὲ τὸ χόριον τείνειν, μὴ ἐπ' εὐθείας [12] διὰ τὸν τῆς προπτώσεως [13] φόβον, μηδὲ μετὰ βίας ἰσχυρᾶς, ἀλλὰ πειθηνίως [14] τὸ πρῶτον μετάγειν εἰς τὰ πλάγια, τῇ καὶ τῇ [15] παραφέροντα· εἶτα [16] κατὰ ποσὸν εὐτονώτερον· ἐπακούει γὰρ οὕτω καὶ ἀπολύεται τῆς προσφύσεως [17].

Εἰ δὲ μεμυκὸς εὑρεθείη τὸ στόμιον τῆς ὑστέρας, ταῖς εἰρημέναις πρὸς τοῦτο χρηστέον θεραπείαις. Εἰ δὲ μὴ ἀσθενὴς ἡ δύναμις εἴη, καὶ πταρμικοῖς χρῆσθαι καὶ ὑπατμοῖς [18] ἐν χύτρᾳ διὰ τῶν ἀρωμάτων. Καὶ εἰ διασταίη τὸ στόμιον τῆς ὑστέρας, καθιέντα [19] τὴν χεῖρα πειρατέον ἐξέλκειν [20] ὡς εἴρηται. Εἰ δὲ μηδ' οὕτω κομισθείη, οὐ προσήκει ταράττεσθαι· μεθ' ἡμέρας γὰρ ὀλίγας μυδῆσαν [21] καὶ διαλυόμενον εἰς ἰχῶρας [22] ἐκπίπτει. Ἀλλ' ἐπεὶ [23] τῇ δυσωδίᾳ κεφαλήν τε [24]

[1] ἐκλήψεως HK. — [2] τοῦ omis d. C., τὴν omis d. X. — [3] κατὰ omis d. LP. — [4] ὁ δεῖ N.; δὴ omis d. M., καὶ omis d. EX., δεύτερον BDEHJKOPBaX. — [5] ἀπολελειμμένου JNPVeBa. — [6] συνισταμένου M. — [7] λελεπισμένην ABCFGLO PVeBaT., λελεπισμένων N. — [8] δεύτερον ACNX., ἐκβαλεῖ LP. — [9] τὸ NPX. — [10] καθιέναι δὲ ὁμ... R. — [11] συμβαίνοντα P, συμβάνοντα LG., δὲ ὁμοίως τὸ GLP., τείνειν D., διατείνειν GLP. — [12] μὲν ἐπ' εὐθείας D., μήδ' ἐπ' εὐθείας ABCEFGLN

CHAPITRE LXXV.

DE LA RÉTENTION DU DÉLIVRE.

Souvent, après l'expulsion du fœtus, le délivre est retenu dans l'utérus. On l'appelle aussi *Deutérion* (*secondines*). Or, si l'orifice de l'utérus est dilaté, et si le délivre lui-même est détaché, et reste enroulé en boule dans quelque partie de la matrice, il est très facile de le faire sortir. En effet, il n'y a qu'à introduire dans la cavité la main gauche chauffée et enduite d'un corps gras, et expulser l'arrière-faix qui se présente.

Si, au contraire, il est adhérent au fond de l'utérus, on doit de même introduire la main, saisir et tirer le délivre, non pas, toutefois, en droite ligne dans la crainte d'un prolapsus de la matrice, ni avec une grande force; mais il faut l'amener, d'abord, avec douceur en le tirant de çà, de là, sur les côtés, et ensuite un peu plus fortement; car c'est ainsi qu'il obéit et que son adhérence se détruit.

Dans le cas où l'orifice utérin se trouve fermé, on doit employer les moyens déjà décrits pour ce cas; et si les forces de la malade ne sont pas affaiblies, on doit user des sternutatoires et faire des fumigations aromatiques dans un vase. Si alors l'orifice utérin se dilate, il faut introduire la main et s'efforcer de tirer comme il a été dit; et lors même que de cette manière on ne réussirait pas à faire sortir le délivre, on ne doit pas pour cela se troubler; car au bout de quelques jours il se putréfiera et tombera dissous en sanie ichoreuse; mais comme l'odeur

OPVeBaTX. — 13 πρὸ τῆς πτώσεως R. — 14 πειθινίως ABCDFNORVeBa., πιθανίως X. — 15 τῇ δευτέρᾳ παραφ... D., πῇ καὶ πῇ M. — 16 εἶτα καὶ E., κατὰ τὸ ποσὸν NOVeBa. — 17 τῆς προφάσεως X. — 18 ὑποσπασμοῖς D., ἐγχυμήτρα T. GLMP omettent depuis ταῖς εἰρημέναις jusqu'à τῆς ὑστέρας inclusiv. — 19 καθιέναι LP.— 20 ἐξέλκει P. — 21 μυδῆσαι T. — 22 εἰς ἰχῶρας omis d. M. — 23 ἀλλ'

σφηνοῖ καὶ στόμαχον ἀνατρέπει [25], θυμιατέον τὰ [26] κατάλληλα· δεδοκίμασται [27] δὲ τὸ καρδάμωμον [28] καὶ τὰ ξηρὰ σῦκα.

ἐπὶ τῇ ABCDGJLMNPRBa. — [24] τε καὶ LP. — [25] ἀνατρέπειν J. — [26] τὰ omis d. CEX. — [27] δεδοκίμασθαι AEXBa., δὲ omis d. CT. — [28] κάρδαμον M., τὰ omis d. ABCTEFGLMNOPVeBa.

ΟϚʹ.

ΠΕΡΙ ΚΑΥΣΕΩΣ [1] ΙΣΧΙΑΔΩΝ.

Ὥσπερ ὁ ὦμος, οὕτω καὶ τὸ ἰσχίον [2] διὰ πλῆθος ὑγρότητός τισιν ἐξιστάμενον [3] τὴν καῦσιν ἀπαιτεῖ. Οὕτως [4] οὖν Ἱπποκράτης φησίν· « ὁκόσοισιν ὑπὸ ἰσχιάδος χρονίης [5] τὸ ἰσχίον ἐξίσταται [6], φθίνει τὸ σκέλος, καὶ χωλοῦνται [7] ἢν μὴ καυθέωσι. » Δεῖ τοίνυν κἀνταῦθα [8] κατ' ἐκεῖνον μάλιστα τὸν τόπον [9] καίειν ἔνθα τὸ ἄρθρον ἐξίσταται· οὕτω γὰρ ἂν [10] τὸ πλεονάζον ὑγρὸν ξηρανθείη [11], καὶ ὁ τόπος ἐκ τῆς οὐλῆς πυκνούμενος οὐκέτι τὸ ὀστοῦν ὑποδέξηται [12]· διὸ καὶ ἄχρι συχνοῦ βάθους ἐνταῦθα δεῖ τὴν καῦσιν ἐργάζεσθαι. Οἱ δὲ νεώτεροι τρεῖς [13] ἐσχάρας παρέχουσι καίοντες, μίαν μὲν ὀπίσω κατὰ τὴν κοιλότητα τοῦ σφαιρώματος, ἑτέραν [14] δὲ ἀνωτέρω τοῦ γόνατος κατὰ τὸ ἐκτὸς, καὶ τρίτην ἀνωτέρω τοῦ ἐκτὸς ἀστραγάλου κατὰ τὸ σαρκωδέστερον [15].

[1] ἐγκαύσεως DR., ἰσχάδων BO., ἰσχιάδος CF. — [2] ἰσχύον LOVeBaT. — [3] ἐξανιστάμενον X. — [4] οὕτω γοῦν EX., ὁ Ἱπποκ... J. — [5] χρονίοις R. — [6] ἐξίστηται ABFMNOVeBaT., ἐξίστανται φθίνειν D., φνίνει T. — [7] χοῦνται O., εἰ μὴ BDEFGJLMNOPVeBaX., καυθῶσι tous. Cet aphorisme est le 60e de la 6e section, édition de M. Littré, où il est ainsi conçu : ὁκόσοισιν ὑπὸ ἰσχιάδος ἐνοχλουμένοισι χρονίης τὸ ἰσχίον ἐξίσταται, τουτέοισι τήκεται τὸ σκέλος, καὶ χωλοῦνται, ἢν μὴ καυθέωσιν. « Quand la cuisse sort chez les malades atteints de coxalgie ancienne, le membre inférieur s'atrophie

---

fétide tourmente la tête et incommode l'estomac, il faudra faire brûler des parfums convenables*. On recommande pour cela la cardamome et la figue sèche.

* Faire usage alternativement des sternutatoires et des parfums convenables (Dalechamps).

CHAPITRE LXXVI.

DE LA CAUTÉRISATION DANS LA COXALGIE.

De même que celle de l'épaule, l'articulation de l'ischion, séparée chez quelques malades à cause d'une grande quantité d'humidité, réclame la cautérisation. C'est pourquoi Hippocrate parle ainsi : « Chez ceux dont une coxalgie chronique a séparé l'articulation, la jambe périt de consomption, et ils deviennent boiteux si on ne les cautérise pas. » Il faut donc ici brûler précisément dans l'endroit où l'articulation s'est déplacée ; car c'est ainsi que l'humeur surabondante sera desséchée, et le lieu de la cicatrice venant à se resserrer ne pourra plus recevoir l'os. C'est pourquoi il est nécessaire que la cautérisation soit faite très profondément. Or les modernes font trois eschares dans leurs cautérisations, une en arrière, près de la cavité où se loge la tête de l'os, l'autre à la partie supérieure externe du genou, et la troisième au-dessus de la malléole externe, à l'endroit le plus charnu.

et ils deviennent boiteux, à moins qu'ils ne soient cautérisés (t. IV, p. 578). » = [8] κἀνταῦθα omis d. T. — [9] τρόπον Ve. — [10] αὐτὸ pour ἂν τὸ AT. — [11] ἐξηράνθη T. = [12] ὑποδέξεται ABCDEFGJLNOPRVeBaT. ; M. omet depuis ξηρανθείη jusqu'à τὸ ὀστοῦν inclusiv. — [13] τρεῖσι B., ἐσχάρους F., ἐσχάραις LP. — [14] ἑτέροις LP., ἀνωτέρου LP. ; M. omet depuis τοῦ γόνατος jusqu'à ἀνωτέρω inclusiv. — [15] καρκωδέστερον P.

ΟΖʹ.

ΠΕΡΙ ΣΥΡΙΓΓΩΝ ΚΑΙ ΚΗΡΙΩΝ [1].

Περὶ τῶν ἐν ἕδρᾳ συρίγγων ἀπαιτοῦντος τοῦ τόπου διαλαβεῖν, οὐδὲν ἂν εἴη χεῖρον διαλεχθῆναι πρότερον περὶ τῶν καθόλου συρίγγων.

Ἡ τοίνυν σύριγξ [2] κόλπος ἐστὶ τετυλωμένος, ποσῶς [3] ἀνώδυνος, ἐν τοῖς πλείστοις τῶν μορίων [4] συνιστάμενος· γίνεται δὲ τὰ πολλὰ ἐξ ἀποστημάτων μὴ καλῶς θεραπευθέντων. Ὁ δὲ τύλος ναστή [5] τίς ἐστι καὶ λευκὴ καὶ ἄνικμος σάρξ, διὸ καὶ ἀνώδυνος, μήτε φλεβὸς [6] μήτε νεύρου διατείνοντος εἰς [7] αὐτήν· καὶ ποτὲ μὲν ξηρὸς ὁ κόλπος, ποτὲ δὲ καθυγρασμένος [8]· τὸ δ' ὑγρὸν ὅτε μὲν ἀδιαλείπτως [9] φέρεται, ὅτε δὲ καὶ ἐνδίδωσι, κατά τινας καιροὺς ἀποφραττομένου [10] τοῦ στομίου καὶ αὖθις ἀναστομουμένου. Καὶ [11] ποτὲ μὲν εἰς ὀστοῦν [12] αἱ σύριγγες ἀποπερατοῦνται, ποτὲ δὲ [13] εἰς νεῦρον ἢ ἄλλο τι τῶν κυρίων μορίων [14], ἢ εὐθυτενεῖς οὖσαι, ἢ [15] σκολιαί, καὶ [16] ἢ μονόστομοι, ἢ πολύστομοι. Τὰς μὲν οὖν εἰς ἀρτηρίας μεγάλας, ἢ νεῦρα, ἢ τένοντας ἀξιολόγους, ἢ τὸν [17] ὑπεζωκότα, ἤ τι τῶν κυρίων καθηκούσας μορίων [18], ἢ οὐδ' ὅλως, ἢ [19] μετὰ πολλῆς καὶ τεχνικῆς χειρουργητέον εὐλαβείας· ταῖς δὲ λοιπαῖς τόνδε τὸν τρόπον ἐγχειρήσομεν [20].

Σημειωσόμεθα [21] πρότερον, εἰ μὲν [22] εὐθυτενὴς [23] εἴη, κοπαρίῳ, εἰ δὲ σκολιὰ [24], διπυρήνῳ εὐκαμπεῖ· τοιαῦτα δέ εἰσι τὰ κασσιτέρινα καὶ τῶν χαλκῶν τὰ λεπτότατα. Ἐφ' ὧν δὲ δύο ἢ πλέονα [25] στόμιά εἰσι τῇ διὰ τοῦ πυρῆνος [26] σημειώσει μὴ

[1] περὶ συρίγγου καὶ κηρίου D., κηρίου ACDETFGHKMP. — [2] σύριξ BCDRX. — [3] πεσῶς R. — [4] μορίτων F. — [5] ναστὶς C., ἀναστὴ X. — [6] βλεβὸς O., βλεφὸς P. — [7] εἰς omis d. LP. — [8] καθυγραινόμενος ABCEFGTXJLMNOPVeBa. — [9] ἀδιαλείπως K., ἀδιαλύπτος Ve. — [10] ἀποφαττομένος D. — [11] καὶ omis d. P. — [12] εἰς τοσοῦτον αἱ συριγ... M. — [13] δὲ καὶ εἰς GLP. — [14] μορίων omis d. RABCDFGHJKLMNOPVeBaT. — [15] ἢ αἱ σκολιαὶ C. — [16] καὶ omis d. P. — [17] τὸν omis d.

CHAPITRE LXXVII.

DES FISTULES ET DES CÉRIONS.

Comme c'est ici le lieu de traiter des fistules de l'anus, il ne serait pas hors de propos de disserter d'abord sur les fistules en général.

La fistule donc est une sinuosité indurée, jusqu'à un certain point indolente, survenant dans beaucoup de parties du corps, mais résultant le plus souvent d'abcès malhabilement traités. L'induration est une sorte de chair compacte, blanche et sans humidité, à cause de cela aussi indolente, parce qu'elle n'a ni veines ni nerfs dans sa texture. Le conduit est tantôt sec, tantôt humide, et, dans ce dernier cas, ou l'humeur coule sans interruption, ou parfois elle s'arrête, son orifice se trouvant par occasion obstrué, puis se rouvrant de nouveau. Or, les fistules se terminent tantôt dans les os, tantôt dans les nerfs, et tantôt dans quelqu'autre des parties nobles. Leur trajet est droit ou sinueux, et elles ont une ou plusieurs ouvertures. Nous n'opérons pas du tout, ou bien nous opérons avec beaucoup de prudence et de précaution celles qui intéressent les grandes artères, les nerfs, les tendons importants, la plèvre, ou quelqu'un des organes principaux. Quant aux autres, nous y mettrons la main de cette manière.

Nous les explorerons d'abord, si elles sont droites, avec (*le manche d'*) un scalpel ; si elles sont sinueuses, avec une sonde à deux noyaux, flexible ; telles sont les sondes en étain et en cuivre très minces. Quant à celles qui ont deux ou plusieurs

ABCEFGLMNOPVeBaTX. — 18 μορίων omis d. X., οὐ δι' ὅλως ACJ. — 19 ἢ καὶ μετὰ ABCFGJLMNOPVeBa. — 20 ἐγχειρησόμεθα PBa. — 21 οὖν πρότερον M. — 22 καὶ εἰ μὲν DHKR. — 23 εὐθυτενεῖς εἰσι EX. — 24 σκολιαὶ EX., διαπυρήνῳ ABCEFGLNOPVeBaTX., διὰ πυρῆνος εὐκαμπεῖς M. ; GLP. omettent depuis εἰ δὲ jusqu'à κασσιτερινὰ inclusiv. — 25 πλείονα EGHJKLP., πλέον T. — 26 πυρήνου ATXBCEFGLNOPVeBa. ; τοῦ omis d. C., σημειώσεως R., τῇ διπυρήνου σημειώσει

πειθόμενα, κλύσαντες [27] τὸν κόλπον δι' ἑνὸς τῶν στομίων, ἐκ τῆς εἰς τὰ λοιπὰ στόμια τοῦ κλύσματος διόδου [28] εὑρήσομεν εἴτε μία πολύστομός [29] ἐστιν εἴτε [30] πλείονες σύριγγες. Καὶ μετὰ [31] τὴν σημείωσιν, εἰ μὲν ἐπιπολῆς [32] ὁ κόλπος εἴη καὶ στενὸς, καθέσει μήλης [33] τοῦτον ἁπλώσαντες [34] σμίλῃ, κατὰ τὸ οἰκεῖον σχῆμα τὸν τύλον περιέλωμεν [35] ἢ τοῖς ὄνυξιν ἢ τῇ ἀκμῇ τοῦ σμιλίου [36] ἀποξύοντες· εἰ δὲ καὶ πλάτος ἔχοι, τὰ περιττὰ [37] τῶν σωμάτων περιαιρετέον. Εἰ δέ γε [38] μὴ ἐπιπολῆς ἀλλὰ διὰ βάθους ἐπ' ὀρθὸν χωρεῖ [39], ἄχρις οὗ δυνώμεθα κατὰ βάθος αὐτὸν [40] διελόντες, κατὰ κύκλον περιέλωμεν ὅλον τὸν τύλον [41]. Εἰ δέ τι αὐτοῦ [42] περιλείποιτο, φαρμάκῳ καυστικῷ [43] τοῦτο δαπανήσομεν. Εἰ δὲ πολὺς [44] ὢν φαρμάκῳ μὴ πείθοιτο, καυτηρίοις [45] σιδηροῖς τοῦτον ἐσχαρώσομεν.

Εἰ δὲ εἰς ὀστοῦν ἡ σύριγξ [46] καταλήγοι, ἀπαθὲς μὲν ὂν [47] τοῦτο μόνον ξύσομεν, τετερηδονισμένου [48] δὲ ἢ ἄλλως πως διεφθορότος [49] αὐτοῦ, τὸ [50] πεπονθὸς ὅλον δι' ἐκκοπέων [51] ἀντιθέτων περιέλωμεν, εἰ δέοι [52] πρότερον τρυπάνῳ περιτρυπήσαντες· εἴτε ἄχρι διπλόης [53] μόνον, εἴτε ἄχρι μυελοῦ εἴη πεπονθός [54]. Εἰ δὲ καὶ ὀστοῦν ὑπερέχοι καθάπερ ἀποκαυλισθὲν, ἀποπρίσομεν [55] αὐτό. Λαβόντες [56] οὖν δύο τελαμῶνας, τοῦ μὲν ἑνὸς τὴν μεσότητα τῷ ἐξέχοντι ὑποβαλοῦμεν ὀστέῳ [57], ἀνατεινομένου τε [58] αὐτὸ δι' ὑπηρέτου· τοῦ δὲ λοιποῦ παχυτέρου [59] ὄντος ἢ καὶ ἐξ ἐρίου [60] πεποιημένου, ὁμοίως τὴν μεσό-

Corn. — [27] καύσαντες ABCFGJLMNPVeBaT., μύσαντες D. — [28] δίοδον JR., διόδους NVe. — [29] πολυστόματος ABCFGLMNOPVeBa. — [30] ἤτε LMNPVeBa. — [31] καὶ κατὰ τὴν EX. — [32] μὲν omis d. D., ἐπιπολᾶς FBa., ἐπιπολὺς D. — [33] σμίλης D. — [34] ἀπολώσαντες D., ἀπουλώσαντες R., μήλῃ EX. G. And. et Corn., ainsi que Ve et Ba., mettent la virgule avant σμίλῃ. G. And. traduit ainsi : « scalpello figura com- » modiore callum tollemus. » Corn. ainsi : « et scalpello callum juxta propriam » figuram auferemus. » — [35] διέλωμεν BEGJLOPX., περιδιέλωμεν M. — [36] σμηλίου AC VeBa., περιξύοντες M. — [37] περιττά τε τῶν P. — [38] γε omis d. EX. — [39] χωρεῖν T., ἄχρις οὖν LP., δυνάμεθα ATXBCDEFGJLMNOPVeBa. — [40] αὐτῶν M. — [41] ὅλον τὸν τόπον M., ὅλον τὸ κοῖλον GLP. — [42] τοιαύτου DFGNVeBa., τοιαύτο LP. — [43] καυστηρῷ P., τοῦτον ELPX. — [44] πολλῆς LP., φαρμάκων LP. — [45] καυστηρίοις VeBa. — [46] σύριξ AER., εἰ καταλοίγῃ L. — [47] μένον AC., μὲν οὖν P. — [48] τερηδονισμένου ABCEFGNOVeBaTX., τερινδονισμένου LP. — [49] διαφθερότος D., διευθο-

ouvertures et qui ne se prêtent pas à l'examen par la sonde à deux noyaux, nous ferons une injection dans leur trajet par un des orifices, et au moyen du passage de l'injection dans les autres ouvertures, nous trouverons s'il y a une seule fistule ayant plusieurs orifices ou s'il y a plusieurs fistules. Après cette exploration, si le conduit est superficiel et étroit, nous l'ouvrons avec un bistouri aidé de l'introduction d'une sonde, puis nous enlevons la callosité en râclant avec les ongles ou avec le tranchant du bistouri, suivant la disposition qu'elle affecte ; s'il est large, il faut retrancher les parties inutiles. S'il n'est pas superficiel, mais qu'il s'avance profondément en droite ligne, nous l'incisons aussi profondément que possible, en détachant circulairement toute la callosité, et, s'il en reste quelque chose, nous détruisons ce reste avec un remède caustique. Si une portion ne cède pas au médicament caustique, nous la brûlons au moyen d'un cautère en fer.

Lorsque la fistule se termine à un os, nous nous contentons de ruginer celui-ci s'il n'est pas malade ; mais s'il est carié ou atteint quelque autre corruption, nous enlevons tout ce qui est malade à l'aide de tenailles tranchantes, et, si cela est nécessaire, nous le perforons d'abord avec un trépan soit qu'il soit malade jusqu'à la seconde lame seulement, soit qu'il le soit jusqu'à la moelle. Mais si l'os est saillant comme lorsqu'il est fracturé, nous le scions. Prenant donc deux bandes, nous plaçons l'une par son milieu sous l'os proéminent que nous faisons soulever par un aide ; quant à l'autre, qui doit être plus épaisse et faite en laine,

ρότος GLP. — 50 τό τε πεπ... J. — 51 δι' ἐκπέων J. — 52 εἰ δέῃ E., πρόσει LP. — 53 διαπνοῆς *tous*. Il est évident que διαπνοῆς ne présente ici aucun sens raisonnable ; aussi ai-je dû, malgré l'unanimité des manuscrits, remplacer ce mot par celui de διπλόης proposé déjà par Cornarius. Cette leçon donne une interprétation chirurgicale exacte, et je suis convaincu qu'elle est celle de Paul dénaturée par les premiers copistes. — 54 πεπονθότος ABCEFGLTNOPVeBa., εἴη πεπονθὸς omis d. M. — 55 ἀποτρήσομεν J., αὐτῷ LP., αὐτὸ omis d. DR. — 56 λαβῶντας LP. — 57 ὀστέῳ δὲ LP. — 58 τε omis d. LPR., αὐτῷ ABCDNOVeBa. — 59 ταχυτέρου LP. — 60 ἐρείου B. —

τητα τῇ ὑπὸ τὸ[61] ὀστέον ἐφαρμόσαντες σαρκὶ, καὶ τὰς ἀρχὰς κάτω λαβόντες[62], δι' αὐτοῦ τοῦ τελαμῶνος τὴν σάρκα κάτω κελεύσομεν ἕλκεσθαι, ἵνα μὴ τοῖς ὀδοῦσι τοῦ πρίονος[63] ἡ σὰρξ διαξαίνοιτο[64], καὶ οὕτω μὲν[65] ἡμεῖς τὴν ἀπόπρισιν[66] ποιούμεθα.

Ὅπου δὲ μόριόν τι τῶν κυρίων ὑπόκειται οἷον ὑπεζωκὼς[67] ἢ νωτιαῖος μυελὸς[68] ἤ τι τοιοῦτον, ἐν τῷ ἐκκόπτειν ἢ πρίζειν ὀστοῦν μηνιγγοφύλακα[69] ὑποβαλοῦμεν. Κἂν μὴ πεπόνθοι δὲ τοῦ ὀστέου ἡ συνέχεια[70], ὅλον δὲ κατὰ κύκλον γυμνὸν εἴη σαρκὸς, ἀποπριστέον[71] αὐτὸ κατὰ τὸν ὅμοιον τρόπον· ἀδύνατον[72] γὰρ κατὰ κύκλον[73] περιπλεόμενα ὀστᾶ σαρκωθῆναι. Ὁμοίως δὲ[74] εἰ ἀποπεράτωσις ὀστέου πλησίον ἄρθρου πεπόνθοι[75], ἀποπριστέον αὐτήν. Καὶ εἰ[76] ὅλον δὲ πολλάκις ὀστοῦν, οἷον πῆχυς[77] ἢ κερκὶς ἢ κνήμη[78] ἤ τι τοιοῦτον διεφθορὸς[79] εἴη, ὅλον[80] ἀφαιρετέον. Μηροῦ δὲ κεφαλὴν, ἢ ἰσχίον[81], ἢ νωτιαίου σπόνδυλον πεπονθότα, ἐγχειρίζειν[82] παραιτητέον, διὰ τὸν[83] ἐκ τῶν παρακειμένων ἀρτηριῶν[84] τε καὶ φλεβῶν καὶ τῶν ἄλλων κυρίων μορίων κίνδυνον. Δεῖ οὖν[85] τὴν μέθοδον ταύτην[86] πράττειν ἐν τοῖς καθ' ἕκαστα πανταχοῦ θέσιν τε καὶ γειτνίασιν καὶ[87] συγγένειαν τῶν πεπονθότων ἐπισκοπούμενον[88] μορίων, μέγεθός τε τοῦ[89] νοσήματος καὶ ῥώμην τῆς τοῦ κάμνοντος δυνάμεως.

Καὶ τὸ κηρίον[90] δὲ, κόλπος ὂν[91] συριγγώδης μελιτώδει

[61] τὸ omis d. ABCFJO., ὀστέῳ X. — [62] καταλαβόντες LPT., αὐτοῦ omis d. P. — [63] πριόντος C. — [64] διαξέοιτο M., διαξαίνει X. — [65] μὲν omis d. ABCEFGJLMNO PVeBaTX. — [66] ἀπόκρισιν ABFGJLMNOPVeBa., ἀποτρίτωσιν C., ποιησόμεθα M. — [67] ὑπεζωκότος E. — [68] μέλος P., ἤ τι τῶν τοιούτων RT. — [69] μηνιγκοφύλακα DBa. μηνιγκοφύλακες P., μηνιγγοφύλακι M. — [70] μὴ πεπονθότος δὲ τοῦ ὀστέου, ὅλον δὲ..., Ba., μὴ πεπονθότος δὲ τοῦ ὀστέου ἡ συνέχεια BEFGLNOXVe., μὴ πέπονθε δὲ τοῦ ὀστέου ἡ συνέχεια DJ., μὴ πεπονθότος δὲ τοῦ ὀστέου εἰ συνέχεια AT., μὴ πεπονθότος δὲ ὀστέου εἰ συνέχεια C., μὴ πεπονθότος τοῦ ὀστέου ἡ συνέχεια P., μὴ πεπονθότος δὲ τοῦ ὀστέου εἰ συνε... (le reste en blanc) M., κύκλῳ P. — [71] ὑποπριστέον R. — [72] ἀδύνατα LP. — [73] τὸν κύκλον L., κατὰ κύκλῳ P., τὰ κατὰ κύκλον X. Cornarius veut περιπνευόμενα au lieu de περιπλεόμενα, et traduit : « fieri enim non potest ut ossa quæ circum circa flatum excipiunt, carne inducantur. » Mais cette leçon est vérita-

nous adaptons également son milieu à la chair qui est sous l'os; puis, saisissant par en bas ses bouts, nous prescrirons d'abaisser la chair par le moyen de cette bande, de peur que les dents de la scie ne la déchirent. C'est ainsi que nous faisons la résection.

Mais lorsque quelqu'une des parties nobles est sous-jacente, telles que la plèvre ou la moelle épinière, ou une autre semblable, avant d'exciser ou de scier l'os, nous plaçons au-dessous de lui l'instrument appelé *méningophylax*. Quand l'os, sans être malade dans sa continuité, se trouve pourtant dénudé de toutes parts, il faut le scier de la même manière; car il est impossible que des os flottant en tous sens se revêtent de chair. De même si le bout de l'os près d'une articulation est malade, il faut en faire la résection; et si parfois la totalité d'un os, comme le cubitus, le radius, le tibia ou quelque autre semblable, est cariée, on doit l'enlever entièrement. Toutefois, si la tête du fémur, ou l'ischion, ou une vertèbre du dos est malade, il faut s'abstenir de l'enlever à cause du danger qui résulterait du voisinage des artères, des veines et des autres parties nobles adjacentes. C'est ainsi et d'après cette méthode qu'on doit agir, en ayant toujours et partout égard à la position, au voisinage et au rapport des parties malades, de même qu'à la grandeur du mal et à la vigueur des forces du patient.

Le cérion est un conduit fistuleux qui est arrosé par une

blément moins naturelle que celle de notre texte. — 74 δὲ καὶ ἡ ἀποπ... JNO., δὲ ἡ ἀποπ... ABCFPVeT., δὲ καὶ εἰ X. — 75 ἐπεπόνθει M. — 76 καὶ εἰς ὅλον N., εἰ omis d. EX. — 77 πήχεις F., τύχης P. — 78 μνήμη F. — 79 ἐφθορὸς EJBaX., ἐφθοροῦ Ve., ἐφθορότος ABCFGLMOPT., ἐφθορούτι N., διαφθορὸς D., ἢ pour εἴη ABCEFGLMNOPVeTX. — 80 ἄλλον GLP., ἀφέλων ABCEFGNPVeTX., ἀφέλειν MO. — 81 ἰσχύον BaT., νωτίαιον DJKM., νωτίου P. — 82 χειρίζειν HKR. — 83 διὰ τῶν LMOPX. — 84 τε καὶ φλεβῶν καὶ τῶν ἄλλων κυρίων μορίων est omis d. ABCDFGHJKLMNOPVeBaT. — 85 δι' ὃν GLM., δι' ὧν P., εἰδότες pour δεῖ οὖν EX. — 86 οὕτω pour ταύτην ABCEFGJKLMNOPVeXBaT. — 87 καὶ τὰ D. — 88 ἐπισκοπούμενοι ABCEFGJLMNOPVeBaTX. — 89 τοῦ τε ABDFGLMNOPVeBaT. — 90 κύριον NVe., κυρίων P. — 91 ὧν ACDFGLMOPT., συρυγγώ-

περιῤῥεόμενος ὑγρασίᾳ[92], τῇ τῶν συρίγγων καὶ τῶν ἄλλων κόλπων[93] ὑπαγέσθω χειρουργίᾳ τε καὶ ἀποθεραπείᾳ[94].

δης N. — [92] ὑγρασίαν GL., ὑγρασίας P. — [93] κόλπων omis d. ACT., ὑπαγαθο-

---

ΟΗ'.

ΠΕΡΙ ΤΩΝ ΕΝ ΕΔΡᾼ [1] ΣΥΡΙΓΓΩΝ.

Τὰς κατὰ τὴν ἕδραν σημειωτέον σύριγγας, τὰς μὲν κρυπτὰς[2], ἐκ τοῦ μὴ φαινομένου[3] στομίου πόνον αὐταῖς[4] γίνεσθαι, καὶ ὑγρασίαν[5] πυώδη διὰ τῆς ἕδρας προχεῖσθαι[6], τοῖς πλείστοις δὲ καὶ ἀποστήματος[7] σημεῖα φθάνειν προηγησάμενα· τὰς δὲ φανερὰς, ἐκ τῆς[8] τοῦ κοπαρίου ἢ τῆς χοιρείας τριχὸς[9] καθέσεως· κενεμβατεῖ[10] γὰρ πρὸς τὸ βάθος[11] τὸ ὄργανον καὶ τῷ λιχανῷ δακτύλῳ παραπεμφθέντι[12] πρὸς τὴν ἕδραν ὑποπίπτει[13], συντετρημένης δηλονότι τῆς[14] σύριγγος ἐπὶ τὰ ἐντός· ἐπὶ δὲ τῶν ἀσυντρήτων[15] οὐκ ἀμέσως ὁμιλεῖ τῷ δακτύλῳ τὸ ὄργανον, ἀλλὰ διὰ[16] μέσου τοῦ μένοντος[17] ἀσυντρήτου σώματος. Τὰς δὲ σκολιὰς καὶ λαβυρινθώδεις, ἐκ[18] τοῦ τὸ μὲν ὄργανον ἐπ' ὀλίγον χωρεῖν[19], τὸ δὲ πῦον πρὸς τὴν ἀναλογίαν πολὺ[20] φέρεσθαι.

Τὰς δὲ πλησίον τοῦ ἐντέρου γινώσκομεν ἐκ[21] τοῦ ποτὲ καὶ ἑλμίνθια[22] καὶ κόπρον διὰ τοῦ στομίου φέρεσθαι. Σχεδὸν δὲ ἐπὶ πάντων τύλος[23] τις κατὰ τὸ στόμιον προφαίνεται[24]. Ἀθεράπευτος μὲν οὖν ἐστὶ[25] σύριγξ ἡ τὸν τράχηλον[26] συντρή-

[1] ἕδραις NO., ἕδρας Ve. — [2] τὰς μὲν κρυπτὰς omis d. M., ἐν pour ἐκ L. — [3] φαίνεσθαι μένου R. — [4] αὐτοῖς DN. — [5] ὑγρασίας P., πυρώδη M. — [6] ἕδρας προχεῖ, πλείστας δὲ R., πλήσθοις Ba. — [7] ἀποστήματα M. — [8] ἐν τοῖς LP. — [9] ἢ τῆς τριχὸς τῆς χοιρείας ABCEFGJLTXMNOPBa., ἢ τριχὸς τῆς χοιρείας Ve., καθέσει D., καθέσεως omis d. LP. — [10] κενεμβατείσεως M. — [11] πάθος M., τὸ ὄρθανον GLP. — [12] παραπεμφθέντα PR., κατὰ au lieu de πρὸς ABCEFGJLMNOPVeBa TX. — [13] ὑποπίπτειν DF., συντετριμμένης JKR. — [14] τῆς omis d. M. — [15] ἀσυν-

humeur melliforme. On le traite par les mêmes opérations et par les mêmes remèdes que les fistules ou autres sinuosités.

χειρουργίᾳ L. — [94] θεραπείᾳ R.

CHAPITRE LXXVIII.

DES FISTULES A L'ANUS.

On reconnaît les fistules à l'anus, d'une part, celles qui sont latentes, à ce qu'elles causent de la douleur sans que leur orifice soit apparent, qu'elles répandent par l'anus une humeur purulente, et que chez beaucoup de malades elles sont précédées par les signes d'un abcès ; d'autre part, celles qui sont apparentes en y introduisant une sonde ou une soie de porc, car l'instrument pénètre au fond et rencontre sans obstacle le doigt indicateur enfoncé dans l'anus lorsque la fistule s'ouvre à l'intérieur ; et quand elle ne s'y ouvre pas, l'instrument ne communique pas immédiatement avec le doigt, mais on le sent au travers de la partie qui reste imperforée. Quant à celles qui sont obliques et sinueuses, on les reconnaît, parce que l'instrument ne pénètre pas beaucoup, et que le pus est proportionnellement très abondant..

On reconnaît celles qui sont près de l'intestin, parce qu'il sort par fois de leur orifice des vers ou des matières stercorales. Presque toutes présentent à leur ouverture une partie indurée. Or, sont incurables les fistules qui ont perforé le col de la vessie ou celles qui sont à l'articulation de la cuisse, ou celles qui se sont avan-

τάκτων M. — [16] διὰ omis d. B. — [17] τοῦ μένον Ve. — [18] ἐν pour ἐκ L., τούτου M., τοῦτο R. — [19] ἀπ' ὀλίγον X., χώρει P. — [20] ἐπιφέρεσθαι LP. — [21] ἐν pour ἐκ LP. — [22] ἕλμινθας M X., κόπρια D. ; F. omet depuis τὰς δὲ πλησίον jusqu'à φέρεσθαι inclusiv. — [23] τύλους J. — [24] προφέρεται M., ἀθαράπευτος P. — [25] ἐστὶ omis d. M., οὖν omis d. GLP., ἡ σύριγξ N. — [26] ἡ τράχηλον ABCFGLNTOPVeBa., συν-

σασα τῆς κύστεως, ἢ πρὸς τὸ ἄρθρον[27] οὖσα τοῦ μηροῦ, ἢ πρὸς αὐτὸ τὸ ἀπευθυσμένον χωρήσασα. Δυσίατος[28] δὲ ἡ ἄστομος[29] ὥστε καὶ κρυπτὴ καὶ εἰς ὀστέον[30] λήγουσα, καὶ πολυσχιδής[31]. Αἱ δὲ λοιπαὶ τοὐπίπαν[32] εὐίατοι.

Χειρουργοῦμεν δὲ αὐτὰς[33] οὕτως· Ὑπτίου τοῦ κάμνοντος ἐσχηματισμένου καὶ[34] τὰ σκέλη ἄνω ἔχοντος ὥστε[35] τοὺς μηροὺς ἐπὶ τὴν γαστέρα νεύειν καθάπερ ἐπὶ τῶν κλυζομένων τὴν κοιλίαν, εἰ μὲν ἐπιπολῆς[36] ὑποπίπτοι τὸ πέρας τῆς σύριγγος, ὑποβάλλοντες[37] κοπάριον ἢ μηλωτίδα διὰ τοῦ στομίου, ἐκτέμνομεν[38] ἁπλῇ διαιρέσει τὸ ἐπικείμενον[39] δέρμα· εἰ δὲ εἰς τὸ βάθος τῆς[40] ἕδρας λήγοι τὸ πέρας τῆς σύριγγος, καθέντες[41] κοπάριον διὰ τοῦ στομίου, εἰ μὲν συντετρημένην αὐτὴν εὕροιμεν[42], τῇ καθέσει[43] τοῦ κατὰ τὴν ἀντικειμένην τῷ πεπονθότι[44] σφαιρώματι χεῖρα,[45] λιχανοῦ δακτύλου ἐπιλαβόμενοι[46] τῆς ἀρχῆς τοῦ κοπαρίου, καὶ κατακάμπτοντες ἄγομεν[47] αὐτὸ πρὸς τοὐκτός· καὶ διαιρέσει ἁπλῇ τὰ ἐπικείμενα τῷ κοπαρίῳ ἀπολύσομεν[48] σώματα.

Εἰ δὲ μήπω[49] συντετρημένη ἡ σύριγξ εὑρίσκοιτο[50], περατοῖτο δὲ μόνον πρὸς τὸ βάθος τῆς ἕδρας, καὶ σημειουμένοις ἡμῖν[51] ὑποπίπτοι διὰ τοῦ λιχανοῦ δακτύλου τὸ τοῦ κοπαρίου πέρας, λεπιδωτοῦ[52] τινὸς καὶ ὑμενώδους ὄντος ἐν τῷ μεταξὺ τοῦ[53] σώματος, τοῦτο[54] βιαιότερον ἐκτρήσομεν[55] τῇ τοῦ κοπαρίου ἀρχῇ, καὶ διαγαγόντες διὰ τῆς ἕδρας τὸ κοπάριον, τῷ σμιλίῳ πάλιν τὰ ἐπικείμενα[56] αὐτῷ ἀπολύσομεν σώματα[57],

τρίψασα E. — [27] πρὸ τὸ ἄθρον P.; οὖσα omis d. MX., ἄρθρον ἢ τοῦ μηροῦ ABCFGLOPT., οὖσα μηροῦ DEVeBa. — [28] δυσιάτου P., δὲ καὶ ἡ M. — [29] ἡ δι' ἀστόματος DN., ἡ ἀστόμοτος ABCEFGHJKLMNOVeBaT., διὰ στόματος R., ἡ ἀστόματος P., ὥστε omis d. ABCDFGHJKLMNOPRVeBaT. — [30] καὶ ἡ πόστεον LP. — [31] πολυσχεδὴς ETX., πολυσχηδὴς LP. — [32] λοιπαὶ τοῦ τόπου εὐίατοι D. — [43] αὐτὴν M. — [34] καὶ omis d. J. — [35] ὥστε μὴ P., ὥστε πρὸς μηροὺς N. — [36] ὑποπολῆς D., ἐπιπολὺς P., εἰ μὲν οὖν ἐπιπ... NVeBa. — [37] ὑποβαλόντες ABCDEFGLNOTVeBaX., τὴν κοιλίαν κοπαρ... EX. — [38] ἐκτέμομεν ABCEFGJLNOPVeXBaT. — [39] Le sens exige impérieusement ἐπικείμενον, de même qu'on voit plus bas τὰ ἐπικείμενα τῷ κοπαρίῳ. Cornarius a mis ὑπερκείμενον. Toutefois tous les manuscrits ont mis ὑποκείμενον ainsi que les deux éditions imprimées; aussi n'est-ce qu'après beaucoup d'hésitation que je me suis décidé à substituer cette leçon à

cées vers l'intestin rectum lui-même; sont difficiles à guérir celles qui n'ont pas d'orifice et sont à cause de cela latentes, celles qui se terminent à un os et celles qui se divisent en plusieurs anfractuosités. Les autres sont en général faciles à guérir.

Nous les opérons ainsi : Le malade étant couché sur le dos et les jambes relevées en haut de manière que les cuisses soient inclinées sur le ventre de même que quand on veut donner un clystère, si l'extrémité de la fistule se présente superficiellement, nous introduisons un manche de scalpel ou une sonde auriculaire dans l'orifice, et nous divisons la peau qui le recouvre par une seule incision; lorsque l'extrémité de la fistule aboutit au fond de l'anus, après avoir introduit le manche du scalpel dans l'ouverture, si nous trouvons la fistule perforée, nous saisissons le bout du manche en enfonçant le doigt indicateur de la main placée à l'opposé de la fesse malade, puis nous le recourbons et nous le faisons ressortir au dehors; ensuite nous coupons par une simple incision les parties qui recouvrent cet instrument.

Si, au contraire, nous trouvons que la fistule n'est pas perforée et qu'elle se termine seulement au fond de l'anus, de telle sorte qu'une partie écailleuse et membraneuse se trouve interposée entre le bout de l'instrument et le doigt indicateur qui explore, nous perçons violemment cette partie avec le bout du manche du scalpel, et ayant fait passer l'instrument dans l'anus, nous divisons de même les parties qui le recouvrent avec un bistouri, comme nous l'avons déjà dit; ou bien encore, après

celle des manuscrits. — [40] τῇ Ve. — [41] καταθέντες ABCFGOT., κοπαρίῳ EX.; P. omet depuis ἐκτέμνομεν jusqu'à διὰ τοῦ στομίου inclusiv. — [42] εὕρωμεν LMP. — [43] καταθέσει ABCFGPT., καθέσεις Ve., κατὰ omis d. F. — [44] πεπονθότι Ve., σφαιριώματι ABCFGLNOPVeBaT., σφυρώματι M. — [45] τοῦ λιχανοῦ EX., λιχανῷ δακτύλῳ D. — [46] ἐπιβαλλόμενοι ABCEFGJLNOPVeBaTX. — [47] ἐνάγομεν ABCFGLOPT., ἀνάγομεν EJNVeBa., ἀγάγομεν X., αὐτὸ omis d. ADHRT. — [48] ἀποκλύσομεν D., σώματι LP. — [49] μήπου P. — [50] εὑρίσκεται GLP. — [51] ἡμῖν εἰ ὑποπ... D., ὑποπίπτειν δεῖν G., ὑποπίπτειν δὲ τοῦ LP. — [52] λεπτοῦ M. — [53] τοῦ omis d. BCEFGKLMNOPVeBaX. — [54] τούτου βιαιοτέρως M. — [55] ἐντρήσομεν LP., ἐκτρύπωμεν M., τῇ omis d. T. — [56] ὑποκείμενα P. — [57] σώματι GP., καθὼς omis

καθὼς ἔμπροσθεν εἴπομεν, ἤγουν[58] τοῦ δρεπάνου τοῦ συριγγοτόμου[59] τῷ ὀξεῖ τὸν πρὸς τῇ ἕδρᾳ[60] πυθμένα τοῦ κόλπου ἐκτρήσαντες[61], αὐτό τε τὸ ὄργανον διὰ τῆς ἕδρας διεμβάλλοντες[62], αὐτόθεν ὅλον τὸ μεταξὺ τῇ ἀκμῇ τοῦ δρεπάνου διατεμοῦμεν[63]. Καὶ μετὰ τὴν ἐκτομὴν μυδίῳ ἢ σταφυλάγρᾳ τὰ πέριξ τῆς διαιρέσεως σώματα διακρατήσαντες (τύλοι δέ εἰσιν ὡς ἐπίπαν), περιέλωμεν[64] αὐτὰ φυλαττόμενοι πανταχοῦ τὸν σφιγκτῆρα μῦν· τινὲς γὰρ ἀτεχνότερον[65] ἐν βάθει τεμόντες[66] ἔτρωσαν αὐτὸν, κἀντεῦθεν ἀκούσιος[67] ἔκκρισις κόπρου τῷ ἀνθρώπῳ συνέβαινεν[68].

Εἰ δέ τινες ὑπὸ δειλίας τὴν χειρουργίαν φεύγοιεν[69], τῇ Ἱπποκρατείῳ χρηστέον ἀπολινώσει. Παρακελεύεται γὰρ[70] Ἱπποκράτης λίνον[71] πεντάπλοκον ὠμὸν διὰ τετρημένου κοπαρίου[72] ἢ διπυρήνου[73] διαγαγεῖν διὰ τῆς σύριγγος, καὶ συνάψαι τὰς ἀρχὰς τοῦ λίνου καὶ καθ' ἡμέραν ἐπισφίγγειν ἕως ὅλον τὸ μεταξὺ τῶν δύο[74] στομίων σῶμα διατμηθὲν ἀποπτύσει[75] τὸ λίνον. Εἰ δὲ χρονίζοι, πρὸς τὴν ἀπόλυσιν καὶ τοῦ ψάρου[76] ἤ τινος τοιούτου[77] ξηρίου δεῖ περιπλάττοντα τὸ λίνον[78] διαπείρειν. Τινὲς δὲ ἐν τῷ τρήματι τοῦ συριγγιακοῦ[79] δρεπάνου[80] τὸ λίνον ἐνείραντες, κατὰ τὸν εἰρημένον[81] διαβιβάζουσι τρόπον[82], ὅπερ οἶμαι μὴ χρῆναι· φεύγοντες[83] γὰρ τὴν χειρουργίαν πρὸς ταύτῃ[84] καὶ τὸ βραδὺ τῆς θεραπείας προσκτῶνται[85].

Περὶ δὲ τῶν κρυπτῶν συρίγγων, ὁ μὲν Λεωνίδης ταυτί[86] φησιν. « Ὅταν δὲ βαθεῖα τυγχάνῃ τὸν[87] σφιγκτῆρα σεσυριγ-

d. R. — 58 εἰ γοῦν BFGNOPVe., εἰ γοῦν τοῦ ἢ τοῦ δρεπ... Ve. — 59 συριγγοστόμου ABCEFGLNOPVeBaX., τὸ ὀξὺ T. — 60 πρὸς τὴν ἕδραν MX., πρὸς τὴν ἕδρᾳ PT. — 61 ἐντρήσαντες LP. — 62 ἐκβαλόντες GLP., διεκβαλόντες ACDEFHKM. — 63 διατέμνομεν M., διατέμομεν ABCDEFGJLNOPVeBa., διατέμωμεν TX. — 64 περιαιροῦμεν M. — 65 ἀτεχνοτέρω R. — 66 διατεμόντες D., τέμνοντες ACEGLM NPRBa. — 67 ἑκουσίως LP., ἀκουσίως NOVe., ὡς μὴ ἀκούσιος M.; M. omet depuis τινὲς γὰρ jusqu'à κἀντεῦθεν inclusiv. — 68 συμβῇ M. — 69 φεύγοιε Ve. — 70 γὰρ omis d. C., ὁ Ἱππ... DR. — 71 λίνου Ve. Le passage d'Hippocrate auquel fait ici allusion notre auteur, se trouve dans le livre des fistules. Il est un peu plus développé, et il détaille davantage le procédé opératoire que ne le fait Paul d'Égine. — 72 κοπαρίῳ D. — 73 διὰ πυρῆνος HJKM., διὰ πυρῖνος DR., διὰ πυρήνου ABC

avoir percé le fond du conduit vers l'anus avec la pointe de la petite faux du syringotome, introduisant l'instrument lui-même par l'anus, nous incisons aussitôt avec son tranchant tout ce qui est interposé. Après l'incision nous saisissons avec une petite tenaille ou avec une pince toutes les parties qui tapissent la fistule divisée (ce sont en général des parties indurées), et nous les disséquons en ayant soin d'éviter de tous côtés le muscle sphincter. Quelques-uns, en effet, l'endommagent en incisant profondément avec maladresse, et de là résulte pour le patient l'écoulement involontaire des matières fécales.

Mais si quelques malades pusillanimes refusent cette opération, on doit recourir à la ligature hippocratique. En effet, Hippocrate prescrit d'enfoncer dans la fistule, au moyen du manche percé d'un scalpel ou de la sonde à deux noyaux, un fil de lin cru et quintuple, et de joindre ensemble les deux chefs de ce fil, puis de les serrer chaque jour jusqu'à ce que, toute la partie interposée entre les deux orifices de la fistule étant coupée, le fil tombe. Si la solution de continuité se fait attendre, il faut alors que le fil dont on se sert soit enduit de psarus ou de quelque autre matière sèche analogue. Quelques-uns enfilent le fil de lin dans le trou de la petite faux du syringotome et le font traverser de la manière que nous avons dite, ce qui, je crois, n'est pas convenable. En effet, en voulant éviter l'opération, ils ajoutent à ses inconvénients la lenteur de la guérison.

Au sujet des fistules latentes, voici ce que dit Léonidès : « Lorsqu'une fistule profonde a perforé le sphincter, soit qu'elle ait

EFGLNOPXVeBa., διὰ πυρίνου T., καὶ διαγαγεῖν EX., διαγωγὴν P., σύριγγον Ve. — [74] δύων L. — [75] ἀποπτύσῃ ABCDEFGJLNOVeBa., τὸν λίνον AETGLMP. — [76] τὸν ψάρον G. Le psarus était une poudre sèche, âcre et corrosive, composée de misys, de noix de galle, de calamine, d'écailles d'airain, de noir de cordonnier et de vert de gris. — [77] τοιοῦτον ξήριον CGL. — [78] τὸν λίνον EGLMPR., διασύρειν ABCEFGLMNOPVeBaTX. — [79] συριαγγιακοῦ Ve., συριαγγικοῦ LP. — [80] δρεπάνου τὴν χειρουργίαν P., τὸν λίνον BEGJLMNOP. — [81] προειρημένον T. — [82] τόπον DHKR. — [83] φεύγοντες C. — [84] ταύτην LP., τῷ βραδεῖ O. — [85] χρῶνται GLP. — [86] ταύτα MBa., ταύτῃ BENOVeTX., ταύτην LP. — [87] τὸ Ve., σφικτῆρα P.

γωκυῖα, ἤτοι [88] ἀπὸ τοῦ δακτυλίου ἀρξαμένη [89], ἢ καὶ ἐπὶ πολὺ [90] κεχωρηκυῖα μὲν τῷ [91] σφιγκτῆρι κατεσκευασμένη [92], μετὰ τὴν δεδηλωμένην [93] σημείωσιν τῷ ἑδροδιαστολεῖ [94], (τῷ μικρῷ [95] διοπτρίῳ λέγω), διαστεῖλαι [96] τὴν ἕδραν ὡς [97] γυναικεῖον κόλπον· εἶθ' ὅταν [98] φανερὸν γένηται τὸ τῆς σύριγγος στόμιον, δι' αὐτοῦ καθιέσθω ὁ τῆς μηλωτίδος πυρὴν καὶ διωθείσθω [99] εἰς τὸ βάθος· ἐπικόπου [100] τε ὄντος τοῦ ἐλάσματος, ὅλη διαιρείσθω ἡ σύριγξ τῷ ἡμισπαθίῳ [101] ἢ σπαθίῳ συριγγοτόμῳ [102]. »

Ἡμεῖς δὲ τοιαύτῃ περιτυχόντες διαθέσει, τούτῳ μὲν τῷ τρόπῳ τῆς χειρουργίας οὐκ ἠδυνήθημεν [103] χρήσασθαι, διὰ τὸ μὴ ὑποπίπτειν [104] τῇ ὁράσει τὴν ὑποφορὰν τῆς σύριγγος· μεταξὺ γὰρ ἦν [105] δακτυλίου τε καὶ σφιγκτῆρος κατὰ τὸ δεξιὸν τεταγμένη μέρος, καὶ ὁ διαστολεὺς [106] μᾶλλον ἐπεσκότει [107] τῇ ἐνεργείᾳ. Ἐπεὶ [108] δὲ διὰ τῶν δακτύλων διαστέλλουσιν ἡμῖν ῥαγάς [109] τις ὑπεφαίνετο κατὰ μίαν τινὰ τῶν τοῦ [110] δακτυλίου ῥυτίδων, ὥσπερ ἀπόῤῥοια τῆς σύριγγος ὑπάρχουσα, καὶ γὰρ τὸ πῦον δι' αὐτῆς ὑπέῤῥει [111], ἐθαῤῥήσαμεν διὰ ταύτης [112] τοῦ κοπαρίου τὸν πυρῆνα παραπέμψαι πρὸς τὴν σύριγγα [113] καθαπερεὶ ποδηγούμενοι [114] πρὸς αὐτῆς. Κἄπειτα τὸν λιχανὸν τῆς δεξιᾶς χειρὸς πρὸς τὸν σφιγκτῆρα καθέντες δάκτυλον, εὑρηκότες [115] τὸ μεταξὺ σῶμα τοῦ τε [116] δακτύλου καὶ τοῦ ὀργάνου λεπτόν [117] πως ὑπάρχον, βιαιότερον ὠθήσαντες τὸ κοπάριον πρὸς τὸν δάκτυλον ἐξετρήσαμεν τὸν πυθμένα τῆς σύριγγος ἄνω τεταγμένον [118]· διεμβαλόντες δὲ τῷ δακτύλῳ τὸν πυρῆνα [119] τοῦ ὀργάνου πρὸς τοὐκτὸς, ὑπ' ὄψιν

— 88 ἤτι Ve. — 89 ἀρξάμενοι P., ἀρξαμένους R., ἀρξαμένου X. — 90 καὶ omis d. DR., ἐπιπολῆ LP. — 91 τὸν P., σφηκτῆρα LP. — 92 κατασκευασμένῃ BDEFGLNOPVeBaX., κατασκευασομένη H., κατασκευαζομένη JR. — 93 δηλουμένην DR. — 94 ἕδρῳ δεῖ διαστολεῖ M. — 95 μικρὸν P., διοπρίῳ E., λέγῃ LP. — 96 δι' αὐτὴν pour διαστεῖλαι LP. — 97 εἰς γυν... D., εἰ γυν... R. — 98 ὅταν δὲ Ba., εἰδ' ὅταν BNOVe. — 99 διωθέσθω HOBa., διαθείσθω M. — 100 ἐπισκόπου N. — 101 τοῦ ἡμισπαθίου D. — 102 ἢ συριγγοτόμῳ E., συριγγοτόμος Ve.; C. omet depuis ἐπικόπου jusqu'à συριγγοτόμῳ inclusiv. — 103 ἐδυνήθημεν JR. — 104 ὑποπίπτει P. — 105 ἦν omis d. MN. —

commencé par l'anus, soit que, s'étant beaucoup avancée, elle se soit pourtant arrêtée dans le sphincter, après l'exploration mentionnée on dilate l'anus, comme le vagin des femmes, avec le dilatateur anal (je veux dire avec le petit dioptre); et lorsque l'orifice de la fistule est devenu apparent, on y introduit le bout d'une sonde auriculaire que l'on pousse jusqu'au fond; puis, la lame de cette sonde servant d'appui, on divise dessus toute la fistule avec l'hémispathe ou la spathe syringotome. »

Pour nous, ayant une fois rencontré cette disposition, nous n'avons pas pu employer ce mode d'opération, parce que le trajet fistuleux n'est pas tombé sous notre vue. En effet, il se trouvait entre le sphincter et l'anus sur le côté droit, et l'emploi du dioptre ajoutait un nouvel obstacle à notre exploration. Mais dès que nous eûmes dilaté avec les doigts, une ouverture nous apparut dans une des rides de l'anneau anal, semblable au conduit excréteur de la fistule; en effet, le pus s'en échappait, et nous nous assurâmes que le bouton de la sonde était par-là transmis dans la fistule comme par un guide. Ensuite ayant introduit le doigt indicateur de la main droite vers le sphincter, nous trouvâmes interposé entre le doigt et l'instrument un corps mince; nous poussâmes alors violemment la sonde vers le doigt, et nous perçâmes le fond de la fistule tourné en haut. Après avoir avec le doigt poussé dehors le noyau de l'instrument, toute la partie existant entre les deux orifices de la fistule nous devint visible,

[106] διαστολὲς P., διστολεὺς R. — [107] ἐπεσκόπτει VeBa., ἐσκόπει X., ἐπεσκόπει ABCEFGLMNOP., ἐπισκόπει T. — [108] ἐπειδὴ EX., ἐπὶ P. — [109] ῥαγκὰς N., ὑποφαίνεται ABCEFGJLMNOPVeBaT. — [110] τοῦ omis d. HKLR., δακτύλου NP. — [111] ἀπέῤῥει DR., ἐθεωρήσαμεν ABCEFGLMNOPVeBaTX. — [112] δὲ διὰ ταύτης ABCEFGJLNOPVeBaTX., δὴ διὰ ταῦτα M.; τοῦ κοπαρίου omis d. E., τὸν omis d. M. — [113] συρίγγαν LP., εἰ omis d. ABCEFGJLMNOPVeBaT. — [114] ποδηγούμενος D., προδηγούμενοι JX. — [115] εὑρικότες O., εὑρηκότες τι τῶν μεταξὺ NOVeBa., τι τὸ ACEFGLMP., τι τῷ B., τε τὸ X. — [116] τοῦ τε τοῦ D. — [117] τῶν ὀργάνων λεπτῶν LP., προσυπάρχον NVe. — [118] τετραμμένον NBa., τεταμένον GLP., τετραμένων Ve., διαβαλόντες NVeBa., διεκβαλόντες EX. — [119] πυρίνῳ P. —

ἡμῖν γεγονὸς ὅλον τὸ μεταξὺ τῶν δύο[120] στομίων τῆς σύριγγος σῶμα[121], λέγω δὴ τοῦ τε ἐξ ἀρχῆς καθ' ὑποφορὰν τεταγμένου καὶ τοῦ νῦν ὑφ' ἡμῶν[122] γεγενημένου, σμιλίῳ διατεμόντες[123] ἀπελύσαμεν τὸ[124] κοπάριον.

120 δύο omis d. ABCFGLMNOPVeBaT. — 121 στόμα LMP., λέγω δὲ ABCEF

ΟΘ.

ΠΕΡΙ ΑΙΜΟΡΡΟΪΔΩΝ[1].

Τῆς τῶν αἱμοῤῥοΐδων σημειώσεως δήλης ἡμῖν ἐξ αὐτοῦ τοῦ κενουμένου[2] καθεστηκυίας, πρὸ[3] τῆς ἐνεργείας κλύσματι χρησόμεθα[4] πλείστῳ, ἅμα μὲν τὰ περιττὰ[5] τοῦ ἐντέρου κενοῦντες, ἅμα δὲ καὶ[6] τὴν ἕδραν ἐρεθίζοντες[7] ἑτοιμοτέραν γενέσθαι[8] πρὸς τὴν ἐκτροπὴν καὶ τὴν τοῦ δακτυλίου ἔξοδον.

Σχηματίσαντες οὖν ὕπτιον τὸν κάμνοντα[9] πρὸς αὐγὴν λαμπρὰν[10], εἰ μὲν ἀποσφίγξει κεχρήμεθα[11], λίνον πεντάπλοκον τῷ[12] αἱμοῤῥοϊδοκαύστῃ[13] ἢ τῷ σταφυλοκαύστῃ πρὸς τὰ χείλη[14] περιθέντες, ἑκάστην αἱμοῤῥοΐδα διὰ τούτου τοῦ βρόχου[15] ἀποσφίγξομεν, καταλείψαντες μίαν διὰ τὴν τοῦ περιττοῦ αἵματος ἐξοχέτευσιν. Ὅτι καὶ ὁ[16] Ἱπποκράτης τοῦτο παρακελεύεται.

Μετὰ δὲ τὴν ἀπόσφιγξιν, πτύγματι[17] ἐλαίου καὶ τῷ ἑδρικῷ ἐπιδέσμῳ χρησάμενοι, ἐφησυχάσαι τῷ κάμνοντι[18] κελεύσομεν, ἐλαίῳ χλιαρῷ ἢ[19] μελικράτῳ τὴν γαστέρα θεραπεύοντες·

1 περὶ τῶν ἐν ἕδρᾳ συρίγγων E. — 2 κενωμένου DGLNPVeBa., προεστηκυίας E. — 3 πρὸς P. — 4 χρήσομεν D. — 5 περιττὰ omis d. LP. — 6 ἅμα δὲ κατὰ τὴν P., ἅμα δὴ τὴν R. — 7 ἐρεθίζον R. — 8 γίνεσθαι ABCDEFGLMNOPVeBaX. — 9 τὸν ἄνθρωπον J., πρὸς αὐτὴν αὐγὴν N. — 10 λαμπρὰν τοῦ ἡλίου D., λαμπροτέραν T.; εἰ μὲν omis d. DJR., εἰ μὲν ἀποσφ... ABCFGHKLNOPVeT., ἀποσφίγξιν P. — 11 χρώμεθα GLP., κέχρημα R. — 12 τῇ ABCFGLNOPVeBaT. — 13 αἱμοῤῥοϊκάστῃ J., ἢ τῇ CK.; DGJLOPR. omettent ἢ τῷ σταφυλοκαύστῃ. — 14 πεῖλη R.; Dalechamps et Cornarius rejettent les mots τῷ αἱμοῤῥοϊδοκαύστῃ ἢ τῷ σταφυλο-

je veux dire l'orifice qui existait tout d'abord pour l'évacuation et celui que nous venions de faire. L'ayant donc coupée avec un bistouri, nous libérâmes la sonde.

GLMNOPRVeBaTX. — [122] ἐφ' ἡμῶν GLP., ἐφ' ἡμῖν T., γενημένου J. — [123] διατέμνοντες ABFKMNOVeBa., ἀπελίσαμεν J. — [124] τῷ LP.

CHAPITRE LXXIX.

DES HÉMORRHOÏDES.

Les hémorrhoïdes se manifestent à nous par l'établissement de leur flux habituel. Avant de les opérer, nous prescrivons un lavement abondant pour chasser les matières inutiles des intestins, et en même temps pour stimuler l'anus et le rendre plus facile à se renverser et à faire sortir son anneau.

Faisant donc coucher le malade sur le dos en face d'un grand jour, si nous voulons employer la constriction, nous entourons d'un fil de lin quintuple le bord des tumeurs à l'aide des instruments propres à brûler les hémorrhoïdes ou les staphyles, et nous serrons chacune des hémorrhoïdes avec ce fil, ayant soin d'en laisser une pour l'écoulement du sang inutile. C'est ce qu'Hippocrate prescrit aussi.

Après la constriction, nous nous servons d'une compresse imbibée d'huile et du bandage approprié à l'anus, puis nous prescrivons le repos au malade, et nous traitons le ventre avec

καύστῃ, les regardant comme inutiles et interpolés. — [15] βρόγχου MR., ἀποσφίγξαντες T. — [16] ὁ omis d. CP. C'est dans l'aphorisme suivant, le 12e de la 6e section, édit. de M. Littré, qu'Hippocrate fait cette prescription : τῷ ἰηθέντι χρονίας αἱμοῤῥοΐδας, ἢν μὴ μία φυλαχθῇ, κίνδυνος ὕδρωπα ἐπιγενέσθαι ἢ φθίσιν. « Si, chez un homme guéri d'anciennes hémorrhoïdes, on n'en a pas laissé une, il est à craindre qu'il ne survienne hydropisie ou phthisie. » — [17] ἐλαίῳ EX., ἐλαίῳ βεβρεγμένῳ M., πύγματι O. — [18] τὸν κάμνοντα LP. — [19] ἢ omis d. ABCDFGLMNOPVeBaT.

εἶθ' ὕστερον τῷ διὰ τῶν [20] ψιχῶν καὶ κρόκου καταπλάσματι χρώμενοι, καὶ μετὰ τὴν τῶν [21] αἱμοῤῥοΐδων ἀπόπτωσιν οἴνῳ ἀπουλοῦντες [22].

Ὁ δὲ Λεωνίδης οὐκ ἀπολινοῖ [23] · ἀλλὰ τῇ σταφυλάγρᾳ διακρατήσας ἐπιπολὺ τὰς αἱμοῤῥοΐδας σμίλῃ ἐκτέμνει [24]. Μετὰ δὲ τὴν χειρουργίαν, μάννῃ καὶ ἀμύλῳ ἢ [25] τῇ χαλκίτιδι, ἢ τῷ [26] διακεκαυμένῳ σπόγγῳ ἅμα πίττῃ [27] χρηστέον, καὶ τῷ Φαυστίνου [28] τροχίσκῳ πρὸς τελείαν ἀπόκαυσιν [29]. Ἕτεροι δὲ τὰς κοιλίας [30] τοῦ σταφυλοκαύστου πληρώσαντες τοῦ καυστικοῦ [31] φαρμάκου, καθάπερ τὴν σταφυλὴν οὕτω καὶ τὰς αἱμοῤῥοΐδας ἔκαιον [32].

— [20] τῶν omis d. ABCDEFGLMNOPVeBaX., ψυχῶν DJNRVeBa., ψυχρῶν LP., τὸ διὰ P. — [21] τῶν omis d. EGLOPX. — [22] ἀφελοῦντες ACMT. — [23] ἀπολινεῖ D. — [24] τέμνει M., ἐκτέμνειν X. — [25] ἢ omis d. ABCDFGJLMNOPVeBaT. — [26] ἢ τὸ LP., διακεκαυμένου σπόγγου VeT., διὰ τοῦ κεκαυμένου σπόγγου EX., ἢ τῷ διὰ κεκαυμένου σπόγγου ABCDFGHJKLMNOPRBa. — [27] πίπτει N., ἅμα πίττῃ. Χρηστέον δὲ καὶ ABCEFGLNOPVeBaTX. — [28] Φαυστίνῳ ABCDFGHJ

Π'.

ΠΕΡΙ ΚΟΝΔΥΛΩΜΑΤΩΝ, [1] ΕΞΟΧΩΝ ΚΑΙ ΡΑΓΑΔΩΝ.

Τὸ [2] ἐν τῷ δακτυλίῳ κονδύλωμα κατὰ τὸν [3] τόπον μόνον τῶν [4] ἐν τοῖς γυναικείοις διενήνοχε, στολιδῶδης ὂν [5] καὶ αὐτὸ τῆς ἕδρας ἐπανάστασις, ἢ φλεγμονῆς ἢ ῥαγάδος προηγησαμένης. Τὸ μὲν οὖν πρῶτον, ἐξοχὰς προσαγορεύεται, τυλούμενον [6] δὲ, κονδύλωμα. Δεῖ οὖν ὥσπερ ἐκεῖνα καὶ ταῦτα μυδίῳ κρατήσαντα [7] ἐκτέμνειν, καὶ τοῖς ἐσχαρωτικοῖς [8] ἀποθεραπεύειν.

[1] ἢ ἐξοχ... ABCEFGLMNOVeBaTX., καὶ ῥαγάδων omis d. F. — [2] τῷ LP., κονδυλώματα P. — [3] τὸν omis d. P. — τοῦ ABCEFGJLNOPVeBaTX. — [5] στο-

de l'huile tiède et de l'hydromel. Ensuite nous employons le cataplasme de mie de pain et de safran; et après la chute des hémorrhoïdes, nous faisons cicatriser avec du vin.

Toutefois, Léonidès ne les lie pas; mais serrant pendant longtemps les hémorrhoïdes avec une pince, il les enlève au moyen d'un bistouri. Après l'opération, on se sert d'encens et d'amidon ou de calamine, ou de poix unie à l'éponge brûlée, ainsi que du trochisque de Faustin pour brûler complétement. D'autres remplissent d'un remède caustique le creux du cautère à staphyle et brûlent les hémorrhoïdes de la même manière que la luette.

KLMNOPRVeBaT. Au chap. 12 de son 7e livre, Paul donne la composition de ce trochisque; on le fait avec : arsenic, 12; sandaraque, 6; chaux vive, 8; papier brûlé, 1, avec quantité suffisante de suc ou de décoction de myrte, réduisez en trochisques. — [29] ἀπόκασιν G., ἐχρήσαντο δὲ ἕτεροι τὰς ABCDFGLMNOPVe BaT. — [30] κοιλότητας EX., τῆς κοιλίας R., ταῖς κοιλίαις M., φιλοκαύστου T. — [31] τοῦ φαρμάκου τοῦ καυστικοῦ AT. — [32] ἔκαιον omis d. P., καίοντες M.

CHAPITRE LXXX.

DES CONDYLOMES, DES VÉGÉTATIONS ET DES RHAGADES.

Le condylôme de l'anus diffère seulement, quant à son siége, de celui qui vient dans les parties génitales féminines, n'étant lui-même qu'une tuméfaction rugueuse de l'anus provenant d'inflammation ou de rhagades. Aussi dans son commencement on l'appelle *exoque* (*saillie*), et lorsqu'il s'indure, on le nomme condylôme. Il faut saisir l'un comme l'autre avec une pince, le couper, et panser ensuite avec des médicaments escharotiques.

λιδώδες AOT., στολιδώδεις J., ὢν ADHKNPT., αὐτὴ O. — [6] τελούμενον D., κονδυλώματα P. — [7] κρατήσαντες CM., κρατήσαντας EGPVeBa., ἐκτέμνει P. — [8] τῆς

Τὰς δὲ ῥαγάδας ὑπὸ κόπρου[9] σκληρὰς μάλιστα γινομένας καὶ περὶ τὴν ἀπούλωσιν διὰ τὸ τυλοῦσθαι[10] χρονιζούσας, νεαροποιήσομεν[11] ἢ τοῖς ὄνυξιν ἢ σμίλῃ[12] διαξέοντες, καὶ προσφόρως ἀπουλώσομεν[13].

ἐσχαρωτικῆς LP. — [9] κόπρου τινὰς σκληρὰς LP., σκηρὰς G. — [10] τετυλῶσθαι χρονι-

ΠΑ'.

ΠΕΡΙ ΔΑΚΤΥΛΙΟΥ ΑΤΡΗΤΟΥ [1].

Τοῖς νεογνοῖς παιδίοις ὁ δακτύλιος ἄτρητος ἐκ φύσεως ἔστιν ὅτε εὑρίσκεται διὰ τὸ[2] ὑμένι διαφράττεσθαι[3]. Εἰ μὲν οὖν δυνατὸν εἴη[4], αὐτοῖς τοῖς δακτύλοις τὸν ὑμένα διαῤῥήξομεν[5] · εἰ δὲ μή, ἀκμῇ σμιλίου τοῦτον ἐκτεμόντες[6], οἴνῳ θεραπεύσομεν.

Ἐπειδὴ δὲ[7] καὶ τοῖς τελείοις πολλάκις δι' ἕλκος μὴ θεραπευθὲν καλῶς σύμφυσις κατὰ τὸν[8] δακτύλιον γίνεται, δεῖ ταύτην[9] ἀναῤῥήξαντας[10] δι' ὀργάνου προσφόρου θεραπεύειν οἰκείως, αὐλίσκου μολιβδίνου[11] ἢ σφηνίσκου τινὸς ἐντιθεμένου τῷ δακτυλίῳ[12] μέχρι τελείας ἀποθεραπείας, ὑπὲρ τοῦ μὴ αὖθις συμφῦναι[13]. Χρίειν δὲ τὸν σφηνίσκον τινὶ[14] τῶν ἀπουλωτικῶν φαρμάκων.

[1] ἀδήκτου P. — [2] τῷ GL. — [3] διαφυλάττεσθαι T. — [4] ᾗ αὐτοῖς, δακτ... M., δυνατὸν εἶναι αὐτοῖς, δακτ... ABCFGLNOPVc., δυνατὸν οὖν αὐτοῖς δακτ... T., δυνατὸν εἴη τοῖς δακτ. EBa., ἐστιν DHJKR. — [5] διαρηγνῦντα GLP., διαῤῥηγνύτω ABCEFNOVeBaTX. — [6] τέμνοντες P. — [7] δὲ omis d. P. — [8] τὸν omis d. M.,

Quant aux rhagades, qui s'indurent principalement par le contact des matières stercorales, et dont la cicatrisation se fait attendre parce qu'elles deviennent calleuses, nous les revivifions en les grattant avec les ongles ou avec un bistouri, et nous les faisons cicatriser convenablement.

ζωσαι E., τυφλοῦσθαι T. — [11] νεκροποιήσομεν D. — [12] σμιλὶν G., διακαίοντες DHJKR., καὶ omis d. DEFRBa. — [13] ἀπολούσομεν T.

CHAPITRE LXXXI.

DE L'ANUS IMPERFORÉ.

Chez les enfants nouveau-nés, on trouve quelquefois l'anus imperforé naturellement, obstrué qu'il est par une membrane. Si donc cela est possible, il faut briser cette membrane avec les doigts, sinon il faut l'enlever avec le tranchant d'un bistouri. Le pansement se fera avec du vin.

Mais comme chez les adultes souvent, par suite d'une ulcération malhabilement traitée, une adhérence se forme à l'anus, il faut la rompre avec un instrument approprié, puis traiter convenablement en introduisant dans l'anus, jusqu'à parfaite guérison, un tuyau de plomb ou une espèce de coin, afin qu'il ne se forme pas de nouvelle adhérence. On enduit le coin avec quelques-uns des remèdes cicatrisants.

δάκτυλον NR. — [9] ταῦτα M. — [10] ἀναῤῥήξαντα ABCDEFGLNOPVeBa., διαῤῥήξαντα T. — [11] μολιβίνου DFHKR., μολίβδου P., ἢ σφηνίσκου τινὸς omis d. M. — [12] τοῦ δακτυλίου ABCFGLNOPVeT. — [13] συμφυῆναι HJKT. — [14] τινὶ omis d. D.

ΠΒ′.

ΠΕΡΙ ΚΙΡΣΟΤΟΜΙΑΣ.

Ὁ κιρσὸς ἀνεύρυσίς[1] ἐστι φλεβὸς, ποτὲ μὲν ἐν[2] τοῖς κροτάφοις, ποτὲ δὲ κατὰ τὸ[3] ὑπὸ τὸν ὀμφαλὸν τοῦ ὑπογαστρίου μέρος[4]· ἐνίοτε δὲ περὶ τοὺς διδύμους· ὡς μάλιστα δὲ[5] κατὰ τὰ σκέλη. Οὗτος[6] δὲ τὴν γένεσιν ὡς ἐπίπαν ἐκ μελαγχολικωτέρας ἔχει[7] ὕλης. Τῶν μὲν οὖν[8] ἐν τοῖς διδύμοις τὴν χειρουργίαν ἤδη παραδεδώκαμεν[9] ἐν τῷ περὶ κιρσοκήλης[10] λόγῳ. Καὶ τοὺς ἐν τῷ σκέλει δὲ παραπλησίως[11] χειρουργήσομεν, ἐν τοῖς ἔνδον τοῦ μηροῦ ποιούμενοι τὴν ἐγχείρησιν, ἔνθα καὶ ἡ ἔκφυσις αὐτῶν, ὡς ἐπίπαν, εὑρίσκεται· κατωτέρω γὰρ εἰς πλείονας ἀποσχίδας κατανεμόμενοι[12], δυσχείριστοι μᾶλλον ἂν εἶεν[13].

Λουσαμένου[14] τοίνυν τοῦ ἀνθρώπου, βρόχον[15] ἐν τῷ ἄνω περιθέντες μέρει τοῦ μηροῦ, κελεύσομεν αὐτῷ βαδίσαι. Πληρωθεῖσαν δὲ τὴν φλέβα, μέλανι γραφικῷ ἢ κολλυρίῳ σημειωσόμεθα[16] κατὰ τὴν θέσιν αὐτῆς[17], οἷον τριῶν ἢ μικρῷ[18] πλέον τὸ μῆκος δακτύλων. Ἀνακλίναντες δὲ[19] τὸν ἄνθρωπον ἐκτεταμένον ἔχοντα τὸ σκέλος, ἕτερον βρόχον[20] ἀνωτέρω τοῦ γόνατος περιβαλοῦμεν. Ἀποκορυφωθείσης δὲ[21] τῆς φλεβὸς, σμίλῃ τεμοῦμεν[22] ἐπὶ τῆς σημειώσεως τὸ βάθος μὴ πλέον[23] τοῦ δέρματος, ἵνα μὴ τὴν φλέβα[24] διέλωμεν. Ἀγκίστροις δὲ τὰ χείλη τῆς τομῆς διατείναντες[25] καὶ τοῖς ὑδροκηλικοῖς[26] ἐπικαμπέσι κοπαρίοις[27] τοὺς ὑμένας ὑποδείραντες, γυμνώσαντές τε τὴν φλέβα[28]

[1] ἀνεύφυνσις X. — [2] ἐκ pour ἐν P., ἐκ τῆς κροτάφης X. — [3] τὸν ὑπ' ὀμφαλὸν AT.; κατὰ omis d. M., τοῦτο κατὰ τὸν ὀμφ... D., ποτὲ δὲ ὑπὸ τὸ κατὰ τὸν ὀμφ... R. — [4] μέρους D. — [5] δὲ omis d. D. — [6] οὗτοι EX., οὕτως P. — [7] ἔχουσιν EX. — [8] οὖν omis d. BCEFG JLNOPVeBa. — [9] περιδεδώκαμεν H. — [10] κυρσοκήλης D. — [11] παραπλασίως F. — [12] κατατέμωμεν D., κατατεμνόμενοι M., δυσχείρητοι M. — [13] εἰσὶ pour ἂν εἶεν AB CEFGJLMNOPVeBaTX. — [14] λουσαμένου δὲ τοίνυν GLP. — [15] βρόγχον FG.,

CHAPITRE LXXXII.

DE LA CIRSOTOMIE.

La varice est la dilatation d'une veine. On la rencontre tantôt dans les tempes, tantôt dans la partie du ventre qui est au-dessous de l'ombilic, quelquefois aussi autour des testicules, mais surtout le long des jambes. Cette maladie provient en général d'une matière atrabilaire. Quant aux varices des testicules, nous avons déjà décrit l'opération qui leur convient, dans le chapitre du cirsocèle. Nous opérerons à peu près de la même manière celles des jambes, et nous pratiquerons notre opération en dedans de la cuisse, là où la plupart du temps elles prennent naissance; car plus bas, comme elles se divisent en beaucoup de rameaux, elles seraient plus difficiles à opérer.

Ayant donc baigné le malade, nous posons un lien autour de la partie supérieure de sa cuisse et nous lui prescrivons de marcher. Puis, lorsque la veine est gonflée, nous marquons son trajet avec de l'encre à écrire ou avec un collyre sur une longueur de trois doigts ou un peu plus. Nous faisons ensuite coucher le malade, qui tiendra sa jambe étendue, et nous lui posons un autre lien autour de la cuisse, au-dessus du genou. La veine étant tuméfiée, nous faisons, en suivant la marque tracée, une incision qui ne doit pas être plus profonde que la peau, afin de ne pas diviser la veine. Alors, tirant les lèvres de la plaie avec des crochets, et disséquant les membranes avec le bistouri courbe propre aux hydrocèles, nous mettons à nu la veine et nous l'iso-

βρόγχῳ L., βρόχῳ P. — 16 σημειωσάμενοι T. — 17 αὐτοῖς P. — 18 μικρῶν LP., μικρὸν NVcBa., πλείω EX. — 19 δὲ omis d. ABCDFGJLMNOPVeBaT., τε pour δὲ EX. — 20 βρόγχον FGLR. — 21 ἀποκρυφωθείσης T., τῆς φλεγμονῆς pour τῆς φλεβὸς E. — 22 τέμωμεν ABCEFGLMNTXOPVeBa. — 23 πλέον δὲ F., τὸ βάθος μὴ πλέον τοῦ δέρματος omis d. P. — 24 φλέβαν LP. — 25 ἐκτείναντες T. — 26 ὑδρικηλικοῖς A. — 27 παρίοις R., ἀποδείραντες T. — 28 φλέβαν LP. —

καὶ πανταχόθεν ἀπλώσαντες, λύσομεν[29] τοὺς τοῦ μηροῦ δεσμούς.

Τυφλαγκίστρῳ τε τὸ ἀγγεῖον[30] μετεωρίσαντες, ὑποβαλοῦμεν βελόνην διπλοῦν[31] ἔχουσαν λίνον, κόψομέν τε τὴν διπλόην. Καὶ διελόντες φλεβοτόμῳ κατὰ μέσου τὴν φλέβα, κενώσομεν ὅσον χρεία τοῦ αἵματος. Εἶτα τῷ[32] ἑνὶ βρόχῳ τὸ[33] ἀνωτέρω τοῦ ἀγγείου μέρος ἀποσφίγξαντες[34], ὀρθόν τε τὸ σκέλος ἀνατείναντες, ἐκπιέσει τῶν χειρῶν τὸ ἐν τῷ σκέλει αἷμα κενώσομεν, κἄπειτα κάτωθεν[35] πάλιν τὸ ἀγγεῖον ἀποσφίγξαντες[36], ἢ τὸ μεταξὺ τῶν δεσμῶν κόψαντες[37] τῆς φλεβὸς ἀφέλωμεν, ἢ μένειν αὐτὸ[38] συγχωρήσομεν ἄχρις ἂν αὐτομάτως[39] ἐκπέσοι σὺν τοῖς βρόχοις. Καὶ διαμοτώσαντες[40] ξηροῖς, οἰνελαίῳ[41] τε βραχὲν σπληνίον[42] ἐπιβαλόντες ἐπιδήσομεν, τῇ τε πυοποιῷ ἐμμότῳ θεραπεύσομεν ἀγωγῇ[43].

Οἶδα δὲ[44] ὅτι τῶν ἀρχαίων τινὲς οὐ κέχρηνται[45] τοῖς βρόχοις[46], ἀλλ᾽ αὐτόθεν οἱ μὲν ἐκτέμνουσι τὸ γυμνωθὲν[47] ἀγγεῖον, οἱ δὲ καὶ[48] ἐκ βάθους αὐτὸ τείνοντες[49] μετὰ βίας ἐξέλκουσιν ἀποῤῥήξαντες[50]. Ἀλλὰ πάντων ἀσφαλέστερός ἐστιν ὁ λεχθεὶς[51] τῆς χειρουργίας τρόπος.

Καὶ τοὺς ἐν ὑπογαστρίῳ[52] δὲ παραπλησίως χειρουργήσομεν κιρσούς, καὶ τοὺς ἐν κροτάφοις ὡς ἐπὶ τῆς ἀγγειολογίας[53] εἴρηται.

[29] λύσομεν omis d. P., τῶν μηρῶν P. — [30] τὸ omis d. NVe., ἀγγείῳ NVe., τῷ ἀγγείῳ ABCFOPTX., τῶν ἀγγείων L. — [31] διπλὴν ABCDFGLOVeT., διττὴν N. — [32] τῷ omis d. NVe. — [33] τῷ NOVe., βρόγχῳ F. — [34] ἀποσφίγξαντα LPT. — [35] κάτωθεν omis d. D. — [36] ὑποσφίγξαντες DGR., ἀποσφίξαντες T. — [37] κόψαντα GLP. — [38] αὐτῷ BGJLMNOPRVeBa. — [39] ἄχρις ἂν αὐτῷ μοτώσαντες ξηροῖς T.; les mots intermédiaires sont omis d. T. — [40] ἄχρις ἂν αὐτομοτώσαντες ξηροῖς; le reste omis d. ABCFGLMOP. — [41] ἐνελαίῳ DT., τὸ pour τε M. — [42] σπληνίῳ ἐπιβάλωμεν ἐπιδήσαντες LP.,

lons de toutes parts, après quoi nous enlevons les liens de la cuisse.

Après avoir soulevé le vaisseau avec un crochet mousse, nous passons dessous une aiguille munie d'un fil double dont nous coupons ensuite le pli. Nous divisons alors la veine par le milieu avec un phlébotome, et nous faisons couler autant de sang que la circonstance le demande. Après cela nous serrons avec un des fils la partie supérieure du vaisseau; et élevant droit la jambe, nous faisons sortir, en pressant avec les mains, le sang qui est dans cette jambe, et nous lions à son tour la partie inférieure du vaisseau; puis, nous enlevons après l'avoir coupée la partie du vaisseau qui se trouve entre les ligatures, ou bien nous la laissons jusqu'à ce qu'elle tombe d'elle-même avec les fils. Nous remplissons la plaie de charpie sèche, et nous mettons dessus une compresse imbibée d'huile et de vin que nous maintenons par un bandage. Nous employons ensuite les pansements suppuratifs.

Je sais que quelques-uns des anciens ne se servaient pas de fils, mais que les uns coupaient le vaisseau aussitôt qu'il était mis à nu, que les autres le tirant du fond l'arrachaient en le brisant avec violence. Mais de tous les modes d'opération, celui dont je viens de parler est le moins dangereux.

Nous opérons aussi d'une manière analogue les varices situées à l'hypogastre, et celles des tempes comme on l'a dit au chapitre de l'angiotomie.

σπλήνι R. — 43 ἀγωγῆς GLP. — 44 δὲ omis d. D. — 45 οὐκ ἔχρονται P. — 46 βρόγχοις F. — 47 δηλωθὲν DR. — 48 καὶ omis d. P., εἰ δὲ καὶ X. — 49 αὐτὸς καὶ τοὺς ὑπογαστρίους τείναντες L., ἀποτείνοντες HKR., τείναντες AGLNPVeBa., ἀποτείναντες T. — 50 ἀπορύψαντες DP., ἀπορήσαντες M., ἀπορίψαντες GL. — 51 λεχθεὶς omis d. GLP. — 52 καὶ τοῦ ὑπογαστρίου G., καὶ τοὺς ὑπογαστρίους LP., δὲ omis d. C. — 53 τὴν ἀγγειολογίαν.

ΠΓ′.

ΠΕΡΙ ΔΡΑΚΟΝΤΙΩΝ.

Τὸν περὶ τῶν[1] δρακοντίων λόγον, ὡς ἂν διὰ τῶν[2] φαρμάκων μάλιστα κατορθούμενον[3], ἐν τῷ τετάρτῳ παραδεδώκαμεν βιβλίῳ.

[1] τὸν NP., τῶν omis d. DEFGLHJKRT.; λόγων GNP. — [2] τῶν omis d. ABDEFG HJKLMOPRX., φαρμακείας EX. — [3] κατευρθεύμενον J.; ἐν omis d. N., τῷ omis d. X. On ne comprend pas bien pourquoi l'auteur a fait ici mention du dragonneau, puisqu'il se borne à renvoyer à son 4e livre, chap. 58, où il traite de cet helminthe. Quoi qu'il en soit, voici en substance ce qu'il en dit : « C'est dans l'Inde et dans la haute Égypte qu'on rencontre cet animal; il se loge dans les parties musculeuses. Après un séjour plus ou moins prolongé, une extrémité du ver vient aboutir à la peau et y détermine un abcès qui suppure et qui fait saillir au dehors le bout

ΠΔ′.

ΠΕΡΙ ΑΚΡΩΤΗΡΙΑΣΜΟΥ.

Τῶν ἄκρων ἐνίοτε[1] διασαπέντων οἷον[2] χειρὸς ἢ ποδὸς, ὥστε καὶ αὐτὰ τὰ ὀστᾶ διαφθαρῆναι, ἢ[3] ἐκ προκαταρκτικῆς αἰτίας[4] τινὸς κατεαγότα, ἢ[5] προηγουμένως διασαπέντα καὶ τὴν ἔκπρισιν[6] αὐτῶν ἀπαιτούντων[7], ἀνάγκη τὰ[8] περικείμενα τοῖς ὀστοῖς σώματα πρῶτον[9] διελεῖν. Ἀλλ' ἐπεὶ[10] τούτου γινομένου πρῶτον[11], εἶτα τῆς πρίσεως ἐν[12] πλείονι χρόνῳ γινομένης, κίνδυνος αἱμοῤῥαγίας[13] ἐπακολουθεῖ, καλῶς ὁ Λεωνίδης οὐ πάντα πρῶτον διατέμνει τὰ σώματα πλὴν[14] εἰ μὴ παντελῶς εἴη διασεσηπότα· ἀλλὰ τὸ μέρος ἔνθα μὴ[15] νομίζει

[1] μὲν ἦτε GLP. — [2] οἷον ἢ χ... GLP. — [3] ἢ omis d. M., ἐκ omis d. ABC FGLNOPVeT., ὑπὸ pour ἐκ EX. — [4] αἰτίας omis d. M., αἰτίας, ἢ καταγέντα ATXBCEFGLMNOPVe., αἰτίας καταγέντα Ba., αἰτίας γεγονότα R., αἰτίας τινὸς γεγονότα DJ. — [5] ἢ καὶ προηγ... NVeBa., ἢ κατὰ προηγ... ABCEFGLMOP TX., προηγουμένα P. — [6] ἔκτρισιν T. — [7] ἀπαιτεῖν ABCEFLMNOPVeBaTX.,

CHAPITRE LXXXIII.

DU DRAGONNEAU.

Nous avons parlé du dragonneau dans le quatrième livre, parce qu'on le guérit principalement par les médicaments.

de l'animal. Il survient des douleurs vives, surtout si, en voulant attirer le dragonneau, on le brise. Les uns, pour le tirer sans le rompre, suspendent, au bout qui pend, un petit poids en plomb ; d'autres prétendent que ce procédé cause de grandes douleurs, le condamnent et prescrivent des bains locaux, et l'extraction sans violence avec les doigts. Soranus nie que ce soit un animal, et prétend que ce n'est qu'une concrétion nerveuse. Cet auteur, ainsi que Léonidès, voulait qu'on traitât par des affusions et des cataplasmes, ou par des emplâtres de baies de laurier et de miel. Ces moyens font sortir le dragonneau ; mais, s'ils ne réussissent pas, il faut disséquer la peau et enlever le ver par cette opération. »

CHAPITRE LXXXIV.

DE L'AMPUTATION DES EXTRÉMITÉS.

Parfois les extrémités, c'est-à-dire la main ou le pied, se putréfient de telle sorte que les os eux-mêmes se carient, soit qu'une fracture ait eu lieu par suite d'une cause procatarctique (*externe*), soit que ces organes se putréfient par suite d'une cause proégumène (*interne*) ; il devient nécessaire de les scier : mais on doit d'abord isoler les os des parties qui les entourent. Toutefois, comme en opérant tout d'abord cet isolement, on court le danger d'une hémorrhagie parce que l'emploi de la scie exige un temps assez long, c'est avec raison que Léonidès ne

ἀπετὴν G., πρὸ ταύτης ἀνάγκη ABCEFMNOVeBaTX.., πρὸ ταύτης ἀνάγκης GLP. — [8] τὰ omis d. BLNOVeBa. — [9] πρῶτα P. — [10] ἀλλ' omis d. T., ἐπὶ P , γενομένου DLOP. — [11] πρώτου L. — [12] ἐν omis d. ABCEFGLMNOPVeBaX., χρόνι P. — [13] αἱμοῤῥαγίαν ἐπακολουθεῖν EX., ἐπικολουθεῖ P. — [14] τὰ omis d. LP., πρὶν pour πλὴν O. — [15] εἶνα pour ἔνθα G. ; μὴ omis d. DHJKR., νομίζῃ EMNVeBa.

πλείους ἢ[16] μείζονας εἶναι φλέβας ἢ ἀρτηρίας πρῶτον διὰ τάχους[17] ἄχρις ὀστέου διατέμνει[18] · εἶτα τὸ ὀστέον ὅσον τάχος ἐκπρίζει[19], λινοῦν ῥάκος περιτιθεὶς[20] τοῖς τμηθεῖσι σώμασιν[21] ὑπὲρ τοῦ μὴ δι' αὐτῶν[22] διασυρόμενον τὸν πρίονα ὀδύνας ἐμποιεῖν · καὶ τότε λοιπὸν ἐκτεμὼν καυτῆρας[23] διαφανεῖς κατὰ τῶν ἀγγείων ἐπιϐάλλει[24] ἐπὶ τῷ στῆσαι τὴν αἱμοῤῥαγίαν, καὶ διαμότοις[25] προσφόρως ἐπιδήσας τῇ πυοποιῷ χρῆται[26] θεραπείᾳ.

— 16 πλείους οὐδὲ μείζονας MBa., πλείους εἰ δὲ ABCEFGLNOPVeTX., ἢ μὴ μείζονας J., μείζων P. — 17 διὰ βάθους DJR., ἄχρις ἂν AT. — 18 διατεμῇ ABCGLNPVeT., διατέμνειν FX. — 19 ἐκπρίζειν GLP., ἐπιπρίζει N., λίνου LP. — 20 περιθεὶς ABCEFGJLMNOPVeBaX. — 21 σώμασιν omis d. M. — 22 δι' αὐτὸν F., συρόμενον DHKR. — 23 καυτηρίας C., διαφανῆς T. — 24 ἀγκείων E., ἐπίϐαλλε καὶ

ΠΕ'.

ΠΕΡΙ ΤΩΝ ΚΑΤΑ ΤΟΥΣ ΟΝΥΧΑΣ ΠΤΕΡΥΓΙΩΝ.

Τὸ κατὰ τοὺς ὄνυχας πτερύγιον ὑπεραύξησίς ἐστι σαρκὸς[1] καλύπτουσα μέρος τοῦ[2] ὄνυχος ἐν τοῖς τοῦ ποδὸς καὶ τῆς χειρὸς μεγάλοις[3] μάλιστα συνισταμένη[4] δακτύλοις. Ἀλλὰ τὰ[5] μὲν ἐν τοῖς ποσὶν ἐκ[6] προσπταίσματος ὡς ἐπὶ τὸ[7] πολὺ γίνεται, τὰ δὲ ἐν ταῖς[8] χερσὶν ἐκ παρωνυχίων[9] ἀμεληθέντων[10] φλεγμηνάντων τε καὶ μεταϐαλόντων[11] εἰς πῦον. Τὸ γὰρ πῦον ἐγχρονίσαν ἐσθίει[12] τήν τε ῥίζαν τοῦ ὄνυχος καὶ αὐτὸν διαφθείρει καὶ πολλάκις μὲν ὅλον[13] ἀφανίζει, τὰ δὲ πλεῖστα τὸ μέσον[14] τοῦ ὄνυχος, πρὸς δὲ ταῖς ῥιζωνυχίαις[15] αὐταῖς καταλείπει τι διασαπὲν[16] αὐτοῦ μέρος · ἐνίοτε δὲ[17] ὅλην καταλείπει τὴν ῥίζαν ἀδιάϐρωτον[18] · ἔσθ' ὅτε δὲ καὶ[19] τὸ ὀστέον διέφθειρε καὶ

1 σαρκὸς omis d. M. — 2 τοῦ πτερυγίου ὄνυχος R. — 3 μεγάλης FT., μεγάλοις omis d. X. — 4 συνισταμένοις J., συνισταμένου X. — 5 τὸ DEX. — 6 ἐν pour ἐκ LP., πρόπταίσματος M. — 7 τὸ omis d. LP. — 8 τοῖς K. — 9 παρονυχίας ABCEFGJLMNOPVeBaTX. — 10 ἀμεληθέντων δῆθεν φλεγμ... EX., ἀμεληθείσης φλεγμηνούσης M. — 11 μεταϐαλλόντων ABCDEFGJLXNPRVeBa., μεταϐληθείσης M. — 12 ἐσθίειν EX. — 13 ἄλλον pour ὅλον N. — 14 τὸ omis d. GJLP., μέσον πᾶν τοῦ GLP., μέσον

coupe pas de suite toutes les parties à moins qu'elles ne soient entièrement putréfiées; mais il coupe d'abord promptement jusqu'à l'os les parties où il pense qu'il n'y a pas de nombreuses et grosses veines ou artères; ensuite il scie l'os aussi vite que possible, après avoir entouré les parties coupées de chiffons de toile de lin, de peur que la scie venant à les déchirer ne cause des douleurs; puis alors, coupant le reste, il applique sur les vaisseaux des cautères incandescents pour arrêter l'hémorrhagie, et après avoir pansé et bandé convenablement, il emploie les remèdes suppuratifs.

στῆσαι ABCEFGLNOPVeBaTX., ἐπιβάλλει καὶ στήσας DJHKR. — 25 καὶ omis d. TARX., καὶ προσφόρως XBCEFGLNOPVeBa. — 26 χρῆσαι ABCEFGVeBa T., χρῆσθαι LNOPX.

CHAPITRE LXXXV.

DU PTÉRYGION DES ONGLES.

Le ptérygion des ongles est une excroissance de chair recouvrant une partie de l'ongle et s'établissant principalement aux pouces des pieds et des mains. Celui des pieds provient le plus souvent d'un heurt, celui des mains de panaris dont l'inflammation a été négligée et s'est tournée en pus. En effet, le pus en séjournant ronge la racine de l'ongle, le corrompt et souvent le détruit tout entier, mais la plupart du temps, le milieu de l'ongle seulement, en laissant pourtant près de la racine elle-même une portion putréfiée; quelquefois cependant la racine tout entière reste sans érosion; parfois aussi l'os se carie et

πάνυ τοῦ ὄνυχος ABCEFGJLMNOPRVeBaT.; R omet depuis καὶ αὐτὸν jusqu'à μέσον τοῦ ὄνυχος inclusiv. — 15 τὴν ῥιζωνυχίαν P., αὐτῶν M., καταλείπειν τὸ GLP. — 16 διασηπτὸν ABCTFGKNOVeBa., διασηπὸν JM., δισηπτὸν LP. Cornarius veut ici ἀδιάσηπτον; ce qui ne change pas notablement le sens, quoique ce mot signifie le contraire de διασαπέν; EX. omettent depuis τοῦ ὄνυχος jusqu'à τι διασαπέν. — 17 δὲ omis d. ABCEFGMNOVeBaX. — 18 ἀδιάβροχον LP. — 19 δὲ

ὀδύνη [20] γίνεται χαλεπή· καὶ ὁ δάκτυλος ἐξ ἄκρου πλατύνεται καὶ πελιδνότερος φαίνεται [21].

Τούτους οὖν δεῖ [22] χειρουργεῖν ἅπαν τὸ ἐγκαταλειπόμενον [23] μέρος τοῦ ὄνυχος ὑποτέμνοντας [24] ἀκμῇ σμιλίου καὶ κομιζομένους [25], ἔπειτα καυτηρίοις τὸ ἡλκωμένον [26] ἐπικαίοντας καὶ τὸ τετμημένον μέρος· νομὴ γάρ ἐστι κατὰ γένος [27] τὸ πτερύγιον, καὶ οὐ καθίσταται [28] τοῦτο εἰ μή τις αὐτὸ [29] φλέξειεν, ὡς εἴπερ ἀμεληθείη διαφθείρει τὸν δάκτυλον.

Εἰ δὲ, τοῦ ὀστέου καὶ τοῦ ὄνυχος ἀπαθῶν [30] διαμεινάντων, ἡ ἐκτὸς γωνία τοῦ ὄνυχος ὑποδυομένη καὶ νύττουσα τὴν [31] ἐπιπεφυκυῖαν αὐτῇ σάρκα, φλεγμονῆς αἰτία γίνεται, δεῖ [32] τὸ νύττον τοῦ ὄνυχος μέρος λεπτῷ κοπαρίῳ [33] ἢ τοιούτῳ τινὶ ὑποβληθέντι μετεωρίσαντα [34] σμιλίου ἀκμῇ ἀφελεῖν [35], καὶ τὸ ὑπερέχον ἐσχαρωτικῷ δαπανῆσαι [36] φαρμάκῳ. Καὶ πλεῖστοί γε τούτῳ τῷ τρόπῳ δίχα [37] χειρουργίας ἐθεραπεύθησαν. Εἰ δὲ μεῖζον [38] εἴη, πρῶτον τῷ σμιλίῳ περιελόντα [39] τῷ φαρμάκῳ δεῖ [40] χρῆσθαι.

omis d. M., ὀστέου GLP. — [20] ὀδμὴ pour ὀδύνη ABCFGJLMNOPVeBaT. J'ai préféré la leçon ὀδύνη (douleur) à celle de ὀδμὴ (odeur), quoique toutes les deux soient admissibles et aient un nombre égal d'autorités. — [21] γίνεται EX. — [22] δεῖ omis d. ABCDEFGHJKLNOPRVeBaTX. — [23] ἐγκαταλειλυπομένον Vc., καταλειπόμενον M. — [24] ὑποτέμνοντες DR. — [25] κομίζοντας M. — [26] ἑλκούμενον ABCEFGJLMNOPVeBaTX., ἐπικαίοντες DEX. — [27] μέρος pour γένος BJO. — [28] οὐκ ἀφίσταται DHKR., ταῦτα tous excepté M., καὶ omis d. GLP. — [29] αὐτὰ tous excepté M., φυλάξειεν pour φλέξειεν T. — [30] ἀπαλῶν D., ἀπασθῶν Vc., μεινάντων ABCEFGXLMNOPVeBaT. — [31] νύττουσα τὴν ἐπιφάνειαν ἤγουν τὴν ἐπιπ... JR., τὴν πεφυκυῖαν C.

produit une douleur incommode ; le doigt s'élargit à son extrémité et paraît livide.

Il faut en conséquence recourir à l'opération qui consiste à couper par-dessous et à enlever avec le tranchant du bistouri toute la portion d'ongle qui reste, puis à brûler avec des cautères et la partie ulcérée et la partie coupée. En effet, le ptérygion est de sa nature un ulcère rongeant qui ne s'arrête pas, à moins qu'on ne le brûle ; de sorte que si on le néglige il fait tomber le doigt en putréfaction.

Mais si l'os et l'ongle demeurant sains, l'angle extérieur de l'ongle s'enfonce dans la chair adjacente et la pique, il en résulte une cause d'inflammation. Il faut alors soulever la partie piquante de l'ongle à l'aide d'un manche mince de scalpel ou avec quelque chose de semblable, et l'enlever avec le tranchant d'un bistouri ; puis on consume l'excroissance charnue avec un médicament escharotique. La plupart guérissent de cette manière sans qu'il soit besoin de couper la chair. Mais si elle est trop développée, on la coupe d'abord avec un bistouri, puis on se sert du médicament caustique.

— [32] δεῖ δὲ τὸ E. — [33] λεπτεκοπαρίῳ HKR., λεπτουκαρύῳ N. — [34] μετεωρήσαντας M. — [35] ἀφαιρεῖν LP. — [36] ἀφανῆσαι LP. ; E omet depuis ὑπερέχον jusqu'à καὶ πλεῖστοι inclusiv. — [37] διὰ pour δίχα ABCDEFGJLMNOPRVeBaTX. Ici je suis en désaccord avec tous les commentateurs, qui ont adopté le sens donné par διά ; mais, autorisé par deux des meilleurs manuscrits, je n'ai pas hésité à adopter la leçon δίχα, qui donne un sens chirurgical et grammatical plus correct. — [38] μείζων HK. — [39] περιελόντες D.. περιελόντας M. — [40] φαρμακώδει BENVeBa. ; δεῖ omis d. GLP. ; T. omet toute la fin depuis εἰ δὲ μεῖζον εἴη.

ΠϚʹ.

ΠΕΡΙ ΟΝΥΧΟΣ[1] ΘΛΑΣΘΕΝΤΟΣ.

Ἐπειδὴ δὲ[2] πολλάκις ἐπικρούμασιν ὀνύχων θλασθέντων ὀδύναι παρακολουθοῦσαι[3] εἰς χειρουργίαν ἡμᾶς ἕλκουσιν[4], ἀρκεῖ τοῦ Γαληνοῦ σοι[5] παραθέσθαι τὴν λέξιν. Φησὶ γοῦν[6]· «Θλασθέντων δὲ[7] τῶν ὀνύχων σαφῶς ἐπειράθημεν[8] ἀνωδύνου βοηθήματος τῆς κενώσεως τοῦ αἵματος, ὅταν σφυγμοί τε γίνωνται καὶ περιωδυνίαι[9] σφοδρόταται.»

Δεῖ δὲ λοξὴν ποιεῖσθαι μὴ κατ' εὐθὺ τοῦ βάθους ἄνωθεν κάτω[10] τὴν τομὴν ὀξείᾳ σμίλῃ, ἵνα ἐκκριθέντος τοῦ αἵματος[11] οἷον πῶμά τι τῶν ὑποκειμένων γένηται[12] τὸ τμηθὲν οὕτω[13] μόριον τοῦ[14] ὄνυχος. Εἰ δὲ κατ' εὐθὺ ποιήσοι τις[15] τὴν τομὴν ἐκ τῶν ἄνωθεν εἰς τὸ κάτω, τὸ[16] καλούμενον ὑπερσάρκωμα[17] γίνεται, τῆς ὑποκειμένης[18] τῷ ὄνυχι σαρκὸς[19] ἐκβλαστανούσης διὰ μέσου τῆς διαιρέσεως ἕτερον σῶμα· ἐντεῦθέν τε[20] πάλιν ὀδύναι καταλαμβάνουσιν[21] ὥσπερ ἐν ταῖς ὀνομαζομέναις παρωνυχίαις[22], θλιβομένης ὑπὸ τοῦ ὄνυχος τῆς γεννωμένης[23] σαρκός. Ἀνωδύνους τε οὖν[24] παραχρῆμα τοὺς κάμνοντας ἔστιν ἰδεῖν ἐπὶ τῇ[25] τοιαύτῃ τομῇ. Ἐν δὲ[26] ταῖς ἐχομέναις ἡμέραις, ἔξεστιν ἡμῖν ἀτρέμα ἐπαίρουσι τὸ ὑποτετμημένον[27] τοῦ ὄνυχος[28], ἐκκρίνειν τε τοὺς ἰχῶρας τοῦ

[1] περὶ ὀνύχων θλασθέντων CF., περὶ ὄνυχος θλάσεως N. — [2] δὲ omis d. DHMPRT., ἐπικρούσμασιν ABCEFGJLMNOPVeBaTX. — [3] παρακολουθοῦσιν ABCEFGLMNOPVeBaTX. — [4] ἕλκουσαι ABCEFXGMNOVeBaT. — [5] ὑμῖν E., ἡμῖν X., συνπαραθέσθαι LP. — [6] φησὶ γὰρ M. Je n'ai pas trouvé, dans ce qui nous reste de Galien, le passage mentionné ici. — [7] δὲ omis d. M., τε καὶ pour δὲ L., καὶ pour δὲ P. — [8] ἐπειράσθημεν C., ἐπειράθη T., ἐπιράσθημεν G. — [9] περιοδυνίαι ABCDEFGJLMNOPRVeBa., σφοδρόταται DT. — [10] κατὰ DR., τὴν τὸν μὴν X. — [11] τοῦ αἵματος omis d. ABCFGLMNOPTVeBa., πτῶμά τι X. — [12] γίνηται FGMBa., γίνεται ABCELNOPVeT., τὸ omis d. M. — [13] οὐ τὸ ABCFJMO. — [14] τὴν pour τοῦ Ve. — [15] ποιήσαις τομὴν ABCEFGJNOVeBaX., ποιήσεις τομὴν MT., ποιεῖ-

CHAPITRE LXXXVI.

DE L'ONGLE CONTUS.

Comme souvent il résulte de la meurtrissure des ongles par un choc des douleurs qui nous entraînent à une opération, il suffit de rapporter les paroles de Galien ainsi conçues : « Nous avons manifestement éprouvé que dans la contusion des ongles l'évacuation sanguine est un remède calmant lorsqu'il y a des pulsations et des douleurs très violentes. »

Or, il faut avec le tranchant d'un bistouri faire l'incision non pas droite en profondeur de haut en bas, mais obliquement, afin que le sang étant évacué la portion d'ongle ainsi coupée serve comme d'une espèce de couvercle aux parties sous-jacentes. En effet, si vous faites l'incision droite de haut en bas, il survient ce qu'on appelle un hypersarcôme, parce que la chair placée sous l'ongle fait pulluler une autre portion charnue dans le milieu de l'incision ; et par suite, le malade est de nouveau saisi par des douleurs semblables à celles de la maladie appelée panaris, puisque la chair repullulée est comprimée par l'ongle. Aussitôt après cette incision, nous voyons les malades se trouver sans douleur. Dans les jours suivants, il nous est facile de lever doucement la portion d'ongle coupée pour faire écouler la sanie,

σθαις L., ποιεῖσθαι P. — 16 κάτω, τὸ omis d. ABCFTGJLMOPVeBa., τὸ καλούμενον omis d. N, — 17 τι γιν... M. — 18 ὑποκειμένης γάστρες τῷ LP. — 19 ἐκβλαστανούσων D., σαρκὸς omis d. LP. — 20 δὲ ABCFGJLMNOPVeBaT. — 21 καταλαμβάνονται D., αἷσπερ EX., ἅπερ GLPT., ἅσπερ ABCFMNOVeBa. ; ὥσπερ omis d. DHJKR. Aucun manuscrit n'a ὥσπερ ; mais le sens m'a paru l'exiger impérieusement. — 22 ἐν ταῖς παρονυχίαις ὀνομάζομεν ABCEFGLMNOXPVeBa., ὀνομαζούσαις D. — 23 γενομένης BDEGKLMNOPRVeBa., γινομένης J. — 24 ἀνωδύνα P., τε οὖν ἐν τῷ παραχ... ABCEFGJLMNOPVeBaTX. — 25 τῇ omis d. GLNVeBa., τῇ αὐτῇ P. — 26 δὲ omis d. LP. — 27 ὑποτεταγμένον M., ὑποτετμηθέντος L., ὑποτετμηθὲν P. — 28 ἢ ἐκκρίνειν AXBCEFGJLNOPVe. ; DKR. omet-

ὄνυχος, αὖθίς τε πάλιν ἐπιτιθέναι τῇ ὑποκειμένῃ[29] σαρκὶ, καθάπερ ἔφην, οἷον ἐπίθεμα τὸν ὄνυχα. Τῇ δὲ ἄλλῃ τοῦ δακτύλου παντὸς ἐπιμελείᾳ παρηγορικῇ[30] τε καὶ διαφορητικῇ[31] συμφέρει χρῆσθαι.

tent ἐκκρίνειν τε τοὺς ἰχῶρας τοῦ ὄνυχος; MH omettent τοῦ ὄνυχος. — [29] ἐπικειμένῃ

ΠΖ'.

ΠΕΡΙ ΗΛΩΝ ΚΑΙ ΜΥΡΜΗΚΙΩΝ ΚΑΙ ΑΚΡΟΧΟΡΔΟΝΩΝ.

Ὁ μὲν ἧλος τύλος ἐστὶ περιφερὴς, λευκὸς, ὡμοιωμένος[1] ἥλου κεφαλῇ[2], κατὰ πᾶν τοῦ σώματος μέρος[3] συνιστάμενος, μάλιστα δὲ ἐν τοῖς πέλμασι[4] τῶν ποδῶν καὶ τοῖς δακτύλοις, ὀδύνην τε καὶ δυσεργίαν ἐν τῷ βαδίζειν ἐμποιῶν[5]. Περιχαράξαντα τοίνυν τὸν ἧλον καὶ μυδίῳ[6] κρατήσαντα ὀξυκοράκῳ[7] σμιλίῳ ἢ φλεβοτόμῳ ἐκ ῥιζῶν ἐξελεῖν[8]. Τινὲς δὲ διὰ τὸ μὴ πάλιν γενέσθαι τοῖς διαπύροις ἐχρήσαντο καυτηρίοις.

Ἡ[9] δὲ μυρμηκία[10] ἐπανάστασίς ἐστι[11] τῆς ἐπιφανείας, μικρὰ, τυλώδης, στρογγύλη, παχεῖα, κατὰ βάσιν ἐγκαθημένη[12], καὶ πρὸς τὰς περιψύξεις[13] ὁμοίαν αἴσθησιν ἐμποιοῦσα δήγμασι[14] μυρμήκων · ἐν[15] ἅπαντι μὲν καὶ αὐτὴ συνισταμένη τῷ σώματι, μάλιστα δὲ κατὰ τὰς[16] χεῖρας. Τινὲς μὲν οὖν[17], ἐξ ὧν ἐστι καὶ ὁ Γαληνὸς, σύριγγι πτεροῦ σκληροῦ οἷά εἰσι[18] τά τε τῶν παλαιῶν ἀλεκτρυόνων καὶ τὰ τῶν χηνῶν καὶ ἀετῶν ἀξιοῦσι περιχαράσσοντα κατὰ περιστροφὴν[19] ἐπὶ

[1] ὁμοιώμενος ABCDEFGKLMNOPVcBa. — [2] κεφαλὴν P. — [3] μέρους Vc. — [4] πέλμασι M., ποδίων D. — [5] ἐποιῶν N., ἐνεργῶν καὶ ποιῶν P., περιχαράξαντες E., περιχαράξαντας M. — [6] μυδείῳ Ba., διακρατήσαντα ABCFGJLNOPTXVcBa., διακρατήσαντες E., διακρατήσαντας M. — [7] ὀξυκράτῳ D., ὀξυράκως GLP., ὀξυτάτω JR. — [8] ἐκτεμεῖν C. — [9] εἰ D. — [10] καὶ κατὰ χεῖρας μάλιστα ἐπανάστ... BEJOX. — [11] ἐπὶ pour ἐστι D., ἐστι omis d. R. — [12] ἐγκαθιμένη DNVcBa., ἐγκαθημένοι P. — [13] παραψύξεις EFTJNOXVc

puis nous plaçons de nouveau l'ongle comme un couvercle sur la chair sous-jacente, ainsi que je l'ai dit. Pour les autres soins à donner au doigt, il faut employer les adoucissants et les diaphorétiques.

GLP. — [30] παρηγορητικῇ DHMNRVe., παρηγοριτικῇ K. — [31] διαφορικῇ HKT., ἐμφέρει AT.

CHAPITRE LXXXVII.

DES DURILLONS, DES MYRMÉCIES ET DES VERRUES PÉDICULÉES.

Le durillon est une callosité arrondie, blanche, semblable à une tête de clou, qui vient se placer sur toutes les parties du corps, mais principalement à la plante et aux doigts des pieds, et qui cause de la douleur et de la difficulté dans la marche. En conséquence, nous faisons une incision tout autour du durillon, et, le saisissant avec une pince, nous le déracinons avec un phlébotome ou avec un bistouri en forme de bec de corbeau. Quelques-uns emploient les cautères rougis pour qu'il ne repullule pas.

La myrmécie est une élévation de l'épiderme, petite, calleuse, ronde, épaisse, à base enfoncée, et donnant par suite du froid une sensation pareille à celle de la morsure des fourmis. On la trouve elle aussi établie sur toutes les parties du corps, mais surtout aux mains. Quelques-uns, au nombre desquels se trouve Galien, pensent qu'il faut entailler la myrmécie tout autour avec un tuyau de plume épaisse, telle que celle des vieux coqs, des oies ou des aigles, puis, en la renversant et en la tordant violemment jusqu'au fond, l'enlever de sa base. D'autres font la

Ba., παραψήξεις ABCHKO., παρατρήψεις D. — [14] δύγμασι Ve., δῆγμα R. — [15] ἐν omis d. ABCFGLTMNOPVeBa., αὐτῆς R., αὐτὸ T.; GLP. omettent depuis καὶ πρὸς τὰς jusqu'à τῷ σώματι inclusiv. — [16] τὰς omis d. ABCDFGLMNOPVeBaT. — [17] σὺν, ἐξ omis d. D., ἐξ omis d. HKR., καὶ omis d. R. — [18] ἐστι R., τά τε omis d. R. — [19] καὶ περιστρ... R., καὶ κατὰ περιστρ... D., καταστροφὴν ABCEFGLTNOPVeBaX., κατα-

τὸ βάθος βιαζόμενον[20] ἐκ βάσεως ἀφαιρεῖν τὴν μυρμηκίαν. Ἕτεροι δὲ[21] χαλκῷ ἢ σιδηρῷ συριγγίῳ[22] τὸ αὐτὸ[23] δρῶσι. Τοῖς δὲ νεωτέροις ἤρεσε[24] περιχαράξαντας καὶ μυδίῳ διαλαβόντας[25] σμίλῃ καθάπερ τοὺς ἥλους ἐκτέμνειν[26].

Ἡ δὲ[27] ἀκροχορδὼν ἐπανάστασίς ἐστι[28] μικρὰ τῆς ἐπιφανείας, ἄπονος, τυλώδης, περιφερὴς[29] κατὰ τὸ πλεῖστον, τὴν δὲ βάσιν ἔχουσα[30] στενὴν ὡς δοκεῖν[31] ἐκκρεμᾶσθαι. Κέκληται δὲ οὕτως[32] ἀπὸ τοῦ ἄκρῳ παρεοικέναι χορδῆς. Ἀποτείναντες οὖν τὴν ὑπεροχὴν[33] ἐκτέμωμεν. Εἰ δὲ μὴ[34] τοῦτο, λίνῳ γοῦν ἢ[35] τριχὶ ταύτην ἀπολινώσομεν[36]. Οἶδα δὲ ὅτι καὶ ταύτας[37] καὶ τὰς εἰρημένας πάσας[38] ὑπεροχὰς πολλοὶ τῷ λεγομένῳ ψυχροκαυτῆρι[39] ἐδαπάνησαν.

τροφὴν M. — 20 βιαζόμενα D. — 21 δὲ omis d. GLP. — 22 συριγγίῳ omis d. M. — 23 αὐτὸ τοῦτο DEHKRX. — 25 ἤρεσαι G., ἤρκεσαι LP., περιεχαράξαντα ABCEFGLMNOPVeBaTX. — 25 διαλαβόντα ABCEFGLNOPVeBaTX. — 26 ἐκτεμεῖν ABCEFGLMNOPVeBa. — 27 ἡ μέντοι ἀκροχ... M. — 28 ἐστι καὶ αὐτὴ M., σμικρὰ ABCEGLMNOPVeBa. — 29 ὡς κατὰ M. — 30 ἔχουσαν GVe., ἐχούσην L., ἔχουσιν P; τὴν δὲ βάσιν ἔχουσα στενὴν ὡς omis d. BCFMO. — 31 δοκεῖ LP. — 32 οὗτος M., ἄκρως C. — 33 περιοχὴν D., ἐκτέμνομεν M. — 34 εἰ δὲ μὴ γοῦν τότε GLP. — 35 γοῦν

ΠΗ'.

ΠΕΡΙ ΒΕΛΩΝ ΕΞΑΙΡΕΣΕΩΣ.

Ὅτι τὸ βελουλκικὸν[1] τῆς χειρουργίας μέρος τῶν ἀναγκαιοτάτων ἐστὶ δηλοῖ ὁ ποιητὴς Ὅμηρος εἰρηκώς·

Ἰητρὸς γὰρ ἀνὴρ[2] πολλῶν ἀντάξιος[3] ἄλλων,
Ἰούς τ' ἐκτάμνειν[4], ἐπί τ' ἤπια φάρμακα πάσσειν.

Λεκτέον οὖν πρῶτον τὰς διαφορὰς τῶν βελῶν. Διαφέρουσι τοίνυν τὰ βέλη, ὕλῃ, σχήματι, μεγέθει[5], ἀριθμῷ, σχέσει, δυνάμει[6].

Ὕλῃ μέν· καθ' ὃ τῶν καλουμένων ἀτράκτων αὐτῶν[7] ἢ ξυλίνων ἢ καλαμίνων[8] ὑπαρχόντων, αὐτὰ[9] τὰ βέλη ἢ σιδηρᾶ

[1] βελουλγικὸν GJLP., βεβουλκικὸν N. — [2] γὰρ ἀνὴρ omis d. M. — [3] ἀνταξίως μᾶλλον P. — [4] ἰούς τε κατάμειν ἐπὶ τὴν ἤπια φάρμακα πᾶσιν LP. Ces vers sont les 514ᵉ

même opération avec des tuyaux d'airain ou de fer. Mais les modernes sont d'avis de l'enlever comme les clous, en la saisissant avec une pince, après l'avoir incisée tout autour avec un bistouri.

La verrue pédiculée est une petite éminence de la superficie, indolente, calleuse, arrondie la plupart du temps, ayant une base étroite, de sorte qu'elle semble appendue. Elle est appelée ainsi (*acrochordon*) de ce qu'elle ressemble à l'extrémité d'une corde de boyau. Nous l'excisons en la tirant. Si cela ne se peut, nous la lions avec un fil de lin ou avec un crin. Je sais que beaucoup de chirurgiens détruisent avec ce qu'on appelle le cautère froid et ces verrues et toutes les proéminences dont nous avons parlé.

omis d. GLP., τριχὶ C., τρίχιον EX. — 36 ἀπολινοῦμεν M.; DHKR. omettent depuis εἰ δὲ μὴ jusqu'à ἀπολινώσομεν inclusiv. — 37 ταύταις Vc., καὶ omis d. MP. — 38 ἁπάσας EX., πολλοῖς J., τῶν λεγομένων P. — 39 ψυχροκαυτῆρι BLMNOPR VcBa., ψυχρῷ καυτηρίῳ D.

CHAPITRE LXXXVIII.

DE L'EXTRACTION DES TRAITS.

Le poëte Homère fait voir que cette partie de la chirurgie, qui a rapport à l'extraction des traits, est des plus nécessaires quand il dit : « Le médecin est un homme qui en vaut plusieurs autres, lui qui retire les traits et répand sur leurs blessures des remèdes adoucissants. »

Nous devons dire d'abord quelles sont les différentes espèces de traits. Ils diffèrent quant à la matière, quant à la forme, quant à la grandeur, quant au nombre, quant à leur disposition, quant à leur puissance.

Quant à la matière. Ce que nous appelons la hampe est en

et 515e du 11e chant de l'*Iliade*. — 5 μεγέθει omis d HK. — 6 δύναμιν LP. — 7 αὐτὸν P., ἢ omis d. GLP. — 8 ἢ καλαμίνων omis d. GLP. — 9 αὐτὰ δὲ τὰ ABC

εἰσιν[10], ἢ χαλκᾶ, ἢ κασσιτέρινα, ἢ μολίβδινα[11], ἢ κεράτινα, ἢ ὑάλινα, ἢ ὀστέϊνα[12], ἢ καλάμινα καὶ αὐτὰ[13], ἢ ξύλινα· τοσαύτη γάρ τις[14] διαφορὰ μάλιστα παρ' Αἰγυπτίοις εὑρίσκεται.

Σχήματι δέ· καθ' ὃ[15] τὰ μέν εἰσι στρογγύλα, τὰ δὲ γωνιωτὰ[16], τὰ δὲ γλωχινωτὰ[17], καὶ τούτων τὰ μὲν διγλώχινα, τὰ δὲ λογχωτὰ καλούμενα, τὰ δὲ τριγλώχινα, καὶ τὰ μὲν ἀκιδωτὰ[18], τὰ δὲ χωρὶς ἀκίδων[19]· καὶ τῶν ἀκιδωτῶν, τὰ μὲν ἐπὶ τὰ[20] ὀπίσω νευούσας τὰς ἀκίδας ἔχουσιν[21], ἵνα[22] τῇ ἐξολκῇ ἀντεμπείρωνται[23], τὰ δὲ ἐπὶ τὰ πρόσω[24], ἵνα τῇ[25] ὠθήσει τοῦτο ποιῶσι· τὰ δὲ καὶ ἀντιθέτως[26] δίκην τῶν κεραυνίων[27], ὑπὲρ τοῦ καὶ ἑλκόμενα αὐτὰ καὶ ὠθούμενα ἀντεμπείρεσθαι[28]. Τινὰ δὲ καὶ κινούμενα[29] διὰ γιγγλύμου[30] τὰς ἀκίδας ἔχουσι[31] συναγομένας, αἵτινες ἐν τῇ ἐξολκῇ[32] ἐξαπλούμεναι κωλύουσιν ἐξέλκεσθαι τὸ βέλος.

Μεγέθει δέ· καθ' ὃ[33] τὰ μέν εἰσι μεγάλα ἄχρι τριῶν τὸ[34] μῆκος δακτύλων, τὰ δὲ μικρὰ ὅσον δακτύλου, ἃ δὴ καὶ μυωτὰ[35] καλοῦσι κατ' Αἴγυπτον[36], τὰ δὲ τούτων μεταξύ.

Ἀριθμῷ δέ· καθ' ὃ τὰ μέν εἰσιν ἁπλᾶ, τὰ δὲ σύνθετα. Λεπτὰ γάρ τινα αὐτοῖς ἐπεντίθεται[37] σιδήρια ἅτινα ἐν τῇ τοῦ βέλους[38] ἐξολκῇ διαλανθάνοντα μένει[39] κατὰ τὸ βάθος.

Σχέσει δέ· καθ' ὃ τὰ μὲν τὸν οὐρίαχον[40] ἔχει τοῖς ἀτρά-

EFGJKLMNOPVeBaTX. — [10] ἐστιν ABCDEFGHJKLNOPRVeBa. — [11] βόλιβινα ABMT., μολύβινα F., μολίβινα NO., μολύβδινα HK. — [12] ὀστᾶ ABFMNVeBaT., ὀστεάτινα O., ὀσταίνα GLP. — [13] καὶ αὐτὰ omis d. DHJKR., καὶ αὐτὰ ἢ ξύλινα omis d. M. — [14] ἐστι pour τις J.; τις omis d. LP., ἡ διαφορὰ T. — [15] καθ' ὃ omis d. M. — [16] γωνιωντὰ M., γωνιατὰ καὶ γογκωτὰ καλούμενα; le reste omis d. T.; γωνιωτὰ οἷον τρίγωνα ABCEFGJLMNOPVeBaX. — [17] τὰ δὲ γλωχινωτὰ καὶ γογχωτὰ καλούμενα, τὰ δὲ τριγλώχινα ABCFGLMNOPVeBa., κογχωτὰ CJMR., λογχωτὰ N. Ce passage était véritablement inintelligible dans les deux éditions imprimées; aussi les commentateurs avaient-ils chacun une version différente. Je crois avoir donné la vraie leçon d'après les meilleurs manuscrits. — [18] ἀγκιδωτὰ N. — [19] ἀχίδος J. — [20] ἐπὶ τῶν R., ἐπὶ τοὐπίσω T. — [21] ἐχόντων M. [22] ἵνα ἐν τῇ ABEFGJMNOVeBaTX. — [23] ἀντεπείρωνται AGLPVeT. — [24] ἔμπροσθεν EMO., ἔμπρος ABCFGLNPVeBaTX. — [25] ὠσθήσει ABCDFGNBa., ὠθίσει E., ἐν τῇ ABCEFGXLMNOPVeBa. — [26] καὶ omis d. M., ἀντιθέντως P., δίκη L. — [27] κε-

bois ou en roseau. Le trait lui-même est en fer, en airain, en étain, en plomb, en corne, en verre, en os, ou même aussi en roseau ou en bois. En effet, on trouve toutes ces différentes espèces principalement chez les Égyptiens.

Quant à la forme. Les uns sont ronds, les autres anguleux; d'autres sont armés de pointes, et parmi ceux-ci il y a ceux qui ont deux pointes, ceux qu'on appelle lonchotes (*lancéolés*) et ceux qui ont trois pointes. Il y en a qui sont hérissés de piquants et d'autres qui n'en ont pas. Parmi ceux qui en ont, les uns ont ces piquants tournés en arrière, afin qu'en voulant les retirer ils percent au contraire; les autres ont les piquants tournés en avant, afin qu'en les poussant ils percent également; d'autres en ont qui sont tournés en sens contraires, à la manière des foudres, afin que quand on veut, soit les retirer, soit les pousser, ils s'enfoncent au contraire. Quelques-uns aussi portent une charnière au moyen de laquelle les piquants se tiennent réunis, puis quand on veut arracher le trait, ces piquants se déploient et empêchent l'extraction.

Quant à la grandeur. Les uns sont grands et ont jusqu'à trois travers de doigt de longueur, les autres sont petits et ont un travers de doigt de long : on les appelle *myota* en Égypte; d'autres ont une longueur intermédiaire.

Quant au nombre. Les uns sont simples, les autres composés, c'est-à-dire qu'on y ajoute des fers très ténus qui restent cachés dans le fond de la blessure quand on fait l'extraction du trait.

Quant à la disposition. Les uns ont la queue du fer insérée

ρανίων LP. — 28 ἀντεπείρεσθαι GL., ἀντεμπείρασθαι MOP. — 29 κινδυνούμενα LP. — 30 γιγγυμοῦ Ve., διγιγλάμου LP., γαγγλισμοῦ HKR., γαγκλισμοῦ D. — 31 ἔχοντα M. — 32 ἐν τῇ ὁλκῇ E. — 33 καθ' ὃ omis d. T. — 34 τῷ LNVeBa. — 35 μικτὰ NVeBa., μυίατα ABCEOTX., μύϊτα FGLMP., καλοῦνται G., καλλοῦσαι L. — 36 κατ' Αἰγυπτίους GLP. — 37 ἐπεντίθενται ACDEJX. — 38 βέλη LP., ἐξολκῇ omis d. GL. — 39 μένῃ LNPRVeBa., μένειν D., κατὰ τὸ βάθος omis d. C. — 40 εὔραγον ABCEFGJLMNOP.VeBaTX., εὑρίσκον DR.; τὸν omis d. ABCEFGLMNOPR

κτοις[41] ἐγκείμενον, τὰ δὲ αὐλὸν[42] τούτοις περικείμενον· καὶ τὰ μὲν ἀσφαλῶς ἐνήρμοσται[43] πρὸς τὸν ἄτρακτον, τὰ δὲ ἀμελέστερον, ἵνα κατὰ τὴν[44] ἐξολκὴν χωριζόμενα εἴσω καταμένῃ[45].

Δυνάμει δέ· καθ' ὃ[46] τὰ μέν εἰσιν ἀφάρμακτα[47], τὰ δὲ πεφαρμακευμένα[48].

Αὗται[49] μὲν αἱ τῶν βελῶν διαφοραί. Γινέσθω[50] δὲ ἡμῖν ὁ τῆς ἐξαιρέσεως λόγος[51], ἐπί τε τῶν ἐν πολέμῳ τετρωμένων, ἐπί τε τῶν ἐκτὸς πολέμου ἑκουσίως τε καὶ ἀκουσίως, καθ' οἵαν δήποτε περίστασιν, ἐξ οἵας δήποτ' οὖν[52] ὕλης γινομένων.

Τῆς δὲ τῶν βελῶν ἐξολκῆς ἐπὶ μὲν[53] σαρκῶν διττή τίς ἐστιν[54] ἡ διαφορὰ, ἥ τε κατ' ἐφελκυσμὸν καὶ ἡ κατὰ διωσμόν[55]. Ἐφ' ὧν μὲν γὰρ ἐπιπολῆς[56] τὸ βέλος[57] καταπέπαρται, κατ'[58] ἐφελκυσμὸν γίνεται ἡ ἐξαίρεσις. Ὁμοίως καὶ ὅσα διὰ βάθους μὲν[59] ἐμπέπηγε, τὰ δὲ ἀντικείμενα μέρη τιτρωσκόμενα τὸν[60] ἐξ αἱμοῤῥαγίας ἢ συμπαθείας ἐπάγει κίνδυνον. Τὸ[61] δὲ κατὰ διωσμὸν ἐφ' ὧν διὰ βάθους τε καταπέπαρται καὶ βραχέα τὰ[62] τῶν ἀντικειμένων εἰσὶ σώματα, καὶ οὔτε νεῦρον, οὔτε ὀστοῦν, οὔτε τούτων[63] οὐδὲν παρεμποδίζει τῇ διαιρέσει. Ἐπὶ[64] δὲ ὀστέου τρωθέντος, ὁ[65] κατ' ἐφελκυσμὸν μόνον[66] παραλαμβάνεται τρόπος[67]. Εἰ μὲν οὖν καταφανὲς εἴη τὸ βέλος, αὐτόθεν ποιούμεθα τὴν ἐξολκήν· εἰ δὲ κεκρυμμένον[68], δεῖ, φησὶν[69] Ἱπποκράτης, εἰ μὲν δύναιτο[70] ὁ τρωθεὶς, ἐπ' ἐκείνου[71] τοῦ σχήματος αὐτὸν ποιήσαντας[72]

VeBaX., ἔχειν Ve. — [41] τοῖς τράκτου Ve., κατατράκτοις BEFGLMOPX., ἐγκείμενα E. — [42] τὰ δὲ αὐλὸν omis d. ABEFGLMOPTX., τούτοις περικείμενον omis d. ABCEFGLMNOPVeBaTX. — [43] ἐνείρμοσται AT., ἀνήρμοσται NVe. — [44] κατ' αὐτὴν AT. — [45] καταμείνῃ GNPVeBa., καταμένει DEL. — [46] καθ' ὃ omis d. R. — [47] ἀφάρμακα ABCEFGLMNOPVeBaTX. — [48] πεφαρμαγμένα HKR., πεφαρμασμένα D., πεφαρκευμένα F. — [49] αὗτα L., αὗτε R., τῶν βελῶν omis d. M. — [50] γίνεσθαι P., γενέσθω ABCEFGJLNOVeBa., καὶ pour δὲ T. — [51] τόπος O.; LP. omettent ἐπί τε τῶν ἐν πολέμῳ τετρωμένων. — [52] δηποσοῦν N. — [53] μὲν τῶν σαρκῶν DJR. — [54] ἐστιν ἡ omis d. D. — [55] ἡ δι' ὠθισμὸν D. — [56] ἐπὶ πολλῆς R.,

dans la hampe, les autres l'ont creuse pour recevoir la hampe; et quelques-uns ont le fer fortement adapté à la hampe, d'autres l'ont plus faiblement fixé afin qu'ils se séparent quand on veut les arracher et que le fer reste dans la plaie.

Quant à la puissance. Les uns sont sans poison, les autres sont empoisonnés.

Telles sont les différentes espèces de traits. Nous devons dire maintenant comment on les extrait chez ceux qui en sont blessés, soit pendant la guerre, soit en dehors de la guerre, volontairement ou involontairement, quelle que soit la circonstance, et quelle que soit la matière qui les compose.

Il y a deux manières d'extraire les traits des parties charnues: ou en les arrachant ou en les repoussant. Chez ceux qui ont un trait enfoncé superficiellement, on l'extrait par arrachement. Il en est de même pour ceux qui sont profondément fichés, dans le cas où l'incision des parties opposées exposerait le blessé au danger d'une hémorrhagie ou à celui que crée la sympathie. On extrait en les repoussant les traits qui se sont fixés profondément quand les parties opposées sont minces, et quand il n'y a ni nerf, ni os, ni autre chose semblable qui empêche l'incision. Lorsqu'un os est blessé, on retire le trait par arrachement. Si donc le trait est visible, nous opérons aussitôt l'extraction; s'il est caché, il faut, dit Hippocrate, quand cela se peut, observer le blessé dans la position même où il se trouvait quand il a reçu la blessure; si cela ne se peut pas, nous le mettons dans une posi-

ἐπίπολον G., ἐπίπονον LP., γὰρ omis d. FGLP. — 57 τὸ βέλος διὰ τὸ βάθος τε καταπεπ... GLP. — 58 καὶ κατ' ἐφ'... LP. — 59 μὲν omis d. MO. — 60 τὴν Ve. — 61 τὸν BCEFHMNOVeBaX., τὰ GJLP., δὲ δι' ὠθισμὸν D., διωγμὸν O. — 62 βραχία R., τὰ omis d. ANVeBaT. — 63 τούτων ὀστοῦν οὐδὲν LP.; παραποδίζει ABCEFMNOVeBaTX., παραμποδίζει GL. — 64 ἐπεὶ DT. — 65 ὁ omis d. ARCFGJLMOPVeT., οὐ pour ὁ ER. — 66 κατ' ἐφελκυσμένον ABCFJMNOVe., κατ' ἐφελκυσὸν Ba., μόνον omis d. ABCFGJLMNOPVeBa. — 67 τρόπον ABCEFGJLMNOVeT. — 68 κεχριμένον NVe., δὴ pour δεῖ F. — 69 ὁ Ἱππ... DJOR. — 70 δύνατο G., δύνετο LP. — 71 ὑπ' ἐκείνου τοῦ δέρματος LP. — 72 ποιήσαντα ABCEFG

σημειώσασθαι ἐφ' οὗ[73] καὶ τιτρωσκόμενος ἐτύγχανεν[74]· εἰ δὲ μὴ δύναιτο, κείμενον γοῦν[75] ὡς οἷόν τε κατ' ἐκεῖνο σχηματίσαντες, τῇ μηλώσει χρησόμεθα. Καὶ εἰ[76] μὲν ἐν σαρκὶ πέπηγε[77], διὰ τῶν χειρῶν τὸ βέλος[78] ἐξελκύσομεν ἢ διὰ τοῦ ἐπιθέματος αὐτοῦ[79] ὅπερ ὀνομάζουσι καὶ[80] ἄτρακτον, εἰ μὴ ἐκπεπτώκοι, ξύλινον δὲ[81] μάλιστα τοῦτό ἐστιν· ἐκπεπτωκότος[82] δὲ, δι' ὀδοντάγρας, ἢ ῥιζάγρας, ἢ βελουλκοῦ, ἢ ἑτέρου[83] τινὸς ὀργάνου προσφόρου ποιησόμεθα τὴν ἐξολκὴν, καί ποτε[84] τὴν σάρκα προεπιτέμνοντες[85], εἴγε μὴ δέχοιτο τὸ[86] ὄργανον ἡ διαίρεσις. Εἰ δὲ καὶ εἰς τὰ ἀντικείμενα[87] χωρήσαι τὸ[88] βέλος μόρια[89], καὶ μὴ οἷόν τε[90] δι' ἐκείνου τοῦ μέρους[91] ἐξέλκειν αὐτὸ δι' οὗ καὶ κατεπάρη, διελόντες[92] τὰ ἀντικείμενα, δι'[93] ἐκείνων αὐτὸ[94] κομισόμεθα, ἢ[95] ἐξέλκοντες, ὡς εἴρηται, ἢ καὶ διὰ τῆς καταπάρσεως[96] διωθούμενοι[97] τῷ ἐπιθέματι, εἴπερ[98] μὴ ἐκπεπτώκοι, ἢ καθέσει διωστῆρος, φυλαττόμενοι νεῦρον, ἢ[99] τένοντα, ἢ ἀρτηρίαν[100], ἤ τι τῶν ἀναγκαίων διελεῖν. Αἰσχρὸν γὰρ βελουλκοῦντας[101] ἡμᾶς τοῦ βέλους χεῖρον ἐργάσασθαι[102] κακόν.

Καὶ εἰ μὲν οὐρίαχον[103] ἔχοι τὸ βέλος (τοῦτο δὲ ἐκ τῆς μηλωτῆς[104] ἡμῖν γινώσκεται[105]), τὴν θήλειαν τοῦ[106] διωστῆρος καθέντες καὶ ἐναρμόσαντες, ὠθήσομεν τὸ βέλος· εἰ δὲ αὐλὸν, τὸν ἄῤῥενα. Τὸ δὲ βέλος[107], εἰ φανείη γλυφίδας ἔχον τινὰς ὡς ἑτέρων[108] ἐν αὐταῖς[109] ἐντεθῆναι δυναμένων λεπτῶν

JMNOVeBaX., ποιήσασθαι LP. — [73] ἐφ' ὧν D. — [74] ἐτύχανεν ABDHMRBa., ἐντυγχάνει L., ἐντηγχάνῃ P. — [75] οὖν JO. — [76] ἡ LP., σαρκεὶ HBa. — [77] πέφηγε R., ἢ διὰ τῶν EHKRX. — [78] τοῦ βέλους GLP., ἐξελκύσαμεν D. — [79] αὐτῆς M. — [80] καὶ omis d. DHKR.; F. omet depuis εἰ μὴ ἐκπεπτ. jusqu'à τοῦτό ἐστιν inclusiv. — [81] τε ABCDEFGHLMNOPVeBaTX. — [82] ἐκπεπωκότος F., ἐκπεπτωκότες P., δι' omis d. GP. — [83] ἢ ἑτέρου omis d. J. — [84] καὶ ποτὲ καὶ τὴν DHKR. — [85] προσεπιτέμνοντες ACDEFHTXJKMOPR., προεπιτέμνοντα GLP., εἰ μὴ ABCEFGJLMNOPVeBaTX., εἰ δὲ μὴ D. — [86] τὸ omis d. ABCEFGLMNOPVeBaX. — [87] ἀντικείμενα τοῦ μορίου ABCDEFGJLMNTVeBaX., ἀντικείμενα τοῦ μορίου χωρίου O. — [88] τὸ τοῦ μορίου βέλος ABOJT., βέλους M. — [89] μορία omis d. ABCEFGJLMNOXVeBa. — [90] τε omis d. BCFGLMNOVe. — [91] τοῦ μέρους omis d. DHKR. —

tion aussi rapprochée que possible de celle où il était, après quoi nous nous servons de la sonde. Alors, si le trait est fixé dans la chair, nous l'extrayons avec les mains ou à l'aide du manche qu'on appelle hampe, qui le plus souvent est en bois, s'il ne s'est pas séparé du fer ; si, au contraire, ce manche s'est séparé, nous opérons l'extraction avec un davier, ou une pince, ou un béloulque (*tire-trait*), ou quelque autre instrument convenable ; et quelquefois nous incisons préalablement la chair si la blessure ne peut recevoir l'instrument. Mais si le trait s'est enfoncé jusqu'aux parties situées à l'opposé et qu'on ne puisse l'extraire par la blessure d'entrée, nous incisons les parties opposées et nous le faisons sortir par cette incision, ou en l'arrachant comme il a été dit, ou en l'y poussant à travers la blessure d'entrée, soit à l'aide du manche s'il ne s'est pas détaché, soit en enfonçant un diostre (*poussoir*), en faisant attention de ne diviser aucun nerf, aucun tendon, aucune artère ni aucune autre partie essentielle ; car il est honteux pour nous de faire dans cette extraction un mal plus grand que le trait lui-même.

Mais si le trait a une queue, ce que nous connaissons à l'aide de la sonde, nous y plaçons et y adaptons la partie femelle du diostre, et nous poussons le trait ; s'il est creux, la partie mâle. Si le trait nous paraît avoir quelques ciselures dans lesquelles d'autres fers ténus pourraient avoir été insérés, nous employons de nouveau la sonde, et si nous les trouvons, nous les enlevons

[92] διελόντα GL. ; P. omet depuis χωρήσοι jusqu'à τὰ ἀντικείμενα inclusiv. — [93] ἢ δι' ἐκείνων DHKR. — [94] αὐτὰ AT. — [95] ἢ omis d. DHKR. — [96] κατεπάρσεως LP. — [97] διωθούμενος ABEFJOPTX., διωθησόμενοι D., διωθήσομεν HKR., ἢ τῷ ABCEFGTXJLMNOPVeBa. — [98] ἤ, εἴπερ ἐκπεπτώκει Ba., εἴπερ ἐκπέπτωκοι ABCEFGLMNOTXPVe. — [99] ἢ omis d. ABCEFGJLMNOPVeBaTX., πτερὸν T., πτενὸν ABFGLMOP., φλέβα πτενὸν J., ἢ τρύοντα Ve. ; φλέβα pour τένοντα Ba., τένον C. — [100] ἀρτηρίας P. — [101] βεβουλκοῦντας N. — [102] ἐργάζεσθαι P. — [103] εὕραχον ABCEFGJLMNOPVeBaTX., εὕρισκον DR., ἔχειν Ve. — [104] μηλώσεως M. — [105] διαγινώσκεται C. — [106] αὐτοῦ GLP. — [107] τὸ δὲ βέλος ἐξαιρετέον ABEFGJMNOVeTX., ἐξαιρετὸν LP. — [108] ἑταίρων BVe. — [109] αὐτοῖς GP. —

σιδηρίων, πάλιν τῇ μηλώσει[110] χρησάμενοι, εἴπερ εὑρίσκοιμεν, κἀκεῖνα[111] κατὰ τὰς αὐτὰς μεθόδους κομισόμεθα. Εἰ δὲ, ὡς εἰκὸς, ἀντιθέτους[112] ἀκίδας ἔχον[113] τὸ βέλος μὴ ἐπιδίδωσιν[114], ἐπιτέμνειν δεῖ κατὰ[115] τὸν πλησίον αὐτοῦ τόπον, εἰ μηδὲν τῶν ἀναγκαίων παρακέοιτο[116], καὶ γυμνωθὲν[117] τὸ βέλος βαστάζοντας ἀσκύλθως[118] ἐξέλκειν. Τινὲς δὲ καὶ[119] καλαμίσκον αὐταῖς[120] ταῖς ἀκίσι περιθέντες, οὕτως αὐτὸ ἐξέλκουσιν, ὑπὲρ τοῦ μὴ διαξαίνεσθαι πρὸς[121] τῶν ἀκίδων τὰς σάρκας.

Καὶ εἰ μὲν ἀφλέγμαντον εἴη τὸ τραῦμα, ῥαφαῖς χρησάμενοι ἐναίμως[122] αὐτὸ θεραπεύσομεν· εἰ δὲ φλεγμαίνοι[123], δι' ἐμβροχῶν τε καὶ καταπλασμάτων καὶ τῶν ὁμοίων τὴν φλεγμονὴν θεραπεύσομεν[124]. Ἐπὶ δὲ τῶν πεφαρμακευμένων[125] βελῶν, ἅπασαν τὴν ἤδη μεταλαβοῦσαν[126] τοῦ φαρμάκου σάρκα, εἴπερ οἷόν τε[127] εἴη, περιέλωμεν. Δήλη δὲ καθέστηκεν ἐκ τοῦ διηλλάχθαι τῆς ὑγιοῦς[128] σαρκός· ἔξωχρος γὰρ καὶ ὑποπέλιος καὶ οἷον νενεκρωμένη φαίνεται. Φασὶ[129] δὲ τοὺς Δάκας καὶ τοὺς Δαλμάτας[130] περιπλάσσειν ταῖς ἀκίσι τὸ ἐλένειόν τε[131] καὶ νίνον καλούμενον, ὅπερ[132] ὁμιλῆσαν μὲν τῷ αἵματι τῶν τιτρωσκομένων ἀναιρεῖν[133], ἐσθιόμενον δὲ[134] ὑπ' αὐτῶν ἀβλαβὲς[135] εἶναι καὶ μηδὲν κακὸν δρᾶν*.

Εἰ δὲ τὸ βέλος ἐν ὀστῷ παγείη, πάλιν πειρασόμεθα τῷ ὀργάνῳ· καὶ εἰ μὲν σὰρξ ἐμποδίζοι, ταύτην περιέλωμεν ἢ διαστείλωμεν· εἰ δὲ καὶ[136] διὰ βάθους εἴη[137] τοῦ ὀστέου πεπηγὸς (τοῦτο δὲ γινώσκομεν ἐκ τοῦ ἐνεστηριγμένον[138] αὐτὸ

[110] τῇ μάσει LP. — [111] ἐκεῖνα CNVeBa., ἐκεῖνα, καὶ ABFGLMOPT. — [112] ἀντιθέτας J. — [113] ἔχει M. — [114] ἐπιδήσωσιν Ve. — [115] κατὰ omis d. C. — [116] παρακαίοιτο ABCDEGLNPRVe. — [117] γυμνωθέντες R. — [118] ἀσκέλτως DR., ἐξέλκεσθαι M. — [119] καὶ omis d. P., δὲ omis d. T. — [120] αὐτοῖς ABJOT., αὐτοὺς F. — [121] ὑπὸ pour πρὸς M. — [122] ἐνέμως JP. — [123] φλεγμήνοι R., διὰ βροχῶν R. — [124] θεραπευτέον M.; DO. omettent depuis εἰ δὲ φλεγμαίνοι jusqu'à θεραπεύσομεν inclusiv. — [125] πεφαρμακομένων LMPBa., πεφαρμασμένων ABDFJNOVe., πεφαρμαγμένων HR., φαρμακευμένων X. — [126] μεταβαλοῦσαν ABCDEFGJLMOPVeBaT., καταλαβοῦσαν N. — [127] τε omis d. M. — [128] ὑγιεῖς D. — [129] φησὶ M. — [130] δελμάτας XABCEHJKOVeBa., δερμάτας T., δελμάτους F., περιπεπλάζειν O. — [131] τε omis d. DHR., ἐλέεινόν τε T. — [132] καὶ οὕτως pour ὅπερ ABTXCEFGJLMNOPVeBa. — [133] ἀναιρεῖ DLP. — [134] δὲ καὶ BEFGJLNOPVeTX. —

d'après la même méthode. Si le trait, comme cela arrive, ayant des pointes dirigées en sens inverse, ne permet pas l'extraction, on doit inciser les parties qui l'entourent si aucun des organes essentiels à la vie ne se trouve dans le voisinage, et après avoir mis à nu le trait, nous l'extrayons sans rien dilacérer. Quelques-uns placent le tuyau d'un roseau autour de ces mêmes pointes et les arrachent ainsi entourées pour que leurs piquants ne déchirent pas les chairs.

Si la blessure n'est pas enflammée, nous la cousons et nous lui appliquons le pansement approprié aux plaies saignantes; s'il y a de l'inflammation, nous la traitons par des lotions, des cataplasmes et d'autres moyens semblables. Quant aux traits empoisonnés, nous enlevons, si cela est possible, toute la chair qui a déjà été imprégnée par le poison. On la reconnaît parce qu'elle diffère de la chair saine; en effet, elle est pâle et livide, et elle paraît comme mortifiée. On dit que les Daces et les Dalmates enduisent les pointes avec l'hélénium et avec ce qu'on appelle ninum: ce poison tue quand il est en contact avec le sang des blessés; mais mangé par eux, il n'est pas nuisible et ne leur fait aucun mal.

Mais si le trait est fixé dans un os, nous faisons encore des tentatives avec les instruments, et si la chair y met obstacle, nous débridons et nous élargissons la plaie; s'il est profondé-

[135] ἀβλαβαῖς D. Voici comment Dalechamps a traduit ce passage : « La faculté desquels (l'*helenium* et le *ninum*) se mesle avec le sang des bestes navrées et les fait mourir, combien qu'après ils mangent la venaison sans en ressentir ou recevoir aucun mal ni dommage. » Le même auteur prétend que les mots *helenium* et *ninum* sont dépravés et mis pour *elleborum* et *aconitum*. Pline (*Hist. natur.*, lib. XXI, cap. 33 et 91, édition Panckoucke), prétend que l'*helenium* naquit des larmes d'Hélène; il dit que son suc est doux et forme un excellent cosmétique. — [136] εἰ δὲ καὶ L., εἰ δὴ καὶ P., ἢ διαστείλωμεν omis d. MP. — [137] εἰ pour εἴη Ve. — [138] ἐνε-

* Il faut conférer avec cet endroit le passage de Celse, liv. V, sect. 27,3, où il dit que « la succion d'une plaie empoisonnée par morsure de serpent ou par les flèches, telles que celles dont les Gaulois se servent à la chasse, est innocente; mais il faut que le suceur n'ait pas de plaie à la bouche. »

μὴ σαλεύεσθαι βιαζομένων [139] ἡμῶν), ἐκκοπεῦσι τὸ περικείμενον [140] περιελόντες ὀστοῦν, ἢ καὶ [141] τρυπάνοις πρότερον περιτρυπήσαντες [142], εἰ πάχος ἔχοι, τὸ βέλος ἀπολύσομεν. Εἰ δὲ καὶ εἴς τι τῶν [143] κυρίων μορίων ἡ κατάπαρσις γένηται [144], οἷον ἐγκέφαλον, ἢ καρδίαν, ἢ βρόγχον, ἢ πνεύμονα, ἢ ἧπαρ [145], ἢ κοιλίαν, ἢ ἔντερα, ἢ νεφρούς, ἢ μήτραν, ἢ κύστιν, ἤδη μὲν τῶν [146] θανασίμων φανέντων [147] σημείων, καὶ τῆς ἐξολκῆς μάλιστα σκυλμὸν [148] πολὺν ἐμποιεῖν μελλούσης, παραιτησόμεθα τὴν ἐγχείρησιν, ἵνα μὴ πρὸς τῷ [149] μηδὲν ὠφελῆσαι καὶ λοιδορίας πρόφασιν τοῖς ἰδιώταις παράσχωμεν.

Εἰ δὲ [150] τὰ τῆς ἐκβάσεως [151] ἄδηλα τέως τυγχάνοι [152], προειπόντας τὸν κίνδυνον ἐγχειρεῖν δεῖ· πολλοῖς γὰρ καὶ ἀποστάσεως [153] ἔν τινι τῶν ἀναγκαίων [154] γεγονυίας μορίων, κατὰ [155] τὸ παράδοξον σωτηρία παρηκολούθησεν [156]. Ὅπου γε καὶ [157] λοβὸς ἥπατος καὶ μέρος ἐπιπλόου καὶ περιτοναίου καὶ ὅλη ἡ μήτρα πολλάκις ἱστορεῖται [158] ἀφαιρεθῆναι καὶ θάνατον ἐπὶ τούτοις μὴ γενέσθαι· καὶ βρόγχον [159] δὲ πολλάκις ἐξεπίτηδες ἔσθ' ὅτε διαιροῦμεν ἐπὶ συναγχικῶν, ὡς ἐν [160] τῷ περὶ λαρυγγοτομίας ἐλέγομεν. Τὸ μὲν οὖν ἐγκαταλείπειν [161] τούτοις τὸ βέλος ἀπαραίτητον ἐπάγει τὸν θάνατον, πρὸς τῷ [162] καὶ ἀνόνητον δεικνύναι τὴν τέχνην· τὸ δὲ ἀφελεῖν, εἰκὸς καὶ περιέσωσεν [163].

Ἡ [164] δὲ τῶν κυρίων τρωθέντων μορίων διάγνωσις οὐ χαλεπή, διά τε τῶν συμπτωμάτων [165] τῆς ἰδιότητος καὶ τῶν ἐκκρινομένων καὶ τῆς τῶν μορίων θέσεως [166] εὑρισκομένη [167].

στηριγμένου EGVeX., αὐτὸ omis d. T. — [139] ἡμῶν omis d. ABCFGLMNOPVeBaT., ἐκκοπεύσει BCEFGLNOPBa., ἐκκοπέσι M., ἐκκοπεύει Ve., βιαζομένως O. — [140] παρακείμενον GLP. — [141] καὶ omis d. DT., τρυπάνη M. — [142] τρυπήσαντες D., εἰς pour εἰ T. — [143] εἰς τὸ μόριον τῶν κυρίων GLP., εἰ δέ ἐστι τῶν κυρ... T., μορίων omis d. N. — [144] γένειται D. — [145] ἧπερ Ve. — [146] τῶν omis d. D. — [147] φαμὲν τῶν GL., φανέντων σημείων omis d. P. — [148] σκιλμὸν πολλὴν GNVeBa., ἐκυλμὸν R. — [149] τὸ DEOPR. — [150] δὲ omis d. M. — [151] ἐκφάσεως P., ἀδήλου M. — [152] τυγχανούσης M., προειπόντα ABCEFGJLNOPVeBaT., προειτόντας R. — [153] ἀποτάσεω

ment fiché dans l'os, ce que nous connaissons parce qu'il est solide et que nos efforts ne l'ébranlent pas, nous enlevons avec un ciseau la partie osseuse qui est autour du trait, ou bien nous perforons d'abord tout autour avec une tarière si l'os est gros, et nous libérons le trait. S'il y a perforation de quelqu'un des organes principaux, tels que l'encéphale, le cœur, la trachée-artère, les poumons, le foie, l'estomac, les intestins, les reins, l'utérus ou la vessie, et que déjà apparaissent des signes mortels, et si surtout l'extraction doit causer une grande douleur, nous nous abstenons d'opérer, de peur que, outre qu'elle ne servirait à rien, nous ne fournissions aux ignorants un prétexte de propos injurieux.

Si cependant il peut encore y avoir doute sur le résultat, il faut opérer après avoir d'abord prévenu du danger ; car bien des fois des abcès étant survenus dans quelqu'un des organes essentiels, la guérison s'en est suivie contre toute attente raisonnable. De même aussi l'on raconte que l'enlèvement d'un lobe du foie, d'une partie d'épiploon ou du péritoine, de l'utérus tout entier, n'a pas été suivi de mort ; et souvent aussi nous ouvrons à dessein la trachée-artère dans des angines, comme nous l'avons dit au chapitre de la trachéotomie. Or, laisser le trait dans la plaie en cette circonstance, c'est amener inévitablement la mort, et en outre faire croire que notre art est sans avantage ; l'enlever, au contraire, c'est rendre le salut possible.

Le diagnostic des blessures des organes principaux n'est pas difficile ; il ressort de la nature particulière des symptômes et des excrétions et aussi de la situation des parties. En effet,

LP., ἀποφάσεως R. — [154] τῶν ἄνω γεγον... DHKR. — [155] καὶ pour κατὰ LP. — [156] παρακολουθήσει MX. — [157] καὶ ὁ λοβὸς P. — [158] ἱστόρηται ABCEFGJKLMNOPR VeBaT. — [159] βόγχον J., βρόγχους DHKR., βρόχον T. — [160] ἐπὶ pour ἐν LP., περὶ omis d. LP. — [161] καταλιπεῖν ABCEFGJLMNOVeBaTX., καταλοίποι P., τοῦτο GLP. — [162] τὸ CDEFGLNPR VeBaT., καὶ ἀπάνθρωπον ABCEFGJLMNOP VeBaTX., καὶ omis d. OT. — [163] περιέσεισεν P., καὶ omis d. T. — [164] εἰ pour ἡ F., κυρίως M. — [165] συμπωμάτων K., συπτωμάτων L. — [166] διθέσεως A., διαθέσεως T. — [167] εὑρισκο-

Μηνίγγων [168] μὲν γὰρ τρωθεισῶν, περιωδυνία [169] κεφαλῆς εὔτονος [170] γίνεται, καὶ πύρωσις ὀφθαλμῶν μετ' ἐρυθήματος, γλώττης [171] καὶ διανοίας παραγωγή. Εἰ δὲ μετ' ἐγκεφάλου [172] τρωθείησαν, κατάπτωσις, ἀφωνία, διαστροφὴ προσώπου, χολεμεσία, αἵματος ἀπόκρισις διὰ ῥινῶν [173] καὶ ἀκουστικοῦ πόρου [174], ὑγροῦ λευκοῦ καὶ ἀθηρώδους [175] κένωσις, ἰχὼρ ἐὰν [176] εὕροι διέξοδον, διὰ τῆς τρώσεως [177]. Εἰ δὲ [178] εἰς τὰ κενὰ τοῦ θώρακος [179] ἡ κατάπαρσις γένηται [180], σωζομένης εὐρυχωρίας πνεῦμα διεξέρχεται. Τῆς δὲ καρδίας τρωθείσης, παρὰ [181] τὸν ἀριστερὸν μαστὸν [182] τὸ βέλος φαίνεται, οὐ κενεμβατοῦν, ἀλλ' ὡς ἐν στερεῷ [183] πεπηγὸς καὶ ποτὲ καὶ [184] τὴν σφυγματώδη [185] διασημαῖνον κίνησιν [186] · αἵματός τε μέλανος ἔκκρισις γίνεται ἐὰν εὕροι [187] διέξοδον, κατάψυξίς τε καὶ [188] ἱδρὼς καὶ [189] λειποθυμία, καὶ χωρὶς ἀναβολῆς ὁ θάνατος ἐπακολουθεῖ.

Πνεύμονος δὲ τρωθέντος, εὐρυχωρίας μὲν οὔσης διὰ τῆς τρώσεως [190], ἀφρῶδες αἷμα κενοῦται, μὴ οὔσης δὲ, μᾶλλον ἐμεῖται, καὶ τὰ περὶ [191] τὸν τράχηλον ἀγγεῖα ἐπαίρεται, καὶ γλῶσσα ἑτεροχροεῖ, καὶ μέγα [192] εἰσπνέουσιν ἐφιέμενοι [193] τοῦ ψυχροῦ. Διαφράγματος δὲ τρωθέντος [194], τὸ μὲν βέλος πρὸς ταῖς νόθαις πλευραῖς φαίνεται καταπεπαρμένον [195] · ἡ δὲ εἰσπνοὴ μεγάλη γίνεται [196] σὺν ἀλγήματι καὶ στεναγμῷ καθ' ὅλων [197] τῶν κατὰ τὴν [198] συνωμίαν μερῶν. Εἰ δὲ κατ' ἐπιγάστριον [199] ἡ τρῶσις γένηται [200], δῆλον ἐκ τῶν ἐκκρινομένων εὐρυχωρίας οὔσης, ἢ καὶ [201] τοῦ βέλους ἐξαιρεθέντος, ἢ καὶ τοῦ

μένης D. — 168 Ici LP. font un nouveau chapitre intitulé : Περὶ μηνίγγων; μηνίγκων DEF. — 169 περιοδύνη P. — 170 ἔντονος GKMP. — 171 LMOPRBa mettent la virgule après γλώττης, ce qui modifie beaucoup le sens. Ve n'en met pas du tout. — 172 μετ' ἀγκεφάλου LP. — 173 ῥοινῶν D. — 174 καὶ est omis, et ce passage est ponctué de la manière suivante dans ABCFGLMNPVeBaT. : διὰ ῥινῶν, ἀκουστικοῦ πόρου ὑγροῦ λευκοῦ, ce qui le rend inintelligible; ὑγροῦ καὶ λευκοῦ DHKR. — 175 ἀθερώδους HR., ἀνθηρώδους GLP. — 176 εἰχώραν ABEFTJMOX., ἰχώρων GLP., ἰχῶρος DHKR., ἂν CDHKNRVe. — 177 ῥώσεως T. — 178 εἰ δὲ καὶ HKR. — 179 θώρακος εἰκὸς ἡ GLP., φώρακος L. — 180 γένοιται D. — 181 περὶ pour παρὰ EMT. — 182 μασθὸν BCEFGHJLMNOPRVeBa. — 183 ἐν ἑτέρῳ ABCFGJLM

si les méninges sont blessées, il en résulte une douleur de tête intense, l'inflammation et la rougeur des yeux, la déviation de la langue et de l'intelligence. Si avec elles l'encéphale est en même temps blessé, il y a collapsus, aphonie, perversion des traits du visage, vomissement de bile, saignement de nez et d'oreille, écoulement d'humeur blanche et semblable à de la bouillie par la plaie si l'ichor y trouve un passage. Lorsque le trait s'est enfoncé dans les parties vides du thorax, l'air sort par l'ouverture si elle reste béante. Quand le cœur est blessé, le trait apparaît près de la mamelle gauche, non pas flottant dans le vide, mais comme fixé dans un corps solide et quelquefois marquant le mouvement des pulsations ; il y a écoulement d'un sang noir, s'il trouve un passage, refroidissement, sueur et lipothymie, et la mort arrive sans délai.

Lorsque le poumon est blessé, s'il y a passage par la blessure, un sang écumeux s'échappe de la plaie, et s'il n'y en a pas, le sang est plutôt vomi ; les vaisseaux autour du cou se gonflent, la langue change de couleur, les malades aspirent largement et cherchent l'air frais. Quand le diaphragme est atteint, le trait paraît enfoncé vers les fausses côtes, l'inspiration est grande et se fait avec gémissement et douleur dans la totalité des parties situées entre les deux épaules. Lorsque l'abdomen a été blessé, on sait quelle partie est atteinte d'après la nature des évacuations si la plaie est ouverte, soit que le trait ait été enlevé, soit que la hampe se soit

NOPRVeBaT., ἐν ἐντέρῳ DHK., πεπηγὼς LP. — [184] καὶ omis d. LP. — [185] σφυγμώδη Ba. — [186] κένωσιν T. — [187] εὕρῃ E. — [188] τε καὶ omis d. M., ὑδρὼς GLVeBa., ἰδρὰς P. — [189] καὶ omis d. M., λιποθυμία J., λυποθυμία KLP. — [190] ῥώσεως T. — [191] τὸν omis d. ABCEFGLMNOPVeBaTX. — [192] μεγάλα EX., εἰ πνέουσιν F., πνέουσιν P. — [193] ἀφιέμενοι D., ἐφιέμενοι G. — [194] ἐπὶ δὲ τοῦ διαφράγματος, τὸ μὲν ABCFGJLMNOPVeBaT., ἐπὶ δὲ τοῦ διαφράγματος τρωθέντος FX. — [195] κατεπαρμένον GLPT. ; εἰ pour ἡ P., ἡπνοὴ pour εἰσπνοὴ T. — [196] γίνεται omis d. R. — [197] καθ' ὅλον NORVeBa., καθ' ὅδον BCFGLMP. — [198] τὴν omis d. M. — [199] κατὰ τὸ ἐπιγάστριον DHKR., ἐπιγαστρίου LP. — [200] γίνεται LMP. — [201] καὶ

ἐπιθέματος ἔνδον κλασθέντος[202]. Ἀπὸ μὲν γὰρ[203] γαστρὸς, χυλὸς κενοῦται· ἀπ' ἐντέρων δὲ[204], κόπρος· ἔσθ' ὅτε δὲ[205] ἐπίπλους ἢ ἔντερον προκύπτει· ἐπὶ δὲ κύστεως τρωθείσης[206], οὖρον ἐκκρίνεται.

Ἐπὶ μὲν οὖν μηνίγγων[307] καὶ ἐγκεφάλου διὰ τῆς περιτρυπήσεως τοῦ[208] κρανίου τὸ βέλος κομισόμεθα, καθάπερ ἐπὶ[209] τῶν ἐν τῇ κεφαλῇ καταγμάτων αὐτίκα[210] λελέξεται. Ἐπὶ δὲ θώρακος, εἰ μὴ ἐπακολουθείη, διά τε[211] τῆς τοῦ μεσοπλευρίου μετρίας ἐπιτομῆς[212] ἢ καὶ μιᾶς ἐκκοπτομένης[213] πλευρᾶς, μηνιγγοφύλακος ὑποβληθέντος, βελουλκητέον[214]. Ὁμοίως δὲ κἀπὶ γαστρός τε καὶ κύστεως[215] καὶ τῶν λοιπῶν ἐν βάθει μορίων. Εἰ[216] μὲν ἐπακολουθείη τὸ βέλος, ἀπεριέργως[217] ἐξαιρείσθω· εἰ δὲ μὴ, πάλιν τῇ ἐπιδιαιρέσει[218] καὶ ἐναίμῳ χρηστέον ἀγωγῇ. Ἐπὶ δὲ[219] γαστρὸς, εἰ δεήσοι, καὶ γαστροῤῥαφία[220] παραλαμβανέσθω, καθάπερ[221] εἴρηται. Εἰ δὲ ἔν τινι[222] τῶν μεγάλων ἀγγείων οἷον ἐν ταῖς[223] ἐν βάθει σφαγαῖς ἢ[224] καρωτίσιν, ἢ ταῖς[225] κατὰ μασχάλας ἢ βουβῶνας μεγάλαις[226] ἀρτηρίαις καταπαρὲν[227] βέλος πλείονα τὴν αἱμοῤῥαγίαν[228] διὰ τὴν ἐξαίρεσιν ἀπειλεῖ, δεῖ[229] ταῦτα βρόχοις πρότερον ἐξ ἀμφοτέρων τῶν μερῶν διασφίγγοντας, ἔπειτα[230] τὴν ἐξολκὴν τοῦ βέλους ποιεῖσθαι. Εἰ δὲ συνήλωσις[231] μορίου γένηται, οἷον βραχίονος θώρακι[232] συνηλωμένου, ἢ πήχεως ἑτέροις μορίοις τοῦ σώματος, ἢ τοῖν ποδοῖν πρὸς ἀλλήλους, εἰ μὲν μὴ δι' ὅλων[233] ἀμφοῖν τοῖν μορίοιν[234] διεξέλθοι τὸ βέλος ἢ τὸ δόρυ, ἐπιλαβόμενοι[235] τοῦτο ἔξωθεν ὥσπερ καὶ ἐφ' ἑνὸς ἐξελκύσομεν[236]. Εἰ δὲ διαμπὰξ ἀμφο-

omis d. M. — 202 καθέντος J. — 203 γὰρ omis d. ABCEFGJLMXNOPVcBa. — 204 καὶ pour δὲ P. — 205 δὲ omis d. GLMP. — 206 τρωθεῖσης omis d. X. — 207 μηνίγκων DGT., καὶ omis d. T. — 208 τοῦ περικρανίου D. — 209 ἐπὶ omis d. P., ἐπὶ τῶν omis d. T. — 210 αὐτήκα B., λέξεται JTX. — 211 τε omis d. M. — 212 ὑποτομῆς LP., ἢ omis d. C. — 213 ἐκκοπτεμένης L. — 214 βελουλκιτέον BEJO., βεδουλκιτέον NP. — 215 τε omis d. M., καύσεως pour κύστεως P. — 216 ἡμὲν L. — 217 ἀπεριαιρείσθω M. — 218 τῇ διαιρέσει M., ἐνέμῳ J. — 219 δὲ omis d. DGLP., εἰ omis d. M. — 220 γαστροῤῥαφίας LP., γαστρὸς ῥαφίᾳ M., παραλαμβάνεσθαι M. — 221 καθ' ἃ προείρηται M. — 222 τινὴ L., τοινὺν P. — 223 τοῖς P., ἐν omis d. DR.

brisée en dedans. En effet, de l'estomac, c'est le chyle qui sort; des intestins, c'est la matière stercorale : quelquefois aussi l'épiploon ou l'intestin sort du ventre ; si la vessie est blessée, c'est l'urine qui s'échappe.

Ainsi donc, dans les blessures des méninges et de l'encéphale, nous extrayons le trait par la trépanation du crâne, comme nous le dirons tout à l'heure pour les fractures de la tête. Dans celles du thorax, si le trait ne cède pas à nos tentatives, nous l'extrayons au moyen d'une incision convenable dans un espace intercostal ou même en coupant une côte, après avoir placé dessous le méningophylax. Nous agissons de même pour les blessures de l'estomac, de la vessie et des autres organes profondément situés. Si le trait cède aux efforts, nous l'arrachons sans vaine recherche ; sinon, nous faisons une incision, et ensuite nous employons un pansement approprié aux plaies saignantes. Pour les blessures du ventre, il faut faire la gastrorrhaphie comme on l'a dit, si cela est nécessaire. Mais si le trait est enfoncé dans quelqu'un des grands vaisseaux, tels que les jugulaires profondes, ou les carotides, ou les grandes artères des aisselles et des aines, et que son extraction menace d'une abondante hémorrhagie, il faut d'abord lier les vaisseaux avec des fils de chaque côté de la blessure, et faire ensuite l'extraction du trait. Lorsque des parties sont clouées ensemble, comme par exemple le bras avec le thorax, ou l'avant-bras avec d'autres organes, ou les pieds l'un avec l'autre, si le trait ou le javelot n'a pas pénétré dans la totalité des deux parties, nous l'extrayons en le saisissant

— 224 καὶ pour ἢ G., σκαρωτίσιν A., παρωτίσιν DHKR. — 225 καὶ ταῖς ABGJLMNOPVeBaT., ἢ τῆς D., μασχάλαις ABEFGJLNPVeTX., κατὰ omis d. T. — 226 μεγάλας ἀρτηρίας M. — 227 τύχοι τὸ βέλος DHKR. — 228 αἱροςίαν L. — 229 δεῖ οὖν DHKR., ταύτην LP., βρόγχους G., βρόχους L., ἐξόχους P. — 230 οὕτω pour ἔπειτα M. — 231 συνούλωσις ABEFGJLNOPVeBaTX., γίνεται P. — 232 θώρακος MR., συνειλουμένου JLNOVeBa., συνουλουμένου GP., συνηλουμένου ABCEFMX. — 233 ὅλου D., δὴ μὴ ὅλον ἀφοῖν P. — 234 τῶν μορίων διέλθοι ABCEFGJLMNOPVeBaT. — 235 ἐπιβαλόμενοι LP., τοῦτο ἀπάξομεν ὥσπερ T. — 236 ἐξηλκύσομεν R.

τέρων διέλθοι, πρίσαντας[237] τοῦ ξύλου μεσότητα παρὰ μέρος ἕκαστον ἐξέλκειν κατὰ τὸ εὔκολον σχῆμα.

Ἐπεὶ[238] δὲ καὶ λίθοι πολλάκις, ἢ κήρυκες, ἢ μόλιβδοι[239], ἢ τοιαῦτά τινα ὑπὸ σφενδόνης βαλλόμενα[240] καταπείρεται τῇ τε βίᾳ[241] καὶ τῷ γεγωνιωμένα[242] τυγχάνειν, γνωστέον μὲν[243] αὐτὰ τῷ τε τραχὺν[244] καὶ ἀνώμαλον ὑποπίπτειν τὸν ὄγκον καὶ τῷ[245] μὴ πάντως ἐπ' εὐθείας εἶναι τὴν διαίρεσιν, ἀλλὰ καὶ μείζονα[246], καὶ οἷον τεθλασμένην[247] τὴν σάρκα[248] καὶ πελιδνὴν, καὶ τῷ[249] μετὰ βάρους ὀδυνᾶσθαι. Δεῖ[250] οὖν ταῦτα μοχλεύσαντα[251] δι' ἀναβολέων ἢ κυαθίσκου[252] τραυματικῆς μηλωτίδος ἀναβάλλειν[253] · εἰ δὲ προσδέχοιτο, καὶ[254] δι' ὀδοντάγρας ἢ ῥιζάγρας ἐξέλκειν. Πολλοῖς[255] δὲ καταπαρέντα βέλη διέλαθε[256], καὶ τῶν τραυμάτων ἀπουλωθέντων, μετὰ χρόνον συχνὸν ἀποστάντος τοῦ τόπου[257] καὶ ῥαγέντος τὸ[258] βέλος ἐξεπήδησεν.

237 πρίσαντα ABCFGJLOPVeBaT., πρίσαντος E., πρίσαντες N. — 238 ἐπὶ L., ἐπειδὴ AHKT., ἐπειδὰν RD. — 239 μόλυβδοι EFGLNPRVeBa., μόλιβδος M., μόλιβες D., μόλιβος HK., οἱ pour ἢ L. — 240 βαλλόμενος D. — 241 τῇ τιβίᾳ Ba., τῇ τε βιαίᾳ N., τῇ τε βίαι Ve., καὶ τῶν Ve. — 242 γεγωνιωμένῳ D., γεγωνιωμένα omis d. M. — 243 μὲν omis d. LP., οὖν αὐτὰ ABCGJLMNOTPVeBa., αὐτοῦ τῷ τε X. — 244 τραχὴν AMNVeBaX., τραχὺ GJLP. — 245 τὸ ADET., μὴ τῶν P., πάντων DHKPR. — 246 καὶ μείζονα καὶ ἐλάττονα DHKR. — 247 τεθλασμένη P., τεθλασμένα R. —

ΠΘ'.

ΠΕΡΙ ΚΑΤΑΓΜΑΤΩΝ ΚΑΙ ΤΙΝΕΣ[1] ΑΙ ΤΟΥΤΩΝ ΔΙΑΦΟΡΑΙ.

Ἀκόλουθον[2] ἂν εἴη μετὰ τὴν τῶν[3] κατὰ σάρκα χειρουργουμένων[4] διδασκαλίαν καὶ περὶ τῶν ἐν[5] τοῖς ὀστοῖς, καταγμάτων τέ[6] φημι καὶ ἐξαρθρημάτων[7], διαλαβεῖν, ὅτι καὶ αὐτὰ[8]

1 τίνων αὐτῶν διαφορῶν O., τίνες αὐτῶν διαφοραί ABXCEFGJLNPVeBaT. — 2 ἀκόλουθον G. — 3 τῶν κατὰ omis d. P. — 4 χειρουργουμένην P.

au dehors comme s'il n'avait blessé qu'une partie. Mais s'il a traversé la totalité des deux organes, nous scions le bois entre eux et nous retirons chaque portion d'une manière commode.

Quand parfois des pierres ou des cailloux de rivière, ou du plomb, ou quelques autres projectiles lancés par une fronde s'enfoncent, tant à cause de leur force d'impulsion que de leurs formes anguleuses, on les reconnaît à ce qu'elles se présentent sous l'apparence de tumeurs rugueuses et inégales, à ce que la solution de continuité n'est nullement en ligne droite, mais est plus grande, et à ce que la chair est comme meurtrie et livide, et aussi parce que la douleur qui en résulte est gravative. Il faut les ébranler et les soulever avec un levier ou avec la curette de la sonde à blessure; et si la circonstance le permet, on les arrache avec une pince ou avec un davier. Chez beaucoup de gens les traits restent enfoncés et cachés et les blessures se ferment; puis après un long temps il se forme en cet endroit un abcès qui s'ouvre, et le trait s'en échappe.

[248] σαρκὰν DG., σάρκα εἶναι M. — [249] τὸ ET., τῶν P. — [250] οὖν omis d. tous excepté M. — [251] μοχλεύσαντες E., δι' ἀναβολαίων DKLMNOPVeBa. — [252] κυατίσκων GJLNPVeBa., ἡ τραυματικῆς ABCEFGJKLMNOPVeBaTX. — [253] ἀναλαβεῖν ABCEFGJLMNOPVeBaTX., οἱ pour εἰ L. — [254] καὶ omis d. F. — [255] πολλοὺς DR. — [256] διῆλθε BCFGJLMOPVeBa. — [257] τοῦ πύου DHKR. — [258] τὸ omis d. ABCEFGJLMNOPVeBaTX.

CHAPITRE LXXXIX.

DES FRACTURES ET DE LEURS DIFFÉRENTES ESPÈCES.

Nous ferons suivre l'exposé des opérations qui se font sur la chair de celui des opérations qui se font sur les os, je veux dire de celles

— [5] ἐν omis d. T. — [6] τε omis d. ABCDTXEFGJLMNOPVeBa., φημὶ δὴ καὶ ABCDEFGJLMNOPVeBaTX. — [7] ἐξαρθρωμάτων M. — [8] αὐτὸ τὸ D. —

τῷ τῆς χειρουργίας ὑποπέπτωκε γένει. Καὶ πρῶτον περὶ καταγμάτων καὶ τούτων πρότερον τῶν ἐν τῇ κεφαλῇ συνισταμένων[9]; ὅτι μεταξὺ τῶν κατὰ σάρκα[10] καὶ τῶν ἐν τοῖς ὀστοῖς[11] εἰσὶ χειρουργιῶν, καὶ ὅτι πάντων τῶν τοῦ σώματος ὀστῶν[12] ὑπερέχει τὸ κρανίον.

Καθ' ὅλου[13] μὲν οὖν κάταγμά ἐστι διαίρεσις ὀστέου ἢ ῥῆξις ἢ διακοπὴ[14] ὑπό τινος ἔξωθεν βίας[15] γινομένη. Διαφοραὶ δὲ τῶν καταγμάτων εἰσὶ πλείους· ἡ μὲν γὰρ λέγεται ῥαφανηδὸν[16], ἡ δὲ σχιδακιδὸν[17], ἡ δὲ εἰς ὄνυχα, ἡ δὲ ἀλφιτηδὸν, ἡ δὲ κατὰ ἀπόθραυσιν.

Ῥαφανηδὸν[18] μὲν οὖν ἐστὶ ῥῆξις ὀστέου[19] κατ' ἐπικάρσιον σχῆμα διὰ πάχους· ὃ καὶ σικυηδὸν[20] καὶ καυληδόν τινες ὀνομάζουσιν ἐκ τῆς[21] ἐμφερείας τῶν καταγνυμένων[22] σικυῶν τε καὶ καυλῶν.

Σχιδακιδὸν[23] δέ ἐστι ῥῆξις ὀστέου ἐπὶ μῆκος[24].

Εἰς ὄνυχα δέ ἐστι ῥῆξις[25] ὀστέου[26] κατὰ μέν τι μέρος εὐθεῖα, κατὰ δὲ τὸ πέρας μηνοειδής. Ἡ δὲ αὐτὴ[27] καὶ καλαμηδὸν λέγεται.

Ἀλφιτηδὸν δέ[28] ἐστι ῥῆξις ὀστέου[29] πολυμερὴς εἰς λεπτά. Ἡ δὲ αὐτὴ[30] καὶ καρυηδὸν[31] παρά τισιν εἴρηται.

Ἀπόθραυσις[32] δὲ, ἣ καὶ ἀποκοπὴ, ἔστιν ἀφαίρεσις μέρους[33] ὀστέου κατ' ἐπίρρηξιν τῆς[34] ἐπιφανείας, ὥστε τὸ ἀφαιρεθὲν ἐπιπλεῖν[35].

Αὗται τῶν καταγμάτων αἱ διαφοραί.

9 συνισταμένων πάθων DHKR. — 10 ἐν ταῖς σαρξὶ DHK.; R. omet κατὰ σάρκα καὶ τῶν. — 11 ἐν omis d. BCEGJLMNOPVeTX., εἰσι omis d. R. — 12 τῶν σωμάτων au lieu de τῶν τοῦ σώμ...ὀστῶν ABCFGJLMNOPVeBaT., ὑπάρχει DVe. — 13 μὲν omis d. ABCFGJLMNOPVeBaT. — 14 διάκοπὴν ὑποκόπὴν P., διάκοπὴ ὑπόκόπὴ GL. — 15 μύας pour βίας T., γίνονται ἢ γινομένη R., γινομένης ABCEFJLTXMNOVeBa., γενομένης GP. — 16 ἀφανηδὸν ABFGJLMOPVeT. — 17 σχιδακικὴ D., ὡς ὄνυχα LP. — 18 ἀφανηδὸν ABFGJLMOPVeT. — 19 ὀστέου ἐπιμήκης DR., κατ' ἐγκάρσιον M.; DR. omettent depuis κατ' ἐπικάρσιον jusqu'à ἐπι μῆκος inclusiv. — 20 σικυδὸν C., καυλιδικὸν P. — 21 τῆς omis d. GL., ἐκ τῆς omis d. P. — 22 κατανυγμένων LP., σικυῶν omis d. M. — 23 σχιδακηδὸν ABCFGHKLMO. — 24 ἐπίμηκες T., ἐπιμήκης X. — 25 ῥῆξις

qui ont pour objet les fractures et les luxations, parce qu'elles sont également du domaine de la chirurgie. Je parlerai d'abord des fractures et premièrement de celles qui ont lieu à la tête, tant parce qu'elles tiennent le milieu entre les opérations sur la chair et celles sur les os, que parce que le crâne est le plus élevé de tous les os du corps.

En général donc, une fracture est une division, une rupture ou une coupure d'un os produite par quelque violence extérieure. Il y a plusieurs espèces de fractures. Les unes sont dites raphanèdes (*en rave*), les autres schidacides (*en copeaux*), celles-ci en ongle, celles-là alphitèdes (*en farine*), et d'autres en fragments détachés.

Or, la *raphanède* est une rupture transversale de l'os à travers son épaisseur. Quelques-uns l'ont appelée *sicyedon* et *cauledon*, à cause de sa ressemblance avec les ruptures de concombre et de tiges de choux.

La *schidacide* est une rupture de l'os suivant sa longueur.

Celle en ongle est une fracture de l'os en droite ligne pour une certaine portion et semi-lunaire à son extrémité. On l'appelle aussi *calamède* (*en roseau*).

L'*alphitède* est une fracture comminutive de l'os. Quelques-uns l'appellent aussi *caryède* (*en forme de noix*).

Celle à fragment détaché, appelée aussi *apocopé*, est la séparation d'une portion d'os par rupture de la partie superficielle, de telle sorte que la partie séparée est flottante.

Telles sont les différentes espèces de fractures.

omis d. Ve. — 26 ὀστέου ἐπιμήκης O., μέντοι D.; M. omet depuis ἐπὶ μῆκος jusqu'à ὀστέου inclusiv. — 27 ἡ αὐτὴ δὲ LP., αὐτὴν Ve., καλαμιδὸν K. — 28 ἀφιτιδὸν T., τε pour δὲ MVe. — 29 ὀστέου omis d. D. — 30 αὐτὴν Ve. — 31 κρυηδὸν ABFGJLM OPT., ἀκαρυηδὸν N., ἴπαρά τινος C. — 32 ἀπόθρασις J., ἀπόθλασις R., τε pour δὲ DR., ἡ omis d. T.; καὶ omis d. DR. — 33 μέρος DJMV. — 34 τε pour τῆς P. — 35 διαφαιρεθὲν R., ἐπιλείπειν Ba.

ς'.

ΠΕΡΙ ΤΩΝ ΕΝ ΤΗ[1] ΚΕΦΑΛΗ ΚΑΤΑΓΜΑΤΩΝ.

Ἰδίως δὲ[2] τὸ ἐν τῇ κεφαλῇ κάταγμα διαίρεσίς ἐστι[3] τοῦ κρανίου, ποτὲ μὲν ἁπλῆ, ποτὲ δὲ[4] πολυσχιδὴς, ὑπό τινος ἔξωθεν βίας γινομένη. Τοῦ δὲ κατάγματος τῆς κεφαλῆς αἱ διαφοραί εἰσιν αὗται· ῥωγμὴ[5], ἐγκοπὴ, ἐμπίεσμα[6], ἐγγείσωμα, καμάρωσις, ἐπὶ δὲ τῶν νηπίων καὶ θλάσις.

Ῥωγμὴ[7] μὲν οὖν ἐστὶ διαίρεσις τοῦ κρανίου ἐπιπολαῖος[8] ἢ βαθεῖα, μηδαμῶς ἕως ἔξω[9] μετακινηθέντος τοῦ πεπονθότος ὀστέου.

Ἐγκοπὴ[10] δέ ἐστι διαίρεσις τοῦ κρανίου μετὰ ἀνακλασμοῦ[11] τοῦ πεπονθότος. Εἰ δὲ καὶ[12] ἀποθραυσθείη τὸ πεπονθὸς, ἀποσκεπαρνισμόν τινες τὸ πάθος[13] προσαρορεύουσιν.

Ἐμπίεσμα[14] δέ ἐστι πολυμερὴς τοῦ ὀστέου διαίρεσις μετὰ τοῦ τὰ κατεαγότα[15] ὀστάρια ὑποκεχωρηκέναι[16] κάτω πρὸς τὴν μήνιγγα.

Ἐγγείσωμα[17] δέ ἐστι τοῦ[18] ὀστέου διαίρεσις μετὰ τοῦ τὸ πεπονθὸς ὀστοῦν ὑπεληλυθέναι[19] τοῦ κατὰ φύσιν κάτω πρὸς τὴν μήνιγγα[20].

Καμάρωσις δέ ἐστι διαίρεσις τοῦ κρανίου μεθ' ὑψώσεως τῶν πεπονθότων, ἢ[21], ὥς φησιν ὁ Γαληνὸς, ἐπὶ[22] τὰ ἔσω ὑποχώ-

[1] τῇ omis d. H. — [2] δέποτε GLP. — [3] ἐστι omis d. M. — [4] δὲ καὶ P., πολυσχεδὴς ABCDEFGHJLNPVeBaTX. — [5] ῥωχμὴ DHKR., ἐκκοπὴ ABCEFGJTX LMNOPVeBa. — [6] ἐκπίεσμα ABCEGTXLMNOVeBa., ἐκπίαισμα F., ἐκγίσωμα ABEFJOVeBaTX., ἐγκίσωμα GLP., ἐκγείσωμα CM., ἐγγύσωμα D., ἐγγίσωμα N. — [7] καὶ ῥωγμὴ J., ῥωχμὴ DHK., ῥωγχμὴ R. — [8] ἐπιπολέος ATDER., ἐπιπολαίως NP., ἐπιπολαίου Ve., βαθείαι Ve. — [9] ἔξωθεν O., κατακινηθέντος GL., ἐξαιμάτων κινηθέντος P. — [10] ἐκκοπὴ ABCEFGJLMNOPVeBaTX., ἐστι omis d. GLMP. — [11] ἀνακλυσμοῦ GP., ἀνακλησμοῦ L. — [12] ἔτι δὲ κἂν ἀποθρ... DHKR., ἀποθραυθείη RX., ἀποθραυσθῇ M. — [13] τὸ πάθος omis d. DHKR , προσηγόρευσαν BCEFGJ LXMNOPVeBa., τινα pour τινες D. — [14] ἐκπίεσμα ABCEJMXNOTRVeBa., ἐκπίασμα GLP., ἐκπίαισμα F. — [15] μετὰ τοῦ κατεαγῆναι τὰ ὀστάρια καὶ DHKR., κατεαγομένου LP.; τὰ omis d. T., ὄστρια P. — [16] ἀποκεχωρηκέναι J., ἀποχωρηκότα

CHAPITRE XC.

DES FRACTURES DU CRANE.

La fracture de la tête est proprement une division du crâne tantôt simple, tantôt multiple, provenant de quelque violence extérieure. Voici quelles sont les différentes espèces de fractures de la tête : la fente, l'encopé (*ou incision*), l'impaction, la subgrundation, la voussure, et chez les enfants la dépression *.

La fente est une division superficielle ou profonde du crâne dans laquelle l'os affecté ne subit aucun déplacement en dehors.

L'encopé est une division du crâne avec réfraction de la partie blessée **. Mais si la portion affectée a été séparée, quelques-uns appellent cette blessure aposkeparnismus (*fente avec une hache, dédolation*).

L'impaction *** est une division multiple de l'os dans laquelle des portions osseuses brisées s'enfoncent vers les méninges.

La subgrundation est une division osseuse telle que l'os affecté se glisse en descendant vers les méninges sous celui qui reste en place ****.

La voussure est une division du crâne avec élévation des parties blessées, ou, comme dit Galien, un éloignement, une concavité de l'os au-dessus des parties intérieures d'une

BO. — [17] ἐκγίσωμα ABEFJOVeBaTX., ἐκγείσωμα CM., ἐγγίσωμα N., ἐγκίσωμα G., ἐστι omis d. M. — [18] ἡ τοῦ ὀστέου DR., τοῦ omis d. NVe., τὸ omis d. P. — [19] ἐπεληλυθέναι DR., ὑπολελυθέναι E., ὑπεληθυθέναι LP., ὑπεληλυθῆναι Ve. — [20] μήνυγγα N. — [21] ἡ omis d. ABCEFGJLMNOPVeBaTX., ὁ omis d. HK. — [22] ὑπὸ

* Ces divisions sont prises de Soranus avec quelques modifications. (Voy. Cocchi, *Collection de Nicétas*, p. 45.)

** Soranus dit que l'encopé est une fissure de l'os faite par la chute d'un corps tranchant. (Cocchi, *loc cit.*)

*** Soranus définit l'impaction : fracture multiple dans laquelle l'os reste comme broyé. (Cocchi, *loc. cit.*)

**** Soranus dit : « La subgrundation a lieu lorsque l'os fracturé s'insinue sous le bord de l'os opposé en comprimant la méninge. » (Cocchi, *loc. cit.*)

ρησις καὶ κοίλανσις[23] παραπλησίως τοῖς ἐμπιέσμασιν[24]. Οὕτω γὰρ ἐκεῖνος οἴεται[25].

Τινὲς δὲ καὶ τριχισμὸν[26] τούτοις προσηρίθμησαν· ἀλλ' ἔστιν ὁ τριχισμὸς[27] στενωτάτη ῥωγμὴ καὶ τὴν αἴσθησιν διαλανθάνουσα, δι' ὃ πολλάκις λεληθυῖα, διὰ τὸ μὴ ἀκριβῆ γενέσθαι τὴν σημείωσιν, θανάτου γέγονεν[28] αἰτία.

Ἡ δὲ θλάσις[29] οὐκ ἔστι διαίρεσις τοῦ ὀστέου καὶ ταύτη[30] ἄν τις εὐλόγως οὐδὲ κάταγμα φαίη[31] τὴν τοιαύτην διάθεσιν· ἀλλ' ἔστιν ὡς νεῦσις[32] καὶ οἷον κάμψις[33] ἐπὶ τὰ ἔνδον[34] τοῦ κρανίου κοιλαινομένου[35] χωρὶς τοῦ λυθῆναι τὴν συνέχειαν[36], καθάπερ ἐπὶ τῶν χαλκῶν[37] τε καὶ ὠμοβυρσίνων[38] ἀγγείων ἔξωθεν πληττομένων γίνεται. Εἰσὶ δὲ[39] τῆς θλάσεως δύο[40] διαφοραί· ἢ γὰρ δι' ὅλου τοῦ πάχους[41] ἑαυτοῦ θλᾶται τὸ ὀστέον, ὥστε πολλάκις καὶ ἀποστῆναι τὴν μήνιγγα[42], ἢ πάντως γε θλίβεσθαι πρὸς τοῦ κρανίου[43], ἢ οὐ δι' ὅλου, ἀλλὰ κατὰ τὴν ἐκτὸς μόνον πυκνὴν[44] ἐπιφάνειαν ἄχρι τῆς διπλόης[45].

Τινὲς δὲ ταύταις ταῖς διαφοραῖς καὶ τὸ ἀπήχημα[46] προστεθείκασιν, ὅπερ ἐστὶ κατ' αὐτοὺς ῥῆξις κρανίου κατὰ τὰ ἀντικείμενα τῶν πεπληγμένων γινομένη μερῶν. Πλανῶνται δὲ οὗτοι· οὐδὲ[47] γὰρ ὥσπερ ἐπί τινων ὑαλίνων ἀγγείων[48], ὡς αὐτοί φασι, κἀνταῦθα γίνεται[49]· ἐκεῖνα μὲν γὰρ διὰ τὸ εἶναι κενὰ τοῦτο πάσχουσι[50]· τὸ δὲ κρανίον πλῆρές ἐστι καὶ ἄλλως[51] ἰσχυρόν. Ἀλλὰ[52] πλειόνων μερῶν τῆς κεφαλῆς πληγέντων[53] ἐν καταπτώσεσιν, ἢ χωρὶς τοῦ λυθῆναι τὴν συνέχειαν τοῦ δέρματος

pour ἐπὶ J. — [23] κοίλαυσις Ve. — [24] ἐκπιέσμασιν ABCEGJLXTMNOPVe Ba., ἐκπιαίσμασιν F. — [25] οἶται R. — [26] τροχισμὸν ACEFGLPX. — [27] τροχισμὸς ACEFLPTX., ῥωχμὴ DHK., ῥωγχμὴ R. — [28] γεγονέναι R., γεγονέναι τὴν αἰτίαν GLP., γεγονέναι αἰτίαν D. — [29] πλάσις F. — [30] ταῦτα M. — [31] φωνὴ LP. — [32] ὦσις pour ὡς νεῦσις ABCEFGJLMNPVeBaTX. — [33] κάψις JLP., ἐπὶ τὰ omis d. LR. — [34] ἔδον LP. — [35] κοιλαίνουσα ABCEFGJLMNOPVeBaT X. — [36] σενέχειαν L. — [37] χαλκίτων GLNP. — [38] ὠμοβυρσίων AT., ὠμοκυρσίνων O. — [39] δὲ καὶ τῆς NVe. — [40] δύο omis d. LP. — [41] πάθους LPVe., ἑαυτὸν LP. — [42] μήνυγγα N., πάντων P. — [43] κρανίου δι' ὅλου, ἀλλὰ κατὰ τὴν ACFGLMPT.,

manière analogue à l'impaction (*mais en sens inverse*). Telle est en effet son opinion.

Quelques-uns ajoutent à ces diverses espèces de fractures le trichisme (*fente capillaire*) ; mais ce trichisme n'est qu'une fente très petite échappant à nos sens, et qui pour cette raison reste souvent cachée : aussi, ne fournissant pas de signes précis, elle devient une cause de mort.

La dépression n'est point une division de l'os ; aussi ne peut-on pas raisonnablement appeler fracture une semblable disposition. Mais c'est une inclinaison et une sorte d'inflexion sur la partie interne du crâne, qui forme un creux sans solution de continuité, semblablement à ce qui a lieu quand on frappe sur la partie externe d'un vase de cuivre ou de cuir non tanné. Il y a deux espèces de dépression : ou bien l'os est déprimé dans toute son épaisseur, à ce point que souvent la méninge se sépare du crâne ou est comprimée en tous cas par lui ; ou bien l'os n'est pas déprimé dans sa totalité, mais seulement dans sa face externe dense jusqu'à la seconde lame.

Quelques-uns joignent à ces différentes espèces le contre-coup, lequel est une fracture du crâne produite sur la partie opposée à celle qui a été frappée. Mais ceux-là se trompent : en effet, les choses ne se passent point ici de la même manière que sur quelques vases de verre, comme ils le disent ; car il arrive ainsi à ces vases parce qu'ils sont vides ; mais le crâne est plein et bien autrement solide. Dans une chute qui blesse plusieurs parties de la tête, la fissure se produisant au crâne sans solution de continuité de la peau, un abcès se forme

κρανίου δι' ὅλου, ἢ οὐ δι' ὅλου κατὰ τὴν N, Ve Ba. — [44] πυγὴν Ba., πηγὴν Ve., πυγμὴν ABEFGJMOTX., πυκνὰ D., μόνην πληγὴν P., πληγὴν L., πυκνὴν omis d. C. — [45] διαπνοῆς ABEFTGLMPX., διαπλοκῆς J. — [46] ἀπόχημα JNPX., ἀπόσχημα T., ἀπήγημα M., προστεθήκασιν JLNDPRVeBaX. — [47] οὐ γὰρ ὡς ἐπὶ D. — [48] ἀγγείων omis d. P. — [49] γίγνεται K. — [50] πάσχει DHKR. — [51] ἄλλων ἰσχύρων T. — [52] καὶ ἄλλων πλειόνων ABTEFXGJMNOPLVeBa., καὶ ἄλλων δὲ πλειόνων C., πληώνων LP. — [53] ἐν omis d.

γινομένη τοῦ κρανίου ῥωγμὴ[54], ὕστερον ἀποστάσεως γεγενημένης κατ' αὐτὴν[55] καὶ τμηθείσης[56], φανεῖσα ἔδοξεν αὐτοῖς κατὰ τὸ[57] ἀντικείμενον γεγονέναι τῆς πληγῆς. Καὶ αὕτη δὲ ὡς ἡ[58] προλεχθεῖσα ῥωγμὴ[59] θεραπεύεται.

Εἰ μὲν οὖν κάταγμα γέγονεν ἐν[60] τῇ κεφαλῇ, δῆλον ἔκ τε[61] τῆς τοῦ πλήξαντος[62] σώματος ὀξύτητος[63], ἢ βάρους, ἢ σκληρότητος, ἢ βιαίας δυνάμεως, κἀκ[64] τῶν ἐπιγινομένων[65] τῷ πληγέντι σώματι[66], οἷον σκοτώματος[67] ἢ ἀφωνίας, ἢ ἀθρόας καταπτώσεως, καὶ μάλιστα ἐπὶ ἐγγεισώματος[68], ἢ θλάσματος, ἢ ἐμπιέσματος[69], ἢ τῆς ἐπὶ τὰ ἔνδον καμαρώσεως, θλιβομένου τοῦ ἐγκεφάλου. Ἔτι[70] μὴν καὶ ἀπὸ τῆς[71] κατ' αἴσθησιν σημειώσεως· εἰ μὲν γὰρ[72] ἀξιόλογος εἴη τοῦ δέρματος ἡ διαίρεσις[73], δι' αὐτῆς ἑτοίμως γνωσόμεθα· εἰ[74] δὲ μηδ' ὅλως[75] ἡ διαίρεσις ἢ στενή[76] τις, ὑποπτεύοιμεν[77] δὲ κάταγμα, ἐπιδιελόντες τὸ δέρμα διά τε τῆς ὁράσεως καὶ τῆς διὰ[78] τοῦ ὀργάνου μηλώσεως[79] τοῦτο διαγινώσκομεν[80]· εἰ μὲν γὰρ[81] τῶν ἄλλων τι καταγμάτων εἴη, αὐτόθεν φανερὸν γίνεται[82].

Εἰ δὲ ῥωγμὴ[83] μόνον στενὴ καὶ τριχοειδὴς διαλανθάνουσα τὴν αἴσθησιν, φάρμακόν τι μέλαν ὑγρὸν ἢ καὶ[84] αὐτὸ τὸ γραφικὸν ἐγχέαντες[85] μέλαν, ξέσομεν τὸ ὀστέον[86]· αὐτὴ γὰρ ἡ ῥωγμὴ[87] μέλαινα δείκνυται[88]. Καὶ δεῖ ἐπιμένειν τῇ ξύσει[89] ἄχρις οὗ[90] τὸ σημεῖον τῆς ῥωγμῆς[91] ἀφανὲς γένηται. Εἰ δὲ ἄχρι μήνιγγος εἴη, τοῦ ξύειν[92] ἀποσχώμεθα καὶ χωρήσομεν[93] ἐπὶ τὴν διάγνωσιν πότερον ἀπέστη[94] τοῦ ὀστέου

ABCEFGJLMNOPVeBaTX. — 54 ῥωχμὴ HK., ῥωγχμὴ R. — 55 κατ' αὐτῆς ACEFGLMNPVeTX. — 56 καὶ αὐτῆς τμηθείσης BCNVeBa, καὶ ταύτης τμηθείσης EX., καὶ ἀτμηθείσης OT., καὶ ἀτμισθείσης AFGLMP., φανεῖσαν DR, ἔξωθεν pour ἔδοξεν X. — 57 τὸν LP. — 58 ὡσεὶ BLP., πρώτη λεχθεῖσα ABCFGJLMNOPBaT., πρώτην λεχθεῖσα Ve., προλεγχθεῖσα R. — 59 ῥωχμὴ HK. — 60 ἐν omis d. ABCEFGJLMNOPVeBaTX. — 61 τε omis d. ABCEFGJLMNOPVeBaTX. — 62 πλέξαντος R. — 63 ὀξύτητι LP., ὀξύτης T. — 64 κατὰ pour κἀκ P. — 65 ἐπιγενομένων DEGKLOPVeBa. — 66 πληγέντι συμπτωμάτων, οἷον ACEFGLMNOPVeBaTX. — 67 σκυτώματος A., σκωτώματος N. — 68 ἐκγισώματος ABEFGJLNOPVeBaX., ἐκγεισσώματος CMT. — 69 ἐκπιαίσματος BFVeBa., ἐκπυέσματος NX. — 70 ἔτι γε μὴν J, ἔτι μὲν LOVeBa. — 71 τὴν B. — 72 γὰρ omis d. M. — 73 διαίρεσις ἢ στενή τις N., διὰ τῆς P. — 74 ἢ pour εἰ P. — 75 εἰ δὲ δι' ὅλως

ensuite vers cette fente, qui devient visible lorsqu'on ouvre le foyer, et c'est ce qui leur fait croire que cette blessure est survenue sur les parties opposées au choc. Or cette affection se traite comme celle que nous avons d'abord désignée sous le nom de fente.

Si donc une fracture a lieu à la tête, on le connaît, et d'après la forme du corps qui a frappé, s'il est pointu, pesant, dur ou violemment lancé; et aussi d'après les symptômes qui surviennent chez le blessé, tels que vertiges, aphonie, collapsus immédiat, surtout dans la subgrundation, dans la dépression, dans l'impaction et dans la voussure sur les parties internes, à cause de la compression de l'encéphale. On le connaît encore d'après les remarques faites par les sens : en effet, si la division de la peau est considérable, nous serons promptement renseignés par elle; mais s'il n'y a pas solution de continuité, ou s'il n'y en a qu'une petite, et que nous soupçonnions une fracture, nous incisons la peau et nous diagnostiquons à l'aide des yeux et de l'exploration par la sonde, et si quelqu'une des diverses autres fractures existe, dès lors elle devient évidente.

S'il y a seulement une fente étroite et capillaire, échappant aux sens, nous râclons l'os après avoir répandu dessus quelque substance noire et liquide ou même de l'encre à écrire; car alors la fente elle-même paraît noire, et il faut persister à ruginer jusqu'à ce que le signe de la fente disparaisse. Mais si elle va jusqu'aux méninges, nous cessons de râcler et nous tâchons de

TVe., ἡ pour ᾗ JP., εἴη pour ᾗ KR. — [76] στενὴ LP., στενὸν J. — [77] ὑπόπτευοι AT., ὑποπτεύομεν C. — [78] τῆς omis d. L., διὰ omis d. DHKPLR. — [79] μηλάσεως P. — [80] γινώσκομεν LP. — [81] γὰρ omis d. DGLP. — [82] γίγνεται DHK. — [83] ῥωγμὴ DHK., ἡ δὲ ῥωγ... T., μόνη P. — [84] καὶ omis d CDEFHKRX. — [85] ἐγχέοντες DGP., ἐκχέαντες RT. — [86] τῷ ὀστέῳ D.; εἰ μὲν pour αὐτὴ M. — [87] ῥωγμὴ DHK. — [88] ἐνδείκνυται D.; καὶ omis d. M., δὴ pour δεῖ d. P. — [89] ξέσει DJ. — [90] οὖν LP. — [91] ῥωγμῆς HDK. — [92] τὸ ξύσειν AEFGTXLP., τὴν ξύσιν M. — [93] χωρίσομεν BJMNNORVeBa. — [94] ἐπέστη L., ὑπέστη P., ὀστέου ἡ omis d. P. —

ἡ μήνιγξ, ἢ μένει προστετυπωμένη [95]. Μενούσης γὰρ αὐτῆς [96], ἀφλέγμαντόν τε μένει μετρίως τὸ [97] τραῦμα, καὶ ὁ κάμνων ἀπύρετος [98] γίνεται κατὰ βραχὺ, καὶ πύου τὸ πεφθὲν [99] ἐπιφαίνεται. Εἰ δὲ ἀποστῇ ἡ μήνιγξ, αὐξάνεται [100] τὰ ἀλγήματα, καὶ ὁ πυρετὸς ὁμοίως, καὶ τὸ ὀστοῦν ἀλλοχροεῖ, καὶ πῦον λεπτὸν καὶ ἄπεπτον φέρεται [101]. Εἰ δὲ ἀμελήσεις [102] θεραπεύων καὶ μὴ τῇ ἀνατρήσει κέχρησαι [103] ταύτῃ τοῦ ὀστέου, χαλεπώτερα γίνεται συμπτώματα, οἷον [104] χολεμεσία, σπασμὸς, παρακοπὴ διανοίας καὶ πυρετὸς ὀξὺς, ἐφ' ὧν δεῖ [105] καὶ παραιτεῖσθαι [106] τὴν ἐγχείρησιν. Μὴ παρόντων δὲ τούτων, εἰ μὲν μὴ ἀπέστη [107] ἡ μήνιγξ, ῥωγμὴ δὲ [108] μόνον εἴη, καὶ διὰ ξυστῆρος [109] μόνου θεραπεύεται, κἂν [110] ἄχρι βάθους εἴη· εἰ δὲ ἄχρι τῆς διπλόης μόνον [111], ἕως ἐκείνης ξυστέον ἢ καὶ τὸ κλασθὲν ὀστοῦν περιαιρετέον ὡς εἰρήσεται [112]. Εἰ δὲ καὶ εἰς λεπτὰ συνετρίβη [113], καὶ ταῦτα ἀκριβῶς ἀφαιρετέον διὰ τοῦ ἐπιτηδείου ὀργάνου, ἂν ἀπέστη γὰρ ἡ μήνιγξ, οὐ διαμένουσι [114].

Κἂν μὴ [115] ἀποστῇ δὲ ἡ μήνιγξ [116], ἀπ' ἀρχῆς δὲ [117] παραλάβῃς τὸν τραυματίαν, χειμῶνος μὲν, πρὸ [118] τῆς τεσσαρεσκαιδεκάτης ἡμέρας πάντως σπούδαζε [119] ποιεῖσθαι τὴν [120] τοῦ ὀστέου περιαίρεσιν· θέρους [121] δὲ, πρὸ τῆς ἑβδόμης [122], πρὶν τὰ εἰρημένα γενέσθαι συμπτώματα. Χειρουργήσεις [123] δὲ τόνδε τὸν τρόπον·

95 προτετυπωμένη AFGLMPVeT. — 96 αὐτοῖς P., ἀφλέγμαντός τε ACFLNPVeT. — 97 τό τε ABCFGJLMNOPVeBaT., κάδμα pour τραῦμα O. — 98 ἀπύρεκτος AT. — 99 πῦον πεπεφθὲν Ba., πῦον τε πεφθὲν ABCEFXGJLNOVe., πῦον τε πεμφθὲν P., πῦον τὸ πεμφθὲν DR.; T. omet depuis κατὰ βραχὺ jusqu'à ἐπιφαίνεται inclusiv. — 100 αὔξεται T. — 101 φαίνεται DLP. — 102 ἀμέλησαι ὁ ABCEFGJLXMNOTVeBa., ἀμυνήσει P. — 103 χρήσηται τούτου χαλεπώτ... ABCEFGJNOVeBaTX., χρήσεται τούτου χαλ... LMP. — 104 οἷον omis d. ABCEFGJLMNOPVeBaTX. — 105 δεῖ omis d. A., ἀφ' ὧν καὶ παρ... T. — 106 παρατεῖσθαι Ba. — 107 ἐπέστη LP. — 108 ῥωχμὴ HK., μόνη P., καὶ pour δὲ T. — 109 κλυστῆρες DHKR., μόνον L., μόνης P. — 110 καὶ pour κἂν L. — 111 μόνης P. — 112 εἴρηται CDMOPR. — 113 συντριβείη ABCEFGJLTXMNOPVeBa. — 114 ABCEFGJLM

reconnaître si la méninge est séparée de l'os ou si elle y reste attachée. En effet, si elle y reste, la blessure ne s'enflamme pas et se modère, le malade se trouve peu à peu délivré de la fièvre et un pus coctionné apparaît. Si, au contraire, la méninge est séparée, les douleurs augmentent ainsi que la fièvre, l'os change de couleur, et le pus qui coule est séreux et non coctionné. Alors si vous mettez de la négligence dans le traitement et si vous n'avez pas recours à la trépanation de l'os, il survient par là des symptômes très graves, comme vomissements de bile, convulsions, délire et fièvre aiguë, pendant lesquels il faut s'abstenir de l'opération. En l'absence de ces symptômes, si la méninge n'est pas séparée et qu'il y ait seulement une fente, on la traite par le râclement seul, même quand elle est profonde. Si elle ne s'étend que jusqu'au diploé, il ne faut râcler que jusque-là ; ou bien il faut enlever l'os brisé, comme nous le dirons. Mais si l'os a été concassé en petits fragments, on devra les enlever soigneusement avec un instrument approprié, car si la méninge est séparée, ils ne peuvent rester.

Or si la méninge n'est pas séparée et que vous ayez entrepris le blessé dès le commencement, faites en sorte d'avoir opéré complétement l'enlèvement de l'os avant le quatorzième jour si c'est en hiver, et avant le septième si c'est en été, auparavant que n'apparaissent les symptômes dont nous avons parlé. Au reste, on doit opérer de la manière suivante :

NOPVeBaTX mettent un point après ὀργάνου, et omettent les mots suivants : ἂν ἀπέστη γὰρ ἡ μήνιγξ, οὐ διαμένουσι. J'ai cru devoir les restituer d'après les quatre manuscrits DHKR. — [115] Cornarius omet cette négation. Dalechamps ajoute ici toute une phrase au texte ; δὲ est omis dans ABCEFGJKLMNOPVeBaTX. Les mêmes mettent ἀπέστη au lieu de ἀπόστη. — [116] G. Andernach met un point ici et fait rapporter les mots précédents à la phrase antérieure, en mettant seulement une virgule entre ὀργάνου et κἂν μή. — [117] ἀπ' ἀρχῆς omis d. P. ; καὶ pour δὲ d. LP. ; παρέλαβες ABCEFGMNOTXVeBa., παρέλαβε LP. — [118] πρὸς P. — [119] σπουδάζεται LP. — [120] τὴν omis d. R. — [121] θέρος P. — [122] ἕκτης pour ἑβδόμης F. — [123] χειρουργήσῃ GL., χειρούργηται P. ; T omet les derniers mots : χειρουργήσεις δὲ τόνδε τὸν τρόπον.

ΧΕΙΡΟΥΡΓΙΑ.

Προξυρήσαντες τὴν κεφαλὴν κατὰ τοῦ τραύματος, δύο τομὰς ἐμβαλοῦμεν [124] κατ' ὀρθὰς γωνίας τεμνούσας [125] ἀλλήλας παραπλησίως [126] τῷ Χῖ στοιχείῳ. Τούτων [127] δὲ τὴν ἑτέραν εἶναι δεῖ τὴν ἤδη [128] προϋπάρχουσαν. Εἶτα τὰς κατὰ κορυφὴν τέσσαρας γωνίας ὑποδείραντες ὥστε τὸ ἀνατρηθησόμενον [129] ὀστοῦν ὅλον γυμνωθῆναι [130], εἰ μὲν αἱμοῤῥαγία γένηται [131], μότοις ἀπὸ ὀξυκράτου διαμοτώσομεν [132], εἰ δὲ μὴ, ξηροῖς [133]. Εἶτα πτυκτὸν [134] ἐξ οἰνελαίου βαλόντες [135] τῷ προσήκοντι δεσμῷ χρησόμεθα. Κατὰ δὲ τὴν [136] ὑστεραίαν, εἰ μή τι νεώτερον [137] κωλύσοι σύμπτωμα, τῇ ἀνατρήσει τοῦ [138] πεπονθότος ἐγχειρήσομεν [139] ὀστοῦ.

Καθέδριον τοίνυν ἢ ἀνακεκλιμένον [140] σχηματίσαντες τὸν κάμνοντα [141] ἁρμοδίως τῷ τραύματι, καὶ τὰ [142] ὦτα αὐτοῦ ἐρίῳ βύσαντες [143] διὰ τὸν ἐκ τῆς ἐπικρούσεως ἦχον, λύσομεν τὸν [144] δεσμὸν τοῦ τραύματος, καὶ περιέλωμεν [145] τοὺς μότους ἅπαντας, καὶ περισπογγίσαντες, κελεύσομεν δύο ὑπηρέταις ταινιδίοις [146] λεπτοῖς περιδεθεῖσιν [147] ἀναστέλλειν τὰς τέσσαρας γωνίας τῶν ἐπικειμένων τῷ [148] κατάγματι σωμάτων. Καὶ εἰ μὲν ἀσθενὲς εἴη τὸ ὀστοῦν ἢ φύσει ἢ ἐκ τοῦ κατάγματος, ἀντιθέτοις [149] ἐκκοπεῦσι τοῦτο περιέλωμεν, πρῶτον τοῖς κοιλισκωτοῖς [150], ἀπὸ τοῦ πλατυτέρου αὐτῶν [151] ἀρχόμενοι, καὶ

[124] ἐκβαλοῦμεν BCFLNOPRVeBa. — [125] τεμούσας D. — [126] παραπλησίας D. — [127] τοῦτον P. — [128] εἴδη K., προϋπάρχουσαι GLP.; T. omet depuis εἶτα τὰς jusqu'à ὑποδείραντες inclusiv. — [129] ἀνατριθησόμενον J., ὀστοῦ L. — [130] γυμνωθείη P. — [131] γίνεται F., μοτῆς P. — [132] μοτώσομεν O. — [133] ξηρίοις DHKR. — [134] πυκτὸν MR., στυπτικὸν GLP. — [135] λαβόντες DHKR.; τῷ omis d. ACEFGLMPTX., τὸ B.; προσήκοντα P. — [136] τὴν omis d. A., ὑστέραν NVe. — [137] νεωτερικὸν ABCEFGJLMNOPVeBaT., σύμπωμα K. — [138] τοῦ omis d. ABEFGJLMNOPVeBaT. — [139] ἐγχειρήσομεν omis d. M., ὀστοῦν L, ὥστ' οὖν P. — [140] ἢ ἀνακεκλιμένον omis d. DHKR., ἀνακεκλημένον JNOVe. — [141] τὸν ἄνθρωπον DHKR. — [142] τραύματι, καὶ τὰ omis d. M. — [143] ἐριοβύσαντες OPVeBa., ἐρίῳ omis d M., ἔρια βύσαντες T. — [144] τινα pour τὸν AMTNVe., ἐπιδεσμὸν C. — [145] περιελόντες ABCEFGJLMNOPVeBaTX.; GLP omettent depuis διὰ τὸν ἐκ τῆς jusqu'à περισπογγίσαντες inclusiv. — [146] τενιδίοις BNOVeBa. — [147] περιθεῖσιν C., περιτεθεῖσιν AEFMNVeTX., περιτιθεῖσιν GLP. —

OPÉRATION.

Après avoir rasé la tête à l'endroit blessé, nous faisons deux incisions qui se coupent à angles droits semblablement à la lettre X (*chi*). Il faut que l'une de ces solutions de continuité soit celle qui existait déjà auparavant. Ensuite, ayant disséqué par leur sommet les quatre angles de manière à dénuder toute la portion d'os qui doit être trépanée ; s'il y a hémorrhagie, nous appliquons de la charpie imbibée d'oxycrat entre les lèvres de la plaie ; s'il n'y en a pas, de la charpie sèche. Puis, ayant ajouté une compresse imbibée d'huile et de vin, nous attachons le tout avec le bandage approprié. Le lendemain, si aucun nouveau symptôme ne s'y oppose, nous nous mettons en mesure de pratiquer la perforation de l'os malade.

Ayant donc disposé le malade soit assis, soit couché d'une manière convenable à la situation de la blessure, et lui ayant bouché les oreilles avec de la laine à cause du bruit produit par le choc de l'instrument, nous détachons le bandage de la blessure ; et après avoir enlevé toute la charpie et avoir épongé, nous prescrivons à deux aides de relever les quatre angles du cuir chevelu qui couvrent la fracture en les enserrant dans des bandelettes légères. Si l'os est faible, soit naturellement, soit par

148 τῷ κάτω κατάγματι ABEXLMOP., τῶν κάτω κατ... F. — 149 Tous les manuscrits ont ἀντιθέτοις. Néanmoins Dalechamps veut εἰσθέτοις ou ἐνθέτοις, *injectis scalpris* ; il prétend que, dans ce cas, « on ne peut employer les tenailles incisives, mais bien les ciseaux ou fermails jetés et poussés dans les trous faits par tirefonds ou vilebrequins. » — ἐγκοπεῦσι GLP., κοπεῦσι DR. — 150 κυκλισκωτοῖς AHJKRBa., σκυλισκωτοῖς BENOVeTX, κυκλισιρωτοῖς D., κυλισωκτοῖς FGLP. J'ai adopté la leçon κοιλισκωτοῖς qui se trouve dans deux de mes manuscrits, parce que ce mot donne, à mon sens, une idée plus juste que les autres de la forme de cet instrument. Les nouveaux éditeurs du *Thesaurus* d'Henri Étienne adoptent la même leçon ; toutefois, le nouvel éditeur de Galien, M. Kühn, a mis κυκλίσκοις. Celse, liv. VIII, sect. 3, explique, plus clairement que ne le fait ici notre auteur, la manière d'opérer avec ces instruments, qui étaient des gouges et des ciseaux de diverses formes. Il est nécessaire aussi de comparer à ce passage de Paul le chap. 6, liv. VI, de la *Méthode thérapeutique* de Galien, t. X, édit. Kühn. — 151 αὐτῶν omis d. ABCEFGJLMN

μεταμείβοντες [152] τοὺς στενωτέρους, κἄπειτα τοῖς μηλωτοῖς [153], ἠρεμαίως ἐπικρούοντες τῇ σφύρᾳ διὰ τὸν διασεισμὸν [154] τῆς κεφαλῆς.

Εἰ δὲ ἰσχυρὸν εἴη τὸ ὀστοῦν, πρότερον τοῦτο περιτρυπήσαντες [155] τοῖς ἀβαπτίστοις λεγομένοις, τοιαῦτα δέ εἰσι [156] τὰ ἔχοντα μικρὸν [157] ἐσωτέρω τῆς ἀκμῆς ἐξοχὰς κωλυούσας αὐτὰ [158] πρὸς τὴν μήνιγγα βαπτίζεσθαι. Τότε τῇ [159] διὰ τῶν ἐκκοπέων [160] περιαιρέσει χρησάμενοι [161] τὸ πεπονθὸς ὀστοῦν ἀφελώμεθα, μὴ ἀθρόως ἀλλὰ κατὰ μέρος [162], εἰ μὲν δυνατὸν τοῖς δακτύλοις, εἰ δὲ μὴ ὀδοντάγρᾳ, ἢ ὀστάγρᾳ, ἢ τριχολαβίδι, ἢ τοιούτῳ τινί. Τὸ δὲ [163] μεταξὺ τῶν τρημάτων [164] χωρίον ἐχέτω διάστημα ὅσον τὸ [165] μῆκος πυρῆνος μεγίστου [166] μήλης· τὸ δὲ βάθος [167] ἄχρις οὗ πλησίον γένηται τῆς ἔνδον ἐπιφανείας τοῦ ὀστέου, φυλαττομένων ἡμῶν ἅψασθαι τὸ [168] τρύπανον τῆς μήνιγγος. Διὸ καὶ πρὸς τὸ πάχος [169] τοῦ ὀστέου δεῖ τὸ τρύπανον εἶναι, πλειόνων ἐπ' αὐτὸ [170] παρεσκευασμένων.

Εἰ δὲ ἄχρι τῆς διπλόης τοῦ κρανίου μόνον εἴη τὸ κάταγμα, ἄχρι ταύτης καὶ μόνον [171] τρυπητέον. Μετὰ δὲ τὴν τοῦ ὀστέου κομιδὴν, ἐξομαλίσαντες τὴν ἀπὸ τῆς ἐκκοπῆς τοῦ κρανίου τραχύτητα [172] ἢ ξυστῆρι ἤ τινι τῶν [173] μηλιωτῶν ἐκκοπέων, ὑποβαλλομένου [174] μηνιγγοφύλακος, καὶ τὰ, ὡς εἰκὸς, ἀπομείναντα [175] ὀστάρια ἢ ἀκίδας [176] εὐφυῶς κομισάμενοι [177], ἐπὶ τὴν διαμότωσιν χωρήσομεν.

Οὗτος ὁ κοινότερος ἅμα τε [178] καὶ εὐχερὴς καὶ ἀκίνδυνος

OPVeBaTX. — [152] μεταβείβοντες R. — [153] σμιλιωτοῖς DHKR. — [154] διὰ omis d. ABCDEGHJKLMNOPRVeT., διὰ τὸν σεισμὸν Ba. — [155] τρυπήσαντες T.; ἀβαπτίσμοις ABGJLMNOVeBaT., σαβατίσμοις P. — [156] ἐστι ABCEFGJLMNOPVeBaT. — [157] σμικρὸν M. — [158] αὐτῷ DR, αὐτὸν GLP. — [159] πότε R., τῇ omis d. ABCEFGJLMNOPVeBaT. — [160] κοπέων ABCEFGJLNOTXPVeBa., ἐκκοπτέων K. — [161] περιαιρήσει χρησάμενον L. — [162] κατὰ μικρὸν M. — [163] δὲ omis d. M. — [164] τριμάτων K. — [165] τὸ omis d. DHKR. — [166] μεγάλου HKRD., σμήλης DT. — [167] βαθίος P. — [168] τῷ τρυπάνῳ DHKR. — [169] τάχος N.; XE. omettent depuis τῆς μήνιγγος jusqu'à τὸ τρύπανον inclusiv. — [170] ἐπ' αὐτῷ ABCEFGJLMNOPVeBa.;

suite de la fracture, nous l'enlevons à l'aide des *ciseaux exciseurs*, en nous servant d'abord des *cœlisques* les plus larges que nous changeons pour d'autres plus étroits, et en prenant ensuite ceux appelés *méliotes*. Nous frappons doucement avec le maillet pour éviter l'ébranlement de la tête.

Si, au contraire, l'os est solide, nous le perforons d'abord avec les tarières appelées *abaptistes;* ce sont celles qui ont un peu au-dessus de leur pointe une saillie qui les empêche de s'enfoncer vers les méninges. Alors nous coupons tout autour avec l'exciseur et nous enlevons l'os affecté, non pas tout d'un coup, mais partiellement, avec les doigts si c'est possible, sinon avec un davier, une pince à extraire les esquilles, une pince à épiler, ou un autre instrument semblable. L'intervalle entre les trous doit être égal en longueur au plus gros bouton d'une sonde; leur profondeur ira jusqu'à ce qu'on arrive près de la surface intérieure de l'os, et nous devrons bien prendre garde à ce que la tarière ne touche pas les méninges. C'est pourquoi il faut que cet instrument soit en rapport avec l'épaisseur de l'os, et on devra en préparer plusieurs en vue de cette circonstance.

Mais si la fracture ne s'étend que jusqu'à la seconde lame de l'os du crâne, il ne faut aussi perforer que jusque-là. Après l'ablation de l'os, nous aplanissons les aspérités qui proviennent de l'excision du crâne avec une rugine ou avec quelqu'un des ciseaux exciseurs appelés *méliotes*, ayant soin de placer dessous le méningophylax, puis nous enlevons soigneusement les petits os ou les pointes qui seraient restés, comme cela arrive, et nous terminons par un pansement de charpie.

Ce mode d'opération est le plus communément employé, le

παρασκευασμένων FGT., παρασκευαζομένων LP. — [171] μόνης P. — [172] ταχύτητα D. τραχύτητος EX., ἢ omis d ABCEFGJLMNOPVeBaTX. — [173] ἤ τινι τῷ σμηλίῳ τῶν ἐκκ... BEGLPVeBa., ἤ τινι τῶν σμηλιώτων ACDHJKORT., ἤ τινι τῷ σμηλιώτων FN., τῶν σμηλίων τῶν M., ἤ τινι τῶν ὁμοίων οἷον σμηλιώτων GLP. — [174] τοῦ μηνιγγ... LP. — [175] τὰ ὀσταρ... LP. — [176] ἀκίδια ABCEJMNOVeBaT., ἀφυῶς D. — [177] κομισάμενος D., διατόμωσιν LP. — [178] τε omis d. F., τε ἅμα καὶ HKR. —

τῆς χειρουργίας τρόπος. Καὶ ὁ διὰ[179] τοῦ καλουμένου δὲ[180] φακωτοῦ ἐκκοπέως τρόπος ὑπερβαλλόντως[181] ἐπαινεῖται τῷ Γαληνῷ, χωρὶς περιτρυπήσεως[182], μετὰ τὴν[183] ἐκ τῶν κοιλίσκων[184] περιγλυφὴν[185] παραλαμβανόμενος. Φησὶ γοῦν ὧδέ πως· « Ἢν δὲ ἅπαξ[186] γυμνώσῃς μέρος, ὑποβαλὼν ἐκκοπέα, τὸ μὲν φακοειδὲς ἐπὶ τῷ πέρατι προὖχον[187] ἀμβλὺ καὶ λεῖον ἔχοντα, τὸ δὲ ὀξὺ κατὰ τὸ μῆκος ὄρθιον[188], ὅταν στηρίξῃ κατὰ τῆς μήνιγγος τὸ πλατὺ τοῦ φακοειδοῦς, ἐπικρούων[189] τῇ μικρᾷ σφύρᾳ, διαιρεῖν οὕτω τὸ κρανίον. Συμβαίνει γὰρ ἐπὶ ταῖς τοιαύταις ἐνεργείαις πάντα[190] ὅσων χρῄζομεν.

Η μέν[191] γε μήνιγξ οὐδ' ἂν[192] νυστάζων τις ἐνεργῇ[193], τρωθῆναι δύναται, τῷ πλατεῖ μέρει[194] μόνῳ τοῦ φακοειδοῦς ὁμιλοῦσα[195]· καὶ ἢν προσέχηταί[196] τι τῷ κρανίῳ καὶ ταύτης τὴν[197] προσάρτησιν ἀλύπως[198] ἀποσπᾷ τὸ περιφερὲς πέρας τοῦ φακοειδοῦς, ἕπεται[199] δὲ ἐξόπισθεν αὐτῷ[200] ποδηγοῦντι διακόπτων τὸ κρανίον ὁ ἐκκοπεὺς αὐτός[201]. Ὥστε οὔτε[202] ἀκινδυνότερον οὔτε θᾶττον ἐνεργοῦντα τρόπον ἕτερον ἀνατρήσεως[203] εὑρεῖν ἐγχωρεῖ. »

» Ἡ[204] δὲ διὰ τῶν πριόνων τε καὶ χοινικίδων[205] χειρουργία τοῖς νεωτέροις ὡς μοχθηρὰ διαβέβληται[206]. Ἀλλὰ τὴν μὲν ἐγχείρησιν, ὡς ἐπὶ ῥωγμῆς[207] ἐξεθέμεθα[208], ποιητέον. Ὁ δὲ αὐτὸς τρόπος τῆς τῶν ὀστῶν περιαιρέσεως ἁρμόσει κἀπὶ[209] τῶν λοιπῶν τοῦ κρανίου καταγμάτων. Καὶ τὸ ποσὸν[210] δὲ τῶν ὀφειλόντων[211] ὀστῶν ἐκκόπτεσθαι ὁ Γαληνὸς ἡμᾶς[212]

[179] διὰ omis d. R. — [180] δὲ omis d. ABCEFGJLMNOPVeBaX.; φακούτου GLP.; T. omet depuis καὶ ὁ διὰ τοῦ jusqu'à τρόπος inclusiv. — [181] ὑποβαλλόντως JLP., ἐπήνηται D., ἐπέρειται GL., ἐπαίρεται P. — [182] ἐπιτρυπήσεως O. — [183] τὴν τῶν ἐκ τῶν BJNOVe., ἐκ omis d. DEHKRX. — [184] κιλίσκων Ve, κυκλίσκων Ba., κυκλισκότων DHJK., κυκλισκόντων R., κοικλισκότων O., κυλίσκων EGLMP. — [185] περιγραφὴν GLP., παραλάμβανε ABCEFGTX., παρελάμβανε LP., παραλαμβανόμενος omis d. M. — [186] ἢν διάμπαξ GLP., γυμνώσεις BDEFGLNPRVeBa., ἅπαξ ἔν τι γυμνώσῃς Kühn. — [187] προὔσχον DR., κοῦφον pour προὖχον T., πρώην GLP., ἀμβλυὸν ANVeT., αναμβλὸν O., ἀβλυὸν LP. — [188] ὄρθριον P., στηρίξῃς Kühn., στηρίζῃ T. — [189] ἐπικροῦον GLNPVeBa. — [190] πάντων D., ὅσα BJO., ὅσον EFGLPT. — [191] γε omis d. JLP., εἰ δέ γε DHKR. — [192] οὐδ' ἀνιστάζων K. — [193] ἐνεργεῖ ABDEFGLMNOPRTVeBa. — [194] μέρος R., μόνον P. — [195] ἐνεργοῦσα DR. —

plus facile et le moins dangereux. Toutefois, l'opération qui se fait au moyen de l'instrument appelé exciseur lenticulaire et sans la perforation est préconisée au-dessus de tout par Galien : on l'entreprend après avoir fait une entaille circulaire avec le cœlisque. Voici, au reste, ce qu'il en dit : « Lorsqu'une fois vous aurez dénudé la partie, vous placerez dessous un couteau ayant à sa pointe une saillie lenticulaire mousse et lisse, mais droit et tranchant sur sa longueur. Quand la partie plane de la lentille arrivera sur la méninge, vous frapperez avec un petit maillet et vous diviserez ainsi le crâne. Par cette opération on obtient tout ce dont on a besoin.

» En effet, lors même que l'opérateur agit avec négligence, la méninge ne peut être blessée puisqu'elle est touchée seulement par la portion mousse du couteau lenticulaire ; et si elle est quelque part adhérente au crâne, l'extrémité arrondie de la lentille détache sans peine l'adhérence, tandis que la partie tranchante suit elle-même ce guide par derrière en divisant le crâne. Aussi il est impossible de trouver un moyen de trépanation moins dangereux et plus prompt d'exécution. »

Quant à l'opération au moyen des scies et des trépans à couronne, elle est repoussée comme nuisible par les modernes. Ainsi il faut opérer comme nous l'avons exposé pour la fente. Or, le même moyen de circumexcision des os conviendra aussi dans les autres fractures du crâne. Galien nous apprend la quantité

[196] προσέχητε DENOVc., προσέχη δὲ M., προσέχειτε LP., τι omis d. HKRD., τὸ κράνιον D., τι τὸ κράνιον M., δέπου au lieu de τι Kühn. — [197] τῇ ACT., τῆς NVc. — [198] ἀλύπως ὁμοίως M., ὁμοίως ἀποσπᾷ ἀλύπως GLP. ; F. omet depuis ὁμιλοῦσα jusqu'à τοῦ φακοειδοῦς inclusiv. — [199] ἕπεσθαι T. — [200] αὐτῶν ABFGLMOP., τῷ ποδηγοῦντι ABCEFGJLMNOPVeBaTX. — [201] αὐτὸ ABCEFGJLOVeTX., αὐτοῦ M., αὐτὸν P., αὐτὸς omis d. DHK. — [202] οὗτο B., τοῦτο FGJLNOPRVc., τοῦτε CM., τούτου DHK., ὥστε τοῦτο EX., ὀστοῦ τε ἀκινδ... T. — [203] ἂν ἀνατρίσας GL., ἂν ἐνατρίσας P., εὑρεῖν εὐρυχωρεῖ T.; ἐγχωρεῖν MP. — [204] εἰ pour ἡ ATX. — [205] χανικίδων P.; Dalechamps met πριωνωδῶν χοινιδικίδων, des trépans ronds dentelés. — [206] διαβέβληται R. — [207] ῥωχμῆς DHK. — [208] ποιητέον omis d. ABCEFGJLMNOPVeBa. — [209] κἄπεὶ J. — [210] καὶ τῷ ποσῷ T. — [211] ὠφειλόντων CGKLMNORVeBa. — [212] ἡμᾶς

διδάξει ὧδε σαφῶς λέγων · « Ὁπόσα δὲ ἐκκόπτειν [213] χρὴ τοῦ [214] πεπονθότος ἐφεξῆς [215] σοι διέξειμι. Τὸ μὲν ἰσχυρῶς συντριβὲν ὅλον ἐξαίρειν δεῖ [216]. Εἰ δ' ἀπ' αὐτοῦ τινὲς ἐπιπλέον ἐκτείνοιντο [217] ῥωγμαὶ, καθάπερ ἐνίοτε φαίνεται συμβαῖνον, οὐ χρὴ ταύταις ἕπεσθαι [218] μέχρι τοῦ πέρατος, εὖ εἰδότας ὡς οὐδὲν βλάβος ἐπακολουθήσει διὰ τοῦτο [219], τῶν ἄλλων ἁπάντων [220] ὀρθῶς πραχθέντων. »

Μετὰ δὲ τὴν χειρουργίαν ῥάκος ἁπλοῦν λινοῦν ὅσον [221] τὸ μέγεθος τοῦ τραύματος ῥοδίνῳ [222] δεύσαντες ἐπιπωμάσομεν τὴν μήνιγγα · καὶ μικρὰν ἐρίου κροκύδα [223] ὁμοίως τῷ ῥοδίνῳ δεύσαντες ἐπιθῶμεν [224] τῷ προειρημένῳ [225] ῥάκει. Εἶτα πτυκτὸν [226] διπλοῦν οἰνελαίῳ ἢ καὶ αὐτῷ τῷ ῥοδίνῳ δεύσαντες, ὅλῳ τῷ τραύματι περιθήσομεν [227] ἐπαιωρούμενον ὡς μὴ βαρεῖσθαι τὴν μήνιγγα. Κἄπειτα πλατεῖ ἐπιδέσμῳ χρησόμεθα μηδὲ τούτῳ [228] σφίγγοντες, ἀλλ' ὥστε μόνον φυλάττεσθαι τοὺς μότους [229]. Καὶ τῇ ἀφλεγμάντῳ τε [230] καὶ πυρεκτικῇ λεγομένῃ [231] χρησόμεθα διαίτῃ, συχνότερον ἐπιβρέχοντες μεταξὺ τῷ ῥοδίνῳ τὴν μήνιγγα. Κατὰ δὲ τὴν [232] τρίτην ἡμέραν λύσαντες καὶ περισπογγίσαντες [233] τῇ ἐναίμῳ [234] τε καὶ ἀφλεγμάντῳ θεραπεύσομεν ἀγωγῇ, ἐπιπάττοντες [235] τῇ μήνιγγί τινος [236] τῶν κεφαλικῶν λεγομένων ξηρίων [237] ἄχρι σαρκώσεως. Καί ποτε καὶ [238] ξύοντες τὸ ὀστοῦν, εἴπου καὶ τοῦτο [239] δεήσοι, διὰ

omis d. LP. — 213 ἐκκόπτῃ LP., ἐκκόπτει X., ὁπόσον Kühn. — 214 τούτου AB EFJNOX. — 215 ἐφεξῆ BLP., σοι omis d. D.; διέξειμοι K, δίειμι Kühn — 216 δεῖ omis d. D. et Kühn. — 217 ἐκτείνειν τὸ ῥώγμα ABFGLMPT., ἐκτείνειν τὸ ῥωχμαί DX., ῥωχμαί HK. — 218 ἐπέχεσθαι P. — 219 διὰ τὸ ABEFGJLNO PVeBaTX., διὰ τῶν ἄλλων CM.. δι' αὐτὸ HKR., δὲ αὐτὸ D. — 220 ἐπὶ τῶν M. — 221 ὅσον ἐν τὸ LP., τοῦ T. — 222 ῥοδίνου P. — 223 κροκίδα JLOP. — 224 ἐπιθῶμεν omis d. ABCFGJLMOPRT. — 225 τὸ προειρημένον ῥάκος M. — 226 πυκτὸν G., πικτὸν LPX., πυκτωτὸν M.; DH omettent depuis ἐπιθῶμεν jusqu'à δεύσαντες inclusiv. — 227 ἐπιθήσομεν E., ἐπινοούμενοι Ba., ἐπιωρούμενον BNO., ἐπιεουρούμενην EX., ἐπιουρούμενον FGLPVc., ἐπιρούμενοι M. — 228 τοῦτο DEG HLP., τοῦτον KM., τούτων R. — 229 μίτους R. — 230 τε omis d. F. — 231 λεγομένῃ omis d. GLP. — 232 τὴν omis d. L. — 233 καὶ περισπογγίσαντες omis d. D. — 234 ἐνέμῳ J., τε omis d. F. Pour ce passage, voici les leçons de L. et de P.,

d'os qui doit être enlevée en s'exprimant clairement ainsi : « Je vais vous dire maintenant combien il faut couper de l'os malade. Vous devez enlever tout ce qui est fortement fracturé. Mais si quelques fentes s'étendent beaucoup çà et là, comme on voit que cela arrive quelquefois, il ne faut pas les suivre jusqu'à leur extrémité, sachant bien qu'il n'en résultera aucun dommage si toutes les autres choses ont été bien faites. »

Après l'opération, nous couvrons la méninge avec un chiffon de toile de lin simple égal à la grandeur de la plaie et imbibé d'eau de roses ; puis nous plaçons sur ce chiffon un petit tampon de laine également imbibé d'eau de roses. Ensuite nous enveloppons toute la plaie avec une compresse double imbibée d'huile et de vin ou aussi de la même eau de roses, en la maintenant suspendue de manière à ne pas charger la méninge. Après cela nous employons une large bande que nous ne serrons pas, et qui a pour but seulement de retenir les compresses. Enfin, nous prescrivons le régime propre à prévenir l'inflammation et la fièvre, ayant soin pendant ce temps-là d'arroser fréquemment la méninge avec de l'eau de roses. Vers le troisième jour nous débandons la plaie et nous l'épongeons, après quoi nous employons le pansement antiphlogistique et propre aux plaies sanglantes et appliquant sur la méninge quelques-uns des remèdes secs appelés céphaliques jusqu'à ce que la chair se régénère. Quelquefois aussi on râcle l'os, si la circonstance l'exige, à cause

qui diffèrent notablement de mon texte : τῇ ἐναίμῳ τε ξηρίων ἄχρι σαρκώσεως. Καίποτε καὶ ξηρίοντες τὴν μήνιγγί τινος τῶν κεφαλικῶν λεγομένων ξηρίων ἄχρι σαρκώσεως · καὶ τῇ ἐναίμῳ φλεγμονῇ καὶ ἀφλεγμάντῳ θεραπεύσομεν ἀγωγῇ. Καί ποτε ξηρίοντες ὀστοῦν, εἴπου καὶ τούτου δεήσοι, διά τινας ὑπερεχούσας ἢ καὶ δι' αὐτὴν τὴν σάρκωσιν, κ. τ. λ. L.

Τῇ ἐνέμῳ τε τὴν μήνιγγί τινος τῶν κεφαλικῶν λεγομένων ξηρίων, καὶ ἀφλεγμάντῳ θεραπεύσομεν ἀγωγῇ. Καί ποτε ξηρίοντες ὀστοῦν, εἴπου δεήσοι, διά τινας ὑπερεχούσας, κ. τ. λ. P.

— 235 ἐπιμάττοντες XAEFGJMN., ἐπιμάττον T., ἐπιτάττοντες KVe., τὴν μήνιγγα M. — 236 τινι M., τινες R. ; κεφαλικῶν omis d. M. — 237 ξηρῶν ABCEFJMNOPVe BaTX. — 238 καὶ omis d. ENVe., ξηρίοντες G. ; τὸ omis d. G. — 239 τούτου AC

τινας ὑπερεχούσας ἀκίδας [240] ἢ καὶ δι' αὐτὴν τὴν σάρκωσιν. Καὶ τὴν λοιπὴν δὲ τῶν φαρμάκων ὕλην ὡς ἐπὶ τῶν [241] τραυμάτων εἴρηται προσενεκτέον [242].

ΠΕΡΙ [243] ΦΛΕΓΜΟΝΗΣ ΜΗΝΙΓΓΟΣ.

Ἐπεὶ δὲ [244] πολλάκις μετὰ τὴν χειρουργίαν φλεγμαίνει [245] ἡ μῆνιγξ, ὡς [246] μὴ μόνον τοῦ κρανίου τὸ πάχος ἀλλὰ καὶ τὸ δέρμα αὐτοῦ [247] ὑπερβαίνειν μετὰ ἀντιτυπίας, καὶ τὴν φυσικὴν αὐτῆς [248] σφυγματώδη παραποδίζεσθαι [249] κίνησιν, οἷς [250] ὡς μάλιστα καὶ σπασμὸς καὶ ἕτερα χαλεπὰ συμπτώματα ἢ καὶ [251] θάνατος ἐπακολουθεῖ [252]. Φλεγμαίνει δὲ ἢ διά τινα ὀξεῖαν ὑπεροχὴν ὀστέου νύττουσαν, ἢ διὰ βάρος [253] περιττῶν μοτῶν, ἢ διὰ ψύξιν, ἢ πολυφαγίαν, ἢ οἰνοποσίαν, ἢ [254] καί τινα [255] αἰτίαν ἄδηλον.

Εἰ [256] μὲν ἐκ φανερᾶς ἐφλέγμηνε [257] προφάσεως, ταύτην ταχέως ἀνακοπτέον. Εἰ [258] δὲ ἐξ ἀδήλου, πλέον ἀγωνίζεσθαι προσήκει, ἢ φλεβοτομίᾳ [259] χρωμένους, εἰ μηδὲν κωλύοι, ἢ ἀσιτίᾳ [260], καὶ τῇ πρὸς φλεγμονὴν ἁρμοζούσῃ [261] διαίτῃ. Καὶ τοπικοῖς δὲ χρῆσθαι βοηθήμασιν οἷον τῇ τοῦ θερμοῦ ῥοδίνου [262] ἐπιβροχῇ, καὶ [263] καταντλήσει δι' ἀφεψήματος ἀλθαίας, τήλεως [264], λινοσπέρμου, χαμαιμήλων [265] καὶ τῶν ὁμοίων, καταπλάσμασι δὲ τοῖς [266] δι' ὠμηλύσεως ἢ λινοσπέρμου σὺν τῷ εἰρημένῳ ἀφεψήματι καὶ στέασιν ὄρνιθος· καὶ ἐμβροχαῖς δι' ἐρίου ἔν τε τῇ κεφαλῇ [267] καὶ τοῖς ἰνίοις ἐνστάζοντας [268] καὶ τοῖς ἀκουστικοῖς πόροις τι [269] τῶν ἀφλεγ-

DEFGHKMNORTX. — [240] ἀκίδας omis d. G. — [241] τῶν omis d. ABFGLMOP RVeBaT. — [242] προσενεγκτέον AENVeBa., προσεκτέον T. — [243] περὶ omis d. LP. — [244] ἐπειδὴ P. — [245] καὶ ἡ NVe. — [246] ὥσπερ E. — [247] αὐτῷ D., αὐτοῦ omis d. M., ὑπερβαίνει DLP. — [248] αὐτοῖς K. — [249] παραμποδίζεσθαι P. — [250] οἷον pour οἷς LP. — [251] καὶ omis d. NPVeBa. — [252] παρακολουθεῖ GLP. — [253] βάρους L., βάθους P., βάρος τὸ περὶ τῶν M., βάρος περὶ τῶν ABCEFGLNPVeBa., βάρος περιττωμάτων J., βάθους περὶ τῶν μερῶν P. — [254] εἰ καὶ F. — [255] τινα ἄλλην αἰτίαν ABCEFGJLMNOPVeBaTX. — [256] ἢ LP., μὲν οὖν M. — [257] ἐφλέγμαινε ABCD

de quelques pointes saillantes, ou même pour favoriser la régénération de la chair. Il faut appliquer encore les autres substances médicamenteuses dont il a été parlé au sujet des plaies.

DE L'INFLAMMATION DES MÉNINGES.

Toutefois, souvent après l'opération la méninge s'enflamme, de sorte qu'elle franchit non seulement l'épaisseur du crâne, mais encore le cuir chevelu avec rénitence et au point que le mouvement naturel de ses pulsations en est empêché; ce qui amène le plus souvent des convulsions et d'autres symptômes graves ou même la mort. Or elle s'enflamme ou parce qu'elle est piquée par quelque saillie osseuse pointue, ou par suite de la pesanteur d'une trop grande quantité de compresses, ou par refroidissement, ou parce que le malade a trop mangé, ou bu du vin, ou par quelque cause latente.

Si l'inflammation provient de quelque circonstance apparente, il faut aussitôt faire cesser cette circonstance. Mais si la cause est latente, on doit lutter davantage en recourant à la saignée si rien ne s'y oppose, ou à la diète, ou au régime approprié à l'inflammation. Il faut aussi recourir aux moyens topiques, tels que lotions chaudes d'eau de roses ou de décoction de guimauve, de fenu-grec, de graine de lin, de camomille ou d'autres semblables, aux cataplasmes de farine d'orge ou de farine de lin avec la décoction dont nous venons de parler et avec la graisse de poule. On appliquera de la laine imbibée de quelqu'une

EGNOVeBaX., ἐφλέγμανε FLP., φλεγμαίνει M. — [258] ἢ LP. — [259] φλεβοτομίαν LP., χρώμενον ABCEFGJLNOPVeBaX., χρωμένων T. — [260] ἡ αἰτία TXABCEFGLMNOPVeBa.; καὶ omis d. ABCEFGNOVeTX., καὶ τῇ omis d. LP., τῆς pour τῇ X. — [261] ἁρμόζουσιν LP. — [262] θερμοδίνου M., ἐμβροχῇ GLP. — [263] καὶ omis d. M., καταλλήσει LP. — [264] ἢ τήλεως NVeBa. — [265] χαμαιμήλου D. — [266] τῆς DEMR., δυσμοῖς L., δι' ὠμῆς λύσεως TX. — [267] ACEFGLMOPTX. omettent depuis καὶ στέασιν jusqu'à ἔν τε τῇ κεφαλῇ inclusiv. — [268] ἐνστάζοντα ABCEFGMNOVeBaTX., ἐστάζοντα LP. — [269] ἢ pour τι AT., τῶν φλεγμάντων GLP. —

μάντων ἐλαίων [270]. Καὶ μηδὲ τῶν σπλάγχνων [271] ἀμελητέον καταιονοῦντάς τε καὶ καταπλάττοντας [272] καὶ τοῦ ὅλου δὲ σώματος ποιεῖσθαι πρόνοιαν, ὕδατι θερμῷ καθηκόντως [273] ἐμβιβάζοντας [274] καὶ ἐπαλείφοντας. Ἐπιμενούσης δὲ τῆς [275] φλεγμονῆς καὶ μηδενὸς ἑτέρου κωλύοντος, καὶ χολαγωγῷ [276] φαρμάκῳ καθαίρειν [277] αὐτοὺς Ἱπποκράτης παρακελεύεται [278].

ΠΕΡΙ ΜΕΛΑΝΘΕΙΣΗΣ ΜΗΝΙΓΓΟΣ.

Μελανθείσης δὲ μήνιγγος, εἰ μὲν ἐπιπολῆς ἡ μέλανσις [279] γένηται καὶ μάλιστα ἐκ φαρμάκου [280] ταύτην ποιεῖν δυναμένου [281], μέλιτι τριπλοῦν μίξαντες [282] ῥοδίνου καὶ διὰ μότων ἐπιθέντες [283] θεραπεύσομεν, ἀκολούθως καὶ τὰ λοιπὰ προσφέροντες [284]. Εἰ δὲ αὐτομάτως [285] ἡ μέλανσις γένηται καὶ διὰ βάθους μάλιστα σὺν ἄλλοις χαλεποῖς σημείοις, τηνικαῦτα δεῖ τούτων [286] ἀπαγορεύειν [287], νέκρωσιν γὰρ [288] δηλοῖ τῆς ἐμφύτου θερμασίας. Οἶδα δέ [289] τινα καὶ μετ' ἐνιαυτὸν ἐξ οὗ πέπονθεν [290] ἀνατρηθέντα τὸ κρανίον καὶ περιγενόμενον. Ἦν γὰρ ἐν τῷ βρέγματι τὸ κάταγμα τὸ ἐκ βέλους [291] γεγονὸς καὶ ἔχον ἔκροιαν δι' ἧν [292] ἡ μήνιγξ ἀπαθὴς ἐφυλάχθη [293].

[270] ἐλαίῳ M., μήτε δὲ ABCEFGJLMNOPVeBaTX. — [271] σπλάγνων L. — [272] καταιονοῦντάς τε καὶ omis d. ABCEFGLMNOPVeBaTX., καταπλάττοντα ABCEFGLMNOPVeBaT, καταπλασμάτων X. — [273] κατ' οἶκον αὐτοὺς DHKR., καθίκων αὐτοῖς P., καθήκοντι αὐτοὺς M., καθῆκον αὐτοὺς ABCEFJNOVeBaTX., καθῆκον αὐτοῖς GL. — [274] ἐμβιβάζοντα καὶ ἐπαλείφοντα ABCEFGMNOPBaTX., ἐμβιβάζοντα καὶ ἐπελείφοντα LVe. — [275] δὲ τῆς omis d. ABa. — [276] χολαγωγῶν GLP., φαρμάκων P. — [277] καθαίρῃ LP. — [278] παραλεύεται G Ba., κελεύεται Ve. — [279] ἡ μέλανας γένηται μάλιστα Ba, μελανθῇ τὴν ἐκ φαρμ... GLP, μελανθείσης τῶν ἐκ φαρμ... ABCEFTXNVe., ἡ μέλανσις τῶν ἐκ φαρμ... M. — [280] φαρμάκων MBa — [281] δυναμένων ABCEFGJLMNOPVeBaT., μέλι ABCETXFJMNOVeBa., μέλιν GLP.

des huiles antiphlogistiques sur la tête, sur l'occiput et dans les conduits auditifs. Il ne faut pas négliger les liniments et les cataplasmes sur le ventre, non plus que les soins du corps entier, suivant ce qui lui convient, les bains dans l'eau tiède et les frictions. Si l'inflammation persiste et que rien ne s'y oppose, Hippocrate prescrit de purger les malades avec un remède propre à chasser la bile.

DE LA MÉNINGE DEVENUE NOIRE.

Or, si la méninge devient noire, et si la couleur noire est superficielle et vient principalement de l'emploi de remèdes pouvant la faire naître, nous traitons en mêlant une partie de miel avec trois parties d'eau de roses, et en l'appliquant sur de la charpie, nous ajoutons les autres moyens ordinaires. Mais si la couleur noire est venue d'elle-même, et surtout si elle est profonde et accompagnée d'autres symptômes graves, il faut alors s'abstenir de ces moyens, car c'est un signe de la cessation de la chaleur naturelle. Toutefois j'ai connu quelqu'un dont le crâne fut trépané un an après avoir reçu une blessure, et qui survécut. En effet, la blessure faite par un trait était située sur le bregma et avait un conduit d'écoulement au moyen duquel la méninge fut préservée.

— 282 μίξαντας D., ῥοδίνῳ ABCEFGJLMNOPVeBaTX. — 283 ἐπιτιθέντες ABEFGMNOVeBaT., ἐπιτεθέντες LP. — 284 προσφέροντας D., προσφέρονται P., ἤ pour εἰ BDNVeT. — 285 αὐτόματος ABCEFGJLMNOPRVeBaTX., μέλησις D. — 286 τοῦτον ABCDEHJLOPR.; τούτων omis d. M.— 287 ἀπαγορεύειν τὸν κάμνοντα M., νέκρωσις P. — 288 γὰρ omis d. D. — 289 δὲ omis d. ABCEFGJLNOPVeBaTX., εἶδον M. — 290 μετ' ἐνιαυτὸν τῆς πείσεως ἀνατρ... ABCEFGJLMNOPVeBaTX., ἀνατιθέντα P. — 291 ἐκ μέλους LP., τὸ omis d. HJKR. — 292 δι' ἣν καὶ ἡ NVe. — 293 διεφυλάχθη CT.

ϞΑʹ.

ΠΕΡΙ ΡΙΝΟΣ ΚΑΤΕΑΓΕΙΣΗΣ [1] ΤΕ ΚΑΙ ΘΛΑΣΘΕΙΣΗΣ.

Τῆς ῥινὸς, τὸ μὲν κάτω μέρος χονδρῶδες ὂν, οὐ κατάγνυται [2] μὲν, ἀλλὰ θλάττεται [3] καὶ σιμοῦται καὶ διαστρέφεται· τὸ δὲ ἄνω τῆς ὀστώδους οὐσίας ὑπάρχον [4] ἔσθ' ὅτε κατάγνυται. Ἐπὶ τούτων δὲ τὴν ἐπίδεσιν [5] Ἱπποκράτης παραιτεῖται [6], σιμότητα μᾶλλον καὶ διαστροφὴν [7] ἐργαζομένην πλείονα, πλὴν τῶν [8] κατὰ μέσης τῆς ῥινὸς ὑπεροχὴν ἐσχηκότων τινὰ [9] ἐπικρούματι [10]. Ἐπὶ τούτων γὰρ τὸν προσήκοντα δεσμὸν σὺν ἐπιθέσει παραλαμβάνει [11] φαρμάκου, διὰ τὸ προστυπουμένην [12] τὴν ῥῖνα τὸ κατὰ φύσιν ἀναλαμβάνειν [13] σχῆμα.

Κατεαγείσης [14] τοίνυν τῆς ῥινὸς, ἐν [15] μὲν τοῖς κάτω μέρεσι, τὸν [16] λιχανὸν ἢ μικρὸν [17] δάκτυλον καθέντας [18] ποιεῖσθαι δεῖ τὴν ἐπὶ τὰ ἐκτὸς τῶν μορίων [19] ἀπεύθυνσιν· ἐν δὲ τοῖς ἐνδοτέρω [20], καὶ τῷ τῆς μήλης [21] πυρῆνι τοῦτο πρακτέον εὐθὺς κατὰ τὴν πρώτην ἡμέραν ἢ [22] μὴ πόῤῥω ταύτης· ἐπειδὴ περὶ τὴν δεκάτην ἡμέραν τὰ [23] τῆς ῥινὸς ὀστᾶ κρατύνεται. Ἔξωθέν τε [24] τῷ λιχανῷ καὶ μεγάλῳ δακτύλῳ δεῖ ταύτην διαπλάττειν [25]. Ἵνα δὲ τὸ διαπλαττόμενον ἀσύμπτωτον [26] φυλάττηται σχῆμα, δεῖ σφηνίσκους [27] στρεπτοὺς ἐκ ῥάκους εἰληθέντας [28] ἐντιθέναι τῇ ῥινὶ δύο, ἕνα καθ' ἑκάτερον [29] μυξωτῆρα, κἂν τὸ ἕτερον μόνον τῆς ῥινὸς μέρος [30] τύχῃ διεστραμ-

[1] καταγείσης EOX., τε omis d. HKLPR. — [2] κατάγυται GLP., οὖν pour μὲν Ba. — [3] θλάττεται δὲ καὶ σιμ...; ἀλλὰ omis d. DHJKR., ἀλλὰ θλᾶτται καὶ σιμ.. CG LOP. — [4] ὂν pour ὑπάρχον DHKR., ἔσθ' ὅτε καὶ HJKR. — [5] ἐπίδησιν ABCDE FGLMNOPVeBaX., ἐπίδοσιν T., ὁ Ἱππ... DR. — [6] παραιτῆται A., παραινεῖται E. — [7] διαστροφὸν AEFX., ἐργαζομένη P. — [8] τοῦ P. — [9] ῥινὸς ὑπερεσχηκότων AB CEFGLMNOPVeBaTX., ὑπεροχὴν omis d. D., τινα omis d. MBa., τινι GLP. — [10] ἐπικρούσματι ABCEFJMNOXVeBa., ἐπικρούσμασιν GLPT., ἐπὶ τοῦτον BN OVe. — [11] παραλαμβάνειν HKR., λαμβανόντων φαρμάκων D. — [12] προτυπουμένην ABELPX., τὸ omis d. GLP. — [13] ἀναλαμβάνει BJLNOPVe. — [14] καταγείσης

CHAPITRE XCI.

DES FRACTURES ET CONTUSIONS DU NEZ.

La partie inférieure du nez, étant cartilagineuse, ne se fracture pas; mais elle peut être contusionnée, aplatie et contournée. Quant à la partie supérieure, qui est osseuse, elle est parfois fracturée. Or, Hippocrate rejette la ligature dans ces fractures, parce qu'elle augmente l'aplatissement et la distorsion; excepté pourtant lorsque par suite d'un coup il y a des parties saillantes au milieu du nez. Dans ce cas, il emploie le bandage convenable en l'enduisant d'un médicament, afin que le nez comprimé reprenne sa forme naturelle.

Lors donc que le nez a été fracturé, si c'est à sa partie inférieure, il faut y introduire le doigt indicateur ou le petit doigt, et opérer le redressement des parties par le dehors; si c'est à sa partie interne, il faut faire la même chose dès le premier jour ou peu après avec le bouton d'une sonde; car les os du nez se soudent vers le dixième jour. On doit aussi faire la réduction au dehors avec le pouce et le doigt indicateur. Mais afin que la réduction soit maintenue dans sa forme sans affaissement, il faut placer dans le nez deux coins de chiffons entortillés et roulés, un dans chaque narine, même si une seule des deux parties du nez a été contournée, et les laisser jusqu'à

ABEFGLNOPVeBaTX., καταρραγήσης D. — 15 εἰ μὲν τοῖς BEFGLNOPVeX., εἰ μὲν ἐν τοῖς CDHJKR. — 16 τῷ λιχανῷ C., ἢ καὶ μικρὸν D. — 17 μικρῷ δακτύλῳ C. — 18 καθέσει ABCEFGLMNOPTX., καθέντα VeBa., δεῖ omis d. ABCDEFGH JKLNOPVeBaTX. — 19 τοῦ μορίου P., ἀπεύθυσιν ABEFGJLNOPVeBaTX. — 20 ἐνδοτέροις DHKR.; Dalechamps veut ἀνωτέρω, ce qui semble en effet plus naturel. — 21 σμήλης NOPVeBa., τῷ μήλῃ P. — 22 εἰ FJ. — 23 κατὰ τῆς P. — 24 δὲ pour τε HKR. — 25 διαπράττειν C. — 26 ἀσύμπωτον K., φυλάττεται DEX., φυλάττῃ M. — 27 σφηνίσκης GLP., τρεπτοὺς F., λεπτοὺς GL. — 28 εἰλιθέντας JLOP., ἑλιχότας M. — 29 ἕκαστον ABCEFGJLNOPVeBa., καθ' ἕνα ἕκαστον M. — 30 μέρος omis d.

μένον, καὶ τούτους ἐᾷν ἄχρις οὗ κρατυνθῇ [31] τὸ ὀστοῦν ἢ ὁ χόνδρος. Τινὲς δὲ [32] καλαμίδας ἀπὸ πτερῶν χηνείων [33] ῥάκεσιν εἰλήσαντες [34] ἐνετίθεσαν τῇ ῥινὶ χάριν τοῦ τὸ σχῆμα φυλάττεσθαι καὶ τὴν ἀναπνοὴν μὴ παρεμποδίζεσθαι [35], ὅπερ οὐκ ἀναγκαῖον, διὰ στόματος τῆς ἀναπνοῆς [36] γινομένης.

Εἰ [37] δὲ φλεγμαίνοι ἡ ῥὶς, τῶν ἀφλεγμάντων τι φαρμάκων ἐπιθήσομεν, οἷον τὸ [38] διὰ χυλῶν, ἢ τὸ [39] δι' ὀξελαίου, ἤ τι τοιοῦτο [40], ἢ τὸ ἀπὸ πυρίνης σεμιδάλεως ἅμα μάννῃ [41], ἢ κόμμι ἑψηθείσης [42] ἐπιβαλοῦμεν κατάπλασμα, διά τε τὴν φλεγμονὴν καὶ τὸ συνέχεσθαι τὴν ῥῖνα. [43] Ἐπὶ θάτερα δὲ τῆς ῥινὸς διεστραμμένης [44], ὁ μὲν Ἱπποκράτης μετὰ τὴν ἁρμόζουσαν διάπλασιν κελεύει περιμήκους [45] ἱμάντος, δακτύλου [46] τὸ πλάτος, τὸ [47] ἕτερον τῶν ἄκρων ταυροκόλλῃ [48] ἢ κόμμι χρίσαντα [49] κολλῆσαι τῷ ἄκρῳ μέρει τῆς ῥινὸς ἐκ πλαγίου καθ' ὃ [50] νένευκε, καὶ μετὰ τὸ ξηρανθῆναι [51] φέρειν τὸν ἱμάντα διὰ τοῦ ἀντικειμένου ὠτὸς ἐπὶ τὸ ἰνίον [52] καὶ τὸ μέτωπον· κἄπειτα αὐτὸ [53] ἐπὶ τὴν ἑτέραν τοῦ ἱμάντος ἀρχὴν ἀσφαλίζεσθαι [54], ὥστε ἀνθελκομένην [55] ἐπὶ τὰ πλάγια τὴν ῥῖνα πρὸς [56] τὸ μέσον ἀπευθύνεσθαι σχῆμα· ὅπερ οὐ πάνυ τι τοῖς νεωτέροις ἤρεσεν.

Εἰς λεπτὰ δὲ καταθραυσθέντων τῶν τῆς ῥινὸς ὀστέων [57] διαιρεῖν ἢ ἐπιδιαιρεῖν [58] χρή· καὶ τὰ λεπτὰ [59] ὀστάρια τριχολαβίδι κομίσομεν [60], ῥαφαῖς συνάγοντες [61] τὰ διεστηκότα, καὶ τῇ ἐναίμῳ [62] τε καὶ κολλητικῇ χρώμενοι [63] θεραπείᾳ. Εἰ δὲ

DGLP., εἴη pour τύχῃ D. — 31 κρατύνοι MBa., κρατύνειν BEFGLNOPVeX.; ὁ omis d. J. — 32 δὲ καὶ ABCEGJLMNOPVeBa., καὶ pour δὲ T. — 33 σχοινίων F., χηνίων NO. — 34 νήσαντες BCEFGLNOPXVeBa., κινήσαντες AT., ἑλίσαντες M. — 35 παραποδίζεσθαι ABCDEFGLNOVeBaTX., παραμποδίζεσθαι P. — 36 διαπνοῆς ABCDEFGLMNOPVeBaX. — 37 ἡ F. — 38 τὸ omis d. ABTEFGLNOP VeBaX., τὴν pour τὸ DHJKRT. — 39 τὴν pour τὸ ABDEFXGHJKLNOPVeBa. — 40 τοιοῦτον ADLMNOPRVeBaT.; τὸ omis d. ABCEFGJLMNOPVeBaTX., πυρήνης N. — 41 μάνης P., κόμμης D., κόμμει HKP. — 42 ἑψηθείσας GLP., ἐπιβάλλομεν ABCEFGJMNOVeBa. — 43 ἢ ἐπὶ CEFGLNOPVe. — 44 διεστραμμένη ABCNP Ve., ὁ μὲν οὖν GLP. — 45 περιμήκεις A., ἱμάντας ADGLP. — 46 τοῦ δακτύλου GLP., τὸ κράτος LP. — 47 τὸν D. — 48 ταυροκόλλης ABCDEFGJLNOPVeBaTX.

ce que l'os ou le cartilage soit soudé. Quelques-uns roulent un chiffon autour d'un tuyau de plume d'oie et le placent dans le nez afin de conserver sa forme sans empêcher la respiration; mais cela n'est pas nécessaire puisque la respiration peut se faire par la bouche.

Si le nez est enflammé, nous y appliquons quelques-uns des remèdes antiphlogistiques, tels que ceux retirés des sucs, ou d'un mélange d'huile et de vinaigre, ou quelque chose de semblable, ou bien des cataplasmes faits avec la farine de blé, et de l'encens ou de la gomme bouillis ensemble, tant pour calmer l'inflammation que pour maintenir le nez. Si le nez est contourné d'un côté ou de l'autre, Hippocrate ordonne qu'après avoir réduit et rajusté les parties, on prenne une longue lanière large d'un doigt ayant un de ses bouts enduit de colle de bœuf ou de gomme, et qu'on colle ce bout sur l'extrémité du nez, du côté où il est incliné; puis, après qu'il est séché, qu'on porte cette lanière par l'oreille opposée sur l'occiput et sur le front, et qu'ensuite on l'assujettisse sur l'autre bout de la lanière; de sorte que le nez tiré sur le côté opposé à celui où il est incliné soit redressé de manière à prendre la situation médiane. Cette méthode n'a pas du tout été approuvée par les modernes.

Si les os du nez sont brisés en petits morceaux, il faut inciser ou agrandir les plaies; et après avoir enlevé les petits fragments osseux avec une pince à épiler, réunir par des sutures les parties divisées, puis employer un pansement hémostatique et

— [49] χρήσαντα ABDEFLNOPRX., χρίσαντας M., κόμμει HK. — [50] καθ' ὃν ABCEFGLNOPVeBaTX., ἕνεκε GLP. — [51] ξανθῆναι P. — [52] ἠνίον A., τῷ μετώπῳ P. — [53] αὐτοῦ C., αὐτῷ LP., ὑπὸ τὴν tous excepté MT. — [54] ἀσφαλιζέσθω ABCEFGJLMNOPVeBaX. — [55] ἀνθελικομένην LP. — [56] εἰς pour πρὸς DHKR. Hippocrate (livre *Des articulations*, ch. 38, t. IV, p. 171, édit. de M. Littré) dit qu'il faut fixer la fin de la lanière sur le front. — [57] ὀστοῦν N., ὀστέων omis d. ABCEFGLMOPX. — [58] ἢ ἐπιδιαιρεῖν omis d. M. — [59] τὰ λοιπὰ δὲ ὀστ... M. — [60] κομίσαντας Ba., κομισάμενον AHKRT., κομίσαμεν D., κομισάμενα N. — [61] συνάγειν ABCDEFGHJKLNOPRVeBaTX. — [62] ἐνέμῳ JR. — [63] χρῆσθαι ABCDEFGXHJKLNOPR

καὶ ἔσωθεν τῆς ῥινὸς ἕλκος εἴη γεγονὸς, λημνίσκοις [64] ἐκ μότων χρισθεῖσι θεραπεύσομεν [65]. Τινὲς δὲ καὶ μολιβδίνοις σωληναρίοις ἄχρις ἀπουλώσεως ἐχρήσαντο [66], διὰ τὸ μὴ σάρκωμα [67] ἐκ τῶν ἑλκῶν ἐπιτραφῆναι [68].

VeBaT., θεραπεύειν GLP. — [64] λιμνίσκοις HKR. — [65] θεραπεύειν ABCDEFGHJ KNOPRTXVeBa.; LP omettent depuis εἰ δὲ καὶ jusqu'à θεραπεύσομεν inclusiv.

ϞΒʹ.

ΠΕΡΙ ΤΗΣ ΚΑΤΩ ΓΕΝΥΟΣ ΚΑΤΕΑΓΕΙΣΗΣ [1] ΚΑΙ ΩΤΟΣ ΘΛΑΣΘΕΝΤΟΣ.

Περὶ μὲν τοῦ θλασθέντος ὠτὸς ἐν τῷ τρίτῳ παραδεδώκαμεν βιβλίῳ, ὡς [2] οὐ καταγματικῆς οὔσης τῆς [3] τοιαύτης διαθέσεως.

Ἡ δὲ κάτω γένυς κατάγνυται διὰ πολλὰς αἰτίας. Εἰ μὲν οὖν ἔξωθεν μόνον κλασθεῖσα [4] μὴ ἀποκαυλισθεῖσα δὲ ἐπὶ τὰ [5] ἔσω κοιλανθῇ [6], ἡ μὲν σημείωσις πρόχειρος. Δεῖ δὲ τῆς ἑτέρας χειρὸς, εἰ μὲν ἡ δεξιὰ γένυς κατεάγη [7] τῆς δεξιᾶς, εἰ [8] δὲ ἡ ἑτέρα, τῆς εὐωνύμου, τὸν λιχανόν τε [9] καὶ μέσον δάκτυλον ἐν τῷ τοῦ παθόντος στόματι καθέντα [10], τὸ ἔνδον κύρτωμα τοῦ κατάγματος εὐφυῶς ὠθεῖν ἐπὶ τὰ ἔξω, τοῦτο τῆς ἑτέρας χειρὸς ἐκτὸς ἀποδεχομένης. Ἡ δὲ τῆς [11] γένυος εὐθύτης τῇ τῶν κατ' αὐτὴν [12] ὀδόντων ἰσότητι στοχαζέσθω σοι.

Καυληδὸν [13] δὲ γενομένου τοῦ κατάγματος, πρῶτον τῇ τάσει

[1] κατεαγείσης omis d. CDFGHJKLR. — [2] βιβλίῳ, ὡς omis d. ACEFGLOP TlX.; ὡς omis d. M. — [3] τῆς omis d. BJNOVeBa. Dans le 3e livre, ch. 23, auquel renvoie ici notre auteur, il se contente d'indiquer quelques moyens topiques, en ayant soin pourtant de mentionner qu'Hippocrate prescrit de ne rien faire à ces contusions (conf. Hippocrate, livre *Des articulations*, ch. 40, p. 173, t. IV, édit. de M. Littré). — [4] βλασθεῖσα ABa., βλασθεῖσαι μὴ ἀποκαυλισθεῖσαι NVe. — [5] τὰ omis d. R. — [6] κοιλὰν J. — [7] καταγῇ D. Dalechamps a certainement commis ici une erreur

agglutinatif. S'il survient un ulcère en dedans du nez, on doit le panser avec des tentes enduites de médicaments. Quelques-uns se servent de tuyaux de plomb jusqu'à cicatrisation, pour que l'ulcère n'engendre pas d'excroissance de chair.

— τινὲς δὲ καὶ KR. — [66] ἐχρίσαντο BO. — [67] σάρκα DJR. — [68] ἐπιστραφῆναι E.

CHAPITRE XCII.

DE LA FRACTURE DE LA MACHOIRE INFÉRIEURE ET DE LA CONTUSION DE L'OREILLE.

Nous avons parlé dans le troisième livre des contusions de l'oreille, parce que ces affections n'appartiennent pas aux fractures.

Quant à la fracture de la mâchoire inférieure, elle a lieu par plusieurs causes. Si, cassée seulement par le dehors, mais non pas complétement rompue, elle se cave sur sa partie interne, le diagnostic est facile. Il faut alors de la main droite si c'est la partie droite de la mâchoire qui est blessée, et de la main gauche si c'est la partie gauche, introduire dans la bouche du malade les doigts indicateur et médian, et repousser adroitement en dehors la convexité intérieure, pendant que l'autre main seconde à l'extérieur les efforts de celle-ci. Or vous vous assurez de la rectitude de la mâchoire d'après l'égalité de la rangée dentaire du même côté.

Mais si la fracture est en rave, employez d'abord l'extension et la contre-extension, et, un aide maintenant l'os tendu,

en disant qu'on se sert de la main gauche pour le côté droit, et *vice versâ*. — [8] ἤ pour εἰ R.; ἤ omis d. ABCDEFTMNOXRVeBa. — [9] δὲ pour τε ABCDEFTJMNOVeBa. — [10] καθέντας M.; GLP. omettent depuis εἰ μὲν ἡ δεξιὰ jusqu'à τῆς ἑτέρας χειρὸς inclusiv. — [11] τοῦ M. — [12] κατ' αὐτῶν DR., κατ' αὐτῇ LP. — [13] καυλι-

καὶ τῇ ἀντιτάσει χρησάμενος, ὑπηρέτου διακρατοῦντος αὐτὸ[14], ὡς εἴρηται, ποιοῦ[15] τὴν ἀπεύθυνσιν. Τοὺς δὲ[16] κατὰ τὸ κλασθὲν[17] μέρος διεστηκότας ὀδόντας[18] δεῖ συζεύξαντας, ὡς μὲν Ἱπποκράτης φησὶ, χρυσίῳ[19] συνδεσμεῖν, δηλονότι τῷ χρυσολίνῳ καλουμένῳ ἢ χρυσονήματι. Ἐπειδὴ[20] δὲ τοῦτο οὐ[21] πᾶσιν εὔπορον, λίνῳ ἰσχυρῷ, ἢ βύσσῳ[22], ἢ θριξὶν ἱππείαις, ἢ τοιούτῳ τινί.

Ἀλλ' εἰ μὲν σὺν ἕλκει[23] γέγονε τὸ κάταγμα, σημειωτέον μήλῃ[24] μήποτε καὶ ἀπόθραυσις ὀστέου γέγονε· καὶ εἰ τοῦτο[25], μικρᾶς οὔσης τῆς διαιρέσεως, ἐπιτέμνοντα[26] δεῖ τὸ ἀποθραυσθὲν[27] ὀστάριον, ἢ ἓν[28], ἢ πλείονα, δι' ἐπιτηδείου κομισάμενον[29] ὀργάνου, ῥαφαῖς συνάγειν[30] τὰ χείλη τοῦ ἕλκους καὶ ἐναίμῳ[31] φαρμάκῳ χρησάμενον[32] ἐπιδεσμεῖν.

Εἰ δὲ χωρὶς ἕλκους, κηρωτὴν[33] ἁπλῆν ἐπιτιθέντα[34] τῇ γένυι προσηκόντως ἐπιδεῖν. Τοῦ δὲ ἐπιδέσμου[35] ἡ μεσότης[36] μὲν τασσέσθω κατὰ τὸ ἰνίον[37], αἱ δὲ ἐπιδέσεις ἑκατέρωθεν διὰ τῶν ὤτων[38] ἐπ' ἄκρον τὸ γένειον[39], εἶτ' αὖθις ἐπὶ ἰνίον, εἶτα ἐπ' ἀνθερεῶνα, κἀντεῦθεν διὰ τῶν[40] παρειῶν ἐπὶ τὸ βρέγμα, καὶ πάλιν ἔνθεν[41] ὑποκάτω τοῦ ἰνίου[42], ἔνθα καὶ τελευτᾷν δεῖ τὸν ἐπίδεσμον. Ἐπὶ τούτοις δὲ πάλιν ἐπίβλημα[43], τουτέστι δεσμὸς ἕτερος περιβληθεὶς[44], τῷ μετώπῳ[45], ὀπίσω τῆς κεφαλῆς συναπτέσθω πρὸς τὸ[46] πάσας τὰς προλεχθείσας εἰλήσεις[47] περισφίγγειν. Τινὲς δὲ καὶ ναρθήκιον ἐλαφρὸν ὥσπερ ἕτεροι[48]

δὸν JPX. — [14] αὐτῷ LP. — [15] ποίει Ba., ἀπεύθυνσιν ABGOBaTX., ἀπεύθεσι LP. — [16] τοὺς δὲ τὸ κατὰ G. — [17] θλασθὲν CT., κρασθὲν P. — [18] ὀδόντας omis d. D., δεῖ omis d. M.; συζεύγου M., συζεύσαντας GJKLOVeBa. — [19] χρυσείῳ JL., χρησίῳ K., δεσμεῖν J. — [20] ἐπὶ δὲ LP., ἐπεὶ δὲ M. — [21] τὸ τοιούτοις πᾶσιν P., τοῖς πᾶσιν ABCEFGJLMNOPVeBaTX. — [22] βύσσον GLP., κύσσῳ Ve. — [23] ἕλμει P. — [24] τὸν μήλῃ R., σμήλῃ Ba. — [25] οὐ τούτου M., εἰ τούτου BCFGLP., τούτῳ Ve., οὔσης omis d. M. — [26] ἐπιμένοντα NVe. — [27] ἐκθραυσθὲν EX., ὀστοῦν DHKR. — [28] ἢ ἓν omis d. ABCFGLMOPT. — [29] κομισάμενοι E., ὄργανον GLP. — [30] συνεισάγειν ABCEFGJMNOVeBaX. — [31] ἐνέμῳ JT. — [32] χρῆσθαι M., χρησάμενος D., χρησάμενοι E., ἐπιδεσμεῖν omis d. ACFGLMOPT. — [33] κηρωτῆς J. — [34] ἐπιτε-

opérez le redressement, comme on l'a dit. Il faut que les dents séparées du côté fracturé soient rejointes, comme le dit Hippocrate, et attachées avec un lien en or, c'est-à-dire avec ce qu'on nomme un fil d'or. Mais comme tout le monde n'a pas pour cela les ressources suffisantes, on pourra se servir d'un fort fil de lin, de fil de byssus, de crins de cheval ou de quelque chose d'analogue.

Si la fracture est survenue avec plaie, on doit examiner avec une sonde s'il n'y a point séparation de fragments d'os; et si cela est, il faut, la solution de continuité étant petite, l'élargir et enlever les fragments brisés, soit un seul, soit plusieurs, avec un instrument approprié, puis réunir par des sutures les lèvres de la plaie, et appliquer un pansement approprié aux plaies sanglantes que l'on maintiendra par un bandage.

S'il n'y a pas de plaie, on appliquera sur la mâchoire un simple linge cératé et on bandera convenablement. On doit fixer le milieu de la bande vers l'occiput, puis ramener les bouts de chaque côté par les oreilles sur l'extrémité du menton, passer de nouveau par l'occiput, ensuite sous le menton, puis par les joues sur le bregma, et de là revenir encore une fois sous la partie inférieure de l'occiput, où l'on doit terminer la ligature. Ajoutez encore à ce bandage un autre lien qui enveloppera le front et qui, derrière la tête, s'unira en les resserrant à tous ces tours de bande. Quelques-uns appliquent une attelle légère en bois, d'autres une en cuir, de longueur égale à la mâchoire, et puis

θέντα FT., ἐπιθέντα DHJKR., περιτιθέντα P. — [35] ἐπιδιέσμου P. — [36] μεσότητα τῆς LR., ταττέτω N. — [37] ἐνίου LP., ἐπιδήσεις ABCEFTJNOVeBa. — [38] ὤττων B., ἐπ' ἄκρων ABCEFOT. — [39] γένυον N.; GLP. omettent depuis αἱ δὲ ἐπιδέσεις jusqu'à γένειον inclusiv. — [40] τῶν omis d. ABCEFGJLMNOPVeBaTX. — [41] ἐντεῦθεν O. — [42] ἐνίου L., ἔνκα L., ἐν καὶ P.; au lieu de ἰνίου, Dalechamps met γενείου. — [43] ἐπίκλημα NVe., ἐπίθεμα D., ἐπίδεμα HKR. — [44] ἐπιβληθεὶς DR., περικληθεὶς NVe., περὶ τῷ μετ... P. — [45] μὲν ὤτῳ L., εἰλησεὶς ὀπίσω J. — [46] πρὸς τῷ BEFGJNOVe. — [47] δήσεις ABCEFGJLXNOPVeBaT., δέσεις M. — [48] ἑτέροις BLO., κύτος NVe.,

σκύτος ἰσόμηκες [49] ἐπιθέντες τῇ γένυι ἐπιδέουσιν, ὡς εἴρηται. Ἕτεροι δὲ τῇ λεγομένῃ [50] φορβείᾳ ἐπιδέσει χρῶνται.

Εἰ δὲ ἄμφω αἱ γένυες κατὰ τὸ γένειον [51] ἄκρον ἀποσπασθῶσι [52] καθ' ὃ καὶ συμφύονται μέρος, ταῖς χερσὶν ἀμφοτέραις μικρὸν αὐτὰς [53] ἀποδιαστήσας εἰς ἀλλήλας αὖθις συνάρμοσον [54], καὶ τοὺς ὀδόντας συζεύξας, ὡς εἴρηται, δῆσον [55] · καὶ τῇ προσηκούσῃ χρησάμενος [56] ἐπιδέσει, κέλευσον ἠρεμεῖν [57], λεπταῖς καὶ ῥοφηματώδεσι τροφαῖς χρωμένους [58] · ἡ γὰρ μάσησις αὐτοῖς [59] πολεμία. Καὶ εἰ νομίσαις [60] τι παρακεκινῆσθαι [61] τοῦ σχήματος, ἐπιλύειν καὶ μάλιστα [62] διὰ τρίτης αὖθις ἐπιδιορθοῦν τὴν ἐπίδεσιν · οὕτω δὲ πράττειν ἄχρι πωρώσεως. Πωροῦται δὲ ἡ γένυς εἴσω μάλιστα [63] τριῶν ἑβδομάδων, ὅτι τε [64] χαύνη καὶ μυελοῦ πλήρης ἐστίν [65].

Εἰ δὲ φλεγμονή τις γένηται, μηδὲ τῶν [66] πρὸς ταύτην [67] ἐμβροχῶν τε καὶ καταπλασμάτων ἀμελητέον · ὅπερ ἐπὶ πάντων ὡσαύτως πεφυλάχθω [68] σοι.

σκύτος omis d. LP. — 49 ἰσοκήμεις L., ἰσοκήμαις P. — 50 φλεγομένῃ L., φορβέᾳ DH KR., φερβέᾳ J. — 51 γέλειον D., γένυον NVc. — 52 ἀποσπαθῶσι D. — 53 αὐταῖς ABE FGJLMNPVeBaTX. — 54 συνάρμοσας M. — 55 στῆσον T. — 56 χρησάμενοι M. — 57 τρέφειν ABCEFGLTNOPVeBaX., τρέφεσθαι M. — 58 χρωμένοις DHKR. — 59 αὐτῆς MP. — 60 νομίσαι ὅτι ACETXFNVe., νομίσῃς ὅτι M., νομίσαις ὅτι GLO. — 61 παρα-

ΔΓ'.

ΠΕΡΙ ΚΛΕΙΔΟΣ ΚΑΤΕΑΓΕΙΣΗΣ [1].

Ἐν τῷ κατὰ φύσιν ἡ κλεὶς σχήματι, κατὰ μὲν τὸ ἔνδον αὐτῆς πέρας τῷ στέρνῳ συμφυομένη [2], κατὰ δὲ τοὐκτὸς πρὸς τὸ ἀκρώμιον διαρθρουμένη · καὶ διὰ τοῦτο τὸν [3] ὦμον ἢ καὶ αὐτὸν ἀνέχουσα τὸν βραχίονα, ἐὰν ὑπομείνῃ κάταγμα καθ' οἷον δήποτε [4] μέρος, τὸ πρὸς τῷ ὤμῳ αὐτῆς ὡς τὸ πολὺ κα

1 καταγείσης EX. — 2 συμφυομένη ἐστὶ M. — 3 τῶν ὤμων AT. — 4 καθειονδ

font le bandage comme nous avons dit. D'autres se servent du lien appelé muselière.

Mais si les deux parties de la mâchoire sont séparées au sommet du menton qui est l'endroit où a lieu leur symphyse, il faut les écarter un peu avec les deux mains, et ensuite les joindre ensemble; puis, après avoir égalisé les dents comme on l'a dit, appliquer le bandage. Après avoir convenablement ligaturé, vous ordonnerez le repos, et qu'on donne aux malades des aliments légers et liquides; car la mastication leur est contraire. Si vous pensez que quelque chose s'est dérangé dans la disposition des parties, vous lèverez le bandage et vous aurez soin de le replacer de nouveau principalement vers le troisième jour. Vous ferez ainsi jusqu'à la formation du cal. Or la mâchoire est soudée le plus souvent en trois semaines, parce qu'elle est spongieuse et pleine de moelle.

S'il survient quelque inflammation, il ne faut pas négliger contre elle les embrocations et les cataplasmes, ce que vous devez d'ailleurs observer dans tous les cas semblables.

κεκινῆται M. — 62 ἐπιλύων διὰ τρίτης αὖθις ἐπίδησον, οὕτω πράττων ABCEFGXLMNOPVcBa., ἐπιλύων διὰ τρίτης ἡμέρας ἐπίδησον · οὕτω πράττων T. — 63 μάλιστα omis d. JR. — 64 ὅτι τευχάνη F., ὅτι χαύνη τε M., ὅτε χαύνη καὶ T. — 65 ἐστιν omis d. M. — 66 τῶν omis d. ABCFGLMNOPVcBaT. — 67 προστάσσειν M. — 68 πεφυλαχθῶσι P., σοι omis d. M.

CHAPITRE XCIII.

DE LA FRACTURE DE LA CLAVICULE.

La clavicule dans sa forme naturelle articule son extrémité interne par symphyse avec le sternum, et son extrémité externe par diarthrose avec l'acromion; et comme par suite de cette disposition elle soutient l'épaule et le bras lui-même, lorsqu'elle vient à être fracturée dans n'importe quelle portion, la partie

τωτέρω τοῦ ἔνδον φέρεται [5] πέρατος συγκατασπώμενον [6] τῷ βραχίονι. Βέλτιον δὲ καυληδὸν [7] μᾶλλον, ἀλλὰ μὴ σχιδακηδὸν [8] ἢ καλαμηδὸν κατεαγῆναι [9] τὴν κλεῖν, ὥσπερ [10] νομίζεται τοῖς πολλοῖς. Τὸ μὲν γὰρ ἀποκαυλισθὲν ἑτοίμως [11] τῇ ἀνατάσει καὶ τῇ πιλήσει [12] τῶν δακτύλων εἰς τὸ κατὰ φύσιν ἐπανέρχεται· τὰ λοιπὰ δὲ δυσαρμόστους [13] ἔχει τὰς ἐξοχάς.

Εἰ τοίνυν διὰ παντὸς αὐτῆς [14] τοῦ πάχους ὅπως ἂν οὖν κατεαγείη, δύο ὑπηρέται, εἷς [15] μὲν τὸν πρὸς τῇ [16] κατεαγείσῃ κλειδὶ ταῖς χερσὶ [17] περιλαβὼν βραχίονα ἐπὶ [18] τὰ ἐκτὸς ἅμα καὶ ἄνω ἕλκων, ἕτερος δὲ τὸν ἀντικείμενον ὦμον [19] ἢ πάντως γε τὸν τράχηλον ἐπισπώμενος, ποιείτωσαν [20] τὴν ἀντίτασιν. Ὁ δὲ ἰατρὸς τοῖς [21] ἑαυτοῦ δακτύλοις εὐθετείτω [22] τὸ κάταγμα, τὰ μὲν προπετέστερα ὠθῶν, τὰ δὲ ἐν βάθει πρὸς τοὐκτὸς ἐπισπώμενος.

Εἰ δὲ πλείονος δεήσοι τῆς ἀντιτάσεως, εὐμεγέθη [23] σφαῖραν ἐκ ῥάκους [24] ἢ ἐρίων ἤ τινα τοιοῦτον ὄγκον ὑποβαλὼν τῇ μασχάλῃ, τὸν ἀγκῶνα τῇ κατ' αὐτὸν [25] πλευρᾷ προσαγέτω [26] καὶ τὰ λοιπά, ὡς εἴρηται, ποιείτω [27]. Εἰ δὲ μὴ οἷός τε εἴη τὸ [28] πρὸς τῷ ὤμῳ τῆς κλειδὸς πέρας ἐν βάθει γεγονὸς ἐπισπᾶσθαι [29] πρὸς τὴν ἐπιφάνειαν, ὕπτιον ἀνακλίνας τὸν ἄνθρωπον ὑπαυχένιόν τι σύμμετρον ὑποβαλὼν τῷ μεταφρένῳ, τοὺς δύο ὤμους ἐπὶ [30] τὰ κάτω πιλοῦντος [31] ὑπηρέτου, ὥστε τὸ [32]

ποτε L.; τρόπον pour μέρος J., τῷ pour τὸ JNOVe.; τὸ omis d. T. — [5] φαίνεται DHJKLR., πέρατι GL., σώματος pour πέρατος AT. — [6] ἐγκατασπωμένων A., συγκαταπτώμενον G., συγκαπτώμενοι L.; P. omet depuis ἐὰν ὑπομείνῃ jusqu'à τῷ βραχίονι inclusiv. — [7] καυλιδὸν AEPT. — [8] σχιδακηδὸν ABDFGHJOPRT. — [9] καταγῆναι ABEFGLTXNOPVeBa. — [10] ἥπερ MNOBa., ᾗπερ ABCFVeT., εἴπερ EGLPX., οὖν νομίζεται ABCEFGJLNOPVeBaTX. — [11] ἑτοίμως omis d. D., τῇ ἀντιτάσει DHJKR., ἀναστάσει A. — [12] ἐπιλήσει J., καὶ τῇ πιλήσει omis d. BO., ἐπιλύσει T. — [13] συναρμόστους X. — [14] παντὸς τοῦ πάσχοντος αὐτῆς ὅπως M.; αὐτῆς omis d. P., καταγείη ABEFGLOPVeBa., κατεάγῃ MN. — [15] εἰς ABCEFGLM

qui touche à l'épaule est portée la plupart du temps plus en bas que la partie interne, entraînée qu'elle est par le bras. Il vaut mieux que la fracture de la clavicule soit en rave, que longitudinale (*schidacide*), ou en roseau, ainsi que le pensent la plupart. En effet, quand elle est fracturée en rave, elle est promptement remise en sa place naturelle par l'extension et par la compression faite à l'aide des doigts ; tandis que dans les autres fractures, elle présente des saillies difficiles à égaliser.

Si donc elle se trouve de quelque manière fracturée dans toute son épaisseur, deux aides opèrent l'extension en sens contraire, l'un en prenant dans ses mains le bras du côté de la clavicule fracturée et en le portant en dehors et en haut, l'autre en tirant l'épaule opposée ou le cou en tous cas. Quant au médecin, il dirige les fragments fracturés avec ses doigts, poussant en dedans le fragment qui fait saillie et attirant vers le dehors celui qui est enfoncé.

S'il croit nécessaire une plus grande extension, il placera sous l'aisselle une pelotte en chiffons ou en laine de grosseur convenable, ou quelque rouleau analogue, et il appliquera le coude sur le flanc et fera pour le reste comme il a été dit. Mais s'il ne peut pas attirer vers la superficie l'extrémité humérale de la clavicule profondément enfoncée, il fera coucher le malade sur le dos, et après avoir placé sous lui entre ses épaules un coussin de grandeur convenable, un aide foulera en bas les deux épaules

PBa., τὸν omis d. EPX. — 16 πρὸς τὸν τῇ κατ... AFGLMNVeT., κατάγείσῃ AB EFGLNOPVeBaTX. — 17 τὰς χεῖρας M., περιβάλλων ABCEFGJLMNOPVeBa TX. — 18 ἔπει P. — 19 νώμον LP., ὦμον omis d. DHKR. — 20 ποιησάτω C., ποιησάντως L., ποιτείσαντες P. — 21 τῆς COPVeBa., αὐτοῦ DR., αὐτοῖς M. — 22 εὐθητίτο τῷ κατ... LP. ; O omet depuis ποιείτωσαν jusqu'à ἐπισπώμενος inclusiv. — 23 εὐμεγέθει ABCDEFGKLMOPVeBaT., σφαῖρα P. — 24 εὐκράτους LP. — 25 κατ' αὐτοῦ DG., πλευρᾶν P. — 26 προσάγειν ABCEFGJLMNOPVeBaTX. — 27 ποιεῖν ABCEFGJLMNOPVeBaTX. — 28 τῷ NOVe. — 29 ἐπισπάσαι LP.; τὴν omis d. ABCEFGLMNOPVeBaX. — 30 ἔπει P. — 31 πιτελοῦντος P. — 32 τὰ R.

ἐν βάθει τῆς κλειδὸς ὀστοῦν ἀνακλασθῆναι, πάλιν [33] αὐτὸς τοῖς δακτύλοις διάπλαττε [34] τὸ κάταγμα.

Εἰ δὲ [35] μέρος τι τῆς κλειδὸς ἀποθραυσθέν [36] τε καὶ ἀστατοῦν [37] ἢ καὶ νύττον αἰσθόμεθα, σμίλῃ διατέμνοντες [38] ἐπ' ὀρθὸν, τό τε ἀποθραυσθὲν [39] ἀφέλωμεν, καὶ τὰ λοιπὰ δι' ἐκκοπέων ἐξομαλίσομεν, ὑποβεβλημένου τῇ κλειδὶ μηνιγγοφύλακος ἢ ἑτέρου ἐκκοπέως [40] διὰ τὸ ἑδραῖον [41]. Καὶ εἰ μὲν ἀφλέγμαντον [42] εἴη, ῥαφαῖς· εἰ δὲ μὴ, μότοις χρησόμεθα. Καὶ σπλῆνας διαφόρους παρασκευάσαντες [43], πρὸς τὴν ῥοπὴν τοῦ ὑπερέχοντος ὀστοῦ [44] τοὺς μείζονας καὶ παχυτέρους παραθήσομεν· φλεγμονῆς μὲν οὔσης, ἐλαιοβραχεῖς [45]· οὐκ οὔσης δὲ, ξηρούς. Καὶ σύμμετρον [46] ἐξ ἐρίου σφαῖραν τῇ [47] πλησίον ὑποβαλόντες [48] μασχαλῇ, τὴν πρέπουσαν ἐπαγάγωμεν [49] ἐπίδεσιν, διά τε τῶν μασχαλῶν καὶ τῆς πεπονθυίας κλειδὸς καὶ ὠμοπλάτης κατὰ τὸ [50] ἁρμόζον τὰς ἐπιδέσεις [51] φέροντες.

Καὶ εἰ μὲν ἐπὶ τὰ κάτω ῥέποι [52] τὸ πρὸς τῷ ὤμῳ τῆς κλειδὸς μέρος, πλατυτέρου τελαμῶνος τὴν μεσότητα τῷ [53] κατ' αὐτὴν ὑποθέντες ἀγκῶνι τὸν βραχίονα ὅλον ἀπὸ τοῦ τραχήλου ἀπαιωρήσομεν [54]· ἐξ ἑτέρου τε [55] δεσμοῦ τὴν χεῖρα κατ' αὐτὸν [56] κρεμάσαντες, ὥσπερ ἐπὶ τῶν ἀπ' [57] ἀγκῶνος φλεβοτομηθέντων. Εἰ δὲ ἐπὶ τὸ ἄνω πέρας [58], ὅπερ ἐστὶ σπάνιον, παραιτητέον τὴν τοῦ βραχίονος ἀπάρτησιν [59]. Ὕπτιον δὲ κατακλιτέον τὸν κάμνοντα καὶ λεπτῶς διαιτητέον. Εἰ δὲ [60] χρὴ, καὶ ἐπιβρέχοντα [61], καὶ τὰ λοιπὰ κατὰ λόγον

— 33 CEGHKLMNORVeBa mettent la virgule après πάλιν.; Ὁ αὐτὸς EX., αὐτοῖς DHKNRVeBa., αὐτὸ BFGO. — 34 διαπλαττέτω τὸ M. — 35 εἰ δὲ τὸ μέρος P.; T. omet depuis ἐν βάθει jusqu'à τῆς κλειδὸς ἀποθραυσθὲν exclusiv. — 36 κλειδὸς θραυσθὲν M. — 37 ἄστακτον Vc., ἄστατον N., ἀναστατοῦν DHKR., εἰ pour ἢ Ba. — 38 διατεμόντες C., διατέμνοντες LP., διατέμνοντας R. — 39 ὑποθραυσθὲν D., ὑφέλωμεν DHJKR., ἀφέλωμεν omis d. T. — 40 G. Andern. veut ici ἐπικόπου au lieu de ἐκκοπέως; ἐκκοπέου LP., καὶ διὰ τὸ GLP. — 41 ἑδραίου LP. — 42 ἀφλεγμάντων LP., ἀφλ..τος X. — 43 περισκευάσαντες H., σκευάσαντες ACEFGLMOPX. — 44 ὀστοῦν LP., τοὺς omis d. DHKR. — 45 ἐλαιοβραχαῖς R., ἀκούσης pour οὐκ οὔσης LP. — 46 συμμέτρους ADM., κἂν συμμέτρους T., καὶ ἐξ ἐρίου M. — 47 τῇ transposé avant μασχαλῇ d. XCEFGLMNOPVcT., πλησίον omis d. AT. — 48 ὑποβάλλων ACE

de manière à faire revenir le fragment profondément enfoncé, et lui-même avec ses doigts encore réduira la fracture.

Si nous sentons quelque esquille de la clavicule ou vacillante ou piquante, nous incisons droit vers elle avec un bistouri et nous l'enlevons, puis nous aplanissons le reste avec un ciseau, en ayant soin de mettre sous la clavicule pour la fixer un méningophylax ou un autre ciseau. Ensuite, s'il n'y a pas d'inflammation, nous faisons une suture ; s'il y en a, au contraire, nous employons la charpie. Après cela nous préparons diverses compresses et nous posons les plus grandes et les plus épaisses sur l'os saillant pour l'abaisser. S'il y a inflammation, nous les imbiberons d'huile ; sinon, nous les mettrons sèches. Puis, plaçant sous l'aisselle voisine une pelotte de laine de grosseur convenable, nous appliquons un bandage approprié en faisant passer les bandes comme il convient par les aisselles, par la clavicule malade et par l'omoplate.

Mais si la partie humérale de la clavicule se porte en bas, nous placerons sous le coude, du même côté, le milieu d'une bande plus large, et nous tiendrons tout le bras suspendu au cou ; puis avec une autre bande nous suspendrons la main comme on le fait à ceux qui ont été saignés au bras. Si au contraire l'extrémité humérale de l'os se porte en haut, ce qui est rare, il faut s'abstenir de la suspension du bras. Toutefois on doit faire coucher le malade sur le dos et le mettre à un régime léger.

GLPTX., ὑποβάλλον FNVe., ὑποβάλλοντες BDJMOPBa. — 49 ἐπιγάγωμεν D., ἐπαναγάγωμεν E., ἐπανάγωμεν GLP. — 50 τὸ omis d. LP. — 51 ἐπιδήσεις ABCEF GLMNOPVeBaX. — 52 ῥέπει D., ἔῤῥεπε ABCEFGJLMNOPVeBaTX., τῷ NO VeT. ; M. omet depuis καὶ ὠμοπλάτης jusqu'à τῆς κλειδὸς inclus. — 53 τῷ omis d. D. — 54 ἀπεωρήσομεν NOVeX. — 55 τε omis d. DHKMR. Dans LP., il y a ici une intercalation de plusieurs mots qui ne présentent aucun sens. — 56 κατ' αὐτοῦ DHKMR. — 57 ἀπ' omis d. LP. — 58 πέρας omis d. ACEFGLMOPT., τὸ ἄνω ὥσπερ ἐστὶ X. — 59 ἐπάρτησιν ABCEFGLMNOPVeBaTX. ; LP omettent depuis παραιτητέον jusqu'à ἀπάρτησιν inclusiv. — 60 δὲ omis d. DHKR. — 61 ἐπιβραχέντα GLP., ἐπιβρεχεῖν M. ; καὶ τὰ omis d. CFGLN., ἄλλα pour λοιπὰ ABCEFGLN

δρῶντα [62] μέχρι πωρώσεως. Πωροῦται δὲ [63] τὸ πλεῖστον ἡ κλεὶς ἐν εἴκοσιν ἡμέραις.

PVeTX., ἀλλὰ pour καὶ τ. λ... MO. — [62] χρῶντα CFGLMNO., χρῶτα P., δρῶντες E. — [63] δὲ καὶ LP., τῷ pour τὸ P.

ΛΔʹ.

ΠΕΡΙ ΩΜΟΠΛΑΤΗΣ [1].

Ἡ ὠμοπλάτη [2] κατὰ μὲν τὸ πλατὺ καὶ τραπεζῶδες οὐ κατάγνυται· κατὰ δὲ τὴν ῥάχιν αὐτῆς ὑπομένει κάταγμα· ποτὲ μὲν πιεζομένη [3], ποτὲ δὲ ῥῆξιν ἁπλῶς [4] ὑφισταμένη, ἄλλοτε δὲ καὶ ἀποθραυομένη [5].

Τὸ μὲν οὖν ἐμπίεσμα [6] τῇ ἁφῇ γινώσκεται, κοῖλον ὑποπίπτον [7], νάρκην τε τοῦ πλησίον βραχίονος καὶ νυγματώδη πόνον ἐμποιοῦν.

Ἡ δὲ ῥῆξις τῇ πρὸς τὴν [8] ἁφὴν τραχύτητι καὶ τῇ [9] τοπικῇ ὀδύνῃ [10]· ἀμφότερα δὲ τῇ ἀφλεγμάντῳ ἀγωγῇ θεραπεύεται [11].

Ἡ δὲ ἀπόθραυσις καὶ αὐτὴ τῇ ἁφῇ γινωσκομένη, ἠρεμοῦσα μὲν τῷ προσήκοντι δεσμῷ προστυποῦται [12], ἀναπλέουσα δὲ καὶ νύττουσα τῇ τε διὰ τομῆς ἀφαιρέσει καὶ ῥαφαῖς [13], ὡς ἔμπροσθεν εἴρηται. Δεσμοὶ δὲ κἀνταῦθα παραπλήσιοι [14] τῇ κλειδὶ ἐπιϐαλλέσθωσαν [15]. Καὶ ἡ ἀνάκλισις [16] ἐπὶ τὸ ἀντικείμενον ἔστω πλευρόν.

[1] ὠμοπλάτου ACFGLMPT. — [2] ἡ ὠμοπλάτης GLPM., ἡ omis d. M. — [3] πιεζομένης ABCEFGJLMNOPVeBaTX. — [4] ἁπλὴν ὑφισταμένης ABCEFGJLTXMNOPVeBa. — [5] ἀποθραυομένης ABCEFGJLMNOPVeBaTX., ἀποθλαυομένη R. — [6] ἐκπίεσμα ABCEFGJLMNOPTXVeBa. — [7] ἐπιπίπτον C. — [8] τῇ προστῇ ALP. — [9] τοπικὴν LP., τῇ omis d. ABCEFGLMNOPVeBaTX. — [10] ὀδύνην L., ἀμφό-

Si c'est nécessaire, on fera des lotions, et pour le reste on agira comme il convient jusqu'à la formation du cal. Or la fracture de la clavicule est solidifiée la plupart du temps en vingt jours.

CHAPITRE XCIV.

DES OMOPLATES.

L'omoplate ne se fracture pas dans sa portion large et trapézoïde ; mais son épine peut être fracturée, soit qu'elle éprouve l'impaction ou une simple rupture, soit aussi que parfois il y ait des fragments détachés.

Or l'impaction se reconnaît au toucher, parce qu'il y a un enfoncement ; elle produit l'engourdissement du bras voisin et une douleur pungitive.

La rupture se reconnaît par l'aspérité sous le toucher et par la douleur locale. Toutes les deux se traitent par les moyens antiphlogistiques.

Mais la brisure complète, qui se reconnaît aussi par le toucher, se traite, si elle est immobile, par l'application d'un bandage approprié ; si elle est flottante et si elle pique, par l'incision et l'ablation, puis par la suture comme on l'a déjà dit. Il faut appliquer ici un bandage pareil à celui de la clavicule. Le décubitus doit avoir lieu par le côté opposé.

τερον M. — [11] θεραπεύσομεν LP., ἀγωγῇ omis d. T. — [12] προτυπεῦται ABCEFG JMNORVeBa., ἀναπλήρουσα M. — [13] καὶ ῥαφαῖς omis d. LP. Cornarius veut qu'on mette θεραπεύεται après ὡς ἔμπροσθεν εἴρηται ; mais ce mot n'a pas besoin d'être exprimé pour que le sens soit clair. Il ne se trouve d'ailleurs dans aucun manuscrit. — [14] παραπλησίως M. — [15] ἐπιτιθέστωσαν DHKR. — [16] ἀνάκλησις MORX.

ϞΕ'

ΠΕΡΙ ΣΤΕΡΝΟΥ.

Ἡ μεσότης μὲν τοῦ στέρνου [1] καὶ διαιρεῖται καὶ ἐμπιέζεται [2]· τὸ δὲ ἄκρον ἀποθραύεται [3]. Ῥήξεως μὲν οὖν [4] διαστρόφου γενομένης [5], ἄλγημα τοπικὸν καὶ ἀνωμαλία παρακολουθεῖ καὶ ψόφος πρὸς τὴν τῶν δακτύλων [6] ἐπέρεισιν. Ἐμπιέσματος [7] δὲ, σφοδρὸν ἄλγημα, δύσπνοια, βὴξ [8] ἐπινυττομένου τοῦ ὑπεζωκότος, σπανιάκις [9] καὶ αἵματος ἀναγωγὴ [10], κοιλότης τε τοῦ κατεαγότος καὶ εἶξις [11]. Καὶ νῦν δὲ τὴν ἐπιμέλειαν διατίθεσθαι χρὴ ὡσαύτως τοῖς καὶ ἐπὶ τῆς [12] ὠμοπλάτης παραδοθεῖσιν [13]. Ἐπὶ δὲ τοῦ ἐμπιέσματος [14], ὁ καθ' Ἱπποκράτην [15] παραλαμβανέσθω καταρτισμὸς [16], ὃν ἐκεῖνος ἐπὶ τῆς πρὸς τὰ [17] ἔσω κεχωρηκυίας ἐξέθετο κλειδὸς, διὰ [18] τῆς ὑπτίας κατακλίσεως, καὶ τῆς τοῦ ὑπαυχενίου κατὰ τὸ μετάφρενον ὑποβολῆς, καὶ τῆς τῶν ὠμοπλατῶν πιλήσεως, μετὰ [19] τοῦ καὶ τὰς πλευρὰς ἑκατέρωθεν ταῖς χερσὶ συνάγειν [20].

Σκεπασθέντων [21] δὲ τῶν πλευρῶν τοῖς ἐρίοις τὴν ἐγκύκλιον παραλαμβάνειν [22] ἐπίδεσιν, προϋποβεβλημένων ἐπ' εὐθείας τελαμώνων ἐπὶ τῶν ὤμων, καὶ εἰς ὕστερον αἱ τῶν δυοῖν [23] ἀρχαὶ πρὸς τὰς καταλλήλους [24] ἀναλαμβάνονται, κωλύουσαι [25] τὰς ἐγκυκλίους ἐπιδέσεις [26] ἀποῤῥεῖν.

1 καὶ omis d. NVeBa. — 2 ἐκπιέζεται LP. — 3 ἐπιθραύεται D. — 4 οὖν omis d. M. — 5 γεγενημένης C. — 6 τοῦ δακτύλου L., ἀπέρεισιν T. — 7 ἐκπιέματος Ba., ἐκπιέσματος ABCEFGLMNOTVeX., ἐκπιέσματα P. — 8 πνὶξ D., ῥὺξ P. — 9 ἐνιάκις HKR. — 10 ἀγωγὴ PRTX. — 11 ἧξις B., ἑξῆς G., ἀξῆς LP., ῥῆξις O., εἰ τάξις D. — 12 διατεθεῖσθαι LP.; χρὴ est omis d. ABCDEFGHJKLNOPRVeBa TX., καὶ omis d. ABCEFGJLMNOPVeBaTX., τοῦ ὠμοπλάτου M. — 13 τῇ

CHAPITRE XCV.

DU STERNUM.

La partie médiane du sternum peut subir la division et l'impaction, et sa pointe peut être détachée. Si donc une rupture a lieu en travers, il s'ensuit une douleur locale, une inégalité et un bruit sous l'application des doigts (*crépitation*). Si c'est une impaction, il y a douleur forte, dyspnée, toux, parce que la plèvre est piquée, parfois aussi crachement de sang, concavité de la partie blessée et facilité à céder. Il faut appliquer ici le même traitement qui a été exposé pour les omoplates. Dans l'impaction, suivant Hippocrate, on doit faire prendre la position que lui-même a indiquée lorsque la clavicule s'enfonce en dedans, savoir, le décubitus sur le dos et la mise d'un coussin entre les deux épaules, puis l'abaissement des omoplates en même temps que l'on comprime de chaque côté les côtes avec les mains.

Or, après avoir couvert les côtes avec de la laine, on fait une ligature circulaire; mais préalablement on met dessous des bandes que l'on fait passer en droite ligne sur les épaules, et dont ensuite les deux bouts sont rattachés avec leurs correspondants pour empêcher le bandage circulaire de glisser.

παραδοθείσῃ M. — [14] ἐκπιέσματος ABCEFGJMNOTXVeBa., ἐπιδέσματος LP. — [15] Ἱπποκράτης P. — [16] καθαρτισμὸς KLMNOPVeBa. — [17] πρὸς τὰ omis d. ABCEFGJLMNOPVeBaTX., ἔξω F. — [18] καὶ διὰ τῆς LP. — [19] μετὰ καὶ τοῦ M. [20] συνάγει GLP. — [21] σκεσθέντων J. — [22] παραλαμβάνει LP., ἐπίδοσιν MBa. — [23] δύο M. — [24] καταλλύλων D., ἀναλαμβάνοντα ABFGJLOP., ἀναλαμβανέσθωσαν DHKR. — [25] καὶ λύουσα D., κωλύουσα N. — [26] ἀποδέσεις D., τὰς ἐγκυκλίοις ἀποδετήσεις T.

λϛʹ.

ΠΕΡΙ ΠΛΕΥΡΩΝ.

Τῶν πλευρῶν καὶ [1] σπαθῶν λεγομένων, αἱ μὲν ὀστώδεις κατὰ πᾶν [2] μέρος ὑπομένουσι τὴν ῥῆξιν, αἱ δὲ νόθαι [3] κατὰ μόνα τὰ πρὸς τῇ ῥάχει [4] · καὶ γὰρ κατὰ μόνα ταῦτα γεγόνασιν ὀστώδεις. Κατὰ δὲ τὰ ἔμπροσθεν ἀποχονδρούμεναι [5] θλῶνται καὶ οὐ κατάγνυνται. Ἡ δὲ σημείωσις οὐ χαλεπή. Καὶ γὰρ ἀνωμαλία τοῖς [6] τοῦ σημειουμένου [7] δακτύλοις ὑποπίπτει [8], καὶ ψόφος καὶ παραγωγὴ πρὸς τὸ κατεαγός. Ἐπὶ δὲ τῶν εἴσω [9] νενευκυιῶν, καὶ ἄλγημα σφοδρὸν, νυγματῶδες, χαλεπώτερον τοῦ ἐπὶ τῶν πλευριτικῶν [10], διὰ τὸ σκόλοπι παραπλησίως τὸν ὑπεζωκότα τιτρώσκεσθαι · δύσπνοια [11], βὴξ, ἀναγωγὴ πολλάκις αἵματος.

Τὰς μὲν οὖν ἄλλας [12] παραλλαγὰς τοῖς δακτύλοις ἐνδέχεται διαπλάττειν, τὴν [13] δὲ εἰς τὸ ἔνδον οὐκέτι διὰ τὸ ἄπορον τῆς τάσεως [14]. Ὅθεν οἱ μὲν φυσώδη τε καὶ πολλὴν παρακελεύονται διδόναι [15] τροφὴν, διὰ τὴν ἐκ τῆς ἐμπνευματώσεώς τε [16] καὶ τάσεως ἐπὶ τὰ ἐκτὸς ὤθησιν τοῦ κατάγματος, ὅπερ οὐκ ἀναγκαῖον · οὐδὲν γὰρ κοινὸν ὅσον γε πρὸς τοῦτο [17] θώρακί τε καὶ τοῖς θρεπτικοῖς, πρὸς τῷ [18] καὶ τὴν φλεγμονὴν ὑπὸ τῆς ἐμφορήσεως αὔξεσθαι [19]. Οἱ δὲ σικύαν προσβάλλουσιν [20], ὅπερ οὐκ ἀμέθοδον [21], εἰ μὴ μέλλοι τῷ τῶν σωμάτων [22] ἐκ τῆς συνολκῆς [23] ἀθροισμῷ πλέον ἐπὶ [24] τὰ ἔνδον

[1] τῶν μὲν πλευρῶν BCEFGJLMNOPVeBaX., καὶ τῶν σπαθῶν LP., παθῶν AT. — [2] κατασπᾶν O. — [3] αἱ δὲ νόθαι omis d. GLP. — [4] τὴν ῥάχην DGLP., τὴν ῥάχιν KRH. — [5] ἀποχονδρούμενα J. — [6] τῆς A., τούτοις D., τοῦ omis d. R. — [7] τῶν σημειουμένων DHKR., δακτύλων DR., σημείου μόνου ABCFGNOVeT. — [8] ὑποπίπτοι ABCFGKLO. — [9] δὲ omis d. LP., εἴσων LP., νενευκυιῶν omis d. ABCFGJLMOPT. — [10] πλευρῶν ABCFGJLMNOPVeBaT., διὰ τοῦ P. — [11] δύσπνοιαι FLNOVeBa. — [12] καὶ ἄλλας CEFGLMOP., καὶ τὰς μὲν οὖν

CHAPITRE XCVI.

DES CÔTES.

Les parties osseuses des côtes, que nous appelons aussi *spathes*, sont dans leur totalité sujettes à rupture; mais les fausses côtes le sont seulement dans la portion qui joint le rachis; car dans cette partie seule elles sont de nature osseuse; et en avant, où elles sont de nature cartilagineuse, elles peuvent seulement être contusionnées, mais non fracturées. Le diagnostic n'est pas difficile. En effet, les doigts de celui qui explore rencontrent une inégalité, font entendre un bruit et glissent vers l'endroit fracturé. Dans les fractures avec enfoncement en dedans, une douleur violente, pungitive et plus forte que celle des pleurétiques, se fait sentir, parce que la plèvre est piquée comme par une pointe. Il y a dyspnée, toux et souvent crachement de sang.

On peut reformer avec les doigts toutes les autres déviations, mais non pas celles en dedans à cause de la difficulté de l'extension. De là vient que les uns ont prescrit de donner une nourriture venteuse et abondante, afin qu'il résulte de la flatulence et de la tension un refoulement de la fracture à l'extérieur, ce qui n'est point nécessaire; car en ce qui concerne ceci il n'y a rien de commun entre le thorax et les organes nutritifs, et en outre l'inflammation est augmentée par la réplétion. Les autres appliquent une ventouse, ce qui ne serait pas irrationnel, si la fracture ne devait pas être davantage refoulée en dedans par

NVeX. — [13] τὸ pour τὴν P. — [14] πλάσεως T. — [15] δόναι P. — [16] τε omis d. ABCEFGJLMNOPVeBaTX., καὶ τάσεως omis d. M. — [17] πρὸς τούτῳ AGL MP., πρὸς τῷ EX., πρὸς omis d. OT. — [18] τὸ CDVeBaT. — [19] αὔξασθαι D., αὐξάνεσθαι LP., εἰ pour οἱ AGLOP. — [20] προβάλλουσιν ABCEFGJMNORVe BaX. — [21] σύκευμέθοδον D., σύκουμέθοδον R. — [22] τοῦ σώματος LP. — [23] πρὸς τὸ καὶ τὴν φλεγμονὴν συνολκῆς ἀθροισμῷ LP., ἀθρισμῷ NVe. — [24] ἔπει P. —

ὠθεῖσθαι τὸ κάταγμα. Διό φησιν ὁ Σωρανός· « Ἐρίοις μὲν ἐλαίῳ θερμῷ [25] διαβρόχοις ἐσκεπάσθω [26] τὰ μέρη, καὶ διὰ πτυγμάτων [27] ἐκπεπληρώσθω [28] τὸ μεσοπλεύριον [29], ὑπὲρ τοῦ τὴν ἐπίδεσιν ὁμαλὴν γενέσθαι [30] κατ' ἐγκύκλιον περιαγωγὴν, ὡς ἐπὶ στέρνου. Πάντα δὲ ὡς ἐπὶ τῶν πλευριτικῶν γινέσθω πρὸς ἀναλογίαν τοῦ μεγέθους [31]. »

Εἰ δὲ μεγάλη [32] τις ἀνάγκη βιάζοιτο, διὰ τὸ σφοδρῶς ἐπινύττεσθαι [33] τὸν ὑπεζωκότα, διελεῖν [34] δεῖ τὸ δέρμα καὶ γυμνῶσαι τὸ κατεαγὸς [35] τῆς πλευρᾶς [36]. Εἶτα μηνιγγοφύλακα προϋποβάλλοντα [37], διὰ τὸ μὴ τρωθῆναι τὸν ὑπεζωκότα, ἐκκόπτειν [38] εὐφυῶς καὶ ἀναβάλλειν τῶν ὀσταρίων τὰ νύττοντα. Μετὰ δὲ τοῦτο, τὰ μὲν ἀφλέγμαντα [39] ζυγοῦν καὶ ἐναίμως [40] θεραπεύειν, τὰ δὲ φλεγμαίνοντα σκέπειν ἐλαιοβραχέσι μότοις, τρέφειν τε [41] καὶ θεραπεύειν ἀφλεγμάντως. Ἀνακλίνειν [42] δὲ ὡς ἂν ἐκεῖνοι [43] κούφως φέροιεν.

[25] ἐλαίῳ μὲν θερμῷ, ἐρίοις μὲν διαβρόχοις D. — [26] σκεπάσθω BaT., ἐσκεπάσθαι M. — [27] πυγμάτων DR. — [28] ἐκπεπληρῶσθαι M. — [29] μεσοπλεύροις R. — [30] γίνεσθαι J. — [31] μεγεθίδος LP. — [32] μέγα τις LP. — [33] ὑπονύττεσθαι GLMP. — [34] διαιρεῖν ABCEFGJLMNOPVeBaTX., δὲ pour δεῖ ALP., τε HKR., δεῖ omis d. DT. —

ΛΖ'.

ΠΕΡΙ ΙΣΧΙΩΝ [1] ΚΑΙ ΤΩΝ ΤΗΣ ΗΒΗΣ ΟΣΤΕΩΝ [2].

Τὰ τῶν ἰσχίων [3] ἢ λαγόνων ὀστᾶ σπανίως μὲν κατάγνυται, τὰς αὐτὰς [4] δὲ ταῖς ὠμοπλάταις [5] ὑπομένει διαφοράς· θραύεται [6] γὰρ κατὰ τὰ πέρατα, καὶ ῥήγνυται [7] ἐπὶ μῆκος,

[1] ἰσχύων MNVeBa., τῶν omis d. A. — [2] πλευρῶν J. — [3] ἰσχύων NVeBa., τὰ κατὰ τῶν ἰσχίων καὶ λ... T. — [4] ταῦτα ACT., ταύτας FMO., ταύταις GLP., pour

l'amas de matière provenant de l'attraction. C'est pourquoi Soranus a dit : « Couvrez la partie avec de la laine imbibée d'huile chaude, et remplissez de compresses l'espace intercostal, afin de faire une ligature égale et à révolutions circulaires comme pour le sternum. Faites au reste toutes choses comme chez les pleurétiques proportionnellement à la grandeur du mal. »

Mais si une nécessité urgente vous presse parce que la plèvre est vivement piquée, il faut inciser la peau et mettre à nu la fracture de la côte ; ensuite, plaçant d'abord le méningophylax pour ne pas blesser la plèvre, il faut couper et faire sortir adroitement les esquilles piquantes de l'os. Après cela, s'il n'y a pas d'inflammation, il faut réunir les bords et appliquer le pansement approprié aux plaies saignantes ; s'il y a inflammation, il faut mettre de la charpie imbibée d'huile, puis faire suivre un régime et un traitement antiphlogistiques. Les malades se coucheront de la manière qui leur sera le plus commode.

35 κατεαγὲν ABCEFGPOTX. — 36 τῆς κεφαλῆς πλευρᾶς N., ταῖς πλευραῖς GLP. — 37 προσυποβάλλοντα P., ὑποβάλλοντα C., προϋποβαλόντα ABCFJMT., προϋποβαλόντες E. — 38 ἐκκόπτει L. — 39 ἀφλεγμαίνοντα T. — 40 ἐνέμως JRT. — 41 καὶ τρέφειν καὶ θερ... ABCEFGJLMNOPVeBaTX. — 42 ἀνακλίνει LP. — 43 ἐκεῖνος LP.

CHAPITRE XCVII.

DES ISCHIONS ET DES OS DU PUBIS.

Les fractures des os ischions ou des hanches sont rares, et elles sont soumises aux mêmes différences que celles des omoplates ; en effet, ces os peuvent être brisés à leurs extrémités, se

τὰς αὐτάς. — 5 τοῖς ὠμοπλάτοις M., ὑπομένειν GLP. — 6 τράβευται LP. — 7 καὶ

καὶ ἐμπιέζεται [8] κατὰ τὴν μεσότητα. Παρέπεται δὲ αὐτοῖς [9] ἄλγημα τοπικὸν, νυγματώδης [10] τε καὶ σφυγματώδης [11] συναίσθησις [12], καὶ τοῦ κατ' εὐθὺ [13] σκέλους νάρκη [14] διὰ τὸ ἐμπιέζεσθαι [15]. Διὸ δὴ καὶ τὸν [16] καταρτισμὸν ὡσαύτως ταῖς ὠμοπλάταις ἀπαιτεῖ.

Ἀπαρνεῖται δὲ μόνην [17] τὴν διὰ [18] χειρουργίας τοῦ ἀποθραυσθέντος ἄρσιν [19] διὰ τῶν ἔξωθεν σωμάτων, εἰ δεήσοι τοῖς δακτύλοις διαπλαττόμενον [20]. Ἀκόλουθον δὲ δεῖ [21] ποιεῖσθαι καὶ τὴν ἄλλην ἐπιμέλειαν ἐπιβροχαῖς τε χρώμενον [22] καὶ τὰ κοῖλα τῶν λαγόνων [23] προσαναπληροῦντα πτύγμασιν, ὥστε τὴν ἐπίζευξιν [24] ὁμαλὴν γίνεσθαι τῶν ἐπιδέσεων [25] ἐγκυκλίων ὥσπερ ἐπιβαλλομένων.

Τὰ δὲ αὐτὰ [26] λεκτέον καὶ περὶ τῶν [27] τῆς ἥβης ὀστῶν [28]· οὐδὲν γὰρ ἰδιαίτερον [29] περὶ αὐτῶν [30] εἰπεῖν ἔχομεν [31].

ῥήγνυται omis d. F., ὑπὸ pour ἐπὶ ABCEFGJLMNOPVeBaT. — [8] ἐκπιέζεται NVeBa., ἐμπίζεται LP., ἐμποδίζεται M., πιέζεται F. — [9] αὐταῖς GLP. — [10] νυγμὸς DHKR., νυγματῶδες PM. — [11] σφυγματῶδες M. — [12] τε καὶ M. — [13] κατ' εὐθὺς BVe., κατ' εὐθεῖ D., κάλους pour σκέλους P. — [14] δὲ διὰ M. — [15] ἐμπεπιέσθαι ABCEFGJLMNOPVeBaTX., διὸ δὴ καὶ omis d. ABCEFGLMNOPVeBaTX. — [16] τὸν δὲ C. — [17] μόνον MP. — [18] διὰ τῆς ABCEFGJLMNOPKVeBaTX. —

ΛΗ'.

ΠΕΡΙ ΣΠΟΝΔΥΛΩΝ ΚΑΙ ΑΚΑΝΘΗΣ [1] ΡΑΧΕΩΣ ΚΑΙ ΙΕΡΟΥ ΟΣΤΟΥ.

Τῶν σπονδύλων αἱ περιοχαὶ θλάσιν [2] μὲν ἐνίοτε, σπανίως δὲ καὶ κάταξιν [3] ὑπομένουσιν. Ἐφ' αἷς θλιβομένων [4] τῶν τοῦ νωτιαίου μηνίγγων ἢ καὶ αὐτοῦ [5] τοῦ μυελοῦ, συμπάθειαι νευρικαὶ γίνονται, καὶ θάνατος ὀξὺς ἐπακολουθεῖ, καὶ μᾶλλον εἰ [6] κατὰ τοὺς τοῦ τραχήλου [7] σπονδύλους συσταίη [8] τὸ πά-

[1] σπονδύλου ἀκάνθης HK., ἀκανθῶν C., ῥάχεως ἱεροῦ O. — [2] θλάσι GP. — [3] κατέαξιν M., ὑπομένου GLP. — [4] σφιγγομένων pour θλιβ... T. — [5] ἢ καὶ ἑαυτοῦ καὶ

rompre suivant leur longueur et être déprimés dans leur milieu. Il s'ensuit une douleur locale et un sentiment de piqûre et de pulsation, puis un engourdissement subit de la jambe causé par la compression. Les mêmes dispositions sont exigées ici que dans les fractures des omoplates.

Toutefois on ne doit pas essayer d'extraire les fragments brisés à travers les parties externes incisées; mais, si cela est nécessaire, il faut les rajuster avec les doigts. On devra ensuite employer les autres moyens, se servir de lotions et remplir les endroits creux des hanches avec des compresses de manière à faire une jonction égale des bandes circulaires superposées.

On doit agir de même pour ce qui regarde les os du pubis, car nous n'avons rien de particulier à dire sur leur compte.

[19] ἄρσιν omis d. P. — [20] διαπλαττόμενοι LP., διαπλάττοντα M. — [21] δεῖ omis d. PT. — [22] χρώμενοι D., τεχνώμενον P. — [23] τόπων pour λαγ. EX. — [24] ἐπίδεσιν AXETVeBa., ἐπίδησιν BCFGLNOP., ὁμαλὴν P.; M. omet ὥστε τὴν ἐπίζευξιν. — [25] ἐπιδήσεων ABCEFGOTX., ἐπιδύσεων N., ἐπιδέσμων J., ἐπιπήσεων LP. — [26] ταῦτα δὲ GLP., καὶ omis d. JR. — [27] τῶν omis d. D. — [28] ὀστοῦν R. — [29] διαίτερον P. — [30] εἴπερ εἰπεῖν R. — [31] ἔσχομεν M.

CHAPITRE XCVIII.

DES VERTÈBRES, DE L'ÉPINE DU DOS ET DE L'OS SACRUM.

Les contours des vertèbres sont quelquefois affectés de contusion, mais rarement de fracture. Dans ces cas, si les méninges vertébrales ou la moelle elle-même sont comprimées, les sympathies nerveuses s'éveillent et une mort rapide s'ensuit; surtout si l'affection a lieu sur les vertèbres cervicales. Il faut

τοῦ μ... T. — [6] εἰ καὶ κατὰ ANVeBa.; τοὺς omis d. P., τοῦ omis d. G. — [7] τραχήλους BG., σπονδύλοις E., δακτύλους D. — [8] εἴη pour συσταίη M. —

θος. Ὅθεν χρὴ, προειπόντας[9] τὸν κίνδυνον, εἰ μὲν δυνατὸν[10], τολμῆσαι καὶ διὰ τομῆς τὸ θλῖβον ὀστάριον ἐξελεῖν[11] · εἰ δὲ μὴ, τῇ[12] γοῦν ἀφλεγμάντῳ[13] τούτους ἀγωγῇ παραμυθήσασθαι[14].

Εἰ δέ τις τῶν ἀποφύσεων[15] τῶν σπονδύλων ἐξ' ὧν ἡ[16] ἄκανθα λεγομένη συνέστηκεν ἀποθραυσθείη[17], τῇ τῶν δακτύλων ἑτοίμως ὑποπίπτουσα[18] σημειώσει, κινουμένου[19] τε καὶ μεθισταμένου[20] τοῦ ἀποθραύσματος[21], εἰ δέοι, τοῦτο ἀφελεῖν ἔξωθεν ἐπιτεμόντα[22] τὸ δέρμα καὶ συναγαγόντα ῥαφαῖς, ἐναίμῳ[23] θεραπείᾳ χρήσασθαι[24].

Τοῦ δὲ ἱεροῦ κατεαγότος[25] ὀστοῦ, τὸν λιχανὸν[26] τῆς ἀριστερᾶς χειρὸς δάκτυλον εἰς τὴν ἕδραν δεῖ[27] παραπέμψαντα, τῇ ἑτέρᾳ τὸ[28] κατεαγὸς ὡς οἷόν τε διαπλάττειν. Εἰ δέ τι ἀποθραυσθὲν αἰσθοίμεθα[29], καὶ τοῦτο διελόντας[30] λαμβάνειν, ἐπίδεσίν[31] τε καὶ ἐπιμέλειαν[32] ποιεῖσθαι τὴν πρόσφορον[33].

9 προειπόντα ABCEFGLNOPVeBaX., τὸν προειπόντα T., προειπὸν τὸν M. — 10 εἰ μὲν δυνατὸν omis d. R., κατατολμῆσαι C. — 11 ἐξελκεῖν M. — 12 τῇ omis d. GLP. — 13 ἀφλεγμάντων LP., τούτοις DR. — 14 παραμυθήσεσθαι D. — 15 ἀποφύσεως DX. — 16 ἡ omis d. J. — 17 ἀποθραυσθῇ P. — 18 ὑποπιπτούσῃ ABCEFGJMTXNOVe., ὑποπιπτούσει LP., ὑποπεσεῖται Ba., συμειώσει Ba. — 19 κινοῦμεν ὅτε B. — 20 ἀντιμεθισταμένου ABCEFGJLMNOPVeBaTX. — 21 ἀποθραυσθέντος F., ἀποθραύματος JT., δεῖ δὲ τοῦτο ἀφ... ABCEFGJLMNOPVeBaTX. — 22 ἐπιτεμόν-

---

ΛΘ′.

ΠΕΡΙ ΒΡΑΧΙΟΝΟΣ.

Ἐπὶ[1] τοῦ κατεαγότος[2] βραχίονος ὁ μὲν Ἱπποκράτης τὴν[3] κατάτασιν οὕτως εἰργάσατο · « Δεῖ, φησὶ, ξύλον ἐπίμηκες

1 ἐπὶ μὲν τοῦ GLP. — 2 καταγέντος BCEFGLOPBaX., κατεα-

par conséquent, après avoir prévenu du danger, oser, si cela est possible, enlever à l'aide d'une incision l'os qui comprime. Si cela n'est pas possible, on doit adoucir le mal par le traitement antiphlogistique.

Mais si quelqu'une des apophyses vertébrales qui constituent ce qu'on appelle l'épine est brisée, on le constate promptement à l'aide des doigts, en faisant remuer et changer de place la portion fracturée. Il faut alors, si cela est nécessaire, l'extraire en incisant la peau ; et après avoir réuni par des sutures, employer un pansement approprié aux plaies sanglantes.

Si l'os sacrum est fracturé, on doit introduire dans l'anus le doigt indicateur de la main gauche, et avec l'autre main, remettre autant que possible l'os fracturé en place. Si nous sentons quelque fragment, nous allons le prendre au moyen d'une incision et nous employons un bandage et un traitement convenable.

τες E., ἐπιτέμνοντα LP. — 23 ἐνέμω JT. — 24 χρησόμεθα GLP., χρῆσθαι J. — 25 καταγέντος ABEFGLNOPVeBaTX., κατεαγέντος CR., κατεαγόντος M. — 26 λιχανὸς Ve. — 27 εἰς τὴν ἕδραν παραπέμψασθαι T. — 28 τὸ δὲ κατ... NVe. — 29 αἰσθόμεθα DHKLMPR. — 30 διελόντα ACFGLMOPTX., διελόντες E. — 31 ἐπίδεσον Ba., ἐπιδήσεσιν GLP., ἐπίθεσιν X. — 32 ἐπιμελείᾳ LP. — 33 ποιεῖσθαι τὴν πρόσφορον omis d. ACFGLMOPT., remplacé par προσάγειν d. EX.

CHAPITRE XCIX.

DU BRAS.

Dans la fracture du bras, Hippocrate opère l'extension de cette manière : « Il faut, dit-il, attacher une corde aux extrémités

γέντος NVe. — 3 τὴν omis d. BGLMOX., κάτασιν J., κατατάσι M. —

οἷον στελεὸν [4] ἐκ τῶν ἄκρων σχοινίῳ [5] δήσαντα κρεμάσαι πλάγιον ἀπό τινος [6] δοκοῦ· καθίσαντα [7] δὲ τὸν ἄνθρωπον ἐφ' ὑψηλοῦ τινὸς ὀρθότερον ἢ κατὰ τὸ λεγόμενον ὀρθοκάθιστον [8] σχῆμα, τὴν χεῖρα αὐτοῦ ὑπὲρ [9] τοῦ λεχθέντος διαγαγεῖν ξύλου, ὡς [10] τῇ μασχάλῃ αὐτοῦ τὴν μεσότητα τοῦ ξύλου ἐγκαρσίως ἐφαρμόσαι· τὴν δὲ χεῖρα [11], κεκαμμένου κατ' ὀρθὴν γωνίαν τοῦ ἀγκῶνος, ὑπηρέτης ἐπικύψας [12] διακρατείτω· κἄπειτα βάρος τι, οἷον λίθον ἢ στάθμιον [13] μολιβδοῦν ἤ τι τοιοῦτον [14] ἀπαρτήσας τοῦ ἀγκῶνος, καὶ ἀφεὶς ἀποκρέμασθαι [15] μετέωρον, οὕτω [16] τὸ κάταγμα διάπλαττε [17]· ἢ ἀντὶ τοῦ βάρους, ὑπηρέτης [18] ἐπὶ τὰ κάτω ἑλκέτω τὸν βραχίονα. Τινὲς δὲ ἀντὶ τοῦ [19] στελεοῦ βαθμίδι κλίμακος ἐχρήσαντο. »

Ὁ δὲ Σωρανὸς οὕτω [20]· « Καθέδριον σχηματίσαντες [21] τὸν [22] κάμνοντα, ἤ, ὅπερ ἄμεινον, ὕπτιον διὰ τὸ ἀταλαίπωρον, εἶτα βρόχῳ τὴν χεῖρα δήσαντες κατὰ τὸν καρπὸν καὶ [23] ἐκ τοῦ αὐχένος κρεμάσαντες [24] ὥστε τὸ ἐγγώνιον [25] αὐτῆς φυλάττεσθαι σχῆμα, δυσὶ προστάσσομεν [26] ὑπηρέταις, τὸν [27] μὲν ἄνωθεν τοῦ κατάγματος [28], τὸν δὲ κάτωθεν, περιθεῖναι [29] τοὺς δακτύλους, καὶ οὕτω τὴν ἀντίτασιν [30] ἐπιτελεῖν. Εἰ δὲ καὶ εὐτονωτέρας [31] ὁλκῆς δεώμεθα, δύο βρόχους ἰσοτόμους [32] τῷ βραχίονι περιτίθεμεν [33], τὸν μὲν ἄνωθεν τοῦ κατάγματος, τὸν δὲ κάτωθεν· καὶ τῷ μὲν ὑπὲρ τὴν [34] κεφαλὴν τοῦ κάμνοντος ἑστῶτι, τῷ δὲ ἐπὶ τοὺς πόδας, τὰς ἀρχὰς τῶν βρόχων [35] ἐπιδόντες κελεύσομεν ἀντιτείνειν.

[4] στυλίον MBa., στηλίον BCEFLNOPVeTX., στελίον A., στηλεὸν J., στειλίον G. — [5] σχοίνῳ ABCETXGJLMNORVeBa., σχήνι P., σχοινοδήσαντα F., δήσαντες DJR., δήσαντας HKN., καὶ κρεμάσαι BEXFGLNOPVeBa. — [6] ὑπό τινος δομοῦ T. — [7] καθίσαντες DJR., καθισάντας H., ἀφ' ὑψηλοῦ T. — [8] Hippocrate dit que le patient doit être à peine assis et presque levé; « καθίσαντα δὲ τὸν ἄνθρωπον ἐπὶ ὑψηλοῦ τινὸς, ... ὥστε μόλις δύνασθαι καθίννυσθαι τὸν ἄνθρωπον, σμικροῦ δέοντα μετέωρον εἶναι· κ. τ. λ. » (Hipp., liv. *Des fractures*, ch. 8, édit. de M. Littré.) — ὀρθοκάθευδον ABCEFGLMNOPVeBaTX., ὀρθοκαύτευδον J. — [9] ὑπὸ M. — [10] ὥστε ABCEFGLMNOPVeBaTX. — [11] χεῖραν LP., κεκαυμένου PT. — [12] ὑποκύψας BOTVeBa., ἐπικάμψας GLP. — [13] στάθιον P., μολιβοῦν ABCDEHJKNORVeBaTX., μολυβοῦν FGM., μολυβδοῦ P. —

d'un morceau de bois oblong pareil à un manche de cognée, et le suspendre transversalement à une poutre ; le malade sera assis sur un siége élevé et placé plus droit que dans la position appelée orthocathédron (*assis sur son séant*) ; son bras sera passé au-dessus du morceau de bois dont nous venons de parler, de manière à adapter transversalement le milieu de ce bois à son aisselle ; le coude ayant été plié à angle droit, un aide attentif contiendra la main ; ensuite on suspendra au coude quelque corps pesant, comme une pierre, un poids de plomb ou quelque chose de semblable ; puis, laissant ce poids suspendu en l'air, vous ajusterez ainsi la fracture. Au lieu d'un poids, un aide pourra tirer le bras en bas. Quelques-uns, à la place d'un manche de cognée, se servent d'un barreau d'échelle. »

Voici comment agit Soranus : « On dispose le malade assis, ou, ce qui est mieux, couché sur le dos pour qu'il sente moins de douleur ; on lie le poignet avec un lien, et on le suspend au cou de manière que le bras garde la forme angulaire ; puis on ordonne à deux aides d'entourer le bras avec leurs mains, l'un au-dessus, l'autre au-dessous de la fracture, et de faire ainsi l'extension. Si une tension plus forte est nécessaire, on place autour du bras deux liens égaux, l'un au-dessus, l'autre au-dessous de la fracture ; puis, confiant les chefs des deux liens à deux aides placés, l'un au-dessus de la tête du patient, l'autre à ses pieds, on leur ordonne de tirer en sens opposés.

[14] τονούτον L., τονούτων P. — [15] κρεμασθῆναι D. — [16] αὐτὸς pour οὕτω EX. — [17] διάπλαπτε Ba., διαπλάττεται M. — [18] ὑπηρέτης omis d. M. — [19] τοῦ omis d. D., στυλίου M., στηλίου BEFNXOVeBa., στειλίου AG., στηλέου J., στιλίου LP. — [20] Σωριανὸς DR., οὕτω φησὶ M. — [21] σχηματίσας F. — [22] τὸν ἄνθρωπον κάμνοντα F., τὸν πάσχοντα DHKR., τὸν ἄνθρωπον ALGPT. — [23] καὶ omis d. DJR. — [24] ἐκκρεμάσαντες NVe. — [25] ἐγκώνιον N., αὐτοῖς DJM. — [26] προστάξομεν M., πρὸς τὰ σώματα P. — [27] τοῦ GLP., τῷ M. — [28] τοῦ κατάγματος omis d. D., τοῦ omis d. LP., τοῦ pour τὸν L. — [29] καὶ περιθ… D., περιθῆναι DJ. — [30] τάσιν ABCEFGLMNOPVeBaTX., ἐπιμελεῖν GL., ἐπιμέλλειν P. — [31] εὐτενωτέρας D., συντονωτέρας ABCEFGLMNOPVeBaTX. — [32] ἰσοτόνους DEHKX., ἰσοτόμους omis d. M. — [33] περιθήσομαι M. — [34] τὴν omis d. R., ὑπὲρ κεφαλῆς T. — [35] βρόγχων GP., ἐπιδιδόντες T. —

Εἰ δὲ πρὸς τῷ ἀκρωμίῳ τὸ κάταγμα συσταίη, μεσότητα κειρίας [36] ὑποβαλόντες τῇ μασχάλῃ καὶ τῷ [37] πρὸς τῇ κεφαλῇ κελεύσαντες ἔχειν [38], ἑτέρου τὸ ἀντικείμενον [39] ἀνθέλκοντος, ποιήσομεν, ὡς εἴρηται, τὴν ἀντίτασιν. Ὥσπερ οὖν εἰ [40] πρὸς τῷ ἀγκῶνι τὸ κάταγμα γένηται, κατ' ἐκεῖνον ἢ καὶ [41] κατὰ τὸν καρπὸν ὁ βρόχος ἐπιβαλλέσθω.

Καλῶς δὲ συναρμοσθέντων [42] τῶν ὀστῶν τοῦ κατάγματος, ἡ μὲν κατάτασις [43] ἀνείσθω · ἐπιδεδέσθω [44] δὲ κατὰ τὸν Ἱπποκράτειον νόμον [45]. Ἀλλ' ἀφλεγμάντου μὲν ὄντος καὶ προσφάτου τοῦ κατάγματος, λινοῖς [46] χρηστέον ἐπιδέσμοις εὐμήκεσι μὲν, πλάτος δὲ μὴ πλέον [47] τριῶν ἢ τεσσάρων ἔχουσι [48] δακτύλων, ὕδατι διαβρόχοις ἢ [49] ὀξυκράτῳ. Φλεγμαίνοντος δὲ, ἐρίοις λεπτοῖς [50] τε καὶ μαλακοῖς [51] ἐλαιοβραχέσι.

Καὶ εἰ μὲν ἐν τῷ μέσῳ τοῦ βραχίονος ᾖ [52] τὸ κάταγμα, τὴν ἀρχὴν τοῦ ἐπιδέσμου χρὴ κατὰ τοῦ κατάγματος [53] ἐπιβάλλεσθαι · ἐπὴν [54] δὲ δὶς ἢ τρὶς ἐπιδήσῃς [55], ἄνω φέρειν τὸν ἐπίδεσμον, ἵνα, φησὶν, αἱ [56] ἐπιῤῥύσεις τοῦ αἵματος ἀπολαμβάνωνται, κἀκεῖ τελευτᾷν [57]. Χρῆσθαι δὲ καὶ δευτέρῳ ἐπιδέσμῳ [58], τὴν ἀρχὴν ὁμοίως [59] ἐπιβαλλόμενον ἐπὶ τὸ κάταγμα, καὶ τὰ ἄλλα ὁμοίως [60] τῷ προτέρῳ, πάλιν δὲ [61] ἄνωθεν ἐπὶ τὰ κάτω, καὶ αὖθις παλινδρομεῖν ἐπὶ τὰ ἄνω κἀκεῖσε καὶ οὕτω τελευτᾷν [62]. Σύμμετρος δὲ ἡ σφίγξις ἔστω πρὸς τὴν συναίσθησιν ἡμῶν τε καὶ αὐτοῦ τοῦ κάμνοντος.

Εἰ δὲ [63] πρὸς τῷ ἀκρωμίῳ τύχοι, διὰ τῆς πρώτης ἐπιδεσμίδος [64] περιλαμβάνειν τὸ [65] ἀκρώμιον καὶ ὠμοπλάτας καὶ

[36] κυρίας JLPR., κηρίας ABEVcBa., ὑποβάλλοντες DLNOPVcBaX. — [37] τῷ omis d. DHKLR., τῇ pour τῷ ABEFGJNOPVcTX. — [38] ἔχει LP. — [39] τοῦ ἀντικειμένου D. — [40] εἴη τῷ πρὸς LP. — [41] καὶ omis d. PT. — [42] συναριμισθέντων L., συναριθμισθέντων P. — [43] κάτασις FGTX., κατάστασις JR., ἀνιέσθω M. — [44] ἐπιδείσθω DHK. — [45] Ἱπποκράτην ὀνόμον P. — [46] λίμνοις EFGLMVcX., λίμναις P., λιμνείοις N., χριστέον BVcBa. — [47] δὲ ὅσον τριῶν ABCEFGLMNOPTXVcBa. — [48] ἔχουσι omis d. NVc. — [49] ἢ καὶ ὀξυκράτῳ CNVcBa. — [50] ἐριλεπτὰς M., τε omis d. DGHJKLOPR. — [51] μαλακὰς M. — [52] εἴη DJR. — [53] χρὴ κατάγματα ἐπιβ... G., χρὴ κάταγμα ἐπιβ... LP., ἐπιβαλέσθαι ABCEFGMTX. — [54] ἐπὶ MP. — [55] ἐπιδήσας

Mais si la fracture se trouve à la partie voisine de l'acromion, on place le milieu d'une bande sous l'aisselle et on la confie à l'aide qui est près de la tête du malade, tandis que l'autre aide tire en sens opposé l'autre partie de la fracture, et on opère, ainsi qu'on l'a dit, l'extension. De même, si la fracture est près du coude, on appose un lien à la jointure du bras avec l'avant-bras, ou bien autour du poignet.

Dès que la coaptation des os fracturés a eu lieu, on fait cesser l'extension ; mais il faut placer le bandage à la manière d'Hippocrate. Or si la fracture est récente et sans inflammation, on doit se servir de bandes de toile très longues et larges de trois ou quatre travers de doigt, imbibées d'eau ou d'oxycrat. S'il y a de l'inflammation, on se sert de laine douce et légère imbibée d'huile.

Si la fracture est au milieu du bras, il faut appliquer le commencement de la bande sur la fracture, et dès qu'on a fait deux ou trois tours, il faut porter la bande sur la partie supérieure, afin, dit-il, que l'afflux du sang soit arrêté ; puis on la finit dans cette partie. Il faut ensuite appliquer de même sur la fracture le commencement d'une seconde bande et agir comme pour la première, en amenant celle-là de haut en bas ; puis on retourne de nouveau vers la partie supérieure, et on termine ainsi. La constriction doit être mesurée tant suivant notre sensation que selon celle du malade.

Mais si la fracture a lieu près de l'acromion, on enveloppe avec la première bande l'acromion, les omoplates et le sternum, de manière à composer le bandage qu'on appelle géranis *

FGLMP., φέρει LP. — 56 ἡ ἐπιῤῥύσης M. — 57 τελευτάτω ABCEFJMNOVeBaTX., τελτάτω GLP., χρήσασθαι M. — 58 ἐπιδέσμῳ πάλιν καὶ ἄνωθεν ἐπὶ τὰ κάτω τὴν ἀρχ.. LP. — 59 ὁμοίαν D. — 60 N omet depuis ἐπιβαλλόμενον jusqu'à ὁμοίως inclusiv. — 61 καὶ pour δὲ LP., ὁμοίως pour ἄνωθεν C. — 62 τελευτάτω ABCEFGJLMNOPVeBaTX., σύμμετρον M. — 63 εἰς δὲ Ba., εἰ δὲ καὶ E., εἰ πρὸς GLP. — 64 ὑποδεσμίδος ABCEFGJLNOPVeBaT., περιλαμβάνοντα ABCEFGJLMNOPVeBaTX. — 65 τὸ

* Conf. Galien, lib. *De fasciis*, n. 74.

στέρνον, ὥστε τὴν γερανίδα λεγομένην ἐπίδεσιν γενέσθαι, διὰ δὲ [66] τῆς δευτέρας ἄχρι τοῦ ἀγκῶνος ἐπινέμεσθαι, παλινδρομεῖν τε ἐκεῖθεν ἐπὶ τὰ ὑπερκείμενα, συμπεριλαμβάνοντα [67] τῷ ἀκρωμίῳ τὰς ὠμοπλάτας τε καὶ τὸ στέρνον [68], παραπλησίως τῇ πρώτῃ ἐπιδεσμίδι [69].

Εἰ δὲ πρὸς τῷ ἀγκῶνι τὸ κάταγμα γέγονε, καὶ τὸν [70] πῆχυν συνεπιδεσμεῖν [71] φυλαττομένου τοῦ ἐγγωνίου [72] σχήματος. Παραπλησίως δὲ κἀπὶ τῶν ἄλλων κώλων [73] οἷον πήχεων, μηρῶν, κνημῶν. Παρὰ μέρος ἢ καὶ πλησίον ἄρθρου καὶ οὐκ ἐν μέσῳ τῷ κώλῳ τοῦ [74] κατάγματος ὑπάρχοντος, καὶ τὰ [75] μετὰ τὸ ἄρθρον [76] συνεπιδεῖν. »

Οἱ μὲν οὖν [77] νεώτεροι μετὰ τὴν ἐπίδεσιν αὐτίκα καὶ [78] τοὺς νάρθηκας ἐπιβάλλουσιν, ὑπὲρ τοῦ συνέχεσθαι τὸ σχῆμα τῆς καταρτίσεως, ἐπισφίγγοντες [79] αὐτοὺς πρὸς τὴν συναίσθησιν καὶ τὸν [80] ἐκ τῆς φλεγμονῆς ὄγκον [81]. Οἱ δὲ παλαιοὶ μετὰ τὴν ἑβδόμην ἐπέβαλλον [82] τοὺς νάρθηκας· ἴσως γὰρ [83] ἐν ταύταις παρακμασάσης [84] τῆς φλεγμονῆς λεπτότερον τὸ κῶλον γίνεται.

Λύειν δὲ κελεύει [85] διὰ τριῶν τοὺς ἐπιδέσμους Ἱπποκράτης, ὅπως μὴ τάσις τις [86] γίνοιτο μήτε κίνησις [87] ἀήθης σκεπασθέντι [88] τῷ μορίῳ, μήτε ἐπιπλέον [89] αἱ διαπνοαὶ κωλύοιντο [90] τοῦ φθάσαντος ἐστηρίχθαι κατὰ τὸ κάταγμα [91] δι' ἃς οὐ μόνον ἀσωδῶς κνᾶσθαι συμβαίνει τισὶν, ἀλλὰ καὶ διαβρωθέντος [92] ὑπὸ τῆς τῶν ἰχώρων δριμύτητος ἐνίοτε [93] τοῦ δέρματος ἕλκωσιν [94] γεγενῆσθαι. Καταντλεῖν οὖν ὕδατος [95] εὐκράτου τοσοῦτον ὅσον

omis d. R. — [66] διά τε FGJMNOVeBa. — [67] συμπεριλαμβάνοντι R., τε τῷ ABCEFGJLTXNOPVeBa. — [68] τὰ στέρνα DR. — [69] ἐπιδεσμόδι LP. — [70] τὴν M. — [71] προσδεσμεῖν M., συνδεσμεῖν CDEFHKRT. — [72] ἀγκωνίου ERVeBa., σιτωνίου ABCGLMOPT. — [73] κωλύων GLP., οἷον omis d. GLP. — [74] τὸ ὡς pour τοῦ R., κατάγματος omis d. M. — [75] τὰ omis d. ABCEFGLMNOPVeBaTX. — [76] τοῦ ἄρθρουν T.; τὸ omis d. C., ἄρθρων C., συνεπιδεσμεῖν EX. — [77] νοῦν L., οὖν omis d. D. — [78] καὶ omis d. EX. — [79] ἐπισφύγγοντες N. — [80] τὸν omis d. R., ἐκ omis d. GMP. — [81] φλεγματικῆς T., ὄγκου Ve. — [82] ἐπέβαλον ACDGJKLMNOPRVeBa.

puis on descend avec la seconde bande jusqu'au coude, et on remonte de là sur les parties déjà liées en comprenant dans le bandage, en même temps que l'acromion, les omoplates et le sternum, de même qu'on l'a fait avec la première bande.

Si la fracture a lieu près du coude, il faut lier le coude en lui conservant la disposition angulaire. On agit de même pour les autres membres tels que les avant-bras, les jambes et les cuisses. Si la fracture existe vers une extrémité ou près d'une articulation et non dans le milieu du membre, il faut lier le membre en même temps que l'articulation. »

Les modernes, aussitôt après la ligature, appliquent des attelles pour maintenir la coaptation des fragments, et ils les serrent en suivant la sensation, et aussi en raison de la tuméfaction inflammatoire. Mais les anciens plaçaient les attelles au bout d'une semaine. C'est en effet pendant cet espace de temps que l'inflammation décroît et que le membre devient plus petit.

Hippocrate prescrit de défaire le bandage le troisième jour, de peur qu'il ne survienne quelque tension ou un dérangement fortuit dans la partie ligaturée, et afin que les exhalations qui se fixent d'abord à l'endroit fracturé ne soient pas longtemps arrêtées, causes par lesquelles il arrive non-seulement que quelques malades éprouvent des démangeaisons pénibles, mais encore parfois que des ulcères se forment sur la peau qui se trouve rongée par l'âcreté des humeurs. Il faut donc bassiner avec de l'eau tempérée autant qu'il est nécessaire pour faire

— 83 εἴσω γὰρ ταύτης ABCEFGJLMNOPVeBaTX. — 84 παρακμάσης BOP. — 85 κελεύειν BGJLOP., διὰ τρίτης E. — 86 τις omis d. AT., ἐγγίγνοιτο DRK., ἐγίνοιτο H. — 87 κνίνησις M., κνῆσις Cornarius; ἀλυτῶς Ba., ἀληθῶς ABCFGJLMNOPVeT., ἀήθως EX. — 88 σκεπασθέντος τῶν μορίων GLP. — 89 ἐπίπλειον HKR., ἐπὶ πλεῖον J., ἡ διαπνοὴ LP. — 90 καταλύοιντο GLP. — 91 ἐστηρίχθαι κατάγματος ABCEFGJLMNOPVeBaT., ἐστηρίχθαι κατάγματα X., δι' ἃς omis d. G. — 92 διαβρωθέντες GLP., διαβραχέντος N. — 93 δὲ τοῦ M. — 94 ἕλκωσις GLP., ἕλκωσι M., γενέσθαι M., τοῦ δέρματος ἕλκοντος ἕλκωσιν γεγε... X. — 95 ὕδατι R., ἀκράτου X.

ἱκανόν [96] ἐστι [97] διαφορῆσαι τοὺς ἰχῶρας. Μετὰ δὲ τὴν ἑβδόμην διὰ πλειόνων χρὴ [98] λύειν, ἧττον [99] χρηζόντων τῶν μορίων [100] ἀποκρίνειν ἰχῶρας, ἀλλὰ καὶ ἡ πώρωσις ἀμείνων οὕτω [101] γίνεται.

Τοὺς δὲ νάρθηκας ἐπιβάλλειν δεῖ [102] τόνδε τὸν τρόπον· δεῖ σπλῆνας τριπτύχους [103] ἐλαιοβραχεῖς τοῖς [104] ἐπιδέσμοις ἐπιβάλλειν [105]· εἰ μὲν [106] ὁμαλὸν εἴη κατὰ πάχος τὸ κῶλον, ὁμοίως· εἰ δὲ ἀνώμαλον [107], τῇ τῶν κοιλοτέρων μερῶν διὰ τῶν σπληνῶν ἐκπληρώσει [108] ἰσοπαχὲς τὸ μέρος πρὸς τὴν [109] τῶν ναρθήκων ἐπιβολὴν ἐργασόμεθα. Εἶτα μετρίως [110] ἐρίῳ ἢ στυπείῳ [111] τοὺς νάρθηκας περιειλήσαντες, ἐπιβαλοῦμεν [112] πέριξ τοῦ κατάγματος μὴ ἔλαττον ἢ δάκτυλον ἀπέχοντας [113] ἀπ' ἀλλήλων, σφίγγοντες κατὰ τὸ σύμμετρον, φυλαττόμενοι [114] κατὰ τὸ ἐγχωροῦν [115] τὸ πλησιάζειν ἄρθρῳ [116] τοὺς νάρθηκας, καὶ μάλιστα κατὰ τὸ [117] ἔνδον τῆς κάμψεως μέρος [118]· ἕλκη γὰρ ἐν αὐτοῖς [119] ἐνίοτε καὶ νευρικὰς ἐργάζονται φλεγμονάς. Ἀλλὰ δεῖ κατ' ἐκεῖνα βραχυτέρους [120] αὐτοὺς εἶναι, ὥσπερ οὖν [121] καὶ ἰσχυροτέρους ἐφ' ἃ μέρη [122] κυρτοῦται τὸ κάταγμα.

Βέλτιον δὲ καὶ τῷ θώρακι συνεπιδεσμεῖν [123] τὸν βραχίονα μετρίως, ὑπὲρ τοῦ [124] κινούμενον αὐτὸν, τὸ σχῆμα μὴ [125] παρατρέπειν. Εἰ δέ ποτε φλεγμονὴ γένηται [126] (ταύτην δὲ γινώσκομεν ἔκ τε τοῦ πέριξ ὄγκου καὶ ἐρεύθους, καὶ τοῦ πολὺ μᾶλλον νῦν [127] ἢ πρῶτον σφίγγεσθαι [128] τὸ κῶλον), ἢ καὶ διαστραφῇ [129] τὸ κατεαγὸς, ἢ, εἰ [130] καὶ μηδὲν τούτων, ἀλλὰ

— [96] ἱκανὸς Ve. — [97] ἐπὶ pour ἐστι LP., διαφορεῖσθαι DR. — [98] δεῖ χρίειν pour χρὴ λύειν D. — [99] ὡς ἂν μηκέτι pour ἧττον ABCEFGJLMNOPVeBaTX., χρησόντων D. — [100] τῶν μερῶν ABCEFGJLMNOPVeBaTX., ἐκκρίνειν EX. — [101] οὕτω omis d. D. — [102] δὴ B. — [103] τριχοπτύχους DHKR., τριπτυχίους M.; τριπτύχους omis d. GLP., ἐλαιεβραχεῖς L. — [104] ἐπὶ τοῖς ABCEFGJLMNOPVeBaTX. — [105] περιβάλλειν ABCEFJMNOVeBaTX. — [106] εἰ μὲν οὖν EFN VeBa., εἰ μὲν μᾶλλον εἴη R. — [107] ἀνωμαλία R. — [108] ἐκπληρώσεις LP., ἰσοπαχθὲς A. — [109] τὴν omis d. D. — [110] μετρίῳ HR. — [111] στιππύῳ BAOT., στυπίῳ LCFG., στυπύῳ J., στυππίῳ DEHKRX. — [112] ἐπιβάλωμεν ABCEFGJLMNOPVeBaX. — [113] ἀπέχοντες EX., ἀπ' omis d. ABCEFGJLMNOPVeBaTX. — [114] φυλαττόμενον AT. — [115] εἰχωροῦν M., τῷ ABFGJLN

évacuer les humeurs. Après une semaine, on doit mettre plus d'intervalle pour défaire la ligature ; attendu que les parties ont moins d'humeurs à évacuer, et aussi parce que le cal se forme mieux ainsi.

Au reste, les attelles doivent être placées de cette façon : il faut appliquer sur les bandes des compresses pliées en trois et imbibées d'huile ; si le membre est partout également gros, on les met d'une manière égale ; s'il est inégalement épais, on remplit les parties creuses avec des linges, afin d'avoir des surfaces égales et planes pour la pose des attelles. Ensuite, ayant entouré les attelles d'une quantité convenable de laine ou d'étoupe, nous les plaçons tout autour de la fracture à une distance d'au moins un doigt les unes des autres, serrant modérément et nous gardant autant que possible d'approcher les attelles de l'articulation, et surtout de la partie interne de sa courbure ; car dans ces régions elles produisent quelquefois des ulcères et des inflammations des nerfs. Aussi faut-il que dans cet endroit elles soient plus courtes, comme aussi elles doivent être plus fortes sur la convexité de la fracture.

Il est mieux de lier modérément le bras au thorax, afin que le malade dans ses mouvements ne fasse pas dévier la disposition des parties. Mais si par hasard il survient de l'inflammation, et nous le reconnaîtrons par la tuméfaction et par la rougeur des parties, et parce que le membre est alors beaucoup plus serré qu'auparavant ; ou bien si les fragments ne sont plus en rapport, ou si, aucun de ces phénomènes ne se montrant, les

OPVc. — 116 ἀριθμῷ pour ἄρθρῳ N. — 117 τὰ DHKR. — 118 μέρη DHKR. — 119 αὐτῷ AT., ἑαυτοῖς D. — 120 βραδυτέρους ABEGJLMNOPVeBaTX. — 121 οὖν omis d. C., καὶ omis d. ABCEFGJLMNOPVeBaTX., ἰχωροτέρους GLP. — 122 ἐφ' ᾧ μέρει NVc. — 123 συνδεσμεῖν ABCETXFGJLMNOPVcBa., τῷ βραχίονι D. — 124 ὑπὲρ τοῦ μὴ κιν... ABCEFGJLMNOPVcBaT., μὴ κινουμένου X. — 125 μὴ omis d. ABCEFGJLMNOPVcBaTX., περιτρέπειν M. — 126 ᾖ pour γένηται ABCEFGJLMNOPVeBaX., εἰ T. — 127 νῦν omis d. DHKR., ἦν pour νῦν LP. — 128 φίγγεσθαι L., καθ' ὅλου M. — 129 διαστροφῇ τοῦ κατεαγότος HKR., διαστροφὴν τοῦ κατ... D., διάστραφὲν GLP., διασταφῇ M. — 130 εἴη, καὶ μηδὲν ABFGJLNMOPVeT., ᾖ

χαῦνοι φανῶσιν [131], ἢ ἔμπαλιν σφιγκτότεροι [132] τοῦ δέοντος οἱ ἐπίδεσμοι, λύσαντα [133] δεῖ τὴν ἐπίδεσιν ἐπιδιορθοῦσθαι. Ἀνακεκλίσθαι δὲ χρὴ [134] τὸν κάμνοντα ὕπτιον ἐπὶ τοῦ στομάχου τὴν χεῖρα ἔχοντα. Τῷ δὲ βραχίονι ὑπαυχένιον [135], ὑποβεβλήσθω μαλακὸν ἔχον ὑφ' ἑαυτὸ [136] δέρμα χάριν τοῦ τὰς ἐπιῤῥοίας τῶν ἐπιβροχῶν δέχεσθαι. Ἐπιβρεχέσθω [137] δὲ καθ' ἡμέραν ἐλαίῳ θερμῷ καὶ μάλιστα φλεγμονῆς οὔσης. Καὶ τρεφέσθω λεπτῶς [138] μὲν κατὰ τὸν τῆς φλεγμονῆς καιρὸν [139], ὕστερον δὲ συμμέτρως πρὸς τὴν τοῦ πώρου γένεσιν. Ἠρεμείτω [140] τε μέχρι πωρώσεως.

Πωροῦται δὲ ὁ βραχίων καὶ ἡ κνήμη περὶ τεσσαρακοστὴν ἡμέραν, μεθ' ἣν λύσαντα [141] καὶ λουτρῷ χρησάμενον [142] ἀποθεραπεύειν ταῖς καταγματικαῖς ἐμπλάστροις [143] προσήκει. Οὗτος ὁ τρόπος τοῦ χειρισμοῦ [144] πᾶσι τοῖς ἄλλοις σχεδὸν τοῖς κατεαγόσι τῶν κώλων [145] ἁρμόζει.

καὶ μηδὲν CDHKR. — [131] χαυνοφανῶσιν GLP. — [132] σφικτότ... P., σφυκτότ... D., σφιγκοτ... X. — [133] λύσαντες DLPR., λύσαντας HK., δὲ pour δεῖ MP.; δεῖ omis d. L. — [134] χρὴ omis d. M. — [135] ὑπαυχένιον omis d. ABCEFGJLMNOPVeBaTX. — [136] ἐπ' αὐτοῦ ABCEFGJLNOPVeBaX., ἐπ' αὐτῷ T., ἐπ' αὐτὸ M. — [137] ἐπιβρέχεσθαι ABCEFGJLMNOPVeBaTX., δὲ καὶ D. — [138] λεπτῶς omis

---

Ρ'.

ΠΕΡΙ ΠΗΧΕΩΣ [1] ΚΑΙ ΚΕΡΚΙΔΟΣ.

Ὁ [2] πῆχυς καὶ ἡ [3] κερκὶς ποτὲ μὲν ἄμφω κατὰ τὸ αὐτὸ [4] κατάγνυται, ποτὲ δὲ [5] θάτερον μόνον, ἤτοι κατὰ μέσον, ἢ παρὰ μέρος πρὸς τῷ ἀγκῶνι, ἢ καρπῷ. Πάντων μὲν οὖν χεῖρον [6] τὸ ἄμφω κατὰ τὸ αὐτὸ [7] κατεαγῆναι, μετὰ τοῦτο

[1] πήχεων ABDGLNOPVeBaT., καὶ κερκίδων T. — [2] ἡ R. — [3] ὁ M. — [4] κατ' αὐτὸ ABCFJMNOPVeBaT., κατ' αὐτῷ GLP., κατ' αὐτὸν R., κατάγνυνται M. —

bandes paraissent plus relâchées ou plus serrées qu'elles ne doivent être; dans tous ces cas, il faut défaire la ligature pour obvier à ces accidents. On doit faire coucher le malade sur le dos, et il aura la main posée sur l'épigastre. On met sous son bras un coussin bien doux, et au-dessous, un cuir destiné à recevoir et à faire écouler le liquide des lotions. On arrose tous les jours avec de l'huile chaude, surtout s'il y a inflammation. La nourriture doit être légère pendant le temps de l'inflammation, mais ensuite suffisante pour la formation du cal. Le repos doit être gardé jusqu'à la consolidation.

Or le bras et la jambe sont consolidés vers le quarantième jour, après lequel il convient de délier le malade, de lui faire prendre un bain et de le traiter à l'aide des emplâtres propres aux fractures. Cette manière d'agir convient à presque toutes les autres fractures des membres.

d. M., τὸν omis d. LP. — [139] καιρῷ LP. — [140] ἠρεμεῖτε P., τε omis d. A. — [141] λύσαντες EN. — [142] χρησάμενοι EJ., θεραπεύειν DR., ὑποθεραπεύειν X. — [143] ἔμπλαστρος D. — [144] χειρουργισμοῦ DHJKR., χειμερισμοῦ N., καὶ πᾶσι J., πᾶσι καὶ τοῖς DHKR. — [145] τὸ κῶλον J., ἁρμόζειν R.

CHAPITRE C.

DU CUBITUS ET DU RADIUS.

Tantôt le cubitus et le radius sont tous les deux en même temps fracturés, tantôt un seul de ces os est cassé. La fracture a lieu, soit au milieu de ces os, soit à une extrémité près du coude ou près du poignet. La plus grave de toutes est celle des deux os en même temps; après celle-ci, c'est celle du cubitus

[5] δὲ omis d. R., κάτερον LP. — [6] χεῖρον ὂν M., τῷ BNOVc. — [7] κατ' αὐτὸ ABCEFGJLMNOPTVcBaX., καταγῆναι ABEFGJLOTX., καταγνῆναι P.; R. omet depuis ἤτοι

δὲ τὸν πῆχυν μόνον. Εὐιατοτέρα [8] δὲ πάντων ἐστὶν ἡ κερκὶς [9] καταγνυμένη· εἰ γὰρ καὶ μείζων ἐστὶ τοῦ πήχεώς, ἀλλ' ἐκεῖνόν αὐτὸν ὑποκείμενον ἔχει καὶ ὀχοῦντα [10] αὐτήν.

Ἀλλ' εἰ μὲν τὸ ἕτερον μόνον κλασθείη, κατ' ἐκεῖνο [11] μάλιστα δεῖ ποιεῖσθαι τὴν κατάτασιν [12] ἰσχυροτέραν· εἰ δὲ ἄμφω, ὁμοίως δεῖ κατατείνειν, ἐσχηματισμένης τῆς χειρὸς κατὰ τὸ ἐγγώνιον [13] σχῆμα, ὥστε τὸν μὲν ἀντίχειρα πάντων εἶναι τῶν δακτύλων ὑψηλότερον, τὸν δὲ μικρὸν δάκτυλον ἁπάντων ταπεινότερον [14]· οὕτω γὰρ ἂν συμβαίη [15] καὶ τὸν πῆχυν ὑποκεῖσθαι τῇ κερκίδι.

Εἰ δὲ καὶ εὐτονωτέρας [16] δεήσοι τῆς κατατάσεως [17], ἀμφοτέρων μάλιστα κλασθέντων, μὴ μόνον ταῖς χερσὶν ἀλλὰ καὶ διὰ βρόχων [18] ποιεῖσθαι τὴν κατάτασιν [19], ὡς ἐν τῷ περὶ βραχίονος εἴρηται. Καὶ πᾶσαν [20] δὲ τὴν ἐπίδεσίν τε [21] καὶ τὴν ἄλλην ἀκολουθίαν ἅμα τῇ τῶν ναρθήκων ἐπιβολῇ κατ' ἐκεῖνα πρακτέον ἄχρι πωρώσεως.

Πωροῦται δὲ τὰ περὶ τὸν [22] πῆχυν ἐν ἡμέραις ὡς τὰ πολλὰ τριάκοντα. Καὶ ἡ ἀπόθεσις δὲ ὁμοία τῇ τοῦ κατεαγότος [23] ἔστω βραχίονος, πλὴν τῶν [24] ὑποβαλλομένων αὐτῷ [25].

κατὰ μέσον jusqu'à κατεαγῆναι inclusiv. — [8] εὐϊτωτέρα LP. — [9] μερκὶς LP. — [10] ἀνέχοντα D., ἀνοχοῦντα HKR., κονιοχοῦντα M. — [11] ἐκεῖνον BCJNOVe., δὲ μάλιστα D. — [12] κατάστασιν FKMPRX. — [13] ἐγκώνιον NPX., κατ' αὐτὸ τὸ ἐγγ... T. — [14] OT omettent depuis τὸν δὲ μικρὸν jusqu'à ταπεινότερον inclusiv. — [15] οὕτω γὰρ ἂν καὶ τὸν πῆχυν συμβήσεται ὑποκεῖσθαι ABCEFGJLNOPTVeBaX., ἐμβήσεται A. — [16] ἀτονωτέρας G. — [17] καταστάσεως CDGJLNOPRVeX.; M. omet depuis οὕτω γὰρ ἂν συμβαίη jusqu'à ἀμφοτέρων inclusiv. — [18] βρόνόν P. — [19] κατάστασιν DFGJLNOPRVeX. — [20] πᾶσιν LP., πᾶσα N., δὲ omis d. T. — [21] τε omis d. LP. — [22] τὴν C. — [23] καταγέντος ABEFGJLNOPVeBaT., κατεαγέντος CMX. — [24] τῶν omis d. F. — [25] αὐτῶν LMP.

* Le sens que je donne à cette phrase est bien évidemment celui qui résulte du texte des deux éditions imprimées et de tous les manuscrits. Cependant Dalechamps et d'autres commentateurs ont pris sur eux de faire dire ici à l'auteur précisément le contraire, traduisant εἰ γὰρ καὶ μείζων ἐστὶ, l'un par : *est enim minor cubito, ac*, etc., etc.; l'autre par : *si quidem major cubito non est*, etc., etc. Et, en effet,

seul. De toutes la plus aisée à guérir est la fracture du radius. En effet, quoiqu'il soit plus volumineux que le cubitus, néanmoins il repose sur celui-ci et il est soutenu par lui *.

Or si l'un deux seulement est fracturé, c'est sur celui-là qu'il faut faire l'extension la plus forte. Si ce sont les deux, il faut faire une extension égale, après avoir donné à la main une disposition angulaire, de telle sorte que le pouce soit le plus élevé des doigts, et que le petit doigt soit le plus bas de tous : c'est dans cette position, en effet, que le cubitus se trouve placé sous le radius.

Mais s'il est besoin d'une extension plus forte, surtout quand les deux os sont cassés, il ne faut plus faire cette extension seulement avec les mains, mais avec des lanières, comme on l'a dit au chapitre du bras. On doit aussi employer pour cette fracture tout le système de bandage avec les autres moyens, ainsi que l'apposition des attelles jusqu'à consolidation.

Or les fractures de l'avant-bras se consolident le plus souvent en trente jours. On le dispose de la même manière que le bras fracturé, à l'exception des objets que l'on place sous celui-ci.

il est certain, d'une part, que le cubitus est plus long que le radius; d'autre part, que la somme des diamètres réunis de ces deux os est à peu près la même; d'où il résulte qu'il n'est pas exact de dire que le radius est plus considérable que le cubitus. Pourtant Hippocrate (lib. *De fracturis*, cap. 4, édit. de M. Littré), d'accord avec Paul d'Égine, dit : ἢν τὸ ἄνω ὀστέον τετρωμένον ἔῃ, καίπερ παχύτερον ἐὸν, κ. τ. λ., « si l'os supérieur (*le radius*) est fracturé, bien qu'il soit le plus gros, » considérant, lui aussi, le radius comme plus gros que le cubitus. Je n'ai point voulu imiter les commentateurs de Paul, en faisant dire à mon auteur le contraire de ce qu'il dit. Je crois qu'ici Paul d'Égine, comme Hippocrate, n'a voulu considérer que la partie du radius qui de beaucoup est la plus sujette à fracture, c'est-à-dire la portion inférieure de cet os, laquelle est en effet notablement plus grosse que la partie correspondante du cubitus. De cette manière, les expressions μείζων de Paul, et παχύτερον d'Hippocrate, se trouvent exactes; ce qui n'a pas lieu si l'on veut rapporter ces expressions à la totalité de l'os.

ΡΑʹ.

ΠΕΡΙ ΑΚΡΑΣ ΧΕΙΡΟΣ [1] ΚΑΙ ΤΩΝ ΑΥΤΗΣ ΔΑΚΤΥΛΩΝ.

Τὰ τοῦ καρποῦ καὶ μετακαρπίου καὶ τῶν ἐν δακτύλοις σκυταλίδων ὀστᾶ [2] χαῦνα καὶ σηραγγώδη [3] φύσει γινόμενα θλᾶται [4] μὲν ὡς τὰ πολλὰ, κατάγνυται [5] δὲ σπανίως. Καθεδρίου τοίνυν ἐσχηματισμένου τοῦ κάμνοντος ἐφ' ὑψηλοτέρου δίφρου, προστάσσειν [6] ἐπὶ δίφρου τινὸς ὁμαλοῦ πρηνῆ [7] τὴν χεῖρα τιθέναι, καὶ τεινομένων δι' ὑπηρέτου τῶν [8] κατεαγότων, τοῖς δυσὶ [9] δακτύλοις αὐτὰ διαπλάττειν, ἀντίχειρι καὶ λιχανῷ. Προσπεπιεσμένῃ [10] δὲ τῇ ἐπιδέσει [11] χρῆσθαι καθ' ὃν [12] οὐ συμβαίνει καιρὸν ἡ φλεγμονή· διὰ γὰρ τὴν χαυνότητα ῥαδίως ἐπ' αὐτῶν [13] ὁ πλεονασμὸς τοῦ πώρου γίνεται.

Εἰ δὲ σκυταλὶς ἢ δάκτυλος ἁπλῶς κατεαγείη [14], εἰ μὲν ὁ μέγας τε καὶ ἀντίχειρ προσαγορευόμενος εἴη [15], μετὰ τὴν ἐπιτηδείαν ἐπίδεσιν καὶ τῷ [16] θέναρι αὐτὸν συνδετέον ὑπὲρ τοῦ ἠρεμεῖν· εἰ δέ τις τῶν ἄλλων, εἰ μὲν λιχανὸς ἢ μικρὸς, τῷ πλησίον [17] συνδεσμείσθω· εἰ δέ τις τῶν μέσων [18], τοῖς παρ' ἑκάτερα ἢ καὶ πάντας [19] ἐφεξῆς ἅμα συνδετέον. Βέλτιον γὰρ

[1] χειρῶν... αὐτῶν C. — [2] ὡς τὰ LP. — [3] συραγγώδη JNVeBaT., συριγγώδη M, συραγώδη R., συῤῥαγώδη D., σηραγώδη LP.. σηραγαγώδη A., σιραγγώδη BCEOX., γενομένα BCEFGJLMNOPVeBaT., γεννώμενα A. — [4] θλάττεται DHKR., μὲν ὀστᾶ πολλὰ T. — [5] κατάγνυται LP. — [6] πρόστασιν D.; LMP. omettent προστάσσειν ἐπὶ δίφρου; EX. omettent ἐπὶ δίφρου. — [7] πρινὴ ABCFLMTBa., πρὶν ἢ NOVe., πρηνὶ ἢ JPR., πρινὶ DX., τὴν ἐπίστομα χεῖρα EX. Le sens donné à ce passage par Guinter d'Andernach s'éloigne tellement du mien, que je ne puis me dispenser de transcrire ici sa traduction : « Ægro igitur (dit-il) in alto sedili collocato, medicus » in altero quiodam æquali adversus sedebit, priusquam manum imponat. » — [8] τῶν omis d. D., κατεαγόντων FPT. — [9] δυσὶ omis d. P., αὐτὰ omis d. M. — [10] προπεπιεσμένῃ ABCEFGLMNOXVeBaT., προπιεσμένῃ J., προπεπιέσμενον P., δεῖ pour δὲ BCFGJLNOPVeT. — [11] ἐπιδήσει AMNT. — [12] καθ' ἣν R. Ce passage, tel qu'il est dans tous les manuscrits et dans les éditions imprimées, donne un sens qui est non-seulement anti-chirurgical, mais encore contraire au précepte général des anciens, donné précédemment par notre auteur au chap. 99; aussi ai-je cru

CHAPITRE CI.

DE LA MAIN ET DES DOIGTS.

Les os du carpe, du métacarpe et des phalanges des doigts, étant de leur nature spongieux et celluleux, sont souvent contusionnés, mais rarement fracturés. Le malade ayant donc été placé sur un siége élevé, on lui ordonne de poser sa main en pronation sur une planche unie : puis, faisant tirer par un aide les parties fracturées, on les replace à l'aide de deux doigts, le pouce et l'index. On doit faire la ligature serrée à l'époque où il ne survient point d'inflammation ; car, en raison de la porosité de ces os, le cal y devient facilement volumineux.

Mais lorsqu'une phalange ou un doigt est affecté de fracture simple, si c'est le grand doigt qu'on appelle aussi le pouce, après une ligature convenable on doit l'attacher lui-même avec l'éminence thénar pour qu'il ne puisse pas faire de mouvement : si c'est un des autres, l'index ou le petit, il faut le lier avec son voisin : si c'est un de ceux du milieu, avec celui de chaque côté, ou bien les lier tous ensemble par ordre. En effet, les doigts

devoir déroger ici à la loi que je me suis imposée, en ajoutant une négation au texte. Dalechamps a fait la même chose. Quant à Guinter d'Andernach, voici comment il a traduit cet endroit : « Tensis per ministrum iis quæ fracta sunt, » duobus digitis ipsa conformabit, pollice et indice digito, prius compressa. Deliga- » tura utetur quo tempore urget inflammatio. » Mais cette version n'est évidemment pas conforme au texte, et en outre le sens qu'elle donne ne résout pas la difficulté. Cornarius, de son côté, a traduit littéralement le texte grec sans s'embarrasser du contre-sens chirurgical. Pour moi, au lieu du texte de tous les manuscrits, καθ' ὃν ἐπισυμβαίνει, j'ai mis καθ' ὃν οὐ συμβαίνει, comme Dalechamps. — [13] ἐπ' αὐτὴν D., ἐπ' αὐτὸν R. — [14] καταγείη ABCEFGJXLNOPVcBaT., κατάγη M. — [15] ἐστι M. — [16] ἐπίδεσιν τῷ κάτω θενάρι ABa., ἐπίδεσιν κάτω θενάρι BCGJMN., ἐπίδεσιν κάτωθεν ἄρει LOVc., ἐπίδεσιν κάτωθ' ἄρει FG., κάτωθεν αἴρει PT. — [17] τῷ παραπλησίῳ GLP., συνδέσμῳ DR., συνδεμείσθω F., συνδεσμεῖτο P. — [18] τῷ μέσῳ τὸ παρ' ἑκάτερον D., τρὶς παρ' ἑκάτερα P., τῷ παρ' ἑκατέρῳ HK., τῷ παρ' ἑκάτερον R. — [19] πάντως FGL

ἠρεμοῦσιν ὥσπερ εἰ καὶ νάρθηξι [20] συνεδέθησαν οἱ κατεαγότες [21].

MN VeBa. — [20] νάρθηκι J., νάρθηξ P., εἰ omis d. T. — [21] καταγέντες ABCFGJTLN

ΡΒ΄.

ΠΕΡΙ ΜΗΡΟΥ.

Ὁ περὶ τοῦ μηροῦ λόγος ἀναλογεῖ [1] τῷ περὶ βραχίονος. Ἰδίως δὲ μᾶλλον καταγνύμενος ὁ μηρὸς εἰς τὸν ἔμπροσθεν διαστρέφεται [2] τόπον καὶ εἰς τὸν ἔξω· καὶ γὰρ εἰς τούτους [3] φυσικῶς πεπλάτυνται [5]. Καταρτίζεται δὲ [5] διὰ χειρῶν καὶ βρόχων καὶ καρχησίων [6] ἰσοτόνων, τοῦ μὲν ὑπὲρ τοῦ κατάγματος [7] τασσομένου, τοῦ δὲ ὑπὸ τὸ [8] κάταγμα.

Παρὰ μέρος δὲ γεγενημένου τοῦ κατάγματος, εἰ μὲν πρὸς τῇ κεφαλῇ [9] γένοιτο τοῦ μηροῦ, μεσότητα [10] κειρίας περιειλημένον [11] ἔριον ἐχούσης ὑπὲρ τοῦ μὴ [12] ἐντέμνειν τὰ σώματα κατὰ περιναίου τάξαντες [13], καὶ τὰς ἀρχὰς ἐπὶ τὴν κεφαλὴν ἀναγαγόντες [14], ὑπηρέτῃ πρὸς διακράτησιν ἀποδῶμεν [15]· κατωτέρω δὲ τοῦ κατάγματος περιθέντες τὸν [16] βρόχον, τὰς ἀρχὰς εἰς κατάτασιν [17] ἑτέρῳ ὑπηρέτῃ δώσομεν.

Εἰ δὲ πρὸς τῷ γόνατι κατεαγείη [18], τὸν μὲν βρόχον ἀνωτέρω περιτίθεμεν τοῦ κατάγματος καὶ τὰς ἀρχὰς ἀποδίδομεν [19] εἰς ἀνάτασιν· τὸ δὲ γονάτιον καὶ αὐτὸ πλοκῇ τινὶ βρόχῳ [20] διακρατοῦμεν. Τοῦτο δὲ τὸ μέρος καταρτίζομεν ἐπικατακειμένου [21] τοῦ κάμνοντος καὶ τοῦ σκέλους ἐντεταμένου. [22] Καὶ

[1] ἀναλγεῖ CLP., τὸ LP. — [2] εἴρηται pour διαστρέφεται T. — [3] τούτας F., φυσικῶν P. — [4] πεπλάτυται MBa., παραπλατύνεται GLP. — [5] δὲ omis d. FGLP. — [6] χαρκηδίων N., ἠχησίων M., ἐσοτόνων N., ἰσοτόμων O. — [7] τὸ κάταγμα M. — [8] τὸ omis d. PT. — [9] τὴν κεφαλὴν LP., γένηται DM. — [10] μεσότητος JR., κυρίας JR., κειρίας HK. — [11] περιειλιμμένα Ba., περιειλιμμένον ADEFGJLNOPRT., ἔρεια BBa., ἄρα Ve., ἔρια ACFGJLMNOPT. — [12] μὴ omis d. M. — [13] τάξαντες D.

fracturés resteront plus immobiles de cette manière, comme s'ils étaient liés avec des attelles.

OPVeBa., κατεαγέντες EM., οἱ καὶ κατεαγέντες X.

CHAPITRE CII.

DE LA CUISSE.

Tout ce qui regarde la cuisse est analogue à ce qui a été dit du bras. Ce qu'il y a de plus particulier, c'est que la cuisse fracturée se tourne en avant et en dehors ; en effet, elle s'étend naturellement en ces sens. Or on la réduit à l'aide des mains, de lacs et de courroies également tendus, l'une placée au-dessus de la fracture et l'autre au-dessous.

Mais quand la fracture est survenue à une extrémité, d'une part si c'est près de la tête de l'os, nous plaçons au périnée le milieu d'une courroie garnie de laine pour qu'elle n'entame pas les chairs ; et conduisant les bouts vers la tête du malade, nous les confions à un aide pour les maintenir ; puis nous enroulons une autre bande au-dessous de la fracture, et nous en confions les bouts à un autre aide pour faire l'extension.

D'autre part, si c'est près du genou qu'est la fracture, nous enroulons une courroie autour du membre au-dessus de l'endroit fracturé, nous en donnons les bouts à un aide pour l'extension, et nous maintenons le genou lui-même à l'aide d'une autre bande également enroulée. Nous opérons la réduction de cette

τέξαντος LP. — [14] ἀνάγοντες ABCEFGJLMNOVeBaX., ἀνάγοντος P., τὰς ἀρχὰς ἐπὶ τοῖν σκελοῖν ἀνάγοντες T. — [15] ἐπιδῶμεν ABCEFJMNOVeBaTX., ἐπιδίδωμεν GLP. — [16] τὸν omis d. M. — [17] κατάστασιν ACFGJLNOPVeTX. — [18] καταγείη ABCEFGJLNOPVeBaTX., κατεάγῃ M. — [19] ἀρχὰς εἰς ἀνάτασιν ἑτέρῳ ὑπηρέτῃ δώσομεν J., ἀνάστασιν F. — [20] βρόχου KR. — [21] καταρτιζόμενον T., ἐπεὶ κατακειμένου ABFJNOVeBa., ἐπὶ τοῦ κατακειμένου κάμνοντος LP., τούτου κάμνοντος C. — [22] καὶ

τὰ ἐπινύττοντα[23] δὲ τῶν ὀστέων, ὡς πολλάκις εἴρηται, ἀναστείλαντες[24] τὰ ὕπερθεν αἴρομεν[25]· τὴν δὲ λοιπὴν ἐπιμέλειαν ἐν τοῖς περὶ βραχίονος εἰρήκαμεν[26].

Πωροῦται δὲ[27] ὁ μηρὸς ἕως πεντήκοντα ἡμερῶν. Ὁ δὲ τῆς ἀποθέσεως τρόπος μετὰ τὴν[28] ὅλου τοῦ σκέλους[29] διδασκαλίαν εἰρήσεται[30].

omis d. ABCEFGJLMNXTOPVeBa., ἐντεταγμένου R. — 23 ἐπινύοντα LP., διὰ τῶν pour δὲ τῶν ABCFGJLNOPVeBaT.; δὲ omis d. M. — 24 ἀναστήλαντα LP., εἰς τὰ ὕπερθεν Corn. — 25 αἰρόμενα AT. — 26 περὶ omis d. X.,

---

ΡΓ'.

ΠΕΡΙ ΕΠΙΓΟΝΑΤΙΔΟΣ.

Χαῦνον ὀστοῦν ἐστὶν ἡ[1] ἐπιγονατὶς, εὐτόνως κατεχόμενον ὑπὸ σωμάτων ἄνωθέν τε[2] καὶ κάτωθεν, θλώμενον[3] μὲν πολλάκις, σπανίως δὲ καταγνύμενον. Ὑπομένει δὲ τὴν διὰ πάχους[4] ῥῆξιν καὶ τὴν εἰς λεπτὰ θραῦσιν[5], μετὰ τραύματος ἢ[6] ἄνευ τραύματος. Ἡ δὲ σημείωσις[7] πρόδηλος· κίνησις[8] γὰρ ὑποπίπτει τῆς συνεχείας καὶ κοιλότης καὶ ψόφος.

Καταρτίζεται δὲ τὸ μέρος τοῦ σκέλους ἐκταθέντος[9]· οὕτω γαρ τὸ[10] διχοτομηθὲν συνάγεται τοῖς δακτύλοις ἕως ἂν[11] ψαύσωσι τὰ τοῦ κατάγματος χείλη καὶ ἀλλήλοις παρατεθῶσι[12]. Τὸ δὲ εἰς λεπτὰ θραυσθὲν[13] διαπλάσσεται· καὶ γὰρ μὴ γενομένης πωρώσεως διὰ τὸ[14] ἀντισπᾶσθαι μέρος ἑκά-

1 χαῦνον ὀστοῦν ἐστὶν omis d. T., ἡ omis d. BMNOVeBa. — 2 τε καὶ omis d. P., τε omis d. R. — 3 ἐλόμενον P., μὲν omis d. PT. — 4 τάχους NVeBa., βάθους DHKR. — 5 θλάσιν ACFGLMPT. — 6 ἢ καὶ J., καὶ pour ἢ LP. — 7 ἡ διασημείωσις P. — 8 Tous les manuscrits et les deux éditions imprimées donnent la leçon κίνησις, que j'ai conservée. Toutefois Cornarius a rejeté le mot κίνησις, et l'a remplacé par ἡ λύσις, qui donne un sens plus clair et plus précis. En effet, ce qui

partie le malade étant couché et ayant sa jambe étendue. Quant aux esquilles piquantes, nous les soulevons et nous les enlevons comme on l'a souvent dit. Les autres soins à apporter ont été décrits au chapitre du bras.

Or la cuisse se consolide en cinquante jours environ. La manière de l'arranger sera décrite après l'instruction sur la jambe entière.

εἰρήσεται E., εἴρηται X., εἰρηκαμένον O. — [27] δὲ omis d. ABCEFGJLMNOPVeBaX. — [28] τὴν τοῦ ὅλου FGLP. — [29] σκέλους omis d. Ve., τοῦ σκέλους omis d. ACEFGLMNOPTX. — [30] εἴρηται ABCEFGLMNOPVeBaTX.

CHAPITRE CIII.

DE LA ROTULE.

La rotule est un os spongieux fortement contenu par les parties supérieures et inférieures, souvent contus mais rarement fracturé. Or elle est sujette à la fracture simple à travers son épaisseur et à la fracture comminutive avec ou sans blessure extérieure. Les signes en sont évidents. En effet, il y a dérangement dans la continuité, concavité et bruit (*crépitation*).

On opère la réduction la jambe étendue, car c'est ainsi qu'on peut rapprocher avec les doigts les deux fragments jusqu'à ce que leurs bords se touchent et se joignent l'un à l'autre. Si la fracture est comminutive, on remet les fragments en place. En effet, lors même que le cal ne se formerait pas à cause de la

frappe d'abord dans la fracture de la rotule, c'est la solution de continuité. — [9] ἐκταθέν. Τοσοῦτον γὰρ CGLMP., ἐκταθέν. Τοσοῦτο BJOVeBa., ἐκταθέν. Τὸ οὕτω N. [10] τὸ omis d. ABCFGJLMNOPVeBa., γὰρ omis d. T. — [11] ἕως ἄνω ψαύσηται τοῦ κατ... τὰ χείλη BCGJLNOPVeBa., ἕως ἂν οὐ ψαύῃ AT., ἕως ἂν ψαύσῃ EX. — [12] παρατεθῇ ABCEFGJLMNOVeBaTX., περιτεθῇ P. — [13] θλασθὲν F., διπλάττειν R. — [14] διὰ τὸ μὴ ἀντισπ... ABCDFGHJKLMNOPRTVeBa., ἀντεσπᾶσθαι

τερον ὑπὲρ τῶν συμπεφυκότων [15] μυῶν τε καὶ νεύρων ἀπὸ τοῦ μηροῦ καὶ τῆς κνήμης, ὅμως [16] πολὺ τῆς διαστάσεως [17] συναιρεθήσεται. Δυσέργειάν τε τοῖς πεπονθόσιν [18] ἐπιφέρει· οὔτε γὰρ κάμνουσιν αὐτοῖς ἄχρι πλείονος ὑπομένει [19] τὸ γόνυ· κἂν τῷ [20] περιπατεῖν παραποδίζονται [21], μάλιστα πρὸς τὰς ἀναβάσεις. Πρὸς μὲν γὰρ [22] τὰς καθ' ὁμαλοῦ [23] κινήσεις ἡ δυσέργεια κλέπτεται, πρὸς δὲ τὰς ἀναβάσεις [24], διὰ τὸ κάμπτεσθαι τὸ [25] γόνυ, κατὰ τὴν τοῦ σκέλους ἄρσιν καὶ θέσιν ἐξελέγχεται [26]. Καὶ νῦν δὲ τὸ ἐπινύττον ὀστάριον μετὰ προαναστολῆς [27] ἐξελόντα, τὴν ἀκόλουθον ἐγκρίνειν [28] ἐπιμέλειαν.

DHKR. ἀντισπασθῆναι EX. — [15] ἐμπεφυκότων A. — [16] ὁμοίως DHKR. — [17] διατάσεως ADHKMRTX., διστάσεως L. — [18] πενποθῶσιν P., ἐπιφέρειν LPT. — [19] ὑπογένοι LP. — [20] τὸ R. — [21] παραμποδίζονται P., παρεμπ... M. — [22] γὰρ omis d. PR. — [23] ὁμαλοὺς DGKRX. — [24] ἀναπαύσεις Ve., διὰ τὸ μὴ κάμπτεσθαι

ΡΔ'.

ΠΕΡΙ ΚΝΗΜΗΣ [1].

Τῷ [2] περὶ πήχεως λόγῳ σύμφωνός ἐστιν ὁ περὶ κνήμης. Καὶ γὰρ καὶ [3] αὕτη δυσὶν ὀστοῖς κεχρημένη, τῷ μὲν [4] παχυτέρῳ καὶ ὁμωνύμως λεγομένῳ, ἑτέρῳ [5] δὲ λεπτῷ ὅπερ ἐκ τῆς ὁμοιότητος περόνη [6] προσαγορεύεται. Τὰς αὐτὰς [7] τῶν καταγμάτων ἐπιδέχεται διαφοράς. Πρὸς ἅπαντα μὲν διαστρεφομένη τόπον ὅταν ἄμφω συντριβῇ τὰ ὀστᾶ, πρὸς τρεῖς δὲ ὅταν τὸ [8] ἕτερον, ἔσω τε καὶ ἔξω, καὶ ἡ μὲν κνήμη ὀπίσω, ἡ δὲ περόνη ἔμπροσθεν [9]· διὸ καὶ αὕτη παραπλησίως καταρ-

[1] κνυσμοῦ P. — [2] τῶν Ve. — [3] καὶ omis d. ABCEFGJLMTXNOPVeBa. — [4] μὲν omis d. ABCFGJLOT., πλατυτέρῳ T. — [5] λεγομένη περόνη προσαγορευομένη, le reste est omis d. T.; ἑτέρῳ δὲ λεπτῷ ὅπερ ἐκ τῆς ὁμοιότητος omis d. ABC FGLMOP., remplacé par τῷ δὲ d. HDJKR. — [6] περόνην EBa., προσαγορευομένῳ

traction en sens contraire opérée de chaque côté par les muscles et les nerfs qui se réunissent en venant de la cuisse et de la jambe, toutefois une grande portion de l'écart disparaîtrait. Néanmoins cet écartement apporte aux malades quelque difficulté; car à la moindre fatigue le genou ne peut plus les soutenir; et ils sont gênés dans la marche, surtout lorsqu'il faut monter. En effet, dans les endroits planes la difficulté n'est pas apparente; mais pour monter cette difficulté se montre à découvert, lorsqu'il faut plier le genou dans l'action de lever et de poser la jambe. Quant aux esquilles piquantes, il faut les extraire après les avoir d'abord soulevées, puis on continue le traitement approprié.

ABCEFGJLTXMNOPVcBa. — [25] τῷ D. — [26] ἐξελέγεται M., ἐξελέγχειντai R. — [27] προανατολῆς CPR., προανατομῆς T., ἐξελοῦντο M. — [28] ἐκκρίνειν ABCDFGJL MNOPRVcBaT., εἰσκρίνειν EX.

CHAPITRE CIV.

DE LA JAMBE.

Tout ce que nous avons dit au sujet de l'avant-bras s'applique à la jambe. En effet, celle-ci est composée de deux os dont l'un, plus gros, porte le même nom qu'elle (*tibia*), et l'autre, plus mince, a reçu le nom de péroné à cause de sa forme. Il y a les mêmes différences dans leurs fractures. Or quand les deux os sont brisés, la jambe se contourne de tous les côtés, mais de trois manières seulement quand un os est cassé, savoir en dedans et en dehors, et en arrière si c'est le tibia, et en avant

ABCDFGHJKLMNOPVcBa., προσαγορευομένη R. — [7] τοσαύτας ABFGLMOP VcBaT., τοσαύτης C. — [8] τὸ omis d. C. — [9] ἔμπρος ABCFGLNOPVcBaT. Dalechamps n'a pas suivi le texte en cet endroit. Voici sa version : « à sçavoir en devant et en derrière, et l'os de la grève en dedans : l'eguille en dehors. » —

τίζεται[10] διὰ τῶν χειρῶν ἢ βρόχων τῶν ἀνωτέρω τοῦ κατάγματος[11], ποτὲ μὲν αὐτῇ τῇ κνήμῃ περιτιθεμένων[12], ποτὲ δὲ τῷ μηρῷ· ἰσχυρότερον γὰρ ὂν τὸ[13] τοῦ γόνατος ἄρθρον, ἀβλαβὲς φυλάττεται[14] κατὰ τὴν τάσιν. Ὁμοίως δὲ[15] κἀπὶ τῶν[16] κατωτέρω τοῦ κατάγματος ὡς[17] ἐπὶ πήχεως εἴρηται. Τὰ δὲ λοιπὰ ὡς ἐν τῷ[18] περὶ βραχίονος.

10 ἐμποδίζεται N. — 11 τῶν ἀνωτέρω τοῦ κατάγματος omis d. DHJKRBa.; βρόχων répété avant ποτὲ d. ABCFGLMNOPVe., ποτὲ omis d. M. — 12 περιτιθεμένη E. — 13 ἰσχυροτέρου γὰρ ὄντος τοῦ ABCFGJLNOPVeBaT., οὖσα pour ὂν τὸ M. — 14 φυλαττέτω BCFGJLNOPVeBa. — 15 δὲ omis d. ABCEFGJLMNOPVeBa

---

ΡΕ΄.

ΠΕΡΙ ΠΟΔΟΣ ΑΚΡΟΥ.

Ὁ μὲν ἀστράγαλος οὐδ' ὅλως[1] κατάγνυται, τῷ πανταχόθεν αὐτοῦ τὸ σῶμα[2] περιφρουρεῖσθαι διὰ τῆς κνήμης, καὶ τῆς[3] περόνης, καὶ τοῦ[4] κυβοειδοῦς. Τὸ δὲ σκαφοειδὲς καὶ τὰ τοῦ ταρσοῦ ὀστᾶ καὶ τῶν τοῦ ποδὸς δακτύλων καὶ αὐτὸ τὸ[5] κυβοειδὲς κατάγνυται, παραπλησίως τοῖς[6] ἐπὶ καρποῦ καὶ μετακαρπίου καὶ χειρὸς δακτύλοις[7]. Ὥστε καὶ τὸν[8] περὶ τούτων[9] λόγον ὑπὲρ τοῦ μὴ ταυτολογεῖν μετενεκτέον[10] ἐκεῖθεν.

1 οὐ δι' ὅλως T.; M. omet ce commencement, ainsi que le titre et le n° de ce chapitre, de sorte que rien ne sépare la fin du précédent de ce qui suit. — 2 αὐτὸν σώμασι ABCEFGJMOBaX., αὐτῷ σώματι LP., αὐτῷ σώμασι T., αὐτὸν σώματι NVe., φρουρεῖσθαι GLP. — 3 τῆς omis d. LP. — 4 τῆς M., κυμβοειδοῦς J. — 5 τοῦ LP.,

si c'est le péroné. Aussi faudra-t-il réduire de la même manière à l'aide des mains et des liens appliquées au-dessus de la fracture, tantôt sur la jambe elle-même et tantôt sur la cuisse; car l'articulation du genou étant plus solide, la traction la laissera sans dommage. Pour la partie située au-dessous de la fracture, on agira comme il a été dit pour l'avant-bras, et pour les autres choses, comme il a été dit au chapitre du bras.

TX. — [16] τῷ ABCEFGJLMNOPVeBaTX. — [17] ὡς omis d. ABCEFGJLMNOPVeBaT., πηχέων ABCEFGJLMNOPVeBaT. — [18] ἐν τοῖς ABCEFGJLMNOPVeBa., βραχύονος Ba.

CHAPITRE CV.

DES EXTRÉMITÉS DES PIEDS.

Le talon n'est pas fracturé, en général, parce que son os est préservé de tous côtés par le tibia, par le péroné et par le cuboïde. Mais le scaphoïde, les os du tarse et ceux des doigts des pieds, ainsi que le cuboïde lui-même, peuvent être fracturés de même que les os du carpe, du métacarpe et des doigts de la main. C'est pourquoi, pour ne pas répéter la même chose, il faut encore transporter ici ce que nous avons dit au sujet de ces derniers.

κυρσειδὲς GLP.; N. omet depuis καὶ τὰ τοῦ ταρσοῦ jusqu'à κυβοειδὲς inclusiv. — [6] τῆς P., τοῦ pour ἐπὶ M. — [7] δακτύλων M. — [8] τῶν ETX. — [9] τούτου LP. — [10] μετενεγκτέον ENVeBa., ἃ μετενεκτέον T.

ΡϚʹ.

ΠΕΡΙ ΤΗΣ ΤΟΥ ΣΚΕΛΟΥΣ ΑΠΟΘΕΣΕΩΣ[1].

Τοῦ μηροῦ κατεαγότος[2], ἢ τῆς κνήμης[3], ὁ τῆς ἀποθέσεως τρόπος οὐχ ἧττον ἐσπουδάσθω[4] σοι τῆς ἄλλης ἐπιμελείας. Ἡ γὰρ ἰσότης[5] τῶν κατεαγότων[6] μορίων ὑπὸ ταύτης μάλιστα καλῶς ἐπιτελουμένης φυλάττεται. Τινὲς μὲν οὖν ἐπὶ σωλῆνος[7], οἱ μὲν ξυλίνου, οἱ δὲ ὀστρακίνου[8], τὸ κατεαγὸς ἀποτίθενται[9] κῶλον, ἢ καὶ αὐτὸ τὸ σκέλος. Ἕτεροι δὲ μόνα τὰ σὺν τραύματι[10] κατεαγότα, διὰ τὸ μὴ δύνασθαι, φασὶ[11], νάρθηξι ταῦτα περισφίγγεσθαι. Καθάπαξ[12] δὲ τὴν τῶν σωλήνων οἱ μεταγενέστεροι παρῃτήσαντο[13] χρῆσιν διὰ πολλὰς μὲν αἰτίας, μάλιστα δὲ διὰ τὸ θλιβερὸν τῆς ἀπὸ τούτων σκληρίας. Οὐδὲ γὰρ ἀπείρηται[14] καὶ τὰ σὺν τραύματι κατεαγότα[15] κῶλα ναρθηκίζειν[16], ὡς δείξομεν.

Ὕπτιος τοίνυν ὁ κάμνων ἀνακεκλίσθω[17] καὶ ὑποβεβλήσθω τῷ σκέλει, καθ' ὃ[18] μάλιστα μέρος ἐστὶ τὸ κάταγμα, ἱμάτιόν[19] τι παχὺ ἴσον τῷ σκέλει κατὰ τὸ μῆκος, ἑκατέρωθεν συνεστραμμένον[20] καὶ κατειλήμενον, ἀναλογοῦν σωλῆνι[21] κατὰ τὴν μέσην ἐπιμήκη κοιλότητα. Ἐφηπλώσθω[22] δὲ αὐτῇ δέρμα μαλθακὸν, ἐκδοχῆς ἕνεκα τῶν ἐπιβροχῶν. Εἶτα κατὰ μῆκος ἐφαρμοζέσθω τῇ σωληνοειδεῖ ταύτῃ[23] κοιλότητι τὸ σκέλος, καὶ παρατιθέσθωσαν[24] ἐκ τῶν πλαγίων ἕτερα ἱμάτια ἢ ἔρια ὑπὲρ τοῦ μὴ εἰς τὰ πλάγια παρατρέπεσθαι τὸ κῶλον[25].

1 ἐπιθέσεως LP. — 2 καταγέντος BCEFGJLNOPVeBaX., κατεαγέντος AMT. — 3 κνήμης κατεαγείσης M., ἐποθέσεως LP. — 4 εὐπεδάσθω D. — 5 ἡ δ' ἰσότης P. — 6 καταγέντων ABCETXFGJNOPVeBa., κατεαγέντων MR., κατεχόντων D., καταvέντων L. — 7 ἐπὶ πολὺν R., οἱ δὲ LP. — 8 ὀρακίνου GLP. — 9 ἀπετίθεντο ABCEFGJLNOPVeBaTX. — 10 τραύματα R., κατεαγέντα MT., καταγέντα ABCEFGJLNOVeBaX. — 11 φησὶ DGJLOVeT. — 12 καθάπερ NTX.; P omet depuis σὺν τραύματι jusqu'à δὲ τὴν inclusiv. — 13 παρῃ...τα LP. — 14 ἀπείρεται NVe.,

CHAPITRE CVI.

DE LA MANIÈRE D'ARRANGER LA JAMBE.

Dans les fractures de la cuisse ou de la jambe, vous ne devrez pas apporter moins de soins dans la manière de disposer le membre que dans les autres parties du traitement. En effet, la rectitude des parties fracturées dépend surtout de la bonne exécution de cet arrangement. Or quelques-uns placent le membre fracturé ou la jambe tout entière sur une gouttière soit en bois, soit en terre cuite. D'autres n'y placent que les fractures compliquées de plaie, parce que, disent-ils, on ne peut les serrer dans des attelles. Toutefois les modernes ont repoussé complétement l'usage des gouttières, et cela pour plusieurs raisons, mais principalement à cause de leur dureté qui blesse les parties. Il ne faut pas rejeter non plus l'emploi des attelles, même dans les fractures avec plaie, ainsi que nous le montrerons.

On fera donc coucher le malade sur le dos et on placera sous la jambe, et principalement sous la partie où se trouve la fracture, un morceau d'etoffe épaisse de même longueur que la jambe, ramassé et roulé de chaque côté, et formant dans le milieu une concavité oblongue analogue à une gouttière. On étendra sur ce morceau d'étoffe une peau douce pour recevoir les affusions; puis on introduira la jambe suivant sa longueur dans cette concavité formant gouttière, et on placera sur les côtés d'autres morceaux d'étoffe ou de la laine pour que le membre ne puisse

ἀπήρηται T., δὲ omis d. M. — [15] κατεαγόντα M. — [16] ναρθηκίδιν ὡς LP. — [17] ἀνακεκλείσθω NPVc. — [18] καθ' ᾧ R., μέρος omis d. DHKR. — [19] ἱμάντιον L., τι omis d. DHK. — [20] συνεστραμμένη LP., κατειλιθὲν ABEFGMNOVcBa., κατειληθὲν T., καταλισθὲν L., καταλυσθὲν P., κατειλισθὲν J., κατειλῖσθαι C., κατηληθὲν X. — [21] σωλῆνος R. — [22] ἐφηπλούσθω MNVcBa., ἐφηπλῶσθαι T., αὐτῇ omis d. D. — [23] ταύτῃ τῇ A., κοιλότητα GL. — [24] περιτιθέσθωσαν P., περιτισθέσθωσαν L. — [25] τὰ

Τῷ δὲ τοῦ ποδὸς ἴχνει [26] σανίδιον ῥάκει περιβεβλημένον διὰ τὴν μαλακότητα ὀρθὸν προσηρείσθω [27] · καὶ πλείονος ἕνεκεν [28] ἀσφαλείας μεσότητας ἐπιδέσμων [29] δύο ἢ τριῶν [30] ὑποβάλλοντες τῷ σωληνωθέντι [31] ἱματίῳ, συνδήσομεν αὐτῷ [32] τὸ κατεαγὸς κῶλον [33] ἐλαφρῶς.

Εἰ δὲ μὴ καρτερῶν ὁ κάμνων πειρῷτο συστέλλειν τὸν ὅλον [34] πόδα, δεῖ [35] τοῦτον κατὰ τὸν ταρσὸν τῷ λεχθέντι [36] προσηνῶς συνδεσμεῖν σανιδίῳ, ἵνα μηδ' ἄκοντες [37] ἐν τῷ καθεύδειν, ὡς εἰκὸς, τὸν πόδα συστέλλοιεν [38]. Τινὲς δὲ καὶ τὰ [39] στρώματα τῆς κλίνης κατὰ μέσου [40] διακόπτουσιν, ὥστε ἀκινήτου μένοντος τοῦ κάμνοντος [41], διὰ τούτου [42] τοῦ χάσματος ἐπιτελεῖσθαι τὴν οὔρησίν τε [43] καὶ τὸν ἀπόπατον ἄχρι τῆς τοῦ πώρου πήξεως [44].

κῶλα D., τὸ BENOVe. — 26 ἴχνη EX., ἴχνος NVe., σανίδι EX. — 27 προσηρήσθω ABCEFGL|NOPVeBa., προειρήσθω T. — 28 ἕνεκα C, ἄνεκεν L. — 29 ἐπιδέσμῳ C. — 30 τρεῖς DHKR., ἐπιβάλλοντες D. — 31 σωληνισθέντι HKR., σωληνωθ... ABCDEFG JLMNOPVeBa. — 32 αὐτῷ τῷ NOVe., αὐτὸ HKR. — 33 τῷ κατεαγότι κώλῳ DHKR. — 34 τὸν ἄλλον AT. — 35 δεῖ δὲ NVe., τὸν omis d. P. — 36 ταρσὸν κατειλιθέντα προσ... Ba., ταρσὸν τὸ λεχθὲν εἶτα προσ... BCFGJLMNOPVe., πρὸς, συνὸς P., προσκηνῶς M. — 37 μὴ ἄκοντες BMOBa., μὴ δ' ἕλκοντες DHKR. — 38 συστελλεῖν M.

ΡΖ΄.

ΠΕΡΙ ΤΩΝ [1] ΑΜΑ ΤΡΑΥΜΑΤΙ [2] ΣΥΝΙΣΤΑΜΕΝΩΝ ΚΑΤΑΓΜΑΤΩΝ.

Σὺν τραύματι δὲ [3] γενομένου τοῦ κατάγματος, εἰ μὲν αἱμοῤῥαγία τις εἴη, ταύτην πρότερον στήσομεν [4] · εἰ δὲ φλεγμονὴ, τοῖς [5] πρὸς αὐτὴν χρησόμεθα βοηθήμασι · περιθλάσεως [6] δὲ τῶν σαρκῶν γενομένης, κατασχάσομεν [7] τὸ μέρος τὸν εἰς τὴν γάγγραιναν [8] ὑποτεμνόμενοι φόβον · εἰ δὲ κἀκείνη προσγένοιτο ἤ τις ἑτέρα [9] νομώδης σῆψις, καταλλήλως ἀπαν-

1 τῶν omis d. LP. — 2 τραυμάτων C., τραύματος L. — 3 καὶ pour δὲ LP. —

pas dévier sur les côtés. On appuiera la plante du pied sur une petite planche verticale, garnie de chiffons afin qu'elle soit plus douce; et pour plus de sûreté, après avoir placé le milieu de deux ou trois bandes sous la gouttière d'étoffe, on liera légèrement avec ces bandes la gouttière et le membre fracturé.

Mais si le malade impatient essaye de contracter tout le pied, il faut l'attacher doucement, le long du tarse, à la planche dont nous venons de parler, afin que le pied ne puisse être contracté même involontairement pendant le sommeil, comme cela arrive. Quelques-uns ouvrent par le milieu le fond du lit, afin que les malades en restant immobiles puissent par cette ouverture évacuer l'urine et les selles jusqu'à la consolidation du cal.

— 39 τινὲς δὲ κατὰ στρ... D., τρώματα F., στρώμματα N. — 40 μέσον GLPT.; M. omet depuis τινὲς δὲ καὶ jusqu'à ὥστε inclusiv. — 41 ἀκινήτους εἶναι αὐτοὺς καὶ διὰ ABCEFGLMNOPVeBaTX. — 42 τούτου omis d. BCDHJKNORVeBa., δι' αὐτοῦ F., σχάσματος M., τεχνάσματος DHJKR., σχήματος GLP. — 43 τε omis d. ABCDEFGHLMNOPVeXBaT., τὴν ἀποπάτησιν ABCEFGMNOVeBaTX., ἀπάτησιν LP. — 44 ἄχρι τῆς τούτου πωρώσεως M.; D omet ἄχρι τῆς τοῦ πώρου πήξεως.

CHAPITRE CVII.

DES FRACTURES COMPLIQUÉES DE PLAIE.

Lorsqu'une fracture est compliquée de plaie, s'il y a hémorrhagie, il faut d'abord l'arrêter; s'il y a inflammation, nous employons les moyens propres à l'éteindre; s'il y a contusion des chairs, nous débridons la partie pour ôter toute crainte de la gangrène; si malgré cela celle-ci ou quelque autre putridité corrosive survient, nous la réprimons comme il convient. Vous

4 ἐπιστήσομεν ABCEFGJLMNOXPVeBaT. — 5 τις P. — 6 περὶ θλάσεως δὲ καὶ τῶν σ... T.— 7 κατάσχομεν DRT. — 8 γάγγαιναν LP., ὑποπτευόμενοι J. — 9 ἑτέροις

τήσομεν. Ἔχεις δὲ τούτων ἑκάστου τὴν θεραπείαν ἐν τῷ τετάρτῳ βιβλίῳ. Εἰ δὲ μηδὲν παρείη τούτων, μήτε δὲ [10] πολὺ τῶν ὀστῶν ἐγυμνώθη, ἀγκτῆρσι [11] καὶ ῥαφαῖς χρησάμενοι, τῇ [12] ἐναίμῳ τούτους θεραπεύσομεν ἀγωγῇ, τῶν ἀποθραυσθέντων, ὡς εἰκὸς, ὀσταρίων καὶ νυττόντων ἢ ἐμπλεόντων [13] ποιούμενοι πρῶτον τὴν ἀφαίρεσιν.

Εἰ δὲ μέγα τι ὀστοῦν [14] ὑπερέχοι μὴ [15] συμβαλλόμενον διὰ μέγεθος ἐν τῇ κατατάσει [16], τούτου προνοητέον. Ὁ μὲν γὰρ Ἱπποκράτης ἐπὶ μηροῦ καὶ βραχίονος κατεαγότων [17] ἐξίσχοντα ὀστᾶ [18] καθάπαξ ἐμβάλλειν [19] ἀποτρέπει, κίνδυνον τούτοις ἐσόμενον προαγορεύων [20] διὰ τὴν ἐκ τῆς τάσεως [21] φλεγμονὴν ἢ καὶ σπασμὸν, ὡς ἔοικε, τῶν μυῶν καὶ [22] τῶν νεύρων. Ὁ μέντοι [23] χρόνος εὗρε συμβαλλομένην [24] ἔστιν ὅτε τὴν ἐγχείρησιν [25]. Ἐφ' οἵου δήποτ' οὖν [26] ὀστοῦ ποιούμεθα [27] τῶν ἐξεστηκότων τὴν ἐγχείρησιν, μηδαμῶς ἐν τῇ φλεγμονῇ τούτους [28] ἐγχειρήσομεν, ἀλλὰ [29] κατὰ τὴν πρώτην ἡμέραν εὐθὺς πρὸ τοῦ [30] φλεγμῆναι, ἢ περὶ τὴν ἐννάτην, παυσαμένης ἤδη τῆς φλεγμονῆς.

Ἁρμόζομεν δὲ αὐτὰ [31] τῷ λεγομένῳ μοχλίσκῳ. Σιδηροῦν δὲ τοῦτό ἐστιν ὄργανον, μῆκος μὲν ἔχον [32] ἄχρις ἑπτὰ ἢ ὀκτὼ δακτύλων, πάχος δὲ σύμμετρον ὥστε μὴ ἐπικάμπτεσθαι [33] ἐν τῇ μοχλεύσει, ὀξὺ κατὰ τὸ ἄκρον καὶ [34] πλατὺ καὶ μετρίως

LP. — [10] δὲ omis d. EX. — [11] ἀγκίστροις ABCDEFGJLMNOPVeBaTX. J'aurais pu peut-être traduire ce mot ἀγκτῆρσι par *serre*, qui explique l'usage de l'instrument, et qui est appliqué aujourd'hui à un petit instrument analogue. Toutefois j'ai préféré franciser le mot grec. Dalechamps l'a traduit ainsi : « Nous joignons les bords de la plaie avec coutures ou avec des *happes.* » Le mot est expressif, mais n'est plus en usage. Quant à la leçon ἀγκτῆρσι, au lieu de ἀγκίστροις, je l'ai adoptée non-seulement parce qu'elle présente un sens beaucoup plus chirurgical que l'autre, mais encore parce qu'il y a en sa faveur des autorités dont personne ne peut contester la valeur. Ainsi Celse, liv. 5, sect. 26, n° 23, se sert de cette expression dans le même sens; il en est de même de Galien, *ad Glauc.* 2, les nouveaux éditeurs du *Thesaurus* d'Henri Étienne font aussi à ce sujet la remarque suivante : *Optimi tamen codices nostri habent* ἀγκτῆρσι καὶ ῥ... — [12] ᾗ pour τῇ AT. — [13] πλεόντων M. — [14] τὸ ὀστοῦν LP. — [15] μὴ omis d. ABCFGJLMOPT., συμβαλλομένου T. — [16] καταστάσει AGP., τοῦτο ABCEFGMO

trouvez le traitement de chacun de ces accidents dans le quatrième livre. Si aucun d'eux ne survient et s'il n'y a pas une grande portion d'os dénudé, nous opérons d'abord, comme de juste, l'ablation des esquilles piquantes ou flottantes, puis nous employons les *anctères* et les sutures, appliquant ensuite le pansement approprié aux plaies sanglantes.

Mais si un os considérable est en saillie, et si l'on ne parvient pas par l'extension à amener la coaptation de cet os à cause de sa grosseur, il faut y apporter une sérieuse réflexion. En effet, Hippocrate défend absolument de replacer les os saillants dans les fractures de la cuisse et du bras, prédisant que cela amènera du danger à cause de l'inflammation et du tiraillement des muscles et des nerfs, produites, comme c'est naturel, par l'extension. Cependant le temps a montré que l'operation est quelquefois convenable. Au reste, quel que soit l'os saillant que nous voulions replacer, il ne faut pas le faire pendant l'inflammation, mais bien le premier jour, avant qu'elle se déclare, ou vers le neuvième jour, lorsqu'elle est déjà apaisée *.

Or nous rajustons les os avec le levier appelé *mochlisque.* C'est un instrument en fer ayant jusqu'à sept à huit doigts de longueur, assez épais pour ne pas plier sous l'effort, ayant son extrémité amincie, large et légèrement courbée. On place

TX., τοῦτον P., προσνοητέον P. — 17 κατεαγέντων CM., καταγέντων ABEFGJLN OPVeBaTX. — 18 τὰ ὀστᾶ L., ὀστέα A. — 19 ἐκβάλλειν ABCFGJLMNOPRVe BaT. — 20 προσαγορεύει D., προσαγορεύων P., προσαγορεύον R. — 21 κατατάσεως M. — 22 καὶ omis d. P. — 23 μέντι L. — 24 συμβαλλόμενον R. — 25 τὴν χείρησιν ABCFGLNOPTVeBa. — 26 ἐφ' οἶοδ... C., ἐφ' οἰδηπ... R. — 27 ποιοῦμεν LP., ποιούμενοι M. — 28 τούτοις ACDEFHKMTX. — 29 ἀλλ' ἢ EHKRDX. — 30 πρὶν ἢ pour πρὸ τοῦ DHKR. — 31 αὐτὴν E., αὐτὰ omis d. D. — 32 ἔχων BDLNOP RVeBa. — 33 ἐπικάμπεσθαι P., κάμπτεσθαι T. — 34 καὶ omis d. HKR. —

* La version de Dalechamps me paraît s'éloigner beaucoup du texte en cet endroit. Voici comment il s'exprime : « Néanmoins le temps a découvert et enseigné qu'aucunes fois l'opération y profite quand nous faisons l'extension de l'os éminent, n'y étant point encore venu d'inflammation ; mais dès le premier jour avant..., etc., etc. »

ἐπικαμπές. Οὗτινος τὸ ὀξὺ πέρας ὑποβάλλοντες τῇ ἐπικειμένῃ τοῦ ὀστοῦ ὑπεροχῇ, κατὰ τὸ ἕτερον ἀντιβαίνοντες ἅμα καὶ μετρίας [35] κατατάσεως τοῦ κώλου γινομένης, κατ' ἀλλήλων φέρομεν τὰ τοῦ κατάγματος πέρατα. Εἰ δὲ μὴ δυνηθείημεν [36] τοῦτο πρᾶξαι, δι' ἐκκοπέων ἀντιθέτων ἀφέλωμεν τὸ ὑπερέχον, ἢ ἀποπρίσομεν [37] κατὰ τὸν ἐν τῷ [38] περὶ συρίγγων διηγορευμένον [39] τρόπον. Καὶ τὴν τραχύτητα τῶν ὀστῶν ἐξομαλίσαντες [40] ἀπευθύναντές τε τὸ κῶλον, τῇ ἐμμότῳ θεραπεύσομεν ἀγωγῇ. Μάλιστα δὲ [41] προνοεῖν ἐπὶ τῶν ὁμοζύγων κώλων [42] ἢ διζύγων καλουμένων· ἑκατέρου δὲ [43] τῶν ἐν αὐτοῖς ὀστῶν ἐκ μέρους [44] ἀποπρισθέντων ὅπως ἀσυναίρετον μείνῃ [45] τὸ κῶλον, καὶ τῇ κατατάσει [46] κατὰ τὸ ἀκριβὲς χρῆσθαι.

Τὴν δὲ ἐπίδεσιν οὕτω παραληπτέον. Τὰς μὲν [47] κυκλοτερεῖς περιειλήσεις ἐπὶ τῶν παρ' ἑκάτερα [48] τοῦ τραύματος μερῶν τακτέον, τὰς δὲ λοξὰς παρὰ [49] τὸ μῆκος τοῦ ἕλκους, ὥστε [50] κατὰ τὸν χιασμὸν [51] ἀχάνειαν ἐκ πάντων γίνεσθαι. Καὶ ῥυπαροῦ μὲν ἔτι [52] τοῦ ἕλκους τυγχάνοντος, τὰ καθαίροντα παραλαμβάνειν [53], καθαροῦ δὲ, τὰ σαρκοῦντα ἔμμοτά τε καὶ τὴν ἄλλην τὴν διὰ πείρας [54] ὕλην. Ἱπποκράτης [55] δὲ τῇ πισσηρᾷ ἐμπλάστρῳ ἐμμότῳ χρῆσθαι [56] κελεύει. Ταύτην δέ φασιν [57] εἶναι τὴν τετραφάρμακον βασιλικήν. Μετὰ δὲ τὴν σάρκωσιν ἐπιβλητέον [58] τοὺς νάρθηκας. Τινὲς δὲ καὶ ἐξ ἀρχῆς αὐτοὺς ἐπιβάλλουσι μόνον [59] τὸν κατὰ τὸ ἕλκος φυλαττόμενοι τόπον, καὶ πρὸς τὴν κατεπείγουσαν χρείαν ἐπισφίγγοντες αὐτοὺς, ἢ πάλιν ἀνιέντες [60]. Ἐφ' ὧν δὲ λεπὶς ἀναπλεῖν μέλλει, σημειού-

35 μετρίως M., καταστάσεως FGNOPVeX. — 36 δυνηθῶμεν M. — 37 ἀποτρίσομεν N., κατα τῶν L., καὶ ἀποπρίσομεν καὶ τὸν T. — 38 τῷ omis d. BCEFGLXNOPVe., τοῖς MBa. — 39 διηγορευμένῳ AT., διηγορευμένων τρόπων LP. — 40 καὶ ἀπευθ... DHKR., τε omis d. DGHKLPR. — 41 καὶ pour δὲ LP. — 42 μὲν pour κώλων ABCEFGLXMPT., ἢ διζύγων καλουμένων omis d. ACFGOMPT., καλουμένων omis d. BDHJKR., διζύγων μὲν καλ... NVe. — 43 δὴ LMBa., τῶν ἑαυτοῖς X. — 44 ἐκ μέρους οὕτω M., ἐκπρισθέντων EX. — 45 μείνει DR., μείνοι HK. — 46 τάσει D., κατάσει LP., κατασείσει τὸ ἀκρ... T. — 47 τὰς μὲν οὖν Ve.; μὲν omis d. T., κυκλοτέροις JP. — 48 παρακατέρων LP. — 49 περὶ ER. — 50 ὥστε τὰ

son extrémité mince sous la partie saillante de l'os, et avec l'autre bout on opère la résistance; en même temps, une extension modérée ayant lieu sur le membre, nous portons les deux extrémités fracturées en face l'une de l'autre. Mais si nous ne pouvons y parvenir, il faut retrancher la saillie osseuse avec des ciseaux exciseurs, ou bien la scier de la manière que nous avons décrite au chapitre des fistules. Puis, après avoir aplani les aspérités des os et redressé le membre, nous pansons avec de la charpie enduite des remèdes convenables. Il faut surtout porter son attention sur les membres appelés omozyges ou dizyges (*composés de deux os accouplés*), dans lesquels après avoir scié une portion d'os de chaque côté, on doit employer une juste extension afin que le membre ne reste pas raccourci.

Quant au bandage, il se fera ainsi : les révolutions des bandes seront circulaires autour du membre de chaque côté de la plaie, elles seront obliques sur la longueur de cette plaie, de manière à former une ouverture en se croisant toutes en forme de *chi* (X)*. Si cette plaie se trouve encore sordide, on emploiera des remèdes détersifs; si elle est de bon aspect, de la charpie enduite de remèdes incarnatifs ou d'autre substance indiquée par l'expérience. Hippocrate ordonne de se servir de charpie enduite d'emplâtre de poix. On dit que ce n'est autre chose que le *basilicum tetrapharmacum*. Après que la chair aura repullulé, on emploiera les attelles. Quelques-uns s'en servent dès le commencement en préservant seulement la place où est la plaie, et ils les serrent ou les relâchent suivant que le besoin l'exige. Dans les cas où une exfoliation doit avoir lieu,

BMO. — 51 χιεσμὸν AEGLTXNP., χιεσμένον BCFMOVeBa. Le texte de LP. est dans ce passage diffus et inintelligible. — 52 ἐστι O. — 53 παραλαμβάνει P., καθαροῦν M. — 54 τὴν διάπειρον ὕλην T. — 55 Ἱπποκράτου D.; δὲ omis d. D., τοῦ pour τῇ R. — 56 χρῆται BCEFGLMNOPVeBaX., κέχρηται AT.; κελεύει omis d. ABCEFGLMNOPVeBaT. — 57 φασιν omis d. T. — 58 ἐμβλητέον M. — 59 μόνον omis d. ABCEFGJLMNOPVeBaTX., τὸν omis d. GLP. — 60 ἐνηέντες LP. —

* Pour bien comprendre ce passage, il faut le comparer avec celui d'Hippocrate, livre des fractures, c. 24 et 25, éd. de M. Littré.

μεθα μὲν [61] τοῦτο διὰ τοῦ [62] πλεῖον ὑγρὸν ἀποκρίνεσθαι [63] καὶ λεπτὸν, τὴν δὲ περὶ [64] τοῖς ἕλκεσι σάρκα λαγαρὰν [65] καὶ σομφὴν γινομένην ἐπαίρεσθαι. Θεραπεύοντες [66] δὲ τῇ μὲν ἐπιδέσει [67] λαγαρωτέρᾳ χρώμεθα, ἀγκίστρῳ δὲ [68] ἤ τοιούτῳ τινὶ τὴν λεπίδα ἐκβαλόντες [69], αὖθις εὐτονωτέρᾳ τῇ ἐπιδέσει [70] χρησόμεθα. Παρ᾽ ὅλον δὲ τὸν [71] τῆς ἑλκώσεως καιρὸν, μοτοφύλαξ ἐπικείσθω τῷ τραύματι ἐξ ἑνὸς τῶν ἀφλεγμάντων φαρμάκων, καὶ ἁπλοῦς [72] ἐπιβαλλέσθω δεσμὸς [73] καθ᾽ ἑκάστην ἐπιμέλειαν [74] λυόμενος, τῶν ἄλλων τῶν προειρημένων μενόντων, ὡς ἐν τῷ περὶ βραχίονος εἴρηται.

61 δὲ pour μὲν P. — 62 διὰ τὸ GLP. — 63 ἀποκρίνασθαι D. — 64 παρὰ M. — 65 λαγαρᾶς P., πλαδαρὰν F., λαμπρὰν γαρὰν N., σοφὴν M. — 66 θεραπευτέον T. — 67 ἐπιθέσει GLP., ἐπιδώσει T., λαγοροτέρᾳ L., χαλαροτέρᾳ M. — 68 δὲ omis d. D. — 69 ἐμ-

---

ΡΗ'.

ΠΕΡΙ ΥΠΕΡΠΩΡΩΣΕΩΣ [1] ΚΑΤΑΓΜΑΤΩΝ.

Αἱ [2] τῶν καταγμάτων ὑπερπωρώσεις ἀπρέπειαν μὲν ἐργάζονται πάντως, ἐνίοτε δὲ καὶ [3] δυσέργειαν εἰ πλησίον ἄρθρου γίνοιντο [4]. Εἰ μὲν οὖν ἔτι νεοπαγὴς [5] ὁ πῶρος [6] εἴη, τοῖς ἄγαν στύφουσι χρησόμεθα φαρμάκοις, δι᾽ ἐπιδέσεως προστυποῦντες [7]. Ἔσθ᾽ ὅτε δὲ [8] καὶ μολίβδινον ἐπιθέντες ἔλασμα [9] τὸ δέον ἐπράξαμεν. Εἰ δὲ λιθώδης [10] εἴη καὶ στερεὸς [11], ανατέμνοντες ξέσομεν τὸ ὑπερέχον [12], ἢ ἐκκοπεῦσιν ἀφέλωμεν [13], εἰ χρεῖα, καὶ περιτρυπήσαντες [14].

1 ὑπερσαρκώσεως DR., καταγμάτων omis d. CF. — 2 καὶ pour αἱ C. — 3 καὶ omis d. LP. — 4 μένοιτο GLP., γένοιτο BCEFJX. — 5 νεοπαγὲς P. — 6 πώρας P., ἐστὶ M. — 7 προτυποῦντες ABCEFGJKLMNOPVeBaTX. — 8 δὲ omis d. AT. 9 ἔλαγμα NOVeBa., ἔναιμα FGLP., ἔνεμα JM., ἔναγμα C. — 10 λιθώδης οὖν GLP.

---

nous le connaîtrons, parce qu'il sort une humeur abondante et séreuse et parce que la chair de l'ulcère devient molle et fongueuse. Alors nous emploierons une ligature plus lâche, et après avoir, avec un crochet ou quelque chose d'analogue, enlevé la partie exfoliée, nous serrerons de nouveau les bandes plus fortement. Or, pendant tout le temps que durera l'ulcération, on mettra sur la plaie un plumasseau de charpie enduit d'un des remèdes antiphlogistiques; et on le maintiendra avec un simple lien qui devra être défait à chaque pansement, les autres bandages décrits devant rester comme il a été dit au chapitre du bras.

βαλόντες ABCFGJLNOPVeT. — [70] τῇ ἐπιδέσει omis d. M., χρώμεθα AT. — [71] τὸ BO. — [72] ἁπλᾶ D. — [73] δεσμὰ D., δεσμοὺς Ve. — [74] ἐπιτέλειαν M.; T. transpose depuis ἀγκίστρῳ δὲ jusqu'à χρησόμεθα inclusiv., après φαρμάκων.

CHAPITRE CVIII.

DE L'HYPERTROPHIE DU CAL.

L'hypertrophie du cal dans les fractures produit en tous cas une difformité, mais même quelquefois une difficulté dans les fonctions quand il se trouve au voisinage des articulations. Si donc le cal est récemment consolidé, nous employons des remèdes très astringents en les appliquant au moyen du bandage. Quelquefois nous avons réussi en posant dessus une lame de plomb. Mais si le cal est pierreux et solide, nous incisons et nous le râclons, ou bien nous enlevons ce qui proémine avec le ciseau, et nous trépanons même si cela est nécessaire.

— [11] στερνὸς LP., ἀνατεμόντες E., ἀνατείναντες K. — [12] τὸ περιέχον DR., ἢ omis d. ABCFGJLMNOPVeBaT. — [13] ἀφελόμενοι BCFGJLMNOPVeBa. — [14] τρυπήσαντες M.

ΡΘʹ.

ΠΕΡΙ ΤΩΝ ΕΝ ΔΙΑΣΤΡΟΦῌ ΠΩΡΩΘΕΝΤΩΝ.

Ἐπὶ δὲ [1] τῶν ἐν διαστροφῇ πωρωθέντων δυσεργείας οὐκ ὀλίγης ἐπακολουθούσης, καὶ μάλιστα εἰ [2] ἐν τοῖς ποσὶν εἶεν, τὸν [3] μὲν τῆς ἀνακατάξεως [4] τρόπον οὐκ ἀποδεκτέον, ἐσχάτους ἐπιφέροντα [5] κινδύνους. Ἀλλ' εἰ μέν ἐστι νεοπαγὴς ἔτι [6] ὁ πῶρος, τοῖς χαλαστικοῖς [7] ἐπαντλήμασί τε καὶ καταπλάσμασι τοῖς τε [8] διὰ ἰσχάδων λιπαρῶν καὶ κόπρου περιστερῶν καὶ τοῖς ἄλλοις [9] πωρωλυτικοῖς καλουμένοις [10] χρησόμεθα φαρμάκοις. Ἔτι δὲ καὶ [11] τῇ διὰ τῶν [12] χειρῶν τρίψει τε καὶ περικλάσει [13] τοῦτον διαλύσομεν. Εἰ δὲ λιθώδης ἤδη γεγένηται [14], σμίλῃ τὴν ἐπιφάνειαν διελόντες, ἐκκοπεῦσι [15] λύσομεν τοῦ ὀστοῦ τὴν συνέχειαν. Εἶτα τὸ κάταγμα θεραπεύσομεν [16], ὡς ἔμπροσθεν εἴρηται.

[1] δὲ omis d. D. — [2] οἱ O. — [3] τὸ LP. — [4] ἀνατάξεως EJ., κανακατάξεως P. — [5] ἐπιφέροντας C. — [6] ἔτι omis d. ACEFGLMNPVeBaTX. — [7] τῆς χαλαστικῆς P.; O. omet ὁ πῶρος τοῖς χαλαστικοῖς. — [8] τε omis d. ACEGLMOPTX. — [9] τὰ ἄλλα M., πωρωτικοῖς JR. — [10] καλουμένοις omis d. LMP., χρώμεθα ABCEFG

ΡΙ.

ΠΕΡΙ ΤΩΝ [1] ΕΝ ΑΠΩΡΩΣΙᾼ ΔΙΑΜΕΝΟΝΤΩΝ ΚΑΤΑΓΜΑΤΩΝ.

Ἀπώρωτα [2] μένει τινὰ τῶν καταγμάτων ὑπὲρ τὴν [3] ὡρισμένην τῇ φύσει προθεσμίαν [4] ἢ διὰ τὰς συνεχεῖς [5] ἐπιλύσεις, ἢ διὰ τὰς καταντλήσεις [6] τὰς ἀμέτρους, ἢ δι' ἄκαιρον [7] κίνησιν, ἢ διὰ πλῆθος ἐπιδέσμων, ἢ διὰ τὴν ὅλου [8] τοῦ σώματος

[1] ταῖς R. — [2] ἀπώρατα P., τινα omis d. AT. — [3] τὰ M., εἰρημένην AT. — [4] προθέσμιον LP., ἢ omis d. BJO. — [5] συνεχείας P. — [6] καταντλήματι LP., κατα-

CHAPITRE CIX.

DE LA DIFFORMITÉ DU CAL.

Lorsque la consolidation se fait sans que les fragments soient en rapport, il en résulte une grande difficulté de fonctions, surtout si cela arrive aux pieds. Il ne faut pas alors recourir à une nouvelle fracture, ce qui amènerait d'extrêmes dangers. Mais si le cal est nouvellement consolidé, nous employons les affusions et les cataplasmes relâchants, ainsi que ceux qui sont faits avec des figues grasses et des déjections de pigeons; nous nous servons aussi des autres remèdes appelés porolytiques (*dissolvants du cal*). En outre, nous le dissolvons par la trituration et par le massage fait tout autour avec les mains. Mais s'il est déjà pierreux, nous divisons avec un bistouri les chairs surjacentes, et nous séparons les fragments réunis avec un ciseau. Ensuite nous traitons la fracture comme il a été dit précédemment.

JLMNOPTXVeBa. — [11] καὶ omis d. GLP. — [12] τῶν omis d. BCGJLMOPT. — [13] περιχαλάσει ACEFGJLMNPTX. — [14] λιθώδης γένηται ABCEFGJLMNOPVeBaTX. —[15] ἐκκοπεῖσι Ve. — [16] DHKR omettent depuis τοῦ ὀστοῦ jusqu'à θεραπεύσομεν inclusivement.

CHAPITRE CX.

DES FRACTURES QUI NE SE CONSOLIDENT PAS.

Il y a des fractures qui ne sont pas consolidées après le terme fixé par la nature, soit parce qu'on les débande trop souvent, soit parce que les affusions ont été immodérées, soit par suite de mouvements intempestifs, d'une trop grande quantité de

πλήσεις M., ἐμέτρους P. — [7] ἢ διὰ τὴν παρακαιρὸν DHKR. — [8] ὅλην DMT. —

ἀτροφίαν, ἐφ' ὧν καὶ λεπτότερον συμβαίνει τὸ κῶλον γίνεσθαι. Δεῖ οὖν καὶ [9] τὰς ἄλλας μὲν προφάσεις σπουδάζειν ὑποτέμνεσθαι, μάλιστα δὲ τὴν [10] ἀτροφίαν, τοῦτο μὲν διὰ [11] θερμοτέρας προσφορᾶς [12] ὕλην ἐπισπωμένους [13] τῷ μορίῳ, τοῦτο δὲ τροφὴν ὑποτυποῦντας [14] αὐτάρκη, καὶ λουτρὰ, καὶ τὴν λοιπὴν θυμηδίαν.

Σημεῖα δὲ τοῖς ἤδη πωρουμένοις παρέπεται καὶ ἄλλα μὲν, μάλιστα δὲ τὸ [15] τὰς ἐπιδεσμίδας ἐξαιμάσσεσθαι [16] καὶ μὴ γενομένου [17] τραύματος, ὅπερ ἴσως γίνεται τῆς [18] κατὰ τὸν πῶρον οὐσίας, ἡνίκα συνέρχεται, παρεσπαρμένης [19] ταῖς σήραγξι τῶν ὀστῶν καὶ [20] τοῦ αἵματος ῥανίδας [21] ἐκθλιβούσης.

[9] καὶ omis d. GLP., τὰ ἄλλα M.— [10] τὰ M.— [11] διὰ omis d. DHKR.— [12] προφορᾶς EVe. — [13] ἐπισπωμένας C., ἐπίσπωμεν LP. — [14] ὑποτυποῦντες ETX., αὐτὰρ καὶ L., αὐτὸ καὶ P. — [15] τῷ CR., ἐπιδεσμίας J. — [16] ἐπαιμάσσεσθαι ABCEFGKLNOP VeBaTX., ἐπιμάσσ... M. — [17] τοῦ τραύματος ACGNVeBa. — [16] τοῖς NVe. —

ΡΙΑ'.

ΠΕΡΙ ΤΩΝ [1] ΕΞΑΡΘΡΗΜΑΤΩΝ.

Τὸν περὶ τῶν ἐξαρθρημάτων λόγον ἀκόλουθον ὄντα τῷ περὶ [2] καταγμάτων ἐπερχόμεθα. Ἐξάρθρημα οὖν [3] ἐστὶν, ὡς τύπῳ φάναι [4], ἔκπτωσις ἄρθρου ἀπὸ [5] τῆς οἰκείας κοιλότητος ἐπὶ τὸ ἀσύνηθες, ὑφ' ἧς [6] ἡ προαιρετικὴ παραποδίζεται κίνησις. Διαφορὰς δὲ τούτου λέγειν ἑτέρας [7] οὐκ ἔχομεν ὅτι μὴ μόνον [8] τὴν παρὰ [9] τὸ μᾶλλον καὶ ἧττον. Τέλεον μὲν [10] γὰρ ἐξεστηκότος τοῦ ἄρθρου, τῷ κοινῷ τοῦ γένους ὀνόματι τὸ πάθος ἐξάρθρημα [11] προσαγορεύεται. Παρακινηθέντος δὲ μό-

[1] τῶν omis d. CDEFHJKR. — [2] περὶ τῶν P., ἀπερχόμεθα X. — [3] οὖν omis d. ABCEFGJLNOPVeBaX., δὲ pour οὖν DHKRT.; ἐστιν omis d. M. — [4] εἰπεῖν J., ὡς ἐν τύπῳ φάναι T., ἄρθρου omis d. LP. — [5] ἐκ pour ἀπὸ EX., οἰκείας omis d.

bandages, ou parce que le corps ne se nourrit pas; il en résulte que le membre devient plus mince. Il faut donc s'efforcer d'éloigner les autres causes et surtout l'atrophie, d'une part, en attirant les matières vers la partie au moyen d'applications chaudes, d'autre part en administrant une nourriture suffisante ainsi que des bains, et en procurant toutes les satisfactions du cœur.

Or, les signes de la consolidation du cal sont, outre les autres, surtout l'exhalation du sang sur les bandages, même s'il n'y a pas de plaie, ce qui provient peut-être de ce que, quand la substance du cal se dépose sur les os, cette substance comprime alors des gouttes de sang en se répandant dans les cellules osseuses.

[19] παρεσπαρμένη ABCEFGJLOP., παρεσπασμένη NVe., παρεσπαρμένας Ba., παρεσπαρμένοις D., τοῖς σήραγξι TX. — [20] καὶ omis d. ABCEFGLMNOPVeBaTX. — [21] ῥανίσιν M., ἐκθλίβουσαι ACEFGLPVeT., ἐκθλιβούσας NO., ἐκθλίβου M.

CHAPITRE CXI.

DES LUXATIONS.

Nous arrivons maintenant au traité sur les luxations, qui est la suite de celui sur les fractures. Or, la luxation est, pour parler sommairement, la chute fortuite de la tête d'un os hors de sa cavité propre, accident qui empêche les libres mouvements des membres. Nous n'avons pas à en signaler d'autres différences que celle du plus au moins. En effet, si la séparation de l'articulation est complète, la maladie recevra le nom commun et général de luxation (*exarthrème*); s'il y a seulement

LP. — [6] ἐφ' ἧς ANVeBa. — [7] ἑτέρας omis d. P. — [8] μόνην M., τοῖς pour τὴν T. — [9] περὶ E. — [10] μὲν omis d. DR. — [11] ἐξάρθρησις EX., ἐξαρθρήματα AT. —

νου, ἢ [12] μέχρι τῆς ὀφρύος [13] τῆς κοιλότητος ἐνηνεγμένου, παράρθρημα [14].

[12] ἢ omis d. P. — [13] ὀφύος BO., ὀσφύος ACDEGJLMNPVeBaTX., τὴν κοιλό-

---

ΡΙΒʹ.

ΠΕΡΙ ΤΗΣ ΚΑΤΩ ΓΕΝΥΟΣ.

Πάλιν οὖν ἀπὸ τῶν ὑπερτέρων ἀρχόμενοι περὶ [1] τῆς κάτω γένυος [2] λέγομεν· ἀκίνητος γὰρ ἡ ἄνω ὑπάρχουσα τὸ τῆς ἐξαρθρήσεως ἀπηρνήσατο πάθος. Ἡ δὲ κάτω ἐξάρθρημα μὲν οὐ πολλάκις [3] ὑπομένει διὰ τὸ τὰς κεφαλὰς αὐτῆς πρὸς τὴν ἄνω γένυν ἀσφαλῶς ἀποκεκλεῖσθαι [4]· παράρθρημα δὲ πολλάκις ὑφίσταται [5] διὰ τὸ [6] μαλθακωτέρους ὑπὸ τῆς ἐν τῷ μασσᾶσθαί [7] τε καὶ διαλέγεσθαι συνεχοῦς γυμνασίας ὑπάρχοντας, τοὺς συνέχοντας αὐτὴν μύας ἐπὶ τοῖς τυχοῦσιν αἰτίοις [8] ῥᾳδίως χαλᾶσθαι [9]. Τὸ γὰρ σχᾶται παρ' Ἱπποκράτει [10] τὸ χαλᾶται δηλοῖ [11], ἐφ' ὧν ἄνευ τινὸς [12] περισκελείας αὐτομάτως τὸ ἄρθρον εἰς [13] τὸν οἰκεῖον ἐπανέρχεται [14] τόπον.

Περὶ [15] δὲ τῆς τέλεον ἐξαρθρουμένης [16] γένυος, ἀρκεῖ τὴν ἐκείνου σοι [17] λέξιν ἐκθέσθαι σύντομόν τε καὶ ἀνελλιπῆ μετὰ σαφηνείας [18] ὑπάρχουσαν. Φησὶν οὖν [19] ὧδε· « Ἐκπίπτει μὲν ἡ γνάθος ὀλιγάκις, σχᾶται μέντοι [20] πολλάκις ἐν χάσμησιν [21], ὥσπερ καὶ ἄλλαι πολλαὶ [22] μυῶν παραλλαγαὶ καὶ νεύρων

[1] περὶ omis d. LP. — [2] γέννυος B. — [3] ἡ δὲ κάτω ἐξάρθρησις μὲν οὐχ ὑπομένει X., μὲν et πολλάκις omis d. ABCEFGJLMNOPVeBaT. — [4] ὑποκεκλεῖσθαι D. — [5] ὑφίστασθαι BNVe. — [6] διὰ τὸ τοὺς A., μαλθακωτέρας R. — [7] μᾶσθαι T.; τε et διὰ omis d. M. — [8] αὐτοῖς P. — [9] χαλέσθαι X., χολᾶσθαι T., ῥᾳδίως σχᾶσθαι ἤτοι χαλᾶσθαι M. — [10] Conf. Galien dans son second commentaire sur le livre *Des articulations* d'Hipp. Ἱπποκράτην DR., χαλᾶσθαι D. — [11] Il y a un point après δηλοῖ d. MT. et d. Cornarius. — [12] τινὸς αἰτίας D., ἄνευ omis d. T. — [13] εἰ J. — [14] ἐπανάρχεται L. — [15] παρὰ GLP., δὲ omis d. LP. — [16] ἐξαρθρούσης ABCXEFGLMNOPVeBaT. —

dérangement ou si la tête de l'os n'est portée que jusqu'au sourcil de la cavité, on l'appelle pararthrème (*luxation incomplète*).

πητα E. — [14] παράθρημα BCVe.

CHAPITRE CXII.

LUXATION DE LA MACHOIRE INFÉRIEURE.

Nous commençons de nouveau par les parties supérieures, et nous parlons d'abord de la mâchoire inférieure ; car la supérieure, étant immobile, n'est pas exposée à la luxation. Quant à l'inférieure, elle ne subit pas souvent la luxation complète, parce que ses têtes sont solidement fixées sur la mâchoire supérieure ; mais elle éprouve souvent le pararthrème, parce que les muscles qui la maintiennent, s'amollissant par l'exercice continuel de la mastication et de la parole, se relâchent facilement à la première cause venue. En effet, le mot *σχᾶται*, dans Hippocrate, indique le relâchement lorsque l'articulation revient d'elle-même et sans aucune difficulté dans sa place naturelle.

Pour ce qui concerne les luxations complètes de la mâchoire, il suffit de vous rapporter ses paroles, qui sont concises, parfaites et claires. Or, il s'exprime ainsi : « La mâchoire se luxe rarement, mais elle se relâche souvent dans les bâillements, comme aussi plusieurs autres modifications des muscles et des

[17] ἀρκεῖ τὴν τῆς κείνης LP., ἐκείνοις BCEOX., ἐκείνης GNVe., σοι omis d. BCEFGLMNOPVeBaX. — [18] συναφείας GLP., ὑπάρχουσιν GLP., ὑπάρχουσα M. — [19] φησὶ μὲν οὖν ABCEFGJLNOPTXVeBa., οὖν omis d. DM. — [20] μέν τε LP. — [21] χάσμοισιν NVeBa., χάσμασιν DJR., ὁμώσπερι P., ὅκως M., ὅκωσπερ ABCDEFGJKLNORVeBaX. Pour toute cette citation, conférez Hippocrate, édition de M. Littré, livre *Des articulations*, § 30, t. IV, p. 142. Contrairement à ses habitudes, Paul cite ici le passage d'Hippocrate tel qu'il l'avait sous les yeux. — [22] πολλῶν DH

τοῦτο ποιέουσι[23]. Δῆλον μὲν οὖν τοῖσι[24] δὲ μάλιστά ἐστιν ὁπόταν[25] ἐκπεπτώκοι· προΐσχει[26] γὰρ ἡ κάτω γνάθος εἰς τὸ ἔμπροσθεν, καὶ παρῆκται πρὸς[27] τἀναντία τοῦ ὀλισθήματος, καὶ τοῦ ὀστέου τὸ κορωνὸν ὀγκηρότερον φαίνεται παρὰ τὴν ἄνω γνάθον[28], καὶ χαλεπῶς[29] ξυμβάλλουσι τὰς[30] γνάθους.»

«Τουτέοισι[31] δ' ἐμβολὴ πρόδηλος ἥτις[32] γίνεται ἁρμόζουσα. Χρὴ γὰρ τὸν μέν τινα κατέχειν τὴν κεφαλὴν[33], τὸν δὲ περιλαβόντα τὴν κάτω γνάθον[34] καὶ ἔσωθεν καὶ ἔξωθεν τοῖσι[35] δακτύλοισι κατὰ τὸ γένειον, χάσκοντος[36] τοῦ ἀνθρώπου ὁκόσον[37] μετρίως δύναται. Πρῶτον μὲν διακινέειν[38] τὴν γνάθον χρόνον τινὰ[39], τῇ καὶ τῇ παράγοντα τῇ[40] χειρὶ, καὶ αὐτὸν[41] τὸν ἄνθρωπον κελεύειν[42] χαλαρὰν τὴν γνάθον ἔχειν[43] καὶ ξυμπαράγειν καὶ ξυνδιδόναι[44] ὡς μάλιστα· [45] ἔπειτα ἐξαπίνης σχᾶσαι τρισὶ σχήμασιν ὁμοῦ προσέχοντα τὸν[46] νοῦν· δεῖ μὲν γὰρ παράγεσθαι ἐκ τῆς διαστροφῆς εἰς τὴν φύσιν, δεῖ δὲ εἰς τοὐπίσω ἀπωσθῆναι[47] τὴν γνάθον τὴν κάτω, δεῖ δὲ ἑπόμενον[48] τουτέοισι ξυμβάλλειν τὰς γνάθους καὶ μὴ χάσκειν[49]. Ἐμβολὴ μὲν οὖν αὕτη, καὶ[50] οὐκ ἂν γένοιτο ἀπ' ἄλλων[51] σχημάτων. Ἰητρείη[52] δὲ βραχείη ἀρκέσει[53]. Σπλῆνα προστιθέντα κεκηρωμένον χαλαρῷ ἐπιδέσμῳ ἐπιδεῖν. Ἀσφαλέστερον[54] δὲ χειρίζειν[55] ἐστὶν, ὕπτιον[56] κατακλίναντα τὸν ἄνθρωπον, ἐρείσαντα[57]

KR. — [23] ποιοῦσι ABCFGJLMNOPVeBaT. Dalechamps traduit ainsi ce passage : » Comme les autres membres sont entorsés par une soudaine transposition et inversion des muscles et des nerfs. » — [24] τοῖς ABCEFGJLMNOPVeBaTX., ἐκ τῶνδε, Littré. — [25] ἐστιν et αν omis d. M., ὁκότ' ἂν ADH., ὅταν ἐκπεπτώκῃ, Littré. — [26] προύσχει LP., γὰρ omis d. D. — [27] πρὸς omis d. Littré. — [28] γνάθῳ LP. — [29] καί γε πῶς GLP., συμβ... BCEFGJLXMNOPVeBaT., ἐμβάλλ... A. — [30] τὰς κάτω γνάθους, Littré et G. Andernach. — [31] καὶ τουτ... CNBa., καὶ τουτέοι Ve., τούτοισι, Littré; δὲ ἡ ἐμβ... DHKMR., δὲ καὶ ἡ ἐμβ... J. — [32] οἵητις DFGHJKLMOPRBa., οἵησι Ve., οἵητι ACETX.; ἥτις omis d. N., γίνοιτ' ἂν, Littré. — [33] τοῦ τετρωμένου, Littré. — [34] γυάθον Bas. — [35] τοῖς AGLPT, δύσι δακτύλοις GLP. — [36] σχάλοντος LP. — [37] ὅσον, Littré. — [38] διακινεῖν ABCDTXEFGLMNOPVeBa., τὴν κάτω γνάθον, Littré. — [39] χρόνον τόνδε P., τῇ δε κἀκεῖσε ABCEFGJLMNOPVeBaTX. — [40] τῇ omis d. P. — [41] αὐτὸν omis d. D. — [42] κελεύει M., χαλαρὴν, Littré. — [43] ἔχει LP. — [44] καὶ συμπ... συνδιδ... ABCEFGJLMNOVe

nerfs produisent cet effet. Voici ce qui dénote surtout cette luxation : la mâchoire inférieure proémine en avant et s'avance vers les parties opposées à celles d'où elle a glissé ; l'apophyse coronoïde de l'os apparaît plus saillante à la mâchoire supérieure, et les deux mâchoires se rapprochent difficilement. »

« Or, la manière d'opérer la réduction est évidente. En effet, il faut que quelqu'un maintienne la tête, que le médecin saisisse la mâchoire inférieure vers le menton avec les doigts en dedans et en dehors, le malade ouvrant la bouche aussi modiquement que possible. L'opérateur fera d'abord mouvoir quelque temps la mâchoire et la poussera de côté et d'autre avec la main, en ordonnant au malade lui-même de la tenir relâchée, de se prêter et de se laisser aller au mouvement le plus possible ; puis tout à coup il s'appliquera à terminer par trois manœuvres en même temps, savoir : remettre en leur place naturelle les parties séparées, pousser en arrière la mâchoire inférieure, et enfin rapprocher conséquemment par là les mâchoires, et empêcher le malade de les écarter. Tel est le moyen de faire la réduction, et on ne pourrait l'opérer par d'autres manœuvres. Il suffira d'un court traitement ; on appliquera une compresse cératée assujétie à l'aide d'une bande peu serrée. Toutefois il est plus sûr d'opérer le malade couché sur le dos dans son lit, la tête ap-

BaTX. — 45 ἔπειτα omis d. ABCEFGJLMTXNOVeBa. — 46 τὸ LX., νόον, Littré. Voici la traduction de ce passage par Dalechamps : « Et lors soudainement l'opérateur doit aviser que, tout d'un coup, il lui donne le tour en trois figurations ; car, pour la remettre en son lieu naturel, il la faut estordre, tirer contre bas et à côté, qui sont deux figurations ; puis la pousser en derrière vers la postérieure partie de la tête, et à l'instant faut que le malade joigne les deux mâchoires et ne bâille plus. Voilà l'industrie de la remettre qui ne peut se faire par autre figuration. » — 47 ἀπωθῆναι NVe., ἀποστῆναι X. — 48 ἑπομένως NVeBa., ἑπόμενοι E., τούτοις ABCFGLMNOPRVeBaT., τούτοισι, Littré ; συμβάλλειν ABCEFGJLMNOPVeBaT. — 49 χάσκει LP., ἐμβλὴ LP. — 50 καὶ omis d. M. — 51 ἀπ' ἀλλήλων GLPT. — 52 ἰητρίη CDJMNOVeBa., ἰατρείη HK., ἰϊτρίη BF., ἰατρίη R., ἡ δὲ D., βραχεία DEHKMNXVeBa., βραχέα C. ; ἰητρείη δὲ βραχείη omis d. GLP. — 53 ἀρκέει, Littré ; R met le point avant ἀρκέσει. — 54 ἀφαλέστ... G., ἀσφαλέστ..., διαχειρίζειν T. — 55 χρίζειν G., χρήζειν LP. — 56 ὕπτιον ἀνακλίναντα LP., καὶ κατακλ... EX. — 57 ἐρεί-

τὴν κεφαλὴν αὐτοῦ ἐπὶ σκυτίνων[58] ὑποκεφαλαίων ὡς πληρεστάτων[59], ἵνα ὡς ἥκιστα ὑπείκῃ. Προσκατέχειν[60] δὲ χρή τινα τὴν κεφαλὴν τοῦ τετρωμένου.»

«Ἢν δὲ ἀμφότεραι[61] αἱ γνάθοι ἐξαρθρήσωσιν[62], ἡ μὲν ἴησις[63] ἡ αὐτή. Ξυμβάλλειν[64] δέ τι ἧσσον οὗτοι τὸ στόμα δύνανται· καὶ γὰρ προπετέστεραι[65] αἱ γένυες τουτέοισιν, ἀστραβέες[66] δέ. Τὸ δὲ ἀστραβὲς[67] μάλιστα ἂν γνοίης τοῖσιν[68] ὁρίοισι τῶν ὀδόντων τῶν ἄνω καὶ τῶν[69] κάτω κατὰ τάξιν[70]. Τούτοισι ξυμφέρει[71] ὡς τάχιστα ἐμβάλλειν.[72] Ἐμβολῆς δὲ[73] τρόπος εἴρηται. Ἢν[74] δὲ μὴ ἐμπέσῃ[75], κίνδυνος περὶ τῆς ψυχῆς ὑπὸ πυρετῶν ξυνεχέων[76] καὶ νωθρῆς καρώσιος[77]· καρώδεες[78] γὰρ οἱ μύες οὗτοι καὶ ἀλλοιούμενοι[79] καὶ ἐντεινόμενοι παρὰ φύσιν, φιλέει[80] δὲ καὶ ἡ γαστὴρ ὑποχωρέειν[81] τουτέοισι χολώδεα,[82] ἄκρητα, ὀλίγα· καὶ ἢν[83] ἐμέωσιν, ἄκρητα ἐμέουσιν[84]· οὗτοι οὖν καὶ θνήσκουσι δεκαταῖοι[85] μάλιστα.»

Τούτῳ τῷ τρόπῳ τῆς ἐμβολῆς καὶ ἡμεῖς πολλάκις ἐχρησάμεθα, πυρίαις πρότερον ἐξ ὑδρελαίου θερμοῦ διὰ[86] σπόγγου κατὰ[87] τῆς ἐξαρθρησάσης χρησάμενοι γένυος, ὁπότε μάλιστα δυσείκτως ἔχοι περὶ τὴν εἴσοδον· χαμαί τε[88] καθίσαντες τὸν ἄνθρωπον ἐξόπισθεν αὐτοῦ ἡμεῖς[89] ἑστῶτες ἐνηργοῦμεν[90] κατὰ τὸν εἰρημένον Ἱπποκράτειον[91] τρόπον.

σαντες E. — 58 σκυτίνῳ ἐπικεφαλαίῳ J., σκυτίνῳ ὑποκεφαλαίῳ KRDH., ἐπικεφαλαίων ABCEFGLMNOPVeBaTX., σκυτίνου ὑποκεφαλαίου, Littré. — 59 πληρεστάτῳ DHJKR., πληρεστάτου, Littré; ὡς omis d. DR. — 60 προσέχειν DR. — 61 ἀμφότεροι B. — 62 ἐξαρθρωθῶσιν M., εἰ pour ἡ D. — 63 ἴασις ABCFGJLMNOPVeBaT., ἔησις D. — 64 συμβάλλειν BCEFGJLMNOPVeBaTX., ἐμβάλλειν A., omis d. δ' ἔτι HR., ἶσον BDNOPVe., κίσσον M. — 65 προπετέστεροι BCDEFGHJKLNOPRVeBaX. — 66 τούτοις ABC EFGLMNOPVeBaTX.; ἀστραβέες δὲ omis d. ABCEFGLNOVeBaT., τε pour δὲ DHJKR.; τὸ δὲ omis d. ABEFGJLMOPTX. — 67 δὲ μάλ... ABEFGLOTX. — 68 γνοίοις T, τοῖς ὁρίοις ABCEFGLMNOPVeBaTX., τῶν τε ἄνω, Littré. — 69 τῶν omis d. GLP. — 70 κατ' ἴξιν, Littré. — 71 τούτοις συμφέρει EGBaX., τούτοις ξύμφερε ATBFJMO., τούτοις σύμφερε CNVe., τούτοις ξυμφέρως LP., τούτοισιν οὖν DHKR., τούτου τὰ M. — 72 τῆς ἐμβολῆς DHJKR. — 73 καὶ pour δὲ LP., ὁ τρόπος DHJKR., πρόσθεν εἴρηται, Littré. — 74 εἰ pour ἢν R. — 75 ἐκπέσῃ N., ἐμπέσοι HKR. — 76 καὶ omis d. GLP., συνεχέων AB

puyée sur des coussins de cuir très remplis, afin qu'ils cèdent le moins possible ; il faut que quelqu'un maintienne la tête du blessé. »

«Si la mâchoire est luxée des deux côtés, le traitement est le même ; dans ce cas le malade peut moins joindre les deux mâchoires, parce que le menton est trop saillant en avant, et toutefois sans être dévié. Or, vous reconnaîtrez qu'il n'y a pas déviation surtout par les arcades dentaires inférieure et supérieure, qui doivent correspondre. Il importe d'opérer la réduction le plus vite possible ; la manière de la faire a été dite. Dans le cas où elle n'aurait pas lieu, il y aurait danger pour la vie par suite de la fièvre continuelle et d'un carus profond ; car les altérations et les tiraillements anormaux de ces muscles amènent le coma, et le ventre a coutume d'évacuer des matières bilieuses, pures, en petite quantité ; et si les malades vomissent, ils rendent des matières sans mélange. Aussi ces malades meurent en général vers le dixième jour.»

Nous avons nous-même employé souvent ce mode de réduction, après nous être d'abord servi de fomentations d'eau et d'huile chaude au moyen d'une éponge sur la mâchoire luxée, surtout quand la réduction présentait des difficultés ; nous faisions placer le malade par terre, et, nous tenant debout derrière lui, nous opérions suivant la méthode ci-dessus décrite d'Hippocrate.

CDEFGHJLMNOPVeBaTX. — [77] καὶ καρώσιος E., νωθροῖς καρῶσι T., καρώσεως DNR. — [78] καρωειδεῖς BCFGLMOPVeBa., κακοειδεῖς N., καρώδης X., καρώδεις DE. — [79] ἄλλος σύμενοι R., ἀλλοιώμενοι X. — [80] φιλεῖ ABCDEFGLMNOPVeBaTX. — [81] ὑποχωρεῖν ABCEFGLMNOPVeBaTX., ὑποχωρέει D. — [82] ἢ ἄκρατα BCFGJLMNOPVeBa., ἢ ἄκρηταX., ἄκριτα HKR.— [83] ἂν ἐμέσωσιν NVeBa., ἂν ἐμέωσιν T., ἐμεώσῃ M., ἂν ἐμέουσιν EX. — [84] ἄκρητα ἐμέουσιν omis d. LP., ἐμέσουσιν M., ἐμέωσιν T. — [85] δεκαταῖοι remplacé par καὶ d. ACEFGLMNPVeBaTX., omis d. O., δεκαταλοῖ D. — [86] διὰ omis d. ACFGLMOPT., σπόγγων L., σπόγγον P., σπόγγῳ M. — [87] διὰ pour κατὰ D., ἐξαρθρησώσης AT., ἐξαρθρωθείσης M., ἐξαρθρήσεως CFGLOP., ἐξατρήσεως BN. ; χρησάμενοι omis d. T. — [88] τε καὶ M., χωμαί T. — [89] ἡμεῖς δὲ E. [90] ἐνεργοῦμεν AFHKNPVeBa. — [91] Ἱπποκράτει ABCFMNOVeBa., Ἱπποκράτους GLP. ; T. omet κατὰ τὸν εἰρημένον Ἱπποκράτειον τρόπον.

ΡΙΓ'.

ΠΕΡΙ ΚΛΕΙΔΟΣ ΧΑΙ ΑΚΡΩΜΙΟΥ [1].

Ἡ [2] δὲ κλεὶς κατὰ μὲν τὸ ἔνδον [3] πέρας οὐκ ἐκπίπτει, συνήρθρωται γὰρ οὐ διήρθρωται [4] τῷ στέρνῳ, ὅθεν οὐδὲ κινεῖται κατ' αὐτό. Εἰ δὲ βίᾳ [5], τινὸς ἔξωθεν ὀξέως πλήξαντος, ἀποσπασθείη [6], τῷ τοῦ κατάγματος αὐτῆς ὑπαχθήσεται καταρτισμῷ.

Τὸ δὲ πρὸς τὸν ὦμον διαρθρούμενον [7] αὐτῆς πέρας, οὐ πάνυ τι διεκπίπτει [8], κωλυόμενον ὑπό τε τοῦ δικεφάλου [9] μυὸς καὶ τοῦ ἀκρωμίου. Ἀλλ' οὐδὲ βίαιόν [10] τινα κίνησιν ἡ κλεὶς ἰδίᾳ κινεῖται [11], διὰ μόνην τὴν τοῦ θώρακος γεγονυῖαν [12] διάστασιν· ὅθεν ἄνθρωπος μόνος [13] ἐν ζῴοις ἔχει κλεῖν [14]. Εἰ δὲ συμβῇ κατὰ παλαίστραν, ὡς εἰκὸς, ταύτην παραρθρῆσαι [15], τῇ τε διὰ τῆς χειρὸς εὐθετεῖται διαπλάσει, καὶ τῇ διὰ τῶν πολυπτύχων [16] προστυπώσει σπληνῶν [17], ἅμα ταῖς πρεπούσαις [18] ἐπιδέσεσι.

Τῇ δὲ αὐτῇ θεραπείᾳ καὶ τὸ ἀκρώμιον παραρθρῆσαν εἰς τὸν οἰκεῖον ἐπανάγεται τόπον. Ἔστι δὲ χονδρῶδες ὀστάριον, τὴν κλεῖν τῇ ὠμοπλάτῃ συνδεσμοῦν [19], διαλανθάνον ἐν τοῖς σκελετοῖς [20]· ὃ παρακινηθὲν φαντασίαν παρέχει [21] τοῖς ἀπείροις τοῦ τὴν κεφαλὴν ἐκπεπτωκέναι [22] τοῦ βραχίονος [23]. Καὶ γὰρ [24] ἐπὶ τούτου ἡ ἐπωμὶς [25] ὀξυτέρα φαίνεται, κοῖλον δὲ τὸ ὅθεν μετέστη [26]. Ἀλλὰ διακριτέον αὐτὰ τοῖς [27] ἐφεξῆς εἰρησομένοις [28] σημείοις.

[1] περὶ κλειδὸς ἐξαρθρησθέντος D., καὶ ἀκρωμίου omis d. D. — [2] ὁ R., δὲ omis d. P. — [3] ἔνδρον P. — [4] γὰρ οὐ διήρθρωται omis d. ABCDFGHJKLMNOPRTVeBa. — [5] μυῖα T. — [6] ἀποσπαθείη ABOVeBa., ἀποσπασθήση M., ἀποδιασπασθείη EX. — [7] διηρθρωμένον DHKR. — [8] τι ἐκπίπτει DR.; N omet depuis αὐτῆς πέρας jusqu'à κωλυόμενον inclusiv. — [9] διακεφάλου GLP. — [10] βίαιάν DETX. — [11] ἡ κλεὶς διακινεῖται EX.; M. omet depuis ὑπό τε τοῦ jusqu'à κινεῖται διὰ inclusiv. — [12] γεγονυῖα ACEF. — [13] μόνον tous excepté DM. — [14] κλεὶς DHKR., καλεῖν LP. — [15] παραρθῆσ-

CHAPITRE CXIII.

DE LA CLAVICULE ET DE L'ACROMION.

L'extrémité interne de la clavicule ne se luxe pas ; car elle est jointe au sternum par synarthrose et non par diarthrose, d'où il suit qu'elle ne fait avec lui aucun mouvement. Mais si elle était disjointe par un coup frappé vivement à l'extérieur, nous emploierions le même mode de réduction que pour la fracture.

Quant à l'extrémité qui s'articule à l'épaule, elle ne peut guère se luxer, empêchée qu'elle est par le muscle biceps et par l'acromion. Cet os ne peut par lui-même faire aucun mouvement de quelque importance, et n'a pour office que de dégager le thorax. Aussi l'homme est-il le seul parmi les animaux qui ait une clavicule. Mais si, comme cela arrive dans les exercices du palestre, elle vient à éprouver une pararthrème, on la redressera par la réduction au moyen de la main, et par l'application de compresses multiples en même temps que de bandages convenables.

Par les mêmes moyens on fait revenir à sa place naturelle l'acromion incomplétement luxé. C'est un os cartilagineux qui joint la clavicule à l'omoplate et qui devient invisible dans les squelettes. Quand il se déplace, il présente aux gens inexpérimentés l'apparence d'une luxation de la tête de l'humérus. En effet, dans ce cas, le haut de l'épaule semble plus saillant, et l'endroit d'où l'os est sorti paraît creux. Mais on peut distinguer ces cas par les signes qui seront donnés tout à l'heure.

θαι P., παραρθρωθῆναι M. — 16 πολυπτίχων NVeBa , πολυπήχων M., λοιπτύχων LP. — 17 πλὴν ἅμα pour σπληνῶν ἅμα EGX., σπλὴν ἅμα LP. — 18 τρεπούσαις E., ἐπιδήσεσιν P. — 19 συνδεσμεῖν D. — 20 κελετοῖς LPX. — 21 παρέχεται ABCEFGJNOVe BaTX., παράχεται LP., ἀπείρας M. — 22 ἐκπτωκέναι M. — 23 βραχίον σου P. — 24 καὶ γὰρ καὶ K. — 25 ἐπημὶς LP. — 26 κατέστη R. — 27 διακριτέον αὖ τοῖς εἰρησομ... X., τῆς P. ; ἐφεξῆς omis d. E. — 28 εἰρηθησομένοις E.

ΡΙΔ'.

ΠΕΡΙ ΩΜΟΥ ΕΞΑΡΘΡΗΣΑΝΤΟΣ.

Ἡ κεφαλὴ τοῦ βραχίονος πρὸς τὴν τῆς ὠμοπλάτης διαρθρουμένη [1] κοιλότητα διεκπίπτει μὲν πολλάκις, ἀλλ' οὔτε [2] ἄνω διὰ τὴν ἀγκυροειδῆ [3] τῆς ὠμοπλάτης ἀπόφυσιν κωλύουσαν, οὔτε ὀπίσω διὰ τὴν [4] αὐτὴν τὴν [5] ὠμοπλάτην, οὔτε μὴν ἔμπροσθεν [6] διὰ τὸν τένοντα τοῦ δικεφάλου μυὸς καὶ αὐτὸ τὸ ἀκρώμιον, ἀλλὰ σπανίως [8] μὲν ἔσω τε καὶ ἔξω, συνεχῶς δὲ καὶ [9] μάλιστα τοῖς ἀσαρκοτέροις [10] ἐπὶ τὰ κάτω· ἀλλὰ τούτοις [11] μὲν ῥᾳδίως καὶ ἐκπίπτει καὶ [12] αὖθις ἐμβάλλεται. Τοῖς δὲ πολυσάρκοις [13] ἔμπαλιν βραδέως μὲν ἐκπίπτει, χαλεπῶς δὲ εἰσφέρεται. Τισὶ μὲν οὖν [14] καὶ μὴ ἐξαρθρήσασιν ἐπὶ πληγῆς [15] πολλάκις ἐκπτώσεως ὑπόληψις γίνεται, διὰ τὸ φλεγμονὴν ἰσχυρὰν παρακολουθῆσαι.

Τοὺς δὲ ἐπὶ τὰ κάτω ἐξηρθρηκότας [16] ὧδ' ἂν διαγινώσκοις· ὁ πεπονθὼς ὦμος [17] πρὸς τὸν ὑγιᾶ [18] παραβαλλόμενος πολὺ [19] διαλλάττει· τῆς μὲν ἐπωμίδος [20] ὅθεν ἡ ἔκπτωσις γέγονε κοίλης φαινομένης, ὡς ἐπὶ τοῦ [21] παραρθρήσαντος ἐλέγομεν ἀκρωμίου· αὐτοῦ δὲ τοῦ ἀκρωμίου [22] τοῦ κατὰ [23] φύσιν ὀξυτέρου φαινομένου, καὶ τῆς ἐκπεσούσης [24] κεφαλῆς τοῦ βραχίονος ἐν τῇ μασχάλῃ σαφῶς ὑποπιπτούσης· καὶ ὁ τῆς χειρὸς δὲ ταύτης ἀγκὼν ἀφέστηκε [25] μᾶλλον ἀπὸ τῶν πλευρῶν, εἰ δὲ προσαναγκάζοις αὐτὸν, μετὰ πόνου [26] προσφέρεται ταῖς πλευραῖς· καὶ [27] οὐδὲ τὴν χεῖρα δύνανται [28] παρὰ τὸ οὖς ἀνάγειν, ἐκτε-

[1] διηρθρωμένη DHJKR., ἀρθρουμένου κοιλότητος X. — [2] οὐδὲ NOP., οὐχὶ M., δὲ ἄνω ABCFGJLVc. — [3] ἀγυροειδῆ LP. — [4] τὴν omis d. AT. — [5] αὐτὴν τὴν omis d. DEHKRX., τὴν omis d. CGJLMNPVc. — [6] ἔμπρος ABCEFGLNOPTVcBa. — [7] καὶ αὖ τὸ ἀκρώμ.. X. — [8] σπανίου LP., εἴσω ABCDEFGJLMNOVcBa.; τε omis d. N. — [9] καὶ omis d. LP. — [10] σαρκωτέροις Vc. — [11] τούτους AP. — [12] καὶ omis d. MT. — [13] πλυσάρκοις M., τοῖς omis d EX. — [14] οὖν omis d. B. — [15] πληγῇ EX., πληγῆς

CHAPITRE CXIV.

DE LA LUXATION DE L'ÉPAULE.

La tête du bras articulée dans la cavité de l'omoplate en sort souvent, mais jamais par en haut, attendu qu'elle en est empêchée par l'apophyse coracoïde de l'omoplate, ni en arrière à cause de l'omoplate elle-même, ni en avant à cause du tendon du muscle biceps et à cause de l'acromion, rarement en dehors et en dedans, mais fréquemment en dessous et surtout chez les sujets maigres; chez eux aussi, elle se luxe et se réduit facilement; chez les gens replets, au contraire, elle se luxe moins facilement, mais aussi la réduction y est difficile. Souvent à la suite d'un coup on suppose une luxation qui n'existe pas, à cause d'une forte inflammation qui en résulte.

Or, voici comment vous pourrez reconnaître les luxations en dessous : l'épaule malade comparée à l'épaule saine en diffère beaucoup; le haut de l'épaule d'où la sortie a eu lieu paraît creux, de même que nous l'avons remarqué dans le pararthrème de l'acromion. L'acromion lui-même semble plus saillant que dans l'état naturel : en outre, la tête de l'humérus, sortie de sa cavité, paraît manifestement tombée dans l'aisselle; le coude de ce côté est plus éloigné des côtes, et si vous voulez le forcer de s'en rapprocher, ce mouvement est douloureux : les malades ne peuvent porter la main à l'oreille parce que le coude

omis d. C. — [16] ἐξαρθρηκότας ACDGLMNPT. — [17] ὦμος omis d. D. — [18] ὑγιὰν GLP. — [19] πολὺ omis d. GLP. — [20] ἐπιμῆδες P. — [21] τοῦ omis d. GLP. — [22] αὐτοῦ δὲ τοῦ ἀκρωμίου omis d. ABCFGJLMNOPVeBaT. La suppression de ces mots a rendu la phrase inintelligible à tous les commentateurs de ce passage; leur restitution la rend claire et facile. — [23] παρὰ pour κατὰ LP. — [24] ἐμπεσούσης M. — [25] ἐφέστηκε J. — [26] πόνον PR., προφέρεται M. — [27] καὶ omis d. ABCEFGJLMNOPVeBaTX. — [28] δύνατα LMP., περὶ E., πρὸς M. pour παρά. —

ταμένου τοῦ ἀγκῶνος [29], οὐδὲ τὴν ἄλλην δι' αὐτῆς [30] ποιεῖσθαι πολυειδῆ [31] κίνησιν.

Ἐπὶ μὲν οὖν [32] παιδίων ἢ ἐφ' ὧν πρόσφατος [33] καὶ οὐκ ἐπιπολὺ γέγονεν ἡ ἔκπτωσις, καὶ τῷ κονδύλῳ τοῦ μέσου δακτύλου [34] καμφθέντος ὑπερέχοντι, ἢ [35] τῆς τοῦ ἰατροῦ χειρὸς, ἢ [36] καὶ τῆς τοῦ πεπονθότος τῆς [37] ὑγιοῦς, εἰ μὴ παῖς ᾖ [38], πολλάκις εἰσήνεκται [39], ὥς φησιν Ἱπποκράτης. Αἱ δὲ δραστηριώτεραι [40] τῶν ἐμβολῶν εἰσὶν αὗται· δεῖ λουσάμενον τὸν ἄνθρωπον ἢ [41] ἐπαντλήμασι χαλαστικωτέροις χρησάμενον [42] ὕπτιον ἀνακλῖναι χαμαὶ, καὶ σφαῖραν σύμμετρον, ἤτοι [43] δερματίνην, ἢ ἄλλην τινὰ μὴ πάνυ μαλθακὴν [44], πρὸς τὴν μασχάλην ἐφαρμόσαι [45]· καὶ καθεσθέντα τὸν ἰατρὸν ἀντιβλεπόντως [46] μὲν τῷ κάμνοντι πρὸς τῷ πεπονθότι δὲ [47] πλευρῷ· εἰ μὲν ὁ δεξιὸς ὦμος πεπόνθοι [48], τοῦ δεξιοῦ ποδὸς ἐφαρμόσαι [49] τὴν πτέρναν ἐπὶ [50] τῆς προϋποτεθείσης [51] τῇ μασχάλῃ σφαίρας, εἰ δὲ ὁ ἀριστερὸς, τοῦ ἀριστεροῦ, καὶ τῆς [52] πεπονθυίας χειρὸς ἐπιλαβόμενον [53] ἕλκειν ἐπὶ τοὺς πόδας ἅμα τε καὶ τῇ πτέρνῃ [54] ἀντιβαίνειν τῇ μασχάλῃ, ὑπηρέτου [55] τινὸς ὄπισθεν τῆς κεφαλῆς ἀντιβαίνοντος πρὸς τὸν ἕτερον ὦμον, [56] ὑπὲρ τοῦ μὴ τὸ σῶμα περιέλκεσθαι.

Ἔστι δὲ καὶ ἕτερος τρόπος [57] ἐμβολῆς, ὁ διὰ τοῦ [58] κατωμίζειν. Δεῖ γὰρ νεανίσκον, ἢ μακρότερον τοῦ κάμνοντος, ἢ [59] ὑψηλότερον ἑστῶτα πρὸς τῷ πεπονθότι [60] πλευρῷ τοῦ κάμνοντος καὶ αὐτοῦ [61] ἑστῶτος, ὑποβάλλειν [62] τῇ μασχάλῃ τὸν ἑαυτοῦ ὦμον, καὶ ἀνατεινόμενον [63] ἕλκειν τὴν χεῖρα πρὸς τὴν ἑαυ-

29 ἀγῶνος O. — 30 διὰ ταύτης M., ποιεῖσθαι omis d. AT. — 31 τὴν κίνησιν BCEFGLMN OPVeBaX. — 32 οὖν omis d. T., τῶν παιδίων E.; ἢ omis d. M. — 33 πρόσφατα GLP., πρόσφατον M.; καὶ omis d. M. — 34 μεσοδακτύλου L., μεσωδακτύλου M., τοῦ μέσου δακτύλου omis d. P., καμφθέντα L., καμφθέντος omis d. M. — 35 ἢ omis d. ABCEFGJLMN OPVeBaTX. — 36 ἢ omis d. ABCTFGLMNOEVeX.; καὶ omis d. P. — 37 τῆς omis d. JM., τὴν pour τῆς ABCEFGLNPVe. — 38 εἴη EKRX., εἰ pour ᾖ NVe. — 39 εἰσήνεγκται EVeBa., εἰσήνεται LP., ἢ εἰσύνεγκται N. — 40 κραστηριώτεραι LP., δραστικώτεραι M., ἐκβολῶν LP. — 41 ἢ omis d. ABCEFGJLMNOPVeBaTX., ἀπαντλήμασι ABCEFGJLMNOPVeBaTX. — 42 ἐπαντλησάμενον pour χρησ... D. — 43 ἤτι R., ἢ EX., δερματίνον M. — 44 μαλθακὸν M. — 45 ἐφαρμόσαι τὴν πτέρναν AT., ἀφορμόσαι X.,

reste tendu, ni faire aucun autre mouvement multiple avec cette main.

Or, chez les enfants ou chez ceux dont la luxation est récente et peu considérable, le médecin, avec le condyle saillant du doigt médian plié, ou le malade lui-même avec celui de sa main valide, si ce n'est pas un enfant, peut souvent la réduire, comme le dit Hippocrate. Mais les modes de réduction les plus efficaces sont ceux-ci : il faut coucher le malade sur le dos par terre après l'avoir baigné ou arrosé d'affusions relâchantes, puis lui appliquer sous l'aisselle une pelote de grosseur moyenne, soit en cuir, soit en toute autre matière pas trop molle; le médecin doit se placer en face du patient et du côté malade. Si c'est l'épaule droite qui est luxée, il posera le talon du pied droit sur la pelote placée sous l'aisselle ; si c'est l'épaule gauche, il posera le talon gauche ; puis, saisissant la main du bras malade, il la tirera vers les pieds en même temps qu'avec son talon il poussera contre l'aisselle ; un aide placé derrière la tête fera résistance sur l'autre épaule afin que le corps ne soit pas entraîné.

Il y a encore un autre mode de réduction, c'est celui appelé catomismos (*par l'épaule*). Il faut qu'un jeune homme, plus grand que le malade ou placé plus haut que lui du côté affecté, passe sa propre épaule sous l'aisselle du patient qui se tient debout le long de lui, et qu'en se haussant, il tire le

καθέντα G., κχταθέντα LP., καθεσθέντων E. — [46] ἀντιβλέποντος ABCEFGJKLNOPVeBaTX., ἀντιβλέποντα M. — [47] δὲ omis d. ABCEFGJLMNOPVeBaTX. — [48] πεπόνθῃ J., πεπόνθοιτο C., πέπονθε GLP., τὸ τοῦ ABCEFGJLNOPVeTX. — [49] ἐφαρμόσθαι E., ἐξαρμόσαι T. — [50] ὑπὸ ABCEFGJLMNOPVeBaTX. — [51] προϋποτιθείσης R., τῆς μασχάλης BCEFGLNOPVeBa. — [52] προπεπονθυίας R. — [53] ἐπιλαβόμενος ABCEFGJMOVeBaT., ἐπιβαλόμενος LP., ἐπιβαλλόμενος N. — [54] πτέρνα LP., ἀντιβαίνει P. — [55] ὑπὲρ τοῦ BCFGLMNOVeT., ὑπὸ τοῦ P., pour ὑπηρετοῦ. — [56] καὶ ὑπὲρ M. — [57] μετ' ἐμβολῆς D., μεταβολῆς R., τρόπος τῆς κεφαλῆς ἐμβολῆς LP. — [58] τὸ pour τοῦ GLP. — [59] ἤγουν ABCEFGJLMNOPVeBaTX. — [60] τὰ πεπονθότα P., τὸ πεπονθότα πλευρὸν R. — [61] κατὰ τοῦ AT., κατ' αὐτοῦ BCFGLMNOPVeBa. — [62] ὑποβάλλει P. — [63] ἀνατεινάμενον ABCEFGJLMNOPVeBaTX. —

τοῦ [64] γαστέρα, ὥστε τὸ ἄλλο [65] σῶμα τοῦ κάμνοντος ὄπισθεν τοῦ κατωμίζοντος [66] μετέωρον κρεμασθῆναι. Εἰ δὲ ἐλαφρὸς [67] ὁ κάμνων εἴη, κοῦφός τις ἕτερος παῖς ἐξ αὐτοῦ [68] ἀποκρεμαννύσθω. Τῆς γὰρ χειρὸς καὶ τοῦ λοιποῦ σώματος ἀντιῤῥόπως ἑλκομένων [69] ἐπὶ τὰ κάτω, ὁ ὑποβεβλημένος ὦμος τῇ μασχάλῃ ῥᾷστα [70] τὸ ἐκπεπτωκὸς ἄρθρον ἐμβάλλει [71].

Καὶ διὰ τοῦ καλουμένου δὲ ὑπέρου τοῦτο δρῶμεν [72]. Ἔστι δὲ ξύλον ἐπίμηκες ὀρθὸν ἱστάμενον ἐπὶ τοῦ ἐδάφους ἢ [73] ἐπ' ἄλλου τινὸς στερεοῦ [74]. Τούτου τοίνυν τὸ ἄνω πέρας περιφερὲς καὶ [75] μὴ πάνυ παχὺ, μηδὲ μὴν [76] λεπτὸν ὑπάρχον, ὑποβεβλήσθω τῇ μασχάλῃ τοῦ κάμνοντος ἢ ἑστῶτος ἢ καθημένου, ὅπως ἂν καὶ μήκους ἔχοι [77] τὸ ὕπερον· καὶ τῆς χειρὸς [78] τῷ ὑπέρῳ παρατεταμένης καὶ κάτω ἑλκομένης [79], τοῦ δὲ λοιποῦ σώματος ἀντιῤῥοποῦντος ἐπὶ τὰ κάτω, ἢ αὐτομάτως, ἢ ἑτέρου τινὸς ἕλκοντος, ἡ ἐμβολὴ γινέσθω [80].

Καὶ ἐν [81] βαθμίδι δὲ κλίμακος τοῦτο ποιητέον, ὥσπερ [82] ἐπὶ τῆς τοῦ κατεαγότος βραχίονος ἐλέγομεν κατατάσεως [83]. Ἐνταῦθα δὲ στρογγύλον [84] τι σῶμα τῇ βαθμίδι προσδεδέσθω [85], τῇ μασχάλῃ τοῦ κάμνοντος ἐφαρμόζειν [86] δυνάμενον, καὶ τὴν κεφαλὴν τοῦ βραχίονος ὠθεῖν.

Εἰ δὲ, διὰ παλαιότητα τοῦ πάθους, ἢ διὰ σκληρότητα τοῦ [87] σώματος, δυσχεραίνομεν περὶ τὴν ἐμβολὴν [88], χρησόμεθα καὶ τῇ [89] διὰ τῆς καλουμένης ἀμβῆς μεθόδῳ. Ξύλον δέ ἐστιν ἡ ἀμβὴ, τὸ μὲν μῆκος ὡς [90] δίπηχυ, πλάτος [91] δὲ τετραδάκτυλον [92], καὶ πάχος ὡς διδάκτυλον [93] · ἔχον τὸ ἕτερον πέρας περιφερὲς καὶ εὐπαρείσδυτον [94] τῇ τῆς μασχάλης [95] κοιλότητι παραπλησίως τῷ τοῦ ὑπέρου πέρατι [96]. Τοῦτο οὖν

[64] αὐτοῦ P. — [65] ἄλλον NVe. — [66] κάτω μείζονος τὸ F., κάτω μείζον τὸ GJLMNOPVe., τοῦ omis d. T. — [67] ἐλαφρὸν M., ἐλαφὸς O., ἐλαφρῶς Ve., κάμνοντος LP. — [68] ἐξ ὧν αὐτοῦ M., κρεμανύσθω D., ἀποκρεμάνυσθαι M. — [69] ἑλκομένου E., ἐπὶ omis d. M. — [70] ῥᾷστον GLP., τὸ omis d. LP. — [71] ἐμβαλεῖ T. — [72] δρῶμαι LP. — [73] ἢ omis d. ABCFGLNOVeBaT. — [74] ἑτέρου pour στερεοῦ DHKR., τοῦτο BCEFGJLMN OPVeBa. — [75] καὶ omis d. GP. — [76] μὴ pour μὴν P., μὴν omis d. C. — [77] ἔχῃ M., τὸ ὕπερον omi d. DHKR. — [78] καὶ τῷ DHKR. — [79] καὶ κάτω ἑλκομένης omis

bras luxé vers son épigastre, de telle sorte que le reste du corps du malade soit suspendu en l'air derrière celui qui *catomise* (*prête son épaule*). Si le malade n'est pas pesant, un enfant peu lourd se suspendra après lui. En effet, le bras d'une part, et le reste du corps de l'autre, étant tirés en équilibre par en bas, l'épaule posée sous l'aisselle réduit facilement la luxation.

Nous faisons encore cette opération à l'aide de l'instrument appelé pilon à mortier. C'est un morceau de bois oblong, droit, que l'on fixe debout au sol ou à quelqu'autre base solide; son extrémité supérieure est arrondie, pas très grosse, ni cependant trop mince : on la place sous l'aisselle du malade, qui se tient debout ou assis selon la hauteur du pilon; puis, le bras étant étendu le long du pilon et tiré en bas pendant que le reste du corps est à son tour attiré en bas, soit par son propre poids, soit par quelqu'un, la réduction a lieu.

Ceci peut encore se faire sur un barreau d'échelle, comme nous l'avons dit pour l'extension du bras fracturé. Mais ici il faut lier sur l'échelon quelque corps rond pouvant s'adapter à l'aisselle du malade et repousser la tête de l'humérus.

Toutefois si nous éprouvons de la difficulté à réduire à cause de l'ancienneté de la maladie ou de l'induration des parties, nous employons la méthode dite par l'*ambé*. Or l'ambé est un morceau de bois, dont la longueur est de deux coudées, la largeur de quatre doigts, l'épaisseur de deux doigts. L'une de ses extrémités est arrondie et propre à s'adapter au creux de l'aisselle de la même manière que le bout du pilon. On enveloppe de chif-

d. N., τοῦ δέον λοιποῦ M. — [80] γενέσθω GP., γενέστω L. — [81] ἐν omis d. M. — [82] ὥσπερ οὖν M., τῆς omis d. ABCFGJLMNOPVeBa. — [83] καταστάσεως LPR. — [84] στρογγύλῳ P. — [85] προσδεχέσθω T. — [86] ἐφαρμόζει LP. — [87] τοῦ omis d. ABCEFJLMNO VeBaTX., τοῦ κάμνοντες P. — [88] ἔμβλησιν ABCEFGLMNOPVeBaT., τοῦ βραχίονος ὠθεῖν χρησόμεθα J. — [89] τῇ omis d. BEOX. — [90] ὡς omis d. LP., διπήχῳ GL. — [91] πάχος J. — [92] τετραδακτύλους L. — [93] ὡς δάκτυλον D. Le point est après ἔχον d. R. — [94] εὐπαρείδυτον C. — [95] τῇ τῆς μαίλης E. — [96] πέρατος P., τούτου C. —

τὸ πέρας ῥάκει περιδήσαντες [97] ὅπως ἂν προσηνέστερον [98] εἴη, τῇ κεφαλῇ τοῦ βραχίονος κατὰ τὴν μασχάλην [99] ἐφαρμόσομεν. Ὅλην δὲ τὴν χεῖρα πρὸς τὸ ξύλον [100] κατατείναντες, συνδήσομεν αὐτὸ [101] κατά τε τὸν βραχίονα καὶ τὸν [102] πῆχυν καὶ τὸ ἄκρον αὐτῆς. Ἔπειτα [103] ξύλῳ πλαγίῳ μεταξὺ δύο στύλων [104] ὀρθῶν ἐφαρμοσθέντι [105], ἢ πάλιν ἐν βαθμίδι κλίμακος ὑπερενέγκαντες τὴν χεῖρα σὺν τῷ ξύλῳ, ὥστε τὴν [106] μασχάλην ἐγκαρσίως ἐφαρμόζειν τῇ βαθμίδι, τὴν δὲ χεῖρα κάτω ἕλκοντες [107], ἐάσομεν ἐπὶ θάτερα [108] τὸ ἄλλο σῶμα μετέωρον κρεμασθῆναι· τηνικαῦτα γὰρ [109] εἰσελεύσεται τὸ ἄρθρον.

Μετὰ δὲ τὴν ἔμβλησιν, δεῖ σύμμετρον σφαῖραν ἐξ ἐρίων, εἰ μὲν ἀφλέγμαντον εἴη τὸ μέρος, ξηρὰν, εἰ δὲ φλεγμαίνοι, ἐλαιοβραχῆ, ὑποβάλλοντα [110] τῇ μασχάλῃ ἐπιδεσμεῖν. Διὰ δὲ ταύτης, καὶ τοῦ [111] ὤμου καὶ τῆς ἑτέρας μασχάλης, κατὰ χιασμὸν [112] ὡς μάλιστα φερομένων [113] τῶν ἐπιδέσεων τοῦ δεσμοῦ, ὥστε τὸν χιασμὸν [114] ὑπὲρ τοῦ πεπονθότος ὤμου τυγχάνειν. Τὸν δὲ βραχίονα συγκαταδεσμεῖν ταῖς πλευραῖς, καὶ αὐτὸν τὸν ἀγκῶνα καὶ τὴν ἄκραν [115] χεῖρα ἐκ τοῦ αὐχένος [116] ἀναδεσμεῖν, ἵνα μὴ πάλιν προσφάτως [117] ἐκπέσοι τὸ ἄρθρον. Μετὰ δὲ τὴν ἑβδόμην, ἢ [118] καὶ βραδύτερον, ἐπιλύσαντα [119] δεῖ μετρίᾳ κεχρῆσθαι τρίψει, διὰ τὸ στερεμνιωτέρου [120] γινομένου τοῦ σώματος δυσέκπτωτον ἀποτελεῖσθαι τὸ ἄρθρον.

Εἰ δὲ πολλάκις ἐκπίπτοι τὸ ἄρθρον, ἢ διὰ ὑγρότητα, ἢ δι' [121] ἑτέραν τινὰ χρονίαν [122] ὁδοποίησιν, ἐπὶ τὴν καῦσιν ἰτέον, ὡς ἔμπροσθεν εἴρηται. Ὅταν δὲ ἢ κυομένοις [123], ἢ

[97] περιδήσαντες G., παριδήσαντες LP. Dalechamps traduit ce passage en substituant le texte d'Hippocrate à celui de Paul; conf. Hipp., éd. de M. Littré, t. IV, p. 87. — [98] πρὸς ἣν ἕτερον T., πρὸς τὴν ἕτερον LP. — [99] τῇ μασχάλῃ LP., τὴν κεφαλὴν pour μασχάλην DHKR., ἐφαρμόσομεν N. — [100] τῷ ξύλῳ R., τείναντες T. — [101] αὐτῷ BCFGJLMNOPVeBa. — [102] τὴν LP. — [103] μὲν ξύλῳ ABFGJLMNOPVeBaT. — [104] ξύλων HDKR. — [105] ἐφαρμοσθέντα LP. — [106] τῶν μασχάλων M. — [107] ἕλκοντες ἄγομεν ἐάσομεν LP. [108] θατέρῳ C., τὸ ἄλλον σῶμα FL., τὸ ὅλον σῶμα DHKPR. — [109] δὲ pour γὰρ LP.

fons cette extrémité pour qu'elle soit plus douce, et on l'ajuste à la tête de l'humérus dans l'aisselle. Après avoir étendu tout le membre le long de ce bois, on les liera ensemble au bras, à l'avant-bras et à la main ; puis, passant le membre lié à l'ambé par dessus un barreau en bois transversalement ajusté entre deux poteaux droits ou encore par dessus un barreau d'échelle, de sorte que l'aisselle soit placée transversalement sur le barreau, d'un côté on tire le membre en bas, et de l'autre on laisse le reste du corps suspendu en l'air ; alors l'articulation rentre à sa place.

Après la réduction, il faut placer sous l'aisselle une pelote en laine de grosseur moyenne, sèche s'il n'y a pas d'inflammation, et imbibée d'huile s'il y a inflammation ; puis on fera la ligature. On devra comprendre dans une déligation en forme de X (*chi*) autant que possible l'aisselle malade, l'épaule et l'autre aisselle, de telle sorte que le chiasma se trouve sur l'épaule affectée. Quant au bras, on l'attachera sur les côtes ; puis l'avant-bras et la main jusqu'à son extrémité seront suspendus en écharpe au cou, de peur que l'articulation ne se luxe de nouveau. Après le septième jour ou même plus tard, on déliera et on emploiera une friction modérée, afin que la partie devenant plus solide, la jointure soit plus rebelle à la luxation.

Mais si l'articulation se luxe souvent, soit à cause d'une humidité abondante, soit parce que d'anciennes luxations ont tracé la route, il faut en venir à la cautérisation, comme je l'ai dit

— 110 ἐπιβάλλοντα ABCDEFGJLMNOPRVeBaX. — 111 τῷ R. — 112 χιεσμὸν ABCEFGLMNOPVeBaX. — 113 φαινομένων ABCFGLMNOPVeBa. ; T. omet depuis ἐπιδεσμεῖν. Διὰ δὲ ταύτης jusqu'à ὥστε τὸν χιασμὸν inclusiv. — 114 χιεσμὸν ABCEFGLMNOPVeBaX. — 115 ἄκρα JLP. — 116 αὐγένους Ve., ἀγκῶνος PT. — 117 προφάσεως R. — 118 ἡ omis d. ABCDFGHJKLMNOPVeBa. — 119 ἐπιλύσαντας DR., ἐπιδήσαντα J., δὲ pour δεῖ Ve. — 120 στερεμνιώτερον γινόμενον MX., γενομένου ABFGJLMNOPVeBaT. — 121 δι' omis d. ABCDEFGHKLMNOPRVeBaX. — 122 χρείαν N. — 123 κυομένου M., κυουμένοις KR., κυομένης P. —

μετὰ τὴν [124] ἀπότεξιν ἐπαυξομένοις [125] ἐξαρθρήσῃ τὸ μόριον καὶ μηκέτι εἰσενεχθῇ [126], ἐπὶ μὲν τοῦ ὤμου αἱ σάρκες οὐδὲν τοῦ [127] κατὰ φύσιν ἀπολείπονται, οὐδὲ γὰρ κωλύεται ἡ χεὶρ ὁτιοῦν ἔργον ποιεῖν · τὸ δὲ ὀστοῦν τοῦ βραχίονος βραχύτερον [128] μένει μὴ [129] αὐξανόμενον, καὶ λέγονται οἱ τοιοῦτοι γαλιάγκωνες [130]. Ἐπὶ δὲ τοῦ μηροῦ καὶ τὸ [131] ὀστοῦν ἀναυξὲς μένει [132] καὶ ὅλον φθίνει [133] τὸ σκέλος · μὴ δυνάμενον [134] γὰρ τὸ βάρος φέρειν τοῦ σώματος οὐ γυμνάζεται. Κἀπὶ τῶν ἄλλων [135] δὲ κώλων ἐξάρθρων μεινάντων, τὰ ὑποκείμενα [136] πάντα παραϐλάπτεται [137].

[124] τὴν omis d. P., ἐπόταξιν L., ἐπίταξιν P. — [125] ἔτι αὐξομένοις ABJNOVeBaT., αὐξανομένοις ECX., αὐξανομένου M., αὐξουμένης GL., αὐξομένης FP. — [126] εἰσενεχθείη P. — [127] αἱ σαρκώδες T., τούτῳ LP., τι τῶν M., τι τοῦ ABCEFGJNOVeBaT., τῇ τοῦ X. — [128] βραδύτερον BCGJLMNOPT. — [129] μὴ omis d. D., αὐξόμενον T. — [130] γαλεάγκωνες DHJKR., γαλιάγκωνος C., ἐπεὶ P. — [131] τοῦ P. — [132] ἀναυξανόμενον L.,

ΡΙΕ΄.

ΠΕΡΙ ΑΓΚΩΝΟΣ.

Ὅσῳ [1] ποικιλωτέρα τῆς [2] κατ' ὦμον διαρθρώσεως [3] ἡ κατ' ἀγκῶνα [4] γεγένηται, τοσούτῳ [5] χαλεπωτέρα κατὰ τὰς ἐκπτώσεις τυγχάνει · καὶ γὰρ [6] βραδύτερόν τε [7] ἐξολισθαίνει, καὶ χαλεπώτερον [8] ἐμϐάλλεται, διὰ τὴν πυκνότητα τῶν ὑπεροχῶν [9] τε καὶ κοιλοτήτων. Πάσχει [10] μὲν οὖν ἔστιν ὅτε παράρθρησιν μόνον [11] · πολλάκις δὲ καὶ τέλεον [12] ἐξολισθαίνει κατὰ πᾶν μὲν [13] σχῆμα, μάλιστα δὲ κατὰ τὸ ἔμπροσθέν τε καὶ ὄπισθεν. Διαγινώσκεται δὲ [14] ῥαδίως τῇ τε ὄψει καὶ τῇ ἁφῇ [15] τοῦ ἐκπεπτωκότος,

[1] ὅσοις GLP. — [2] ἡ ... διάρθρωσις M. — [3] κατορθρώσεως P. — [4] κατ' ἀγκῶνος EX., γένηται ELP. — [5] τοσοῦτο GL. — [6] γὰρ omis d. ABCEFGLMNOPVeBaX. — [7] τε omis d. ABCEFGLMNOPVeBaX. — [8] χαλεπώτατον JR. — [9] ὑπερεχόντων GLP., τε καὶ omis

plus haut. Lorsque la luxation a lieu chez des fœtus ou chez des enfants en bas âge, et qu'elle ne se réduit pas, à la vérité les chairs de l'épaule restent dans l'état naturel, car il n'y a pas d'empêchement à ce que le bras opère ses mouvements ; seulement l'os du bras, ne prenant pas d'accroissement, reste plus petit, et l'on appelle ces enfants galiancônes (*bras courts*). Si cet accident a lieu à la cuisse, l'os reste également sans accroissement, et toute la jambe dépérit ; car, ne pouvant supporter le poids du corps, elle ne prend pas d'exercice. Dans les luxations permanentes des autres membres, toutes les parties sous-jacentes sont également endommagées.

αὐξανόμενον P. — [133] φείνει P. Dalechamps traduit ainsi cette phrase : « Si le même accident vient en l'os de la cuisse, toute la jambe s'amaigrit et se dessèche. » — [134] καὶ δυναμ... pour μὴ δ... T., δυνάμενος D., φέρει LP. — [135] κἀπὶ μάλλων δὲ L., κἀπὶ τῷ μᾶλλον P. — [136] ἀποκείμενα M., πάντων ABCFJLMNOPVeBaT., πάντως E. — [137] παραλείπεται C., παραβλέπτεται M.

CHAPITRE CXV.

DU COUDE.

La luxation du coude se produit avec d'autant plus de difficulté que son articulation est plus compliquée que celle de l'épaule ; mais si elle a lieu moins facilement, elle est aussi plus difficile à réduire à cause de la multitude des saillies et des cavités. Or, quelquefois le coude éprouve seulement le *pararthrème*, souvent aussi il est complétement luxé, et cela dans tous les sens, mais principalement en avant et en arrière. On le reconnaît facilement par la vue et par le toucher de l'os

d. GLP., κοιλοτέρων T. — [10] πάσχειν GP., ἐστιν omis d. T. — [11] μονὴν D. — [12] τέλεον omis d. M. — [13] μὲν omis d. EHKRTX. — [14] δὲ omis d. DLP. — [15] ἄμφω X. —

προπίπτοντος[16] ἐφ' ὃ ἂν ἐκπέσοι, καὶ τοῦ ὅθεν[17] ἐξέπεσε κοίλου φαινομένου[18]. Ταῦτα δὲ μάλιστα ἡ τοῦ ὑγιαίνοντος ἀγκῶνος ἐλέγχει παράθεσις[19]. Δεῖ οὖν αὐτίκα[20] ποιεῖσθαι τὴν ἐμβολὴν πρὸ τοῦ φλεγμῆναι[21] · φθάσαντα γὰρ τοῦτο παθεῖν, δυσίατά τινα ἢ[22] καὶ παντελῶς ἀνίατα γίνεται, καὶ μάλιστα εἰ ἐπὶ τὰ ὀπίσω γένοιτο[23] ἡ ἐξάρθρησις · πασῶν γὰρ τῶν[24] κατ' ἀγκῶνα καὶ[25] ἐποδυνωτέρα καὶ μᾶλλον ἐπικίνδυνός ἐστιν ἡ ἐπὶ τὰ ὀπίσω[26].

Τὰς[27] μὲν οὖν ἐπ' ὀλίγον παρατροπὰς καὶ μετρία[28] κατάτασις ἀποκαθίστησι · τῶν[29] μὲν ὑπηρετῶν ἐκτεταμένην[30] τὴν χεῖρα κατά τε τὸν βραχίονα καὶ τὸν πῆχυν διακρατούντων τε[31] καὶ ἀνθελκόντων[32] · τοῦ δὲ ἰατροῦ τῷ θέναρι[33] τῆς ἑαυτοῦ[34] χειρὸς ἀπωθουμένου τὸ ἐξεστηκὸς εἰς τὸ κατὰ φύσιν. Ὁ δὲ Ἱπποκράτης τὴν μὲν ἐπὶ τὰ[35] ἔμπροσθεν ἐξάρθρησιν διὰ τῆς ἀθρόας τῆς[36] χειρὸς κάμψεως ἐπανορθοῦται, ὥστε τὸ θέναρ αὐτῆς εἰς τὸν κατ' εὐθὺ[37] ὦμον κροῦσαι · τὴν δὲ ἐπὶ τὰ ὀπίσω διὰ τῆς ἀθρόας πάλιν καὶ[38] ἐπιπολὺ γινομένης ἐκτάσεως · ἐπειδὴ καὶ τῶν ἐξαρθρήσεων[39] ἡ μὲν ἐπὶ τὰ ἔμπροσθεν[40] διὰ βιαίας ἐκτάσεως[41] μάλιστα γίνεται[42], ἡ δὲ ἐπὶ τὰ ὀπίσω διὰ κάμψεως ὁμοίως βιαίας. Εἰ δὲ ἐπιμένοι τὸ ἐξάρθρημα καὶ ἰσχυροτέρᾳ κατατάσει[43] χρησόμεθα · τοιαύτη[44] δὲ μάλιστά ἐστιν ἡ ἐπὶ τοῦ κατεαγότος[45] βραχίονος εἰρημένη τῷ Ἱπποκράτει[46], ἔνθα τὸν στελεὸν[47] παρελάμβανε.

Τῶν δὲ νεωτέρων τινὲς οὕτω καταρτίζουσι · δύο κατατεινόντων ὑπηρετῶν, ὡς εἴρηται, τὴν χεῖρα, [48] τοῦ μὲν ἄνω πρὸς τῇ[49] μασχάλῃ διακρατοῦντος, τοῦ δὲ κάτω[50] πρὸς τῷ καρπῷ,

16 ὑποπίπτοντος ABCEFGLTXNOPVeBa., ὑποπίπτοντα M.; προπίπτοντος omis d. J., ἐφ' οὗ ABCEFGJLMNOPVeBaX., ὑφ' οὗ T. — 17 ὄπισθεν pour ὅθεν T. — 18 κοιλοφαινομένου LP. — 19 πάθησις pour παράθεσις BCFGJLMOPVeBa., μάθησις Corn. — 20 αὐτὶ M. — 21 φλεγμαίνειν P., φλεγ- μαίνει L., φθάσαντες EX. — 22 δὲ pour ἢ ABCEFGLJLMNOPVeBaTX. — 23 γίνεται BCEFGLNOPVeBaX., γένηται ADMRT. — 24 τὸν BCOVe. — 25 καὶ omis d. M. — 26 ἐπὶ τὸ J., ἐπιτάσεις L., ἐπίτασις P. — 27 τοὺς J.; οὖν omis d. DT., ὡπ' ὀλίγον M. — 28 ἀμετρία R., κατάστασις DLPRT. — 29 τοῦ LP. — 30 ἐκτεταμένη P., ἐκτεταμένον R., ἐκτετεμένην Ve. —

déplacé, car celui-ci se présente à l'endroit vers lequel il s'est porté, tandis qu'une cavité apparaît dans le lieu d'où il est sorti. C'est surtout par la comparaison avec le coude bien portant que le diagnostic est rendu évident. Il importe de faire de suite la réduction avant qu'il y ait de l'inflammation ; car s'il en survient auparavant, la guérison est difficile ou même quelquefois tout à fait impossible, principalement si la luxation a lieu en arrière ; en effet, de toutes les luxations du coude, la plus douloureuse et surtout la plus grave est celle qui se fait en arrière.

A une déviation modérée on opposera une extension médiocre. Les aides maintiendront le membre étendu et tireront en sens opposé sur le bras et sur l'avant-bras ; le médecin, avec la paume de la main, remettra en sa place naturelle la partie luxée. Hippocrate redresse la luxation en avant par une soudaine inflexion du membre, de manière à ce que la paume de la main aille toucher droit l'épaule ; et celle en arrière par une extension subite aussi et vigoureuse, et cela parce que ces luxations ont lieu principalement, celle en avant par une extension violente, et celle en arrière par une inflexion également violente du membre. Si la luxation persiste, nous employons une extension plus forte ; telle est surtout celle dont parle Hippocrate au sujet de la fracture du bras, dans laquelle il employait le manche de cognée.

Quelques-uns des modernes réduisent de cette manière : deux aides tirent le membre comme on l'a dit, l'un le tenant en haut près des aisselles, l'autre en bas près du poignet ; le mé-

31 τε omis d. DHKR. — 32 ἀλθεκόντων LP. — 33 θέρασι P. — 34 αὐτοῦ ABCFGJL MNOPVeBaT. — 35 τὰ ἔνδον ἐμπρὸς P., ἐμπρὸς ABCFGLNOPVeBaT. — 36 τῆς omis d. ABCEFGJLMNOPVeBaTX. — 37 κατεθῆ LP. — 38 καὶ omis d. DHKR. — 39 ἐξαρθρίων ABCFGLMOVeBaT., ἐξαρθρηκῶν P. — 40 ἐμπρὸς ABCEFGLTX NOPVeBa. — 41 ἐκπτώσεως DHKR. pour ἐκτάσεως. — 42 γένηται P., εἰ pour ἢ P. — 43 καταστάσει CGLP. — 44 τοιαῦτα ABCGLMNOPVeBaT. — 45 καταγέντος ABEFJTXNOVeBa., κατεαγέντος CM. — 46 ἱπερακράτει Ba. — 47 στύλειον GLN VeBa., στύλιον EMX., στίλειον BFO., στήλειον C., τύλιον P. — 48 καὶ τοῦ DHKR. — 49 τὴν LMP., μασχάλην M. — 50 κάτω omis d. AT., πρὸς τὸν καρπὸν M. —

στὰς ὁ ἰατρὸς καταντικρὺ τοῦ κάμνοντος τοῖς δυσὶ θέναρσιν ἐπὶ ἄρθρον περιβάλλει [51] τὸν βραχίονα, καὶ [52] κελεύσας ἱμάτιον συνηγμένον [53] ἐπίμηκες ἢ πλατεῖαν [54] ταινίαν περιειλῆσαι [55] ταῖς ἑαυτοῦ χερσὶν, ἅμα δηλονότι τῷ [56] τοῦ κάμνοντος βραχίονι, καὶ ἀνθέλκειν [57] ἐπὶ τὰ ἔξω καὶ κάτω πρὸς τῇ ἄκρᾳ [58] χειρί· αὐτὸς [59] συνακολουθῶν μετὰ τάσεως περισφιγγομένας αὐτὰς ἕλκει ἕως οὗ [60] ὑπερβῇ τὴν τοῦ ἀγκῶνος διάρθρωσιν. Δεῖ δὲ προαλείφειν [61] ἐλαίῳ τὴν χεῖρα διὰ τὸ ὀλισθηρὰν καὶ εὐπαράγωγον γενέσθαι τοῖς τοῦ ἰατροῦ θέναρσιν. Οὕτω γὰρ ἂν τὰ [62] ἐξεστηκότα τῇ τῶν διασυρομένων χειρῶν βίᾳ πιεζόμενα [63] εἰς τὸν ἴδιον ἐπανελεύσεται τόπον. Μετὰ δὲ τὴν ἐμβολὴν, ἐγγωνίως [64] τὴν χεῖρα σχηματίσαντες τῇ [65] διὰ τῶν σπληνῶν τε καὶ τῆς προσηκούσης ἐπιδέσεως ἐπιμελείᾳ χρησόμεθα.

51 περιβάλλειν M. — 52 καὶ omis d. E. — 53 συνιγμένον VeBa., συνυγμένον X. — 54 πλατίαν CL., τενίαν BCNOVeBa. — 55 περιειλίσσειν Ba., περιειλίσσαι BVe., περιειλίσαι ACEFGJNOT., ταῖς αὐτοῦ χερσὶν ATBCFJMNOVeBa. — 56 τὸ BNOVe. — 57 ἀνθέλκει LP., ἀνθέλκη E. — 58 τὴν ἄκραν LP. — 59 οὗτος M., σὺν ἀκολουθῶν ABCFGLMNOP

ΡΙϚ΄.

ΠΕΡΙ ΤΩΝ [1] ΚΑΤΑ ΤΟΝ ΚΑΡΠΟΝ [2] ΚΑΙ ΤΟΥΣ ΔΑΚΤΥΛΟΥΣ [3] ΕΞΑΡΘΡΗΜΑΤΩΝ.

Ἡ τοῦ καρποῦ καὶ τῶν δακτύλων [4] ἐξάρθρησις οὐδεμίαν ἔχει περισκελίαν χωρὶς εἰ μὴ σὺν ἕλκει γένηται [5]. Περὶ μὲν οὖν ταύτης ἐν τῷ περὶ τῶν [6] σὺν ἕλκει γινομένων ἐξαρθρημάτων εἰρήσεται [7]. Τοὺς δὲ χωρὶς ἕλκους μετρίᾳ κατατάσει [8] καὶ ταῖς [9] ἀφλεγμάντοις ἐπιμελείαις ἰασόμεθα.

1 τοὺς A., τοῦ BCEFJOVe. — 2 τοὺς καρποὺς A. — 3 τοῦ δακτύλου F., ἐξαρθρήματος EF. — 4 τοῦ δακτύλου LP., ἐξάρθρωσις GLNP. — 5 γίνεται M. — 6 τῶν omis d. D., ταύτης ἐν τῷ περὶ omis d. M., ταύτης ἐν τῷ περὶ τῶν omis d. GLP., ταύτης

decin se tient en face du malade, il embrasse avec ses deux mains le membre sur l'articulation, et ordonne qu'avec un morceau d'étoffe plié suivant sa longueur ou avec une large bande, on enveloppe ses mains en même temps que le bras du malade, puis, qu'on tire en sens inverse en dehors et en bas, près de la main ; lui-même en suivant le mouvement tire avec effort ses mains serrées jusqu'à ce qu'il franchisse la luxation du coude. On doit d'abord frotter d'huile le membre malade afin que les mains du médecin puissent agir et glisser plus facilement. Les parties luxées, étant ainsi comprimées par l'effort des mains que l'on entraîne, reviennent en leur place naturelle. Après la réduction, ayant donné au membre la forme angulaire, nous employons les bandages et les ligatures convenables.

VeBaT. — [60] σὖν pour σὺ NVc. — [61] προειλείφειν L. — [62] γὰρ αὐτὰ P. — [63] πιεζούμενα AEFX., παιζόμενα B., πιεζόμεναι J. — [64] ἐγκωνίως EMNPVcBa., ἀγγωνίως ABCJ. — [65] τὴν BNOVe.

CHAPITRE CXVI.

DE LA LUXATION DU POIGNET ET DES DOIGTS.

La luxation du poignet et des doigts n'offre aucune difficulté à moins qu'elle ne soit compliquée de plaie. En conséquence, on en parlera dans le chapitre où il sera traité des luxations compliquées de plaie. Quant à celles qui ont lieu sans plaie, on les guérit par une extension modérée et par les moyens antiphlogistiques.

ἐν τῷ περὶ τῶν σὺν omis d. ACFO. — [7] εἴρηται NVe., τὰ pour τοὺς M. — [8] καταστάσει GJLPR. — [9] τοῖς J., ἀφλεγμάντοις LP.

ΡΙΖ' *.

ΠΕΡΙ ΣΠΟΝΔΥΛΩΝ ΡΑΧΕΩΣ [1].

Οἱ τῆς ῥάχεως σπόνδυλοι τὸ μὲν τῆς τελείας ἐξαρθρήσεως ὑπομένοντες [2] πάθος, ὀξύτατον ἐπιφέρουσι [3] τὸν θάνατον· οὐδὲ γὰρ τὴν τυχοῦσαν ὁ νωτιαῖος ὑπομένει [4] πίεσιν, ὅπου γε καὶ ἡ ἐξ αὐτοῦ [5] τῶν νεύρων μόνον [6] ἔκφυσις ἱκανὴ γίνεται θλιϐομένη [7] κίνδυνον ἐπάγειν. [8] Παραρθρήμασι δὲ πολλάκις ἁλίσκονται [9]. Ποτὲ μὲν ἐπὶ τὰ ἔμπροσθεν [10] γινομένης τῆς παρατροπῆς καὶ καλεῖται λόρδωσις, ποτὲ δὲ ἐπὶ τὰ ὀπίσω καὶ λέγεται κύφωσις [11], ἔσθ' ὅτε δὲ [12] καὶ ἐπὶ τὰ πλάγια, καὶ σκολίωσιν τοῦτο προσαγορεύουσι [13]. Πολλῶν [14] οὖν ἅμα σπονδύλων ἐπ' ἐλάχιστον παρατραπέντων [15], ἡ τῶν πλειόνων ἅμα παρατροπὴ μεγάλη [16] φαίνεται, κατὰ κυκλικὴν γινομένη [17] περιφέρειαν τῆς κοιλοτέρας [18] κάμψεως· καὶ νομίζουσί τινες ἀπατώμενοι ἑνὸς δὲ [19] ἐπὶ πολὺ παρατραπέντος σπονδύλου. Μεγάλη [20] παρατροπὴ οὐ περιφερῆ [21], γωνιωτὴν δὲ, ποιεῖται [22] τὴν τῆς ῥάχεως κάμψιν, ὅτε καὶ μᾶλλον κίνδυνος ἐπακολουθεῖ [23].

Τῆς [24] μὲν οὖν ἐπὶ τὰ ἔνδον τῆς ῥάχεως παρατροπῆς, ἀμήχανος ἡ ἐπανόρθωσις διὰ τὸ [25] μὴ δύνασθαι διὰ τῆς γαστρὸς ἔμπροσθεν ποιεῖσθαι τὴν ἀντώθησιν [26]. Ὅσοι γὰρ οἱ [27] ἐν κλίμακι κατατείνοντες [28] τοὺς οὕτω παθόντας, ἢ σικύας [29] προσ-

* Tout le texte de ce chapitre, qui est très défectueux dans les deux éditions imprimées, a été restitué par moi au moyen des manuscrits DHKR. Toutefois, il est bon de le conférer avec le même chapitre d'Hippocrate, *Traité des articulations*, d'où il est tiré en substance. (*Voyez* Hippocrate, édit. de M. Littré, t. IV, p. 177 et suivantes.)

[1] ῥάχεως omis d. C. — [2] ὑπομένοντα F., ὑπομένοντος Ve. — [3] ἐπιφέρει D., πάθος τὸν θάν... M. — [4] ἐπιμένει LP. — [5] αὐτῶν LMP. — [6] μόνη P., μόνον omis d. M. — [7] θλιϐομένει D. — [8] ἐπάγει GLP., παραθρήμασι B., παραθρώμασι M. — [9] ἁλίσκεται ABCEFGJLMNOPVeBaX. — [10] ἐμπρὸς ABCEFGLNOPVeBaX. — [11] κύρωσις R. — [12] δὲ omis d. LP., καὶ omis d. ABCEFGHKLNOPVeBaX. —

CHAPITRE CXVII.

DES VERTÈBRES DU DOS.

Si une luxation complète des vertèbres du dos a lieu, il en résulte une mort très prompte; car la moelle ne peut supporter aucune compression, puisque la compression seulement des nerfs qui en sortent suffit pour amener du danger. Mais ces os sont souvent affectés de *pararthrème*. Tantôt la déviation a lieu en avant, et on l'appelle *lordose* (*courbure en avant*); tantôt elle a lieu en arrière, et on la nomme *cyphose* (*bosse*, *gibbosité*); quelquefois elle a lieu sur les côtés, et on lui donne le nom de *scoliose* (*obliquité*). Lors donc que plusieurs vertèbres à la fois subissent une très faible déviation, l'ensemble de cette déviation paraît considérable, parce qu'elle se fait suivant une courbe, avec une très forte flexion; et quelques-uns croient, bien à tort, qu'alors une seule vertèbre est considérablement déviée. Mais une grande déviation rend l'incurvation du rachis non pas arrondie mais anguleuse, et alors aussi il en résulte un plus grand danger.

Or, quand la déviation du rachis a lieu en dedans, le redressement est impossible, parce qu'on ne peut pas la repousser en exerçant un effort en avant à travers le ventre. Hippocrate réfute suffisamment ceux qui croient opérer quelque redressement en étendant ces malades sur des échelles, en leur appli-

— [13] προσαγορεύεται P. — [14] μὲν οὖν BEJNOVeBaX. — [15] παρατρεπόντων F., ἢ τῶν πλαγιόνων L., πλαγίων P. — [16] μεγάλη omis d. ABCEFGJLMNOPVeBaX., φαινομένη J. — [17] γινομένη omis d. GLP. — [18] κοιλοτέρας omis d. ABCEFGJLMNOPVeBaX., ἐκάμψεως LP. — [19] δὲ omis d. ABCEFGJLMNOPVeBaX. — [20] μεγάλην DM., παρατροπὴν M., περιτροπὴν D. — [21] περιφερὴς ABEFGJLNPVeX., ὁ ὑπερὴς O. — [22] ποιεῖ DR. — [23] ἐπακολουθῇ N. — [24] τοῖς P. — [25] τε D. — [26] ἀντίθεσιν ABCEFGJLMNOPVeBaX. — [27] ἢ pour οἱ EX., εὐκλίμακι Ve., ἐνεκλίμακι LP. — [28] κατατείναντες ACM., οἱ ἐν κλίμακι κατατείνοντες τοὺς οὕτω παθόντας, ἢ omis d. DHKR. — [29] συκίας LP., προσβαλόντες MHK., προβάλλ... LP., βάλλοντες, ἢ πταρμοὺς, ἢ βῆχας, ἢ φύσας [30] ἐπιτηδεύοντες, τίποτε κατορθοῦν ᾠήθησαν [31], ἱκανῶς ὑπὸ τοῦ [32] Ἱπποκράτους ἠλέγχθησαν [33]. Ἐπειδὴ δὲ [34] πολλάκις ἀπόθραυσίς τινος [35], τῶν τῆς ἀκάνθης ὀσταρίων γινομένη [36] κοῖλον ἀποφαίνει [37] τὸν τόπον, ὡς ἐν τῷ περὶ [38] καταγμάτων εἴρηται, τινὲς ᾠήθησαν λόρδωσιν εἶναι τὸ πάθος· εἶτα διὰ τάχους [39] τούτου θεραπευθέντος [40], ἑτοίμως γὰρ ἐπιπωροῦται [41], εὐίατον ἀπεφήναντο [42] τὴν λόρδωσιν ὑπάρχειν [43], καίπερ ἀνίατον [44] δεινῶς οὖσαν ἢ δυσίατον. Ἐπίσχεσις [45] γὰρ αὐτοῖς [46] αὐτίκα [47] τῶν οὔρων τε [48] καὶ τῆς κόπρου γίνεται, καὶ περίψυξις τοῦ σώματος· εἰς ὕστερον δὲ καὶ [49] ἀκούσιος τῶν περιττωμάτων ἔκκρισις. Ταῦτα δὲ διὰ τὴν τῶν νεύρων καὶ [50] τῶν μυῶν γίνεται συμπάθειαν, καὶ ταχέως ἀποθνήσκουσι, καὶ μάλιστα ἐν τοῖς ἄνω καὶ κατὰ [51] τὸν τράχηλον σπονδύλοις [52] τοῦ πάθους συστάντος.

Τὴν δὲ κύφωσιν τὴν ἐκ παιδὸς μικροῦ μάλιστα γεγενημένην, καὶ χρονίσασαν [53] καὶ μὴ ταχυθάνατον [54], ἀλλ' ἐπίνοσον ἀεὶ [55] καὶ ἀνίατον [56] Ἱπποκράτης ἀπεφήνατο [57]. Ἐπὶ δὲ τῆς ἄρτι [58] γενομένης κυφώσεως ἀπὸ πτώματος, αἱ μὲν διὰ τῆς κλίμακος καὶ τῆς τοῦ νοσοῦντος ὀρθίας [59] κρεμάσεως, τῆς τε τοῦ [60] ἀσκοῦ φυσήσεως [61] μηχαναὶ καταγέλαστοι· μόνος δὲ ὁ τοῦ Ἱπποκράτους ἀρκέσει καταρτισμός.

Δεῖ γὰρ, φησὶ, μέγα [62] ξύλον μήκει τε καὶ πλάτει τηλικοῦτον ὡς χωρῆσαι [63] τὸν ἄνθρωπον, ἢ βάθρον ἶσον τούτῳ [64] ἐγγὺς ἀποθέσθαι τοίχου [65] παρατεταμένον τῷ τοίχῳ κατὰ

προσβάλλοντας ABCFGJLPVeX. — [30] φύσις R., ἐπιδεύοντες E., ἐπιτηδεύσαντες DHKR., ἐπιτηδεύοντας P, τίποτες DR. — [31] ὤθησαν R.; M. met un point interrogatif après ᾠήθησαν. — [32] τοῦ omis d. GLP. — [33] ἐλλέχθησαν D., ἠλέχθησαν FGLNPVe., ἐλέγχθησαν X. — [34] ἐπειδὰν D., ἐπεὶ δὲ R., ἐπειδὴ δὲ τὸ LP. — [35] τις A. — [36] γινομένης D.; M. omet depuis τῶν τῆς ἀκάνθης jusqu'à τὸν τόπον inclusiv. — [37] ἀποφαίει X. — [38] περὶ τῶν LP. — [39] πάχους P., τοιούτου N. — [40] θεραπεύοντος M., θεραπευθέντες J., ἑτύμως C. — [41] ἐπιπωροῦνται J., καὶ εὐίατον DEHKRX. — [42] ἀποφύναντος M., ἀπεφήναντος L. — [43] ὑπάρχει L. — [44] ἄνιτον LP., δηνῶς J. — [45] ἐπίσχες GLP. — [46] αὐτὰς M. — [47] αὕτη κατὰ τῶν pour αὐτίκα τῶν ABCFGJLMNOPVeBa. — [48] τε omis d. C. — [49] καὶ omis d. GLP. — [50] νεύρων τε καὶ DR., νεύρων καὶ τὴν τῶν ENVeBa.; τῶν νεύρων καὶ omis d. ABCFGJLMOP. — [51] κάτω pour κατὰ R.; καὶ omis

quant des ventouses, ou en excitant chez eux l'éternuement, la toux ou un développement de gaz. En effet, comme souvent, par suite de la fracture de quelqu'une des apophyses de l'épine dorsale, il paraît un endroit creux, comme on l'a dit au chapitre des fractures, quelques-uns ont cru que cette affection était la *lordose;* puis, l'ayant guérie avec promptitude, car le cal s'y forme vite, ils ont déclaré que la *lordose* était facilement curable, quoiqu'elle soit tout à fait impossible ou au moins très difficile à guérir. Effectivement chez ceux qui en sont atteints, l'urine et l'excrétion stercorale sont d'abord supprimées, et le corps se refroidit, puis ensuite l'évacuation de ces matières devient involontaire. Or, cela a lieu par suite de la sympathie des nerfs et des muscles; et les malades meurent promptement, surtout si la maladie affecte les vertèbres d'en haut et celles du cou.

Quant à la *cyphose* qui survient surtout chez les petits enfants, Hippocrate déclare qu'elle devient chronique et qu'elle n'est pas promptement mortelle, mais que ceux qui en sont affectés sont toujours souffreteux et ne guérissent jamais. Mais si la *cyphose* provient d'une chute récente, les appareils de réduction par l'échelle, ou par la suspension droite du malade, ou par l'application d'une outre gonflée, sont ridicules, et le mode de redressement d'Hippocrate est le seul qui convienne.

Il faut, dit-il, prendre un grand madrier de bois, ayant assez de longueur et de largeur pour recevoir le malade, ou bien un banc également grand, et le déposer auprès d'un mur en l'éten-

d. JM. — [52] σπόνδυλον D., τὸ πάθος F. — [53] καὶ χρονίαν εἶναι καὶ ABCEFGJLMNOPVeBaX. — [54] ταχὺν θάνατον F. — [55] ἄγειν pour ἀεὶ BGJLMNOPVeBa., ἄγει CF. — [56] ὁ Ἱπποκ... DR. — [57] ἀπεφήνατον GL., ἐπεὶ D. — [58] ἄρτη G., ἄρτης L.; τῆς omis d. M. — [59] ὀρθρίας DLPR. — [60] τοῦ omis d. GLP. — [61] φυσίσεως CR., φύσεως DLMP., φυσήος N. — [62] μέγαν L. — Paul d'Égine n'a point transcrit ici le texte d'Hippocrate comme on pourrait l'inférer du mot φησί; mais, suivant son habitude, il l'a abrégé en prenant toutes ses idées. Il est donc nécessaire de conférer ce chapitre avec celui d'Hippocrate, afin de saisir complétement le sens de notre auteur (*Voyez* Hippocr., édition de M. Littré, t. IV, p. 201 et suiv.). — [63] χωρῆσαν ABJO., χωρήσαντα C. — [64] τοῦτο O., τοῦτον R. — [65] τοίχῳ D., τοίχους NVe., παρατεταμέ-

μῆκος, μὴ πλέον ἀπέχον[66] ποδὸς, ἐφαπλῶσαί τε αὐτῷ[67] ἱμάτιά τινα χάριν τοῦ μὴ ἐπικλᾶσθαι τὸ σῶμα τοῦ ἀνθρώπου. Τοῦτον δεῖ[68] λουσάμενον πρηνῆ[69] κατατεῖναι κατὰ τοῦ ξύλου ἢ τοῦ βάθρου· κἄπειτα[70] ἱμάντι τὸ στῆθος τοῦ ἀνθρώπου δὶς[71] περιειλήσαντας διὰ τῶν μασχαλῶν δῆσαι κατὰ τὸ μετάφρενον, καὶ τὰς ἀρχὰς τοῦ ἱμάντος ἐκδῆσαι πρὸς ξύλον ἐπιμηκες[72], ὑπεροειδὲς, ὀρθὸν, στῆσαί τε τοῦτο[73] ἐπὶ τοῦ[74] ἐδάφους πρὸς τῷ πέρατι[75] τοῦ ὑποκειμένου ξύλου ἢ βάθρου[76], καὶ δοῦναι διακρατεῖν ἄνωθεν ὑπηρέτῃ ἑστῶτι[77] τῆς τοῦ κάμνοντος κεφαλῆς[78] ἐξόπισθεν, ὥστε τοῦ μὲν κάτω[79] πέρατος ἀντιστηριζομένου, τοῦ δὲ ἄνω ὑπὲρ τὴν κεφαλὴν ἑλκομένου[80] κατὰ τὸν δέοντα καιρὸν γίνεσθαι τὴν κατάτασιν[81]· ἑτέρῳ δὲ ἱμάντι[82] τοὺς πόδας ὁμοῦ κατά τε τὰ[83] ὑπὲρ τῶν σφυρῶν[84] μέρη δήσαντες, καὶ αὖθις ἑτέρῳ τὰ ὑπὲρ τῶν ἰξύων[85], τῆς συναφῆς τούτου[86] κατὰ τὴν ὀσφῦν γινομένης· πάλιν τὰ πέρατα τῶν ἱμάντων τούτων[87] συζεύξαντες, ἑτέρῳ τε[88] ξύλῳ ὑπεροειδεῖ[89] ὁμοίως τῷ λεχθέντι προσδήσαντες, στήσομεν ἐν τῷ πρὸς τοῖς ποσὶ πέρατι τοῦ ξύλου ἢ βάθρου τὸ ὕπερον[90] καθ' ὁμοιότητα τοῦ προτέρου. Κἄπειτα κελεύσομεν τοῖς ὑπηρέταις διὰ τῶν[91] ξύλων ποιεῖσθαι τὴν ἀντίτασιν.

Τινὲς δὲ διὰ τῶν καλουμένων ὀνίσκων ταύτην ἐργάζονται· ἄξονες[92] δέ εἰσιν οὗτοι ἐπ' ὀρθῶν[93] στρεφόμενοι ξύλων, ἑκατέρωθεν τούτου τοῦ μεγάλου ξύλου ἢ βάθρου κατὰ τὰ[94] πρὸς τοῖς ποσὶ καὶ τῇ κεφαλῇ πέρατα[95] τεταγμένοι, πρὸς οὓς

νου CGLP., προστεταμένον M., περιτεταμένον R. — 66 ἀπέχοντος R. — 67 αὐτοῦ BCFLOP., αὐτὸ D., αὐτὸν M., ἱμάτιόν EX., ἱμάτιά τινα χάριν τοῦ omis d. ACFG LMOP. — 68 δὴ JR. — 69 πρινὴ BCDFMRBa., πρὶν ἢ JNOVe., πρινὶ EPX., καταγεῖναι Ve. — 70 κἄπει C., τῷ ἱμάντι DHKR. — 71 δὶς omis d. M., περιειλήσαντα ABCEFGLNOPVeBa., περιειλίξαντα M. — 72 ὑπόμηκες HK. — 73 τούτῳ R. — 74 τοῦ omis d. D. — 75 πρὸς τῷ περὶ τοῦ CFMO. — 76 GLP. omettent depuis κἄπειτα ἱμάντι τὸ στῆθος jusqu'à ξύλου ἢ βάθρου inclusiv. — 77 ἑστῶτι omis d. LP. — 78 τὸ ἐξόπισθεν L. — 79 κάτωθεν ABCEFGJLMNOPVeBaX. — 80 τοῦ κατὰ ABCEGJLNPVeX. — 81 κατάστασιν CGLPR., κατασιν F. — 82 ἱμάντα LP.

dant dans le sens de sa longueur le long de ce mur et à une distance au plus d'un pied : on le couvrira d'étoffes afin que le corps du patient ne soit pas meurtri. Après avoir baigné le malade, on l'étendra couché sur le ventre sur ce madrier ou sur ce banc; puis on entourera deux fois sa poitrine avec une lanière en faisant passer celle-ci par les aisselles et en la liant sur le dos; on attachera les bouts de la lanière à un morceau de bois oblong et droit semblable à un pilon de mortier que l'on fixera en terre à l'extrémité du madrier ou du banc sur lequel est couché le malade, et on le donnera à maintenir par le haut à un aide qui se tiendra debout derrière la tête du patient; de manière que, d'une part l'extrémité inférieure étant tenue dans la resistance, et de l'autre une tension étant exercée en haut, au-dessus de la tête, quand le moment sera opportun, on opère ainsi l'extension. Ensuite on attachera les deux pieds ensemble avec une courroie au-dessus des malléoles, puis avec une autre les parties au-dessus des hanches, en faisant croiser les bouts sur les reins; nous joindrons à leur tour les bouts de ces courroies, et nous les attacherons à un second morceau de bois semblable à un pilon de mortier comme celui dont nous venons de parler; puis nous fixerons ce pilon à l'extrémité du madrier ou du banc vers laquelle se trouvent les pieds, de la même manière que le premier. Cela fait, nous ordonnerons aux aides de faire l'extension et la contre-extension au moyen des pilons.

Quelques-uns font cette extension avec les instruments appelés onisques; ce sont des axes qui tournent sur des pièces de bois droites (*espèces de treuils*). On place ces axes à chaque

— 83 ὁμοῦ καὶ τα ὑπὲρ R., ὁμοῦ καὶ ὑπὲρ D. — 84 τῶν μηρῶν pour σφυρῶν D. — 85 ἰξίων EJRX., ἰξούων FGLP., ἰξούῳ M. — 86 τοῦ δὲ pour τούτου ABCDEFGJLMNOPRVeBaX., τῷ δὲ HK. — 87 τούτω BCEFJLNOPVe. — 88 δὲ pour τε ABCEFGJLMNOPVeBaX. — 89 ὑπεροειδῆ ADPR. — 90 τὸ ὕπερον omis d. M. — 91 τῶν omis d. M.; P. omet depuis ἢ βάθρου τὸ ὕπερον jusqu'à διὰ τῶν ξύλων inclusiv. — 92 ἀξιόνες A. — 93 ἐπ' ὄρθον ..... ξύλον ABCEFGJLMNOPVeBa. — 94 τὰς DR., τὸ GLP. — 95 πέρατι GLP., παρατεταγμένοι pour πέρατα τεταγ... C.;

στρεφομένους οἱ ἑλκόμενοι ἱμάντες ἐνειλοῦνται. Οὕτω δὲ γινομένης τῆς κατατάσεως, αὐτοῖς [96] τοῖς τῶν χειρῶν ἡμῶν θέναρσι τὸ κύφωμα πιλήσομεν· εἰ δὲ χρεία καὶ ἐπικαθεσθῶμεν αὐτῷ [97], μηδενὸς ὄντος φόβου.

Εἰ δὲ μὴ οὕτως ἡ ῥάχις ἀπευθύνοιτο, φέροι δὲ τὴν πίεσιν ὁ κάμνων, δεῖ τὸν παρακείμενον τοῖχον ἐπὶ μῆκος ὑπογλύψαι σωληνοειδῶς ἀντικρὺ τοῦ κυφώματος, ὡς εἶναι τῆς γλυφῆς τὸ μῆκος ὅσον πήχεως, μήτε [98] ὑψηλότερον τῆς τοῦ κάμνοντος ῥάχεως, μήτε πολλῷ ταπεινότερον· μᾶλλον δὲ προπαρεσκευασμένην [99] εἶναι δεῖ τὴν γλυφὴν, τούτου γὰρ ἕνεκα [100] τὸ ξύλον ἀπ' ἀρχῆς πλησίον κεῖσθαι τοῦ τοίχου [101] παρεσκευασάμεθα. Κἄπειτα σανίδος συμμέτρου [102] τὸ ἕτερον πέρας ἐφαρμόσαντες τῇ γλυφῇ τοῦ τοίχου, ἐπιθέντες τὸ μέσον αὐτῆς, ἢ τὸ ἀπαντῶν [103] μέρος κατὰ τῆς κυφώσεως, τὸ ἕτερον αὐτῆς πέρας ἐπὶ [104] τὰ κάτω πιέσομεν [105], ἕως ἂν αἰσθητὴ τῆς ῥάχεως ἡ ἀπεύθυνσις [106] γένηται.

Ὡς δέ φησιν Ἱπποκράτης [107], καὶ ἡ κατάτασις [108] μόνη δίχα τῆς σανίδος, καὶ αὖθις πάλιν διὰ τῆς σανίδος [109] μόνη ἡ πίλησις [110] ἱκανή ἐστι τὸ δέον ἐκτελέσαι [111]. Εἰ δὲ τοῦτο ἀληθὲς, οὐδὲν ἄτοπον κἀπὶ τῆς λορδώσεώς τε [112] καὶ σκολιώσεως ἐν ἀρχῇ [113] ποιεῖσθαι τὴν εἰρημένην κατάτασιν [114], δίχα δηλονότι τῆς πιλήσεως [115].

Δεῖ δὲ μετὰ τὸν καταρτισμὸν πέταλον ξύλινον, πλάτος μὲν τριδάκτυλον [116], μῆκος δὲ ὅσον μετὰ [117] τὴν κύφωσιν καί τινα τῶν ὑγιεινῶν [118] ἐπιλαμβάνειν σπονδύλων, λινῷ τελαμῶνι [119]

ABCEFGJLMNOPVeBa. omettent πρὸς οὓς στρεφομένους οἱ ἑλκόμενοι, et mettent τεταγμένοι οἱ ἱμάντες ἐνειλοῦνται. — 96 τῆς κατατάσεως αὐτῆς, τῇ τῶν χειρῶν ἡμῶν παλάμῃ τὸ... ABCEFGJLMXNOPVeBa. — 97 αὐτὸ AE., αὐτῶν LP., αὐτῷ omis d. DHKR. — 98 μήποτε F. — 99 προπαρασκευασμένην ABCDEFGJXLMNOPVeBa. — 100 ἕνεκα καὶ τὸ ABCEFGJLMNOPVeBaX. — 101 κεῖσθαι τοιούτου παρεσκ... D. — 102 μέτρου DR. — 103 ἀπαντοῦν DHKR., πέρας pour μέρος HKR. — 104 ABCEFGJLMNOPVeBaX. omettent depuis ἐφαρμόσαντες jusqu'à τὸ ἕτερον αὐτῆς πέρας inclusiv.; D. omet κατὰ τῆς κυφώσεως τὸ ἕτερον πέρας. — 105 ἐπιέσομεν LP. —

bout du grand madrier ou banc, aux deux extrémités où sont la tête et les pieds, et les courroies que l'on tire viennent s'y enrouler. Pendant qu'on fera ainsi l'extension, nous-mêmes refoulerons la *cyphose* avec la paume des mains, et, s'il le faut, nous nous assoierons dessus, pourvu qu'il n'y ait rien à craindre.

Si le rachis ne se redresse pas de cette manière, et si le malade supporte la pression, il faut creuser horizontalement une espèce de canal sur le mur adjacent vis-à-vis de la gibbosité, de manière que ce creux ait la longueur d'une coudée et ne soit pas plus haut ni beaucoup plus bas que le rachis du malade; il faut même que ce creux ait été préparé d'avance, et c'est pour cela que dès le commencement nous nous sommes mis en devoir de placer le madrier près d'un mur. Ensuite nous plaçons l'un des bouts d'une planchette moyenne dans le creux fait à la muraille; le milieu de cette planche, ou la partie qui se rencontre vis-à-vis de la *cyphose*, est appuyé sur la gibbosité; et nous abaissons l'autre bout jusqu'à ce que le redressement du rachis ait lieu d'une manière sensible.

Mais, comme dit Hippocrate, l'extension seule, sans la pression avec la planchette, et à son tour la pression seule, au moyen de la planchette, est suffisante pour effectuer ce qui est nécessaire. Or, si cela est vrai, il n'est pas hors de propos de pratiquer tout d'abord dans la *lordose* et dans la *scoliose* l'extension dont nous avons parlé, et cela sans la pression.

Après le redressement, il faut avoir une feuille de bois large de trois doigts et longue autant qu'il faut pour dépasser la *cyphose* et quelques-unes des vertèbres saines; puis on l'enveloppe

106 ἀπεύθησις LP. — 107 Ἱπποκράτης omis d. A. — 108 κατάστασις GLP. — 109 καὶ αὖθις πάλιν διὰ τῆς σανίδος omis d. GLP. — 110 ἡ ἴασις pour ἡ πίλησις ABCFGJ LMNOPVeBa. — 111 ἐκτέλεσθαι GLP. — 112 τε omis d. R. — 113 ἐν ῥαχῆ LP. — 114 κατάτισιν BO., κατάστασιν GLP.; δίχα omis d. P. — 115 ἐπιλίσεως P. — 116 τριδακτυλαῖον A. — 117 δὲ et τὴν omis d. P., κατὰ pour μετὰ Ve., σκύφωσιν ABFGLMNOPVe. — 118 ὑγινῶν BO., ὑγεινῶν L. ἐπιλαμβάνει LP. — 119 τελαμῶνῳ P., στυππύῳ ABCO., στυππίῳ EFGHJKLPX., στιπτύῳ M., στιπείῳ Ve. —

ἢ στυπείῳ διὰ τὴν σκληρότητα περιειλήσαντας, ἐπιθεῖναι τοῖς σπονδύλοις καὶ προσηκόντως [120] ἐπιδῆσαι· καὶ τῇ λεπτῇ διαίτῃ χρήσασθαι [121]. Εἰ δὲ καὶ μετὰ ταῦτα λείψανόν τι τῆς κυφώσεως ἀπολειφθείη, τῇ διὰ τῶν χαλαστικῶν τε καὶ μαλακτικῶν [122] φαρμάκων θεραπείᾳ, σὺν τῇ διὰ τοῦ [123] πετάλου προστυπώσει [124] χρηστέον ἐπιπολύ [125]. Τινὲς δὲ μολυβδίνῳ [126] πετάλῳ ἐχρήσαντο.

[120] προσηκόντος MP. — [121] χρώμενον ABCEFGJLMNOPVeBaX. — [122] τε καὶ

ΡΙΗ'.

ΠΕΡΙ ΤΗΣ [1] ΚΑΤ' ΙΣΧΙΟΝ [2] ΕΞΑΡΘΡΩΣΕΩΣ.

Τῶν ἄλλων [3] τῶν ἐν τοῖς ὀστοῖς [4] ἄρθρων, ποτὲ μὲν παράρθρημα, ποτὲ δὲ καὶ τελείαν πασχόντων [5] ἐξάρθρησιν, ἡ κατ' ἰσχίον [6] τε καὶ κατὰ τὸν ὦμον [7] διάρθρωσις μόνῃ [8] τῇ τῆς ἐξαρθρήσεως ὑποπεπτώκασι παρατροπῇ, καὶ τούτων [9] μᾶλλον ἡ κατὰ τὸ ἰσχίον [10], ὅτι τε βαθεῖαν καὶ στρογγύλην τὴν κοιλότητα κέκτηται, καὶ ὅτι ὑψηλοτέραις [11] ὀφρύσι κατωχύρωται [12]. Φθάσαντος δέ ποτε τοῦ ἄρθρου [13] διά τινα βίαν [14] ἰσχυρὰν ἐκπεσεῖν ἔξω τῆς ἰδίας κοιλότητος, παρὰ [15] τὸ μᾶλλον καὶ ἧττον τῆς ἐξαρθρήσεως πολλαὶ γίνονται [16] διαφοραί. Κατὰ τέσσαρας [17] δὲ τρόπους [18] ἡ κατ' ἰσχίον ἐξάρθρησις [19] γίνεται, ἢ γὰρ ἐπὶ τὰ ἔσω, ἢ ἐπὶ τὰ ἐκτὸς, ἢ ἔμπροσθεν [20], ἢ ὀπίσω μεθίσταται [21]. Ἀλλ' ἡ μὲν ἔσω καὶ ἔξω συνεχῶς, καὶ

[1] περὶ τῶν P., περὶ τὴν J. — [2] κατ' ἰσχίων LP., ἐξαρθρήσεως FP., διαρθρώσεως CDHKR. — [3] τῶν omis d. ABCEFGJLMNOVeBaX. — [4] ἐν τοῖς ἀνθρώποις ὀστῶν Ba., ἐν τοῖς ὀστοῖς ἀνθρώπων ABCGJLMNOPVe. — [5] παρασχόντων J. — [6] κατ' ἰσχύον NVe. — [7] κατ' ὦμον DR.; κατὰ omis d. LP. — [8] μόνη BEFPRVeBa.; τῇ omis d. ACEFGJX., τῆς omis d. LPVe. — [9] τοῦτον E., τοῦτο O. — [10] ἰσχύον

de bandes de toile ou d'étoupes, à cause de la dureté, on la place sur les vertèbres et on la lie convenablement. Ensuite on doit mettre le malade à un régime léger. Si après cela il reste quelques traces de *cyphose*, on doit employer pendant long-temps des remèdes relâchants et émollients, sans omettre la pression au moyen de la feuille de bois. Quelques-uns se sont servis d'une lame de plomb.

μαλακτικῶν omis d. P. — [123] τοῦ omis d. GLPR. — [124] προτυπώσει P. — [125] χρηστέον πολὺ C. — [126] μολύβδῳ LP.

CHAPITRE CXVIII.

DE LA LUXATION COXO-FÉMORALE.

Les autres articulations des os sont sujettes tantôt au pararthrème, tantôt à la luxation complète; mais l'articulation coxale ainsi que celle de l'épaule, ne permettent que la séparation entière des os, et surtout l'articulation coxale, parce qu'elle possède une cavité profonde et arrondie qui est munie de bords très élevés. Si donc il arrive que par suite d'une violence considérable, la tête de l'os sorte de sa cavité propre, il en résulte plusieurs différentes espèces de luxations suivant que le déboitement est plus ou moins considérable. La luxation coxale a lieu de quatre manières : ou en dedans, ou en dehors, ou en avant, ou en arrière. Elle a lieu fréquemment en dedans et en dehors,

NP. — [11] ταῖς ὀφρ. . EX., ὀφρυώσεσι ABCEFGJLMNOPVeBaX. — [12] κατωχύρονται D., κατωχυρῶνται R. — [13] δέποτε διάρθρου FLP. — [14] βιαῖαν DR. — [15] καὶ παρὰ ABCFGJLMNOPVeBa., καὶ περὶ E., τὸ μέλλον F. — [16] γένονται GL. — [17] τέσσαρες D., τε pour δὲ ABEFJLMNOVeBaX. — [18] τρόπους, μᾶλλον δὲ τόπους ABCEFGJLMNOPVeBaX. — [19] ἐξαρθρήσεως P. — [20] ἔμπρὸς ABCEFGLNOP VeBaX., ἢ ὄπισθεν DR. — [21] καθίσταται P., ἀλλ' ἔσω μὲν καὶ ABCEFGJLMNO

μάλιστα πολλῷ συνεχέστερον [22] ἡ ἐπὶ τὰ εἴσω· ἔμπροσθέν [23] δὲ καὶ ὀπίσω κατὰ τὸ σπάνιον.

Ὅσοις μὲν οὖν [24] ἐπὶ τὰ ἐντὸς ἡ ἐξάρθρησις [25] γένηται, τούτοις τὸ [26] πεπονθὸς σκέλος πρὸς τὸ ὑγιὲς παραβαλλόμενον [27] μακρότερον δείκνυται καὶ τὸ [28] γόνυ προπετέστερον [29], καὶ κατὰ τὸν βουβῶνα [30] κάμψαι τὸ σκέλος οὐ δύνανται [31], καὶ κατὰ τὸν περίναιον [32] ὄγκος ὑποπίπτει σαφὴς [33], ὡς ἐκεῖ τῆς κεφαλῆς ἀποστηριχθείσης τοῦ μηροῦ. Ὅσοις [34] δὲ ἐπὶ τὰ ἔξω κατωλίσθησε, τούτοις τἀναντία συμβαίνει [35] σημεῖα· τό τε γὰρ [36] σκέλος βραχύτερον φαίνεται, καὶ τὰ μὲν κατὰ [37] τὸν περίναιον ἔγκοιλά ἐστι [38], τὰ δὲ κατὰ τὸν γλουτὸν [39] εἰς ὄγκον ἐπαίρεται, καὶ τὸ [40] γόνυ ἐνδότερόν [41] ἐστι, καὶ συγκάμπτειν [42] τὸ σκέλος οὐ [43] δύνανται. Οἱ [44] δὲ ἐπὶ τὰ ἔμπροσθεν [45] ἐκτείνουσι μὲν τὸ σκέλος τελέως, οὐ κάμπτουσι δὲ [46] χωρὶς ὀδύνης τοῦ [47] σώματος, οὐδὲ προκόπτειν ἐπὶ τὰ ἔμπροσθεν [48] δύνανται βαδίζειν πειρώμενοι, τά τε οὖρα τούτοις ἐπέχεται, καὶ ὁ μὲν βουβὼν ἐξογκοῦται, τὸ δὲ πυγαῖον [49] ῥυσσόν τε καὶ ἄσαρκον φαίνεται, καὶ πτερνοβατοῦσιν [50] ἐν τῇ πορείᾳ. Οἱ δὲ ἐπὶ τὰ ὀπίσω ἐξαρθρήσαντες οὐκ ἐκτανύουσι [51] τὴν ἰγνύαν οὔτε τὸ [52] γόνυ, οὔτε δὲ [53] ἐπικάμψαι δύνανται [54] πρὶν ἢ τὸν βουβῶνα ἐπικάμψωσι [55]· καὶ τούτοις [56] δὲ τὸ σκέλος βραχύτερον, καὶ [57] ὁ βουβὼν λαγαρώτερος [58] φαίνεται, καὶ κατὰ τοῦ πυγαίου [59] ἡ κεφαλὴ τοῦ μηροῦ διασημαίνει.

Ἐφ' ὧν μὲν οὖν [60] ἐκ παιδικῆς ἡλικίας ἢ ἁπλῶς [61] πρὸ

PXVeBa. — [22] συνεχέστερον L.; ἡ omis d. ABCEFGJLMNOPXVeBa., ἔσω LMP. — [23] ἐμπρὸς ABCEFGLNOPVeBaX., δὲ ἐπὶ καὶ L. — [24] οὖν omis d. C. — [25] ἡ omis d. R., γεγένεται A., γεγένηται BCEFJ., γίνεται GLMP. — [26] τό τε ABCEFGJLMNOPVeBa. — [27] παραλαμβανόμενον GLP. — [28] τῷ DP. — [29] προπεστέστερον A. — [30] βωβῶνα G. — [31] δύναται LP. — [32] ὁ ὄγκος NVe., ὄγκον LP. — [33] σαφῶς M. — [34] ἐσὰν M. — [35] σημαίνει M. — [36] τὸ σκέλος LP. — [37] καὶ κατὰ μὲν τὸν ABCDEFGJLMNOPVeBa.; κατὰ omis d. X. — [38] ἐγκοιλᾶται ABCEFGJLNOPVeBaX., εἰκοιλᾶται M. — [39] κατὰ δὲ τὸν γλ... ABCEFGJLMNOPVeBaX., ὡς pour εἰς P. — [40] τῷ DLP. — [41] ἐσώτερον ABCEFGLMNOPVeBaX. — [42] συγκάμπτον M., συγκάπτει DL., συγκάπτειν FXNPRVe. [43] οὐ est omis d. ABCFGLMNOPVeBa., Cornarius, Dalechamps, G. Andernach. Je restitue la négation conformément à mes meilleurs manuscrits, et aussi au texte d'Hippocrate « ἀτὰρ

mais beaucoup plus souvent en dedans; rarement en avant et en arrière.

Chez ceux où la luxation a lieu en dedans, si on compare la jambe malade avec celle qui est saine, la première paraît plus longue et le genou plus abaissé; les malades ne peuvent plier le membre aux aines; une tumeur manifeste apparaît vers le périnée là où la tête de la cuisse s'est précipitée. Dans le cas où la luxation a glissé en dehors, les signes contraires se montrent; car la jambe paraît plus courte; il y a un creux du côté du périnée, et une tumeur s'élève vers la fesse; le genou est porté plus en dedans, et les malades ne peuvent plier le membre. Dans la luxation en avant, les malades étendent complétement le membre, mais ils ne peuvent le plier sans une douleur de la partie; et s'ils essaient de marcher, ils ne peuvent le porter en avant : les urines sont supprimées, l'aine est tuméfiée, la fesse paraît ridée et comme décharnée, et dans la marche les malades se traînent sur les talons. Ceux chez qui la luxation a lieu en arrière ne peuvent étendre le jarret ni le genou, et ne peuvent les plier sans que les aines soient d'abord fléchies; leur jambe est plus courte, l'aine semble plus vide, et la tête de la cuisse apparaît vers la fesse.

Chez ceux dont la luxation a été négligée depuis leur enfance

οὐδὲ ξυγκάμπτειν ὥσπερ τὸ ὑγιὲς σκέλος δύνανται. » (Conf. Hipp., édit. de M. Littré, t. IV, liv. *Des articulations*, ch. 54, p. 238). — [44] οἷς δὲ ἐπὶ Ba., οἱ δὲ ὡς ἐπὶ ABCEFGLNOPVeX. — [45] ἔμπρὸς ABCEFGLNXOPVeBa. — [46] μὲν τὸ σκέλος τελέως, οὐ κάμπτουσι δὲ omis d. ABCFGLMNOPVeBa. L'omission de ces mots essentiels rendait toute la phrase inintelligible aussi bien dans les éditions imprimées que dans les traductions. — [47] ὀδύνη M., τοῦ γόνατος ABCEFGJLMNOPVeBaX. — [48] ἐπὶ τὰ ἔντος δυν... ABCEFGJLMNOPVeBaX.; δύνανται omis d. D. — [49] πύγεον ABCFGP., πηγαῖον D., πυγνῦον M., ῥυσὸν ABCDFGHJKPX. — [50] πτενοβατοῦσιν X., πορία EN. — [51] ἐκτανvύουσι ABEFM., ἐκτανvύσουσι R.; τὴν ἰγνύαν omis d. R., ὑγνίαν BaVe., ὑγνυίαν N., ἰγνῦν DGHKLP. — [52] τῷ D., τὸ omis d. R. — [53] οὗτε δὲ omis d. GLP. — [54] δύναται LMP., πρινὴ FM., πρινὶ EX. — [55] ἐπικάμψουσι ADHKFR. — [56] καὶ τοῖς δὲ ABCXEFGLMNOPVeBa. — [57] καὶ omis d. ABCGJLMNOPVeBa. — [58] λαπαρώτερος Ba., λαγαρωτέρους LP., χαλαρώτερος M. — [59] πυγέου C., πηγαίου DP., πυγιαίου NVeBa. — [60] οὐκ pour οὖν BCEFGLMNOPVeX., οὖν οὐκ A. — [61] ἁπλὸς D., πρὸς APRVe.; πρὸ omis d. J. —

πλείονος χρόνου [62] τοῦτο τὸ ἄρθρον ἐκπεπτωκὸς [63] ἠμελήθη καὶ οὕτω [64] μεμένηκεν, ἄπορος ἡ θεραπεία, φθάσαντος ἤδη κυλλωθῆναι [65] τοῦ κώλου. Ὅσοις δὲ προσεχῶς ἐξήρθρησεν [66], οὗτοι τῆς Ἱπποκράτους [67] ἐπιμελείας τεύξονται. Δεῖ τοίνυν ταχέως ἐπὶ τὴν εἰσβολὴν [68] ἰέναι· χρονίζοντα [69] γὰρ τὰ κατ' ἰσχίον [70] ἐξαρθρήματα παντελῶς ἀνίατα γίνεται. Κοινῶς μὲν οὖν ἐπὶ τῶν τεσσάρων ἐξαρθρήσεων ὅ τε κατὰ περιστροφὴν καὶ περίσφαλσιν [71] τοῦ ἄρθρου καὶ [72] ὁ διὰ τῆς κατατάσεως [73] ἁρμόσει καταρτισμός. Εἰ γὰρ εἴη καὶ τὸ πάθος νεαρὸν καὶ ὁ κάμνων [74] νεάζων, ἐνίοτε τὸν μηρὸν διακρατοῦντες καὶ περιφέροντες [75] τῇδε κἀκεῖσε τὸ ἄρθρον [76] ἐμβεβλήκαμεν. Ἐπὶ τὰ ἔσω δὲ [77] γεγενημένης τῆς ἐξαρθρήσεως, καὶ τὸ σκέλος μόνον ἀθρόως τε [78] καὶ ἰσχυρῶς κατὰ τὸν βουβῶνα [79] κάμψαντες ὡς [80] ἐσωτάτω, τὸ δέον ἐξεπράξαμεν [81]. Εἰ δὲ μὴ τούτοις ὑπείξοι, κατατάσει [82] χρηστέον· πρῶτον μὲν τῇ διὰ τῶν χειρῶν, τῶν μὲν τὸ σκέλος κάτωθεν ἑλκόντων κατά τε τὸν μηρὸν [83] καὶ τὴν κνήμην [84] σφιγγόμενον, τῶν δὲ ἄνωθεν ὑπὸ τὰς μασχάλας τὸ σῶμα περιβαλλόντων [85].

Εἰ δὲ καὶ ἰσχυροτέρας δεήσοι [86] τῆς κατατάσεως, βρόχοις ὑφαντοῖς ἢ πλεκτοῖς, ἤγουν ἱμάσιν [87] ἐκδῆσαι τὸ σκέλος πάντως μὲν ὑπὲρ [88] τὸ σφυρόν· ἵνα δὲ [89] μή τι τὸ γόνυ πάθοι [90], καὶ τούτου ἀνωτέρω. Τὰ δὲ [91] περὶ τὸ στῆθος οὐκ ἀνάγκη [92] δεσμεῖν· ἀλλ', ὡς εἴρηται, ταῖς χερσὶν ὑπὸ τὰς μασχάλας περιβαλλέσθωσαν. Ἱμάντος δὲ [93] μαλθακοῦ τε καὶ ἰσχυροῦ τὴν μεσότητα κατὰ τὸν [94] περίναιον ἁρμόσαντες, ἐπὶ τὸν ὦμον [95] ἀναγάγωμεν, ἔμπροσθεν μὲν [96] διὰ τοῦ

[62] χρόνῳ P., τοῦ τὸ ἄρθρον ABCLMNOPVe. — [63] ἐκπεπτωκότος ABCFGLMNOPVe. — [64] οὕτω omis d. ABCEFGLMNOPVeBaX. — [65] κυκλωθῆναι ABCFGJMNORVeBa., κυκλωθῆ LP., κοιλωθῆναι DEKX., τυλωθῆναι. Cornarius. — [66] ἐξάρθρησεν LP. — [67] Ἱπποκρατείας DHK. — [68] ἐμβολὴν CDR. — [69] χρονίζονται LP.; γὰρ omis d. LP. — [70] ἰσχύον N. — [71] περίσφασιν ABGLMOPBa., περίφρασι Ve., περίθραυσιν DEFHJKNRX., περιφόρησιν Corn. (conf. Hipp., édit. de M. Littré, t. IV, p. 294 et 361). — [72] καὶ omis d. GLP.; ὁ omis d. J. — [73] καταστάσεως GLP., καταβάσεως C., ἁρμόζει R. — [74] ἀκμάζων pour νεάζων DHKR., ἀνεαρὸν F., κάμνων ἐστὶ νεάζων ABCFGJLMNOPVe., κάμνων ἔτι νεάζων EX. — [75] παραφέροντες DHKR.

ou simplement depuis un long temps, et est restée sans traitement, la guérison est impossible, car le membre est déjà estropié. Mais à ceux chez qui la luxation est survenue récemment, on appliquera le traitement d'Hippocrate. En conséquence, il faut sans retard amener la coaptation, puisque les luxations coxo-fémorales, devenues chroniques, sont complétement incurables. Or, la réduction qui se fait par rotation et par glissement de l'articulation, ainsi que celle par l'extension, conviennent également aux quatre espèces de luxation. En effet, la maladie étant récente et le malade jeune, quelquefois, en saisissant la cuisse et en la portant de çà de là, nous avons opéré la coaptation. Si la luxation est en dedans, on atteint le but en pliant vivement et fortement le membre vers l'aine aussi en dedans que possible. Mais si la luxation ne cède pas à ces manœuvres, on emploie l'extension; et d'abord celle avec les mains, les unes tirant le membre en bas en serrant la cuisse et la jambe, les autres maintenant le corps en haut sous les aisselles.

Mais s'il faut une plus forte extension, on attachera la jambe au-dessus des malléoles avec des lanières en tissu ou tressées, ou bien avec des courroies; et afin que le genou ne soit point offensé, on liera la cuisse au-dessus de lui. Il n'est pas nécessaire de mettre un lien autour de la poitrine; mais, ainsi qu'on l'a dit, on saisira le corps avec les bras par les aisselles, puis on adaptera au périnée le milieu d'une bande à la fois douce et forte que l'on fera arriver sur l'épaule en passant, en avant sur

— 76 τὸ καθαρὸν R., ἐκβεβλήκαμεν P. — 77 δὲ omis d. C., γενομένης EX. — 78 τε omis d. DHKR. — 79 βωβῶνα GLMP. — 80 ἐτωτάτω LP.; J. omet depuis τε καὶ ἰσχύρως jusqu'à κάμψαντες ὡς inclusiv. — 81 ἐπράξαμεν LP. — 82 κατασείσει E. — 83 τῶν μηρῶν M. — 84 μνήμην O.; σφιγγομένων ABCEFGJLMNOPVeBa. — 85 περιβαλόντων AGJLMPVeBa. — 86 δεήση D., τῆς καταστάσεως G. — 87 νίμασιν D., νήμασιν HJKR. — 88 ὑπὸ DHKR. — 89 δὲ omis d. A.; μή τι omis d. P., τι omis d. HK. — 90 πάθους LP., πάθη ABCEFGJMNOVeBa. — 91 δὲ omis d. R. — 92 ἀνάγη L., ἀνάγει P., ἀνάγκειν X. — 93 τε pour δὲ ABCEFGJLMNOPVeBaX., τε omis d. ABCEFXGJLMNOPVeBa. — 94 τὸ D. — 95 ἐπὶ τῶν ὤμων ABCEFMXNOVeBa., ἀνάγομεν ABCFJMNOVeBa. — 96 μὲν omis d. ABCFGJLMNOP

βουβῶνος[97] καὶ τῆς κλειδὸς, ὄπισθεν δὲ διὰ τοῦ νώτου[98] · καὶ τὰς δύο τοῦ ἱμάντος ἀρχὰς ὑπηρέτῃ δώσομεν · κἄπειτα πάντες[99] ἕλκοντες ὁμοῦ, ὥστε τὸ[100] τοῦ κάμνοντος μετεωρισθῆναι[101] σῶμα, τὴν κατάτασιν[102] ποιείτωσαν.

Οὗτος μὲν[103] ὁ τρόπος τῆς κατατάσεως κοινός[104] ἐστι τῶν τεσσάρων τῆς ἐξαρθρήσεως τοῦ μηροῦ διαφορῶν[105]. Ἰδίᾳ δὲ καθ' ἑκάστην ὁ τῆς μοχλείας[106] ὑπαλλάττεται τρόπος. Κατατεινομένου γὰρ τοῦ ἀνθρώπου, εἰ μὲν ἐπὶ τὰ ἔσω τὸ ἄρθρον ἐξέπεσε, τοῦ μὲν ἱμάντος τοῦ κατὰ τὸν περίναιον τὴν[107] μεσότητα δεῖ μεταξὺ τῆς τε[108] τοῦ μηροῦ κεφαλῆς καὶ[109] αὐτοῦ τοῦ περιναίου τετάχθαι, ἀναφέρεσθαι δὲ τὸν ἱμάντα διὰ τοῦ παρακειμένου βουβῶνος[110] καὶ τῆς κλειδός · νεανίσκον δέ τινα δεῖ[111] τοῖς δύο πήχεσι τὸν πεπονθότα[112] μηρὸν κατὰ τὸ[113] παχύτατον αὐτοῦ περιβάλλοντα[114] ἕλκειν ἰσχυρῶς ἐπὶ τὰ ἔξω.

Οὗτος ὁ τρόπος τῆς[115] ἐμβολῆς εὐκολώτερος τῶν ἄλλων ὑπάρχει. Μὴ εἴξαντος δὲ τούτῳ[116] τοῦ ἄρθρου, καὶ ἑτέροις χρηστέον ποικιλωτέροις μὲν πρακτικωτέροις[117] δὲ τούτου[118]. Κατατείνεσθαι μὲν γὰρ χρὴ τὸν ἄνθρωπον ἐπὶ[119] τοῦ μεγάλου ξύλου ἢ βάθρου, ἐφ' οὗ καὶ τοὺς[120] κατὰ τὴν ῥάχιν ἔχοντας τὴν κύφωσιν[121] κατατείνομεν. Ἐγγεγλύφθωσαν[122] δὲ δι' ὅλου σχεδὸν τοῦ ξύλου[123] ἐπιμήκεις τινὲς οἷον[124] τάφροι, πλάτος μὲν[125] καὶ βάθος μὴ πλεῖον[126] δακτύλων τριῶν, ἀπέχουσαι[127] δὲ ἀλλήλων μὴ πλεῖον[128] δακτύλων τεσσάρων, ὥστε τοῦ μοχλοῦ κατὰ τὸ πέρας ἐπ' αὐτῶν[129] ἀντιβαίνοντος, ἐφ' ὁπότερα[130] ἂν δεήσοι ποιεῖσθαι[131] τὴν μόχλευσιν. Κατὰ

VeBa., διὰ omis d. P. — 97 βοβῶνος M.; καὶ omis d. M., τοῦ pour τῆς P. — 98 τοῦ ἀνωτάτω ABCFJMOVeBa., τοῦ ἀνωτάτου GLP. — 99 πάντας J. — 100 τὸ omis d. BNOVeBa. — 101 μετεωρισθῇ BCFGJLNOPVeBa., μετεωρίσομεν LP.; σῶμα omis d. LP. — 102 κατάστασιν LP., ποιήτωσαν DM. — 103 οὕτως μὲν EX., μὲν οὖν ὁ EKRX. — 104 κοινῶς OP. — 105 διαφοραὶ LP., ἰδέα R. — 106 μοχλίας ABCDEFJLBaVeX., ὑπολάτεται LP., ὑπολάττονται R. — 107 τῇ O., μεσότητι LP. — 108 τε omis d. ABCEFGJLMNOPVeBaX. — 109 καὶ omis d. P. — 110 βωβῶνος GLMP. — 111 δεῖ omis d. LP. — 112 περιπεπονθότα BO. — 113 τὸν L., παχύτερον ABCDEFGJLMNOPVeBaX. — 114 παραβάλλοντα G., περιλαβόντα LP. — 115 ὁ

l'aine et sur la clavicule, en arrière sur le dos; nous confierons à un aide les deux bouts de cette bande; ensuite, tous ensemble tirant de manière à soulever le corps du malade, on opérera l'extension.

Or, ce mode d'extension est commun aux quatre espèces de luxation de la cuisse; mais il y a pour chacune d'elles un mode propre de réduction de l'os. En effet, si la luxation a lieu en dedans, il convient, pendant l'extension du malade, de disposer le milieu de la bande qui passe par le périnée, entre la tête de la cuisse et le périnée lui-même, et de reporter cette bande par l'aine adjacente et par la clavicule; puis un jeune homme embrassera avec ses deux bras la cuisse malade par sa partie la plus charnue, et la tirera vigoureusement en dehors.

Ce mode de replacement est plus facile que les autres; mais si l'articulation n'y cède pas, on doit en employer d'autres plus compliqués, il est vrai, mais plus efficaces. Il faut alors que le patient soit étendu sur le grand madrier ou banc sur lequel nous étendons ceux qui ont la *cyphose* à la colonne vertébrale. On creusera sur la surface presque entière de ce bois des espèces de mortaises allongées ayant au plus trois doigts de largeur et de profondeur, et éloignées les unes des autres au plus de quatre doigts, de sorte que l'extrémité d'un levier, trouvant un point d'appui dans ces mortaises, opère son effort du côté où il sera nécessaire. Au milieu du madrier ou du banc, on fichera debout

τῆς P., ἐκβολῆς BGNOVeBa. — [116] τούτῳ τὰς ἀρχὰς τοῦ P.; καὶ ἑτέροις χρηστέον omis d. LP. — [117] παρακτικωτέροις LP. — [118] τούτῳ τοῦ ἄρθρου καὶ ἑτέροις χρηστέον. Κατατείν... LP. — [119] ὑπὸ pour ἐπὶ ABCEFGJLMNOPVeBa., ἀπὸ X.; τοῦ omis d. DHKR. — [120] καὶ τοὺς omis d. E., τοὺς omis d. R.; τατὰ pour κατὰ Ba., δὲ pour καὶ LP., ῥάχην D., ἔχων τὰς P. — [121] ἰώφωσιν D. — [122] ἐγκεκύφθωσαν D.; δι' ὅλου omis d. M., δι' omis d. ABCFGJLNOPVe., ὁ σχεδὸν M. — [123] τοῦ ξύλου omis d. ABCFGJLMNOPVeBa. — [124] τινὲς omis d. F., τάφοι O. — [125] τε pour μὲν ABCEFGJLMNOPVeBaX. — [126] πλείων FNVe., πλὴν M., πλειόνων LP. — [127] ἀπέχουσι LP., ἀπέχοντες M. — [128] πλείονον L. — [129] ἐπ' αὐτῶν omis d. M., ἀντιβαινόντας DFJ. — [130] ἐφ' ὁπότρα D., ἐφ' ᾧ ὅποτ' ἂν M., καὶ ὁποῖα N. — [131] ποιῆσαι ABCEFGJMNOVeBaX., ποιῆσθαι LP.

μέσου δὲ τοῦ ξύλου ἢ βάθρου ἕτερον ἐμπεπήχθω [132] ξύλον ὀρθὸν, ὅσον ποδιαῖον [133] τῷ μήκει, πάχος δὲ ὅσον στελεοῦ [134], ὥστε ὑπτίου [135] κατατεινομένου τοῦ ἀνθρώπου, τοῦτο [136] τὸ ξύλον μεταξὺ φθάσαι τοῦ περιναίου καὶ [137] τῆς κεφαλῆς τοῦ μηροῦ· ἅμα τε γὰρ [138] κωλύσει τὴν ἐπίδοσιν [139] τοῦ σώματος γίνεσθαι [140] τοῖς πρὸς ποδῶν ἕλκουσι, καὶ τούτου [141] ὄντος οὐδὲ χρεία [142] πολλάκις γίνεται τῆς ἄνωθεν ἀντιτάσεως, ἅμα δὲ καὶ [143] κατατεινομένου τοῦ σώματος, αὐτὸ τὸ ξύλον ἐπὶ τὰ ἔξω τὴν κεφαλὴν ἐκμοχλεύσει τοῦ μηροῦ. Η δὲ κατάτασις κατὰ [144] τὸν ἀνωτέρω λεχθέντα [145] γινέσθω τρόπον [146], καὶ μάλιστα τοῦ ποδός.

Εἰ δὲ μήδ' οὕτως [147] εἰσενεχθείη, τὸ μὲν πεπηγὸς [148] ὀρθὸν ξύλον ἀφαιρετέον [149], ἐκ πλαγίου δὲ τῆς τούτου [150] θέσεως ἑκατέρωθεν ἕτερα [151] δύο ξύλα πεπήχθωσαν [152] καθάπερ φλιαὶ, μὴ ἔλαττον ἢ ποδὸς τὸ μῆκος· ἐφηρμόσθω [153] δὲ τούτοις ἕτερον ξύλον καθάπερ κλιμακτὴρ [154], ὡς εἶναι τὸ σχῆμα τῶν τριῶν ξύλων παραπλήσιον τῷ πῖ (Π) [155] στοιχείῳ, ἢ τῷ ἦτα (Η), εἰ μικρὸν κατωτέρω τῶν ἄκρων τὸ μέσον ἐναρμοσθείη [156] ξύλον. Κἄπειτα ἐπὶ τὸ [157] ὑγιὲς πλευρὸν κειμένου τοῦ ἀνθρώπου, τὸ μὲν ὑγιὲς σκέλος μεταξὺ τῶν φλιῶν [158] τούτων ἀγάγωμεν [159] ὑπὸ τὴν οἷον βαθμίδα, τὸ δὲ πεπονθὸς ἄνωθεν ὑπεραγάγωμεν [160] ταύτης, ὡς ἐφαρμόζειν αὐτῇ τὴν κεφαλὴν [161] τοῦ μηροῦ, ὑπεστρωμένου [162] πρότερον αὐτῇ πολυπτύχου τινὸς ἱματίου [163] διὰ τὸ μὴ θλίβεσθαι τὸν μηρόν.

— 132 ἐμπεπείχθω D., ὀρθὸν omis d. ABCEFGJXLMNOPVeBa. — 133 ποιδιαῖον GLP. — 134 στυλείου MNVeBa., στειλίου EX., στελείου A., στειλείου BFO., στηθείου CG., στήλειον LP. — 135 ὑπὸ τούτου pour ὑπτίου ABCEFGJLMNOP VeBaX.; X omet depuis ὥστε ὑπτίον jusqu'à φθάσαι inclusiv. — 136 τοῦ pour τοῦτο ABFGNOVe., τούτῳ ξυλ... M., τούτου τοῦ ξύλου D.; τοῦτο omis d. Ba. — 137 καὶ omis d. D., κατὰ pour καὶ B. — 138 γὰρ omis d. O. — 139 ἐπίδωσιν LMNO PVeBa. — 140 γενέσθαι ABCEFGJLMNOPVeBaX. — 141 τούτους ABCGLMOP., ὄντως ABCGJNOVe., ὄντοις M. — 142 χρία D., γίνωται O. — 143 καὶ omis d. NX. — 141 διὰ pour κατὰ D., τὸν ἀνώτερον P. — 145 λεχθέντων GLM.; γινέσθω omis d. P. — 146 τρόπος L. — 147 μὴ οὕτως ABCEFGLMNOPVeBaX., εἰ ἐνεχθείη GLP.,

un autre morceau de bois long d'un pied, et gros comme un manche de cognée, de manière que, le malade étant étendu sur le dos, ce morceau de bois se rencontre entre le périnée et la tête de la cuisse ; car ainsi il empêchera que le corps ne cède aux efforts de ceux qui tireront par les pieds, et par cela même on évitera souvent la nécessité de faire par en haut la contre-extension, en même temps que pendant l'extension du membre, ce bois repoussera en dehors la tête de la cuisse. Or, l'extension aura lieu surtout par les pieds et de la manière que nous avons exposée plus haut.

Mais si la réduction n'a pas lieu de cette manière, il faudra enlever le bois fiché droit, et de chaque côté de la place où il était, on en fichera deux autres comme des montants de porte, n'ayant pas moins d'un pied de longueur ; à ceux-ci on en adaptera un autre comme un barreau d'échelle, de manière à donner à ces trois morceaux de bois la figure de la lettre Π (πῖ) ou de la lettre H (ἦτα) si le bois du milieu est ajusté un peu au-dessous du sommet des deux autres. Ensuite, le malade étant couché sur le côté sain, nous pousserons la jambe saine entre ces deux montants et sous le bois qui fait l'office d'échelon, la jambe malade sera passée au-dessus de cet échelon, de manière qu'il soit en rapport avec la tête de la cuisse. On aura d'abord étendu sous celle-ci des étoffes en plusieurs doubles, afin qu'elle ne soit pas contusionnée : un autre morceau de bois ayant une épaisseur

ἐνεχθείη EX. — 148 ἐμπεγὸς A., ἐκπεπηγὸς C., ἐμπεπηγὸς BEFGJLMNOPVeBaX. — 149 ἀφαιρέτω M. — 150 τοῦτο G. — 151 ἕτερα omis d. DHKR. — 152 πεπήχθω ABCEFGJLMNOPVcBaX., φλυαὶ D., φλοιαὶ EFLP. — 153 ἐφαρμόσθω M.; N. omet depuis καθάπερ φλιαὶ jusqu'à ἐφηρμόσθω inclus. — 154 κλιμακτῆρα ACEFGLMNOVe., κλημακτῆρα BPX. — 155 τὼ H στοιχείῳ. Τοῦ ἦτα μικρῷ κατωτέρω ABCFGJLNOVeBa G. And., τῷ ὀγδόῳ στοιχείῳ. Τοῦ ἦτα μικρὸν κατ... EP., τῷ H στοιχείῳ. Τοῦτο δὲ εἴη ἐὰν μικρῷ κατ... Corn., τῶ ἦτα στοιχείῳ μικρῷ κατ... M., τῷ ὀγδόῳ στοιχείῳ τοῦ H μικρῷ κάτ... X. — 156 ἐναρμοσθῇ M., τὸ ξύλον LP., τῷ ξύλον M. — 157 τὰ L. — 158 φλυῶν D., φλοιῶν EFLNPR. — 159 ἀναγάγωμεν DHK. — 160 ὑπεραγάγωμεν M. — 161 τῇ κεφαλῇ BCEFGJLNOPVeBa. — 162 ἐπεστρωμένου AXBEFGJLMNOPVeBa. — 163 ἱμαντίου

Ἕτερον δὲ ξύλον ἔχον [164] τὸ μὲν πλάτος σύμμετρον, τὸ δὲ μῆκος ὅσον ἀπὸ τῆς τοῦ [165] μηροῦ κεφαλῆς ἄχρι τοῦ σφυροῦ, ὑποτεταγμένον [166] ἔσωθεν τῷ σκέλει συνδείσθω [167]. Γινομένης δὲ τῆς κατατάσεως, ἢ [168] δι' ὑπέρων, ὡς ἐπὶ τῆς κυφώσεως, ἢ ὡς [169] ἔμπροσθεν εἴπομεν, ἕλκειν [170] ἐπὶ τὰ κάτω τὸ σκέλος μετὰ τοῦ προσδεδεμένου [171] ξύλου, ὅπως τῇ βίᾳ ταύτῃ ἡ κεφαλὴ τοῦ μηροῦ εἰς τὸν ἴδιον ἐπανέλθοι [172] τόπον.

Ἔστι δὲ [173] καὶ ἕτερος ἐμβολῆς τρόπος ἄνευ τῆς ἐπὶ τοῦ [174] ξύλου κατατάσεως, ἐπαινούμενος ὑφ' Ἱπποκράτους. Δεῖ γὰρ, φησὶ, τὰς χεῖρας τοῦ κάμνοντος μαλθακῶς προσδῆσαι [175] τοῖς πλευροῖς, δῆσαι δὲ [176] καὶ τοὺς πόδας ἀμφοτέρους ἰσχυρῷ ἱμάντι [177] μαλθακῷ κατά τε τὰ [178] σφυρὰ καὶ ὑπὲρ τῶν γονάτων ἀπέχοντας ἀλλήλων [179] ὅσον δακτύλους τέσσαρας [180], ἐντεταμένου τοῦ πεπονθότος [181] ὑπὲρ τὸν ἕτερον [182] ὡς δύο δακτύλους· κἄπειτα κρεμάσαι τὸν ἄνθρωπον ἐπὶ [183] κεφαλῆς ἀπέχοντα τῆς γῆς ὅσον δύο [184] πήχεις. Νεανίσκον δέ τινα ἔμπειρον τοῖς ἑαυτοῦ πήχεσι περιβαλόντα [185] τὸν πεπονθότα μηρὸν κατὰ τὸ [186] βραχύτατον ἔνθα καὶ ἡ κεφαλὴ τοῦ μηροῦ, ἐξαπίνης ἀποκρεμασθῆναι [187] τοῦ ἀνθρώπου βιαζόμενον [188]· ῥᾳδίως γὰρ εἰσελεύσεται τὸ ἄρθρον. Οὗτος ὁ τρόπος τοῦ καταρτισμοῦ τῶν μὲν ἄλλων ἁπλούστερός ἐστιν οἷα δὴ μὴ δεόμενος [189] πολλῆς παρασκευῆς [190]· ἀλλ' ὡς ἐλεεινὸν [191] αὐτὸν οἱ πολλοὶ παρῃτήσαντο [192].

Εἰ δὲ ἐπὶ [193] τὰ ἐκτὸς ἡ ἐξάρθρησις γένηται [194], κατα-

ANPBa. — [164] ἔχων DP. — [165] τοῦ omis d. D. — [166] ὑποτεταγμένου Ve. — [167] συνδεδέσθω ABCEFGJLMNOPVeBaX. — [168] καὶ pour ἢ D., ἢ omis d. M. — [169] ἢ, ὡς omis d. GLNPBa., ἢ omis d. BCEFOVeX., καθ' ὡς M. — [170] ἕλκει O. — [171] προσδεχομένου D. — [172] ἐπανέλθῃ GMP. — [173] ἔστι δὲ omis d. GLP. — [174] τοῦ omis d. E. — [175] προσδῆσαι GLP., ταῖς πλευραῖς N., τοῖς πλευροῖς omis d. ABCFGJLMOP. — [176] δῆσαι δὲ omis d. ABCEFGJLMNOPVeBaX. — [177] ἱμάτι M. — [178] τὰ omis d. LP. — [179] ἀλλήλοις D. — [180] τέσσαρες D. Il faut comparer à ce chapitre de Paul celui d'Hippocrate sur le même sujet. Outre qu'on y trouvera beaucoup de détails qui sont omis ici, et qui sont nécessaires à l'intelligence de notre auteur, on y verra des figures gravées (édit. de M. Littré, t. IV) qui donnent une idée claire de toutes ces opérations. — [181] πεπονθὸς L. — [182] ὑπὸ τῶν στέρνων

médiocre et une longueur égale à celle de la jambe depuis la tête de la cuisse jusqu'à la malléole, sera disposé et attaché en dedans de la jambe. L'extension étant faite soit avec des pilons de mortier, comme dans la *cyphose*, soit de la manière que nous venons de dire, on tirera en bas la jambe avec le bois qui y a été attaché, afin que par cet effort la tête de la cuisse retourne dans son siége propre.

Il y a encore un autre mode de réduction, sans l'extension sur le madrier, qui est recommandé par Hippocrate. Il faut, dit-il, attacher mollement les mains du malade à ses flancs, et lier les deux pieds avec une courroie forte et souple vers les malléoles et au-dessus des genoux, en laissant entre eux une distance de quatre doigts; la jambe malade devra être tirée de deux doigts plus que l'autre, et ensuite on suspendra le patient par les pieds de manière que sa tête soit distante de la terre de deux coudées. Un jeune homme habile embrassera le plus promptement possible avec ses deux bras la cuisse malade à l'endroit où est la tête du fémur, puis tout à coup il se suspendra lui-même avec force au patient; la coaptation se fera alors facilement. Tel est ce mode de réduction; il est plus simple que les autres et il n'exige pas de grands appareils; mais la plupart le rejettent comme trop propre à exciter la commisération.

Si la luxation a lieu en dehors, on fera l'extension comme

VeBa., ὑπὲρ τῶν στέρνων ABCEFGJLMNOPX., τοῦ πεπονθότος σκέλους πλεῖον τοῦ ἑτέρου ὡς δύο... G. Andern., τοῦ πεπονθότος σκέλους ὑπὲρ τοῦ ἑτέρου Cornarius. — 183 ἐπὶ τῆς κεφαλῆς KR., ὑπὲρ τῆς κεφαλῆς D., ἐπὶ τὴν κεφαλὴν P. — 184 δύο δακτύλων πήχεις A. — 185 περιλαβόντα Ba., περιβάλλοντα ABCDEFGJLNOPVeX. — 186 τὸν BCJO., βραχύτητι R. Tous les commentateurs ont substitué le mot παχύτατον à βραχύτατον, ce qui semble en effet donner un sens plus naturel; mais je n'ai trouvé ce mot dans aucun manuscrit, et je crois d'ailleurs que la pensée de l'auteur est bien réellement celle que j'ai traduite, c'est-à-dire que l'opération se fasse très promptement afin que le malade soit suspendu le moins de temps possible. — 187 ἀποκρεμασθῆσα R., ἀπομακρεμασθῆναι L. — 188 βιαζομένου DJM. — 189 οἷά τε μὴ ἀγόμενος διὰ πολλῆς ABCEFGLMNOPVeBaX. — 190 παρασκῆς R. — 191 ἐλέειν L. — 192 παρεστήσαντο M. — 193 καὶ pour ἐπὶ N. — 194 γεγένηται EX., γίνεται LP.

τετάσθω μὲν ὁ ἄνθρωπος ὡς ἀνωτέρω· τὸν δὲ κατὰ τὸν [195] περίναιον ἱμάντα διὰ τῶν ἀντικειμένων φέρειν [196] μορίων προσήκει, βουβῶνός φημι καὶ κλειδός. Τὸν δὲ ἰατρὸν μοχλεύειν [197] ἔξωθεν ἐπὶ τὰ ἔσω κατὰ τὴν ἁρμόζουσαν [198] τάξιν τῶν ἐγγεγλυμμένων [199] τάφρων, ἀντιβαίνοντος [200] τῷ μοχλῷ ὑπηρέτου τινὸς πρὸς τὸν [201] ὑγιᾶ γλουτὸν ὅπως μὴ ὑπείκοι [202].

Ἐπὶ δὲ τῶν ἐπὶ τὰ ἔμπροσθεν [203] ἐξηρθρηκότων, κατατεινομένου [204] τοῦ ἀνθρώπου, ἀνήρ τις ἰσχυρὸς τὸ θέναρ τῆς δεξιᾶς χειρὸς ἐπὶ τοῦ πεπονθότος ἀποθέμενος [205] βουβῶνος, τῇ ἑτέρᾳ συμπιεζέτω ἅμα ἐπὶ τὰ κάτω τε καὶ [206] πρὸς τῷ γόνατι ποιούμενος τὴν πίλησιν.

Ἐπὶ δὲ τῶν ἐπὶ τὰ ὀπίσω, οὐ δεῖ [207] ἄχρι μετεώρου κατατείνεσθαι [208] τὸν ἄνθρωπον, ἀλλ' ἐπὶ τοῦ [209] στερεοῦ κεῖσθαι καθάπερ καὶ τὸν [210] ἐπὶ τὰ ἐκτὸς ἐξηρθρηκότα [211]. Ὥσπερ δὲ ἐπὶ τοῦ κυφώματος ἐλέγετο, ἐπὶ μὲν τοῦ ξύλου ἢ βάθρου πρηνῆ [212] κατατείνειν τὸν ἄνθρωπον, οὐ κατὰ τῆς [213] ἰξύος ἀλλ' ἐν τῷ σκέλει τεταμένων [214] τῶν δεσμῶν, ὡς ἀρτίως εἴρηται. Χρῆσθαι [215] δὲ καὶ τῇ διὰ τῆς σανίδος [216] πιλήσει κατὰ [217] τὸ πυγαῖον ἔνθα καὶ τὸ ἄρθρον ἐξέστηκε.

Καὶ [218] ταῦτα μὲν περὶ τῶν ἐκ προκαταρκτικῆς [219] αἰτίας ἐξαρθρησάντων τὸ ἰσχίον [220]. Ἐπεὶ δὲ καὶ διὰ πλῆθος ὑγρότητος, ὥσπερ ὁ ὦμος, οὕτω καὶ τὸ ἰσχίον [221] ἐξίσταται, τῇ καύσει χρηστέον, ὡς ἐν τῷ περὶ αὐτῆς εἴρηται λόγῳ.

— [195] τὸν omis d. ABCEFGLMNOPVeBaX. — [196] φέρει L. — [197] μοχλεύει L. — [198] ἁρμόττουσαν N., ἁρμόζουσα P.; τάξιν omis d. ABCEFGLMNOPVeBaX. — [199] ἐγγεγυμνωμένων BJNOVeBa. — [200] ἀντιβαίνοντος omis d. C., τοῦ μοχλοῦ ABCEFGLMNOPVeBaX. — [201] τὴν P. — [202] μὴ omis d. P., ὑπείκει EF., ὑπείκῃ HK. — [203] ἐμπρὸς LP., ἐξαρθρηκότων EFLP. — [204] καταεινομένου Ba., κατ' εἰνομένου P. — [205] ἀποθεμένου EX. — [206] καὶ omis d. DR. — [207] οὐ δεῖ μὲν ἄχρι ABCEFGJLMNOPVeBaX. — [208] κατατείνασθαι P. — [209] τοῦ omis d. ABCEFGJLMNOPVeBaX., στεραίου GLP. — [210] τῶν ABCEFGJLMNOPVeBaX., ἐπὶ τὰς BJO. — [211] ἐξηρθρηκότων AXCFGLMNOPVeBa., ἐξηθρηκότων B., ἐξαρθρηκότων E. — [212] πρινὴ BCEFJMNOVeBaX. — [213] οὐ κατ' ἰξίος G., οὐ κατ' ἀξίος LP., τῆς ἰγνύος EHKRX., τῆς ὑγνίος D. — [214] ἐν τῷ ξύλῳ τετα... C., τεταγμένων DHKNR. Dalechamps, dans ce passage, s'éloigne tellement du texte de l'auteur, que je ne puis me dispenser de transcrire sa version. Il dit : « Si la deloveure est en ar-

plus haut ; mais il convient de porter la bande du périnée par les parties opposées, je veux dire par les aines et par la clavicule de l'autre côté ; le médecin fera mouvoir un levier de dehors en dedans au moyen de celle qui conviendra parmi les mortaises creusées, pendant qu'un aide fera résistance au levier sur la fesse saine, afin que le corps ne cède pas.

Pour les luxations en avant, pendant l'extension du patient, un homme vigoureux, posant la paume de sa main droite sur l'aine malade, comprimera avec l'autre main en dirigeant la compression par en bas et dans la direction du genou.

Dans la luxation en arrière, il ne faut pas que l'extension du malade soit portée jusqu'au point de soulever son corps, mais que celui-ci repose sur le plan solide comme dans la luxation en dehors. On opérera l'extension, le patient étant couché sur le ventre sur le madrier ou banc, de la manière que nous avons décrite pour la *cyphose;* seulement on n'attachera pas les courroies sur les hanches, mais bien sur la jambe, comme nous l'avons dit tout à l'heure. Il faut employer la compression par la planche sur la fesse à l'endroit où la tête de l'os est tombée.

Toutes ces choses sont relatives aux luxations coxales provenant de causes *procatarctiques.* Mais quand la luxation coxale a lieu par suite d'une trop grande quantité d'humeurs comme celle de l'épaule, on emploie la cautérisation, comme on l'a dit dans le chapitre où il en a été traité.

rière, il ne faut point étendre le patient ayant une jambe souslevée par-dessus l'échelon, comme quand la cuisse est delovée en dedans, ni le coucher à la renverse sur le dos comme quand elle est delovée en dehors, ains le situer à bouchons dessus la table ou banc comme avons dit en la réduction de la vouture, l'étendre et l'attacher non par les flancs, mais par la jambe. » — [215] χρᾶσθαι R. ; δὲ omis d. M., καὶ omis d. DR. — [216] τῆς νίδος LP. — [217] καὶ pour κατὰ ABCEFGLOPVeX.., πυγιαῖον ABCEFGLMNOPVeBa. ; c'est-à-dire qu'il faut comprimer avec la planche dont un bout est dans le creux de la muraille, le milieu sur la tête de l'os, et l'autre bout dans la main de l'opérateur qui l'abaisse, ainsi que cela a été expliqué dans le chapitre des luxations de la colonne vertébrale (*Voyez* Hippocrate). — [218] καὶ omis d. N. — [219] προκαταρτικῆς LP. — [220] ἰσχύον NP., ἐπειδὴ NVe., ἐπὶ δὲ J. ; καὶ omis d. GLP. — [221] ἐξίσταται L., ἰσχύον NP.

ΡΙΘ'.

ΠΕΡΙ ΤΗΣ ΚΑΤΑ ΤΟ ΓΟΝΥ [1] ΕΞΑΡΘΡΩΣΕΩΣ.

Τὸ γόνυ κατὰ τρεῖς μεθίσταται τρόπους, ἔσω γὰρ καὶ ἔξω καὶ [2] κατὰ τὴν ἰγνύαν [3] · ἔμπροσθεν γὰρ ὑπὸ [4] τῆς ἐπιγονατίδος ἐκστῆναι κωλύεται. Τοῖς αὐτοῖς οὖν τῆς κατατάσεως χρώμενοι [5] τρόποις, ποτὲ μὲν διὰ τῶν χειρῶν μόνων [6], ποτὲ δὲ καὶ [7] διὰ τῶν βρόχων πρεπόντως ἐπιδήσομεν · καὶ τὴν ἄλλην προσοίσομεν [8] ἐπιμέλειαν, ἐπιπλέον ἐν ἀκινησίᾳ φυλαττομένου τοῦ μορίου.

[1] κατὰ omis d. P., τὸ γόνοι C., διαρθρώσεως ACDEFGHJKLMNRVe. — [2] καὶ omis d. AE. — [3] ἰγνῦν DHKR., ὑγνύαν N., ἔμπρὸς ABCEFGLMNOPVeBaX.

ΡΚ'.

ΠΕΡΙ ΤΗΣ ΚΑΤΑ ΤΟ [1] ΣΦΥΡΟΝ ΕΞΑΡΘΡΩΣΕΩΣ, ΕΝ Ω [2] ΚΑΙ ΠΕΡΙ ΔΑΚΤΥΛΩΝ ΠΟΔΟΣ.

Ἡ κατὰ τὸ σφυρὸν διάρθρωσις ἐπ' ὀλίγον μὲν παρατραπεῖσα [3] καὶ διὰ μετρίας κατατάσεως [4] θεραπεύεται · τέλειον δὲ ἐξαρθρήσασα μείζονος [5] δεῖται τῆς ἀνάγκης. Πειρατέον μὲν οὖν κἀνταῦθα τῇ [6] διὰ τῶν χειρῶν ἰσχυροτέρᾳ κατατάσει χρήσασθαι. Μὴ γινομένης δὲ τῆς ἐμβολῆς, ὕπτιον ἐκτείναντες χαμαὶ τὸν ἄνθρωπον, μεταξὺ τῶν δύο μηρῶν κατὰ τὸν [7] περίναιον μακρόν τινα [8] καὶ ἰσχυρὸν πατταλίσκον [9] χαμαὶ διὰ βάθους ὀρθὸν καταπήξομεν, ὥστε πρὸς αὐτὸν ἀντιβαῖνον [10] τὸ σῶμα μὴ εἴκειν πρὸς τὴν κατάτασιν [11] τοῦ ποδός. Μᾶλλον δὲ προπεπήχθω [12] πρὶν ἢ κατακλιθῆναι [13] τὸν ἄν-

[1] κάτο pour κατὰ τὸ N. — [2] ἐν ᾧ omis d. D. — [3] παρατραπίσαι L., παρατραπήσαι P., παρατραπῆσαι P. — [4] καταστάσεως RX. — [5] πλείονος pour μείζονος ABCFGJLMNOPVeBa. — [6] τῇ omis d. ABCEXFGJLMNOPVeBa. — [7] τὸ GLP.

CHAPITRE CXIX.

DE LA LUXATION DU GENOU.

Le genou se déplace de trois manières, savoir : en dedans, en dehors et par le jarret; car la rotule l'empêche de se déplacer en avant. Nous nous servons des mêmes modes d'extension, en employant convenablement tantôt les mains seules, tantôt les courroies, et nous suivons le même traitement, ayant soin de conserver longtemps la partie dans l'immobilité.

— [4] ἐπὶ pour ὑπὸ NPVeBa., ὑπὸ τῆς omis d. L. — [5] χρωμένοις X. — [6] μόνον EF LJMOX. — [7] καὶ omis d. LP.; διὰ βρόχων DHKR. — [8] προσήσομεν D.

CHAPITRE CXX.

DE LA LUXATION DU PIED ET DES ORTEILS.

La luxation incomplète de l'articulation du pied se guérit par une extension modérée : mais la luxation complète exige de plus puissants moyens, et il faut alors aussi essayer de mettre en œuvre la plus vigoureuse extension avec les mains. Mais si la réduction n'a pas lieu, le malade ayant été étendu par terre, sur le dos, on fixera droit et profondément en terre un pieu long et fort, placé entre ses cuisses et vers le périnée, de manière qu'opérant une résistance, il empêche le corps de céder à la traction exercée sur les pieds. Il vaut mieux le planter avant

— [8] ἕνα μακρὸν HK., ἕνα μικρὸν DR.; τινα omis d. KDR. — [9] πλαταλισκὸν BC FGMOVeBa., πλατανισκὸν N., πλαταγλισκὸν LP.; χαμαὶ omis d. GLP. — [10] ἀντιβαίνει P.; τὸ omis d. R. — [11] κάτω τάσιν GL. — [12] προσπεπήχθω EX., προπεπήχθων M., πρινὴ ACEFM., πρινὶ X. — [13] κατακλίνεσθαι ABCFGJMNOVeBa.,

θρωπον. Εἰ δὲ παρείη [14] τὸ μέγα ξύλον ἔνθα τὸ ποδιαῖον ξύλον [15] κατὰ τὸ μέσον ἔφαμεν [16] δεῖν εἶναι πεπηγὸς, ἐπὶ τούτου ποιητέον [17] τὴν κατάτασιν. Ὑπηρέτου δὲ τὸν μηρὸν διακρατοῦντός τε [18] καὶ ἀνθέλκοντος, ἕτερος ὑπηρέτης, ἢ [19] ταῖς χερσὶν, ἢ καὶ δι' [20] ἱμάντος ἑλκέτω [21] τὸν πόδα· ὁ δὲ ἰατρὸς ταῖς χερσὶν συνευθυνέτω [22] τὸ ἐξάρθρημα, καὶ τὸν ἕτερον δὲ πόδα ἄλλος [23] ἐπὶ τὰ κάτω διακρατείτω.

Μετὰ δὲ τὸν καταρτισμὸν ἐπιδετέον ἀσφαλῶς, τῶν [24] μὲν ἐπὶ τὸν ταρσὸν [25], τῶν δὲ κατὰ [26] τὰ σφυρὰ φερομένων [27] ἐπιδέσεων, ἢ τοῦ δεσμοῦ, φυλαττομένων ἡμῶν τὸ [28] τὸν ὀπίσω κατὰ τὴν πτέρναν διασφιγχθῆναι [29] τένοντα, καὶ φυλακτέον τὸν ἄνθρωπον ἄχρι τεσσαράκοντα ἡμερῶν μὴ βαδίζοντα· βαδίζειν γὰρ οὗτοι [30] πρὸ τῆς τελείας θεραπείας [31] πειρώμενοι, δύσχρηστον [32] ἐργάζονται τὸ μόριον.

Εἰ δέ τις ἐκ πηδήματος [33], οἷα συμβαίνει, τὸ τῆς πτέρνης [34] ὀστέον μετακινήσειε, [35] καὶ ἄλλην τινὰ φλεγμονώδη διάθεσιν ἐργάσηται [36], προσηνεῖ [37] τινὶ κατατάσει, καὶ διαπλάσει, καὶ ἐμβροχαῖς ἀφλεγμάντοις, καὶ δεσμοῖς ἀσφαλέσι τοῦτο κατορθωτέον, ἐφ' ἡσυχίας ὁμοίως ἄχρι καταστάσεως [38] φυλαττομένου τοῦ ἀνθρώπου.

Καὶ τὴν τῶν δακτύλων δὲ παρατροπὴν, ὡς ἐν τοῖς [39] τῶν χειρῶν ἐλέγομεν, οὐ χαλεπὸν μετρίᾳ τάσει καταρτίζειν. Ἐπὶ πάντων δὲ [40] τῶν ἐξαρθρημάτων τε καὶ παραρθρημάτων [41], μετὰ τὸν καταρτισμόν τε καὶ τὰς τῆς ἀναπαύσεως [42] ἡμέρας, τὴν, ὡς εἰκὸς, παραμένουσαν τοῖς ἄρθροις φλεγμονὴν ἢ τὸν ὄγκον [43], ἃ καὶ ἀχρηστίας ἐπιφέρουσι χρονίας, τοῖς [44] πρὸς

κατακλίναι LP. — [14] παρείη BF., περίει CGJNOPVe. — [15] ξύον P. — [16] ἔφημεν ἔχειν πεπηγὸς ABCEFGJLMNOPVeBaX., δεῖ εἶναι προπεπηγὸς D., δεῖναι προπε... R. — [17] πικτέον P. — [18] τε καὶ ἀνθέλκοντος omis d. ABCFGJLMOP.; τε omis d. ENVeBa., ἀντέλκοντες NVeBa. — [19] ἢ omis d. ABCFGJLMNOVeBa. — [20] διὰ τοῦ ἱμάντος DHKR. — [21] ἑλκέτωσαν F. — [22] εὐθυνέτω ABCEFGJLMNOPVeBaX. — [23] ἄλλως K. — [24] τὴν GLP., τὸν J.; D. omet depuis ἐπὶ τὰ κάτω jusqu'à ἀσφαλῶς, τῶν inclusiv. — [25] τῶν ταρσῶν P., τῶν ταρσὸν R. — [26] ἐπὶ pour κατὰ GLP. — [27] φερόμενον G., φαινόμενον LP., φερομένων δεσμῶν φυλαττ... Ba., ἐπιδήσεως ABCFNOPVe., ἐπιδέσεως

que le malade soit étendu à terre. Si on a à sa disposition le grand madrier au milieu duquel doit être fixé, comme nous l'avons dit, un pieu d'un pied de long, on y pratiquera la traction. Un aide maintiendra la cuisse et y fera résistance : un autre aide, avec les mains ou avec une courroie, tirera le pied pendant que le médecin opérera la coaptation avec les mains et qu'un autre aide maintiendra en bas l'autre pied.

Après la réduction, il faut appliquer un bandage solide en portant les liens ou la bande tant sur le tarse que vers les malléoles : nous devrons prendre garde de ne pas serrer le tendon postérieur vers le talon (*tendon d'Achille*), et de ne pas faire marcher le patient jusqu'au quarantième jour ; car si les malades essaient de marcher avant guérison complète, ils rendent difficile l'usage de leur membre.

Si par suite d'un saut, comme cela arrive, l'os du talon est déplacé, et s'il survient quelque autre accident inflammatoire, l'extension et la réduction devront être opérées avec douceur ; on se servira de fomentations antiphlogistiques et de bandages solides, et le malade devra garder de même le repos jusqu'à son rétablissement.

Quant à la luxation des orteils, on la redressera sans difficulté par une traction modérée, comme nous le disions pour les doigts des mains. Or, dans toutes les luxations complètes et incomplètes, si après la réduction et les jours de repos prescrits, il reste dans les articulations, comme cela est naturel, de l'inflammation et de la tuméfaction qui les mettent dans l'im-

EGJLX. ; ἢ κοῦ pour ἢ τοῦ M., ἢ omis d. X. — [28] τῷ τὸν GLP., τὸ τῶν R. — [29] διὰσφυγχθῆναι F., διασφυχθῆναι GJLNP. — [30] γὰρ οὕτο πρὸς τῆς X. — [31] ἀποθεραπείας ABCEFGJLMNOPVcBa. — [32] δύσχρητον LP. — [33] ἐκπιδήματος A., οἷον LP. — [34] πτέρνας DLP. — [35] ἢ καὶ ABCEFGJLMNOPVcBaX. — [36] ἐργάσεται HKR. — [37] προσηνὴ D., τινὶ omis d. R. — [38] κατατάσεως ACGLPX. — [39] περὶ τῶν HKR. — [40] δὲ omis d.C. — [41] παραθρημάτων BLP., τε καὶ παραρθρημάτων omis d. EJNX. — [42] ἀνασπάσεως M. — [43] τὸν omis d. ABCEFGXLMNOPVcBa., ἃ omis d. ABCFGLMOPBa., δυσαχρηστίας EX., ἐπιφέρουσαν ABCFGLMOPBa. — [44] τοῖς

ταῦτα μαλακτικοῖς ἰασόμεθα φαρμάκοις, ὧν τὴν ὕλην οὐδεὶς τῶν μετερχομένων [45] τὰ ἔργα τῆς τέχνης [46] ἀγνοεῖ.

omis d. ABCFGLMNOPVcBa. — [45] τῶν μὴ ἐρχομένων P. — [46] τένης GLP., ἀγνοὴ D., ἀγνόειν GLP.

ΡΚΑ'.

ΠΕΡΙ ΤΩΝ [1] ΜΕΘ' ΕΛΚΩΣΕΩΣ ΕΞΑΡΘΡΗΜΑΤΩΝ.

Ἐπὶ δὲ τῶν μεθ' ἑλκώσεως ἐξαρθρημάτων πολλῆς χρεία συνέσεως· ἐμβαλλόμενα γὰρ [2] ταῦτα κινδύνους ἐσχάτους, ἐνίοτε δὲ καὶ θάνατον [3] ἐπιφέρουσι. Φλεγμαινόντων [4] γὰρ ὑπὸ τῆς τάσεως τῶν παρακειμένων νεύρων τε καὶ μυῶν [5], ὀδύναι ἰσχυραὶ καὶ σπασμοὶ καὶ πυρετοὶ ὀξεῖς ἐπιγίνονται, καὶ [6] μάλιστα ἐπὶ ἀγκώνων [7] καὶ γονάτων καὶ [8] τῶν ὑπερκειμένων· ὅσῳ γὰρ τῶν [9] κυρίων εἰσὶν ἐγγυτέρω, τοσούτῳ καὶ [10] τὸν κίνδυνον ἐπιφέρουσι μείζονα. Ὁ μὲν οὖν Ἱπποκράτης παντάπασιν ἀπαγορεύει [11] τήν τε ἐμβολὴν τούτων καὶ τὴν ἰσχυροτέραν ἐπίδεσιν [12]. Μόνοις δὲ τοῖς ἀφλεγμάντοις τε καὶ παραμυθητικοῖς ἐν ἀρχῇ χρῆσθαι κελεύει βοηθήμασιν· οὕτω γὰρ ἂν αὐτοῖς ἴσως ζήσεσθαι [13] ὑπάρξει.

Ὅπερ δὲ αὐτὸς ἐπὶ μόνων τῶν [14] δακτύλων συμβουλεύει [15], τοῦτο ἡμεῖς κἀπὶ [16] τῶν λοιπῶν ἄρθρων ποιεῖν πειρασόμεθα· [17] κατ' ἀρχὰς μὲν οὖν [18] εὐθὺς ἔτι τοῦ μέρους ἀφλεγμάντου μένοντος, τὸ ἐξεστηκὸς ἄρθρον διὰ μετρίας ἐμβαλοῦμεν [19] κατατάσεως· καὶ εἰ μὲν ἀποβαίη κατὰ σκοπὸν, ἐπιμένομεν, τῇ ἀφλεγμάντῳ [20] μόνον ἀγωγῇ χρώμενοι. Εἰ δὲ φλεγμονὴ

[1] τῶν omis d. D. — [2] δὲ pour γὰρ LP. — [3] ἐνίοτε δὲ καὶ θάνατον omis d. ABC FGJLMOP., ἐπιφέρει GLP. — [4] φλεγμαῖνον M. — [5] μυρῶν M. — [6] καὶ omis d. ABCFGJLMNOPVeBa. — [7] ἀγκῶνος A. — [8] καὶ omis d. F., τῶν ὑποκειμένων CDHKR. — [9] τῶν omis d. DR. — [10] τοσοῦτο DNVeBa.; τοσοῦτον C.; καὶ omis d. ABCXEFGJLMNOPVeBa., τὸν omis d. C. — [11] ἀπαγορεύειν LP.; τε omis d.

possibilité d'agir pendant longtemps, nous les guérissons par des remèdes émollients dont aucun de ceux qui pratiquent notre art n'ignore la composition.

CHAPITRE CXXI.

DES LUXATIONS AVEC PLAIE.

Il est nécessaire d'user de beaucoup de prudence dans les luxations avec plaie; car leur réduction amène de très grands dangers, quelquefois même la mort. En effet, les nerfs et les muscles voisins venant à s'enflammer par suite de la tension, il survient de violentes douleurs, des convulsions et des fièvres aiguës, principalement quand il s'agit des articulations des coudes, des genoux et de celles situées plus haut : car, plus la jointure est voisine des organes importants, plus le danger est grand. Aussi Hippocrate défend absolument de les réduire et de les ligaturer fortement. Il prescrit d'employer seulement les moyens antiphlogistiques et adoucissants dans le commencement; en effet, c'est en agissant ainsi qu'on sauvera peut-être la vie aux malades.

Mais, ce qu'il conseille pour les doigts seuls, à notre tour nous tenterons de le faire pour les autres articulations; dès le commencement donc, lorsque la partie est encore sans inflammation, nous essayons de replacer l'articulation luxée par une traction modérée; et si nous atteignons notre but, nous attendons en employant seulement les moyens antiphlogistiques.

GP. — [12] ἐπίδοσιν M., μόνον L., μόνος M. — [13] ζήσεται R., ὑπάρξειν DHK., ὕπαρξιν R. — [14] μόνον τὰ δακτύλων M. — [15] συμβουλεύειν LP. — [16] κἄπει D., λοιπῷ M. — [17] καὶ κατ' ἀρχὰς ABCEFGJLMNOPVcBaX. — [18] οὖν omis d. ABCEFGJLMNOPVcBaX. — [19] ἐμβαλλοῦμεν M. — [20] ἀφλεγμάντων L. Il faut comparer à ce passage le chapitre 33 de la Mochlique d'Hippocrate, édition de M. Littré.

τις ἢ σπασμὸς ἤ τι τῶν εἰρημένων γένηται [21], πάλιν ἐκβαλεῖν [22] αὐτὰ δέον εἴπερ ἀβιάστως [23] ἐπιδιδιδοῖεν. Εἰ δὲ καὶ [24] τοῦτον εὐλαβοίμεθα [25] τὸν κίνδυνον, οὐ γὰρ ἂν [26] ἐπιδοῖεν ἴσως φλεγμήναντα [27], βέλτιον ἐν ἀρχῇ μὲν ἐπὶ [28] τῶν μειζόνων ἄρθρων ὑπερτίθεσθαι τὴν ἐμβολήν· παρακμασάσης [29] δὲ τῆς φλεγμονῆς (τοῦτο [30] δὲ γίνεται [31] μετὰ τὴν ἑβδόμην ἢ τὴν ἐννάτην ἡμέραν), τότε προειπόντες καὶ τὸν ἀπὸ [32] τῆς ἐμβολῆς κίνδυνον, καὶ ὡς εἰ [33] μὴ ἐμβληθείη καὶ ζήσαντες κυλλοὶ [34] πάντως ἔσονται, πειραθῶμεν [35] ἀβιάστως ποιήσασθαι τὴν ἐγχείρησιν, κεχρημένοι πρὸς εὐχρηστίαν [36] καὶ τῷ μοχλίσκῳ. Τὴν δὲ τοῦ ἕλκους θεραπείαν [37], ὡς ἐν τοῖς σὺν ἕλκεσι [38] κατάγμασιν εἴρηται [39], ποιησόμεθα.

Paul combat ici avec raison l'opinion du père de la médecine. — [21] γίνεται C. — 22 ἐκβάλλειν DR., ἐμβαλεῖν LMP., μὲν αὐτὰ R. — [23] ἀβίαστος N., ἐπιδοῖεν ABCEF GLMNOPVeBaX. Dalechamps traduit ainsi cette phrase : « S'il survient inflam- » mation, convulsion ou quelque autre accident des susdits, si l'os peut obéir sans » violence, nous le réduisons ; » ce qui est un contre-sens évident, comme on peut s'en assurer dans Hippocrate (*loc. cit.*). — [24] καὶ omis d. P., τούτων R. — [25] εὐλαβούμεθα ALPR., ἐβλαβώμεθα O. — [26] ἂν omis d. ABCEFGLMNOPVeBaX.;

Mais s'il survient quelque inflammation, ou convulsion, ou quelqu'un des accidents sus-mentionnés, on doit déboiter de nouveau l'articulation si cela se peut sans violence. Si même nous redoutons ce danger, car les parties enflammées ne cèderaient peut-être pas facilement, il vaut mieux ajourner d'abord la réduction lorsqu'il s'agit des grandes articulations; puis quand l'inflammation est apaisée, et cela arrive après le septième ou le neuvième jour, nous prévenons d'avance du danger qui résulte de la réduction, comme aussi que la non-réduction laissera les malades estropiés toute leur vie, puis nous essayons de faire sans violence l'opération, employant même le levier pour plus de commodité. Du reste, nous traitons la plaie comme il a été dit au sujet des fractures avec plaie.

ἐπιδοῖεν omis d. D., ἴσω R. — [27] φλεγμάναντα ABCFJNOVe., φλεγμαίνοντα DHR., φλεγμάντα M. — [28] ὑπὸ pour ἐπὶ GLP. — [29] παρακμάσης CP. — [30] τούτου GLP. [31] τὸ μετὰ ABEFGMNOVeX., τοῦ μετὰ LP. — [32] ἀπὸ omis d. R., ἀπὸ τῆς omis d. J. — [33] εἰ omis d. GL. — [34] κοιλλοὶ CEGJLP., καλοὶ D., καλλοὶ R., πάντες PX. — [35] πειρασθῶμεν CLP., ἀμιάστως NVc. — [36] εὐχριστίαν BD., εὐχαριστίαν P. — [37] τῇ .... θεραπείᾳ M. — [38] ἕλκει BEFGJLMNOPVeBaX. — [39] εἰρημένοις E.

ΡΚΒ΄.

ΠΕΡΙ ΤΗΣ ΣΥΝ ΚΑΤΑΓΜΑΤΙ ΓΙΝΟΜΕΝΗΣ ΕΞΑΡΘΡΩΣΕΩΣ.

Εἰ δὲ [2] σὺν κατάγματι χωρὶς ἕλκους ἐξάρθρησις [3] γένηται, τῇ κοινῇ κατατάσει τε καὶ τῇ [4] διὰ τῶν χειρῶν διαπλάσει [5] χρηστέον, ὡς [6] ἐπὶ τῶν ἁπλῶν καταγμάτων [7] τε καὶ ἐξαρθρημάτων εἴρηται. Σὺν ἕλκει [8] δὲ, πάλιν ἐκ τῶν ἐπὶ τῶν [9] μεθ' ἑλκώσεως καταγμάτων τε καὶ ἐξαρθρημάτων ἤδη [10] λεχθέντων τὸν ἁρμόζοντα δεῖ ποιεῖσθαι χειρισμόν [11].

[1] συγκατάγματι ABCOVe., σὺν καταγματικῆς N., σὺν κατάγμασι J., γενομένης F., τῆς omis d. Ve. — [2] δὲ καὶ C., συγκατάγματι BCNOVe. — [3] ἐξαρθρήσεως A., ἐξαρθρωσις LP. — [4] τῇ omis d. ABCEFGLMXNOPVeBa. — [5] ἀναπλάσει ABCEG JLMNOPVeBaX. — [6] σὺν pour ὡς LP. — [7] τε καὶ ἐξαρθρημάτων omis d. ABCE

ΤΕΛΟΣ ΤΩΝ ΧΕΙΡΟΥΡΓΟΥΜΕΝΩΝ.

CHAPITRE CXXII.

DE LA LUXATION COMPLIQUÉE DE FRACTURE.

Si une luxation a lieu avec fracture sans plaie, on doit employer l'extension ordinaire et la réduction avec les mains, ainsi que nous l'avons dit pour les fractures et pour les luxations simples. Mais s'il y a plaie, il faut faire l'opération convenable en suivant de même ce qui a été déjà dit dans les chapitres des fractures et des luxations avec plaie.

FGJLMNOPVeBaX. — [8] ἕλκη C. — [9] ἐπὶ τῶν omis d. ABCEFGJLMNOPVc BaX., πάλιν ὡς ἐπὶ τῶν μεθ... J., πάλιν ἐπὶ τῶν μεθ'... R. — [10] ἰδίᾳ pour ἤδη AB CEFGJLMNOVeBa., ἰδιειλεχθέντων P. — [11] χειρισμῶν M.

FIN DU LIVRE DE LA CHIRURGIE.

ERRATA.

Je dois faire remarquer que Paul d'Égine fait un emploi fréquent du subjonctif de l'aoriste des verbes pour exprimer le futur. Par un respect trop scrupuleux, sans doute, pour l'orthographe des manuscrits, dans la première moitié de cet ouvrage, j'ai écrit par un *omicron*, au lieu d'un *oméga*, la première personne du pluriel de ces subjonctifs de l'aoriste : ainsi j'ai mis τέμομεν, λάβομεν, ἕλομεν, βάλομεν, ἀγάγομεν, ἑλόμεθα, etc. (et de même pour les composés de ces verbes), au lieu de τέμωμεν, λάβωμεν, ἕλωμεν, βάλωμεν, ἑλώμεθα, etc. Je prie le lecteur de corriger partout ces subjonctifs, comme je l'ai fait moi-même dans la seconde moitié de ce livre.

En outre, j'ai mis au genre masculin la plupart des mots grecs francisés qui se terminent en *cèle*, comme *porocèle*, *pneumatocèle*, etc., quoique l'usage veuille qu'en général ils soient mis au féminin. Je ne l'ai fait que pour une plus grande uniformité, parce que ceux d'entre eux qui sont le plus souvent employés dans le langage médical actuel, comme *sarcocèle*, etc., le sont au masculin.

Page 72, ligne 17, *au lieu de* : en titre, *lisez* : en tête.
94, antépénultième, *au lieu de* μετόπῳ, *lisez* : μετώπῳ.
104, 17, *au lieu de* σμηλίῳ, *lisez* : σμιλίῳ.
112, 2, *au lieu de* ἔμμωτον, *lisez* : ἔμμοτον.
114, 10, *au lieu de* σμηλίῳ, *lisez* : σμιλίῳ, et corrigez dans ce sens la note 15.
114, 14, *au lieu de* σμήλης, *lisez* : μήλης, et corrigez en ce sens la note 23.
115, 17 et 18, *au lieu de* du bistouri, *lisez* : de la sonde.
122, 3, *au lieu de* σμήλης, *lisez* : μήλης, et corrigez en ce sens la note 45.
123, 4, *au lieu de* : le manche d'un scalpel, *lisez* : le bout de la sonde.
124, 3 et 14, *au lieu de* σμηλίῳ, *lisez* : σμιλίῳ.
126, 14, *au lieu de* σμηλίῳ, *lisez* : σμιλίῳ.
146, note 38, *au lieu de* στροφοῦ, *lisez* : στρόφου.
152, note 14, *au lieu de* φακώτοι, *lisez* : φακωτοί.
152, ligne 2 du chap. ΚΘ', *au lieu de* γλώσσαν, *lisez* : γλῶσσαν.
160, 18, *au lieu de* ἀρκέσθομεν, *lisez* : ἀρκεσθῶμεν.
224, 13, *au lieu* d'un point en haut après ὀρθὸν, *mettez* une virgule; et ligne 14, *au lieu* d'une virgule après ἀπολήψει, *mettez* un point en haut.
232, 7, *au lieu de* χρηστόν, *lisez* : χρηστὸν.
232, 16, *au lieu de* ἐστι, *lisez* : ἐστὶ.
232, 23, *au lieu de* ἐπισγαστρίου, *lisez* : ἐπιγάστρίου.
254, 4, *au lieu de* λιθοτομον, *lisez* : λιθοτόμον.
300, 1 du chap. ΟΔ', *au lieu de* παραδεδωκοτες, *lisez* : παραδεδωκότες.
366, 11, *au lieu de* προσαροpεύουσιν, *lisez* : προσαγορεύουσιν.
408, 19, *au lieu de* συσταίῃ, *lisez* : συσταίη.
414, 1, *au lieu de* συσταίῃ, *lisez* : συσταίη.

TABLE DES MATIÈRES

CONTENUES DANS CE VOLUME.

TABLE DES CHAPITRES.

FIN DE LA TABLE.

www.ingramcontent.com/pod-product-compliance
Ingram Content Group UK Ltd.
Pitfield, Milton Keynes, MK11 3LW, UK
UKHW022321190726
13856UKWH00001B/131